U0377038

# Complications in Robotic Urologic Surgery

# 机器人泌尿外科手术并发症

主　　编　[美] René Sotelo

　　　　　[墨西哥] Juan Arriaga

　　　　　[美] Monish Aron

主　　审　张雪培　章小平　Guan Wu

主　　译　顾朝辉　蒋国松

副 主 译　陈方敏　刘存东　王保军　黄　海

主译助理　周利杰　骆永博

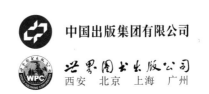

中国出版集团有限公司

世界图书出版公司

西安　北京　上海　广州

## 图书在版编目（CIP）数据

机器人泌尿外科手术并发症 /（美）雷内·索特洛（René Sotelo），
（墨西哥）胡安·阿里加（Juan Arriaga），（美）莫尼什·阿伦（Monish Aron）
主编；顾朝辉，蒋国松主译 . —西安：世界图书出版西安有限公司，2024.1
书名原文：Complications in Robotic Urologic Surgery
ISBN 978-7-5232-1062-8

Ⅰ.①机… Ⅱ.①雷… ②胡… ③莫… ④顾… ⑤蒋… Ⅲ.①机器人
技术 – 应用 – 泌尿系统外科手术 – 并发症 – 处理 Ⅳ.① R699-39

中国国家版本馆 CIP 数据核字（2024）第 037598 号

First published in English under the title

*Complications in Robotic Urologic Surgery*

Edited by René Sotelo, Juan Arriaga and Monish Aron, edition:1

Copyright © Springer International Publishing AG, 2018

This edition has been translated and published under licence from Springer Nature Switzerland AG.

Springer Nature Switzerland AG takes no responsibility and shall not be made liable for the accuracy of the translation.

| | | |
|---|---|---|
| 书　名 | **机器人泌尿外科手术并发症** | |
| | JIQIREN MINIAO WAIKE SHOUSHU BINGFAZHENG | |
| 主　编 | [ 美 ] René Sotelo　[ 墨西哥 ] Juan Arriaga　[ 美 ] Monish Aron | |
| 主　译 | 顾朝辉　蒋国松 | |
| 责任编辑 | 张艳侠　杨　莉 | |
| 装帧设计 | 绝色设计 | |
| 出版发行 | **世界图书出版西安有限公司** | |
| 地　址 | 西安市雁塔区曲江新区汇新路 355 号 | |
| 邮　编 | 710061 | |
| 电　话 | 029-87214941　029-87233647（市场营销部） | |
| | 029-87234767（总编室） | |
| 网　址 | http://www.wpcxa.com | |
| 邮　箱 | xast@wpcxa.com | |
| 经　销 | 新华书店 | |
| 印　刷 | 西安雁展印务有限公司 | |
| 开　本 | 889mm×1194mm　1/16 | |
| 印　张 | 19.25 | |
| 字　数 | 505 千字 | |
| 版次印次 | 2024 年 1 月第 1 版　2024 年 1 月第 1 次印刷 | |
| 版权登记 | 25-2024-005 | |
| 国际书号 | ISBN 978-7-5232-1062-8 | |
| 定　价 | 288.00 元 | |

医学投稿　xastyx@163.com ‖ 029-87279745　029-87285296
（如有印装错误，请寄回本公司更换）

# 谨以此书献给

郑州大学第一附属医院

九十五周年华诞

（1928—2023）

## 本译著的出版由以下基金项目资助

河南省联合基金重点项目（省级科技研发计划）
（No.222301420017）

河南省卫生健康中青年学科带头人项目
（No.HNSWJW-2021004）

河南省中青年卫生健康科技创新杰出青年人才项目
（No.YXKC2021033）

郑州大学第一附属医院创新团队项目（青年）
（No.QNCXTD2023023）

主　审

　　张雪培　　　郑州大学第一附属医院

　　章小平　　　华中科技大学同济医学院附属协和医院

　　Guan Wu　　美国罗切斯特大学医学中心

主　译

　　顾朝辉　　　郑州大学第一附属医院

　　蒋国松　　　华中科技大学同济医学院附属协和医院

副 主 译

　　陈方敏　　　南开大学附属天津市第三中心医院

　　刘存东　　　南方医科大学第三附属医院

　　王保军　　　中国人民解放军总医院

　　黄　海　　　中山大学孙逸仙纪念医院

主译助理

　　周利杰　　　郑州大学第一附属医院

　　骆永博　　　郑州大学第一附属医院

译　者（按姓氏笔画排序）

　　于顺利　　　郑州大学第一附属医院

　　王　淼　　　华中科技大学同济医学院附属协和医院

　　王振迪　　　华中科技大学同济医学院附属协和医院

　　王智宇　　　郑州大学第一附属医院

　　刘会范　　　郑州大学第一附属医院

　　许长宝　　　郑州大学第二附属医院

　　阮海龙　　　华中科技大学同济医学院附属协和医院

　　杜凯旋　　　郑州大学第一附属医院

　　李亚伟　　　中山大学附属第五医院

　　李福祯　　　郑州大学第一附属医院

| | |
|---|---|
| 杨　诚 | 南方医科大学第三附属医院 |
| 肖行远 | 武汉大学中南医院 |
| 张　晖 | 华中科技大学同济医学院附属协和医院 |
| 张士龙 | 郑州大学附属人民医院 |
| 张少朋 | 郑州大学第一附属医院 |
| 张永红 | 安徽医科大学第一附属医院 |
| 张胜威 | 郑州大学第二附属医院 |
| 陈　龙 | 郑州大学第一附属医院 |
| 武玉东 | 郑州大学第一附属医院 |
| 武新超 | 郑州大学第一附属医院 |
| 林　锐 | 郑州大学第一附属医院 |
| 罗　洋 | 郑州大学第一附属医院 |
| 周乃春 | 郑州大学第一附属医院 |
| 郑福鑫 | 华中科技大学同济医学院附属协和医院 |
| 赵兴华 | 郑州大学第二附属医院 |
| 赵科元 | 郑州大学第一附属医院 |
| 胡建平 | 河南省医学交流和项目推进中心 |
| 宫卫锋 | 郑州大学第一附属医院 |
| 姚文诚 | 郑州大学第一附属医院 |
| 徐尤年 | 华中科技大学同济医学院附属协和医院 |
| 郭　飞 | 广东省人民医院 |
| 郭　炬 | 南昌大学第一附属医院 |
| 黄　超 | 华中科技大学同济医学院附属协和医院 |
| 曹　琪 | 华中科技大学同济医学院附属协和医院 |
| 程　功 | 华中科技大学同济医学院附属协和医院 |
| 傅　斌 | 南昌大学第一附属医院 |
| 童强松 | 华中科技大学同济医学院附属协和医院 |
| 曾佑苗 | 郑州大学第一附属医院 |
| 谢　飞 | 华中科技大学同济医学院附属协和医院 |
| 窦晨阳 | 郑州大学第一附属医院 |
| 蔡嘉斌 | 浙江大学医学院附属儿童医院 |
| 廖贵益 | 安徽医科大学第一附属医院 |
| 樊肖冲 | 郑州大学第一附属医院 |
| 樊瑞新 | 郑州大学第一附属医院 |
| 薛文华 | 郑州大学第一附属医院 |

**Ronney Abaza, MD, FACS** Ohio Health Dublin Methodist Hospital, Department of Robotic Surgery, Dublin, OH, USA

**Haidar M. Abdul-Muhsin, MBChB** Mayo Clinic, Department of Urology, Phoenix, AZ, USA

**Juan Arriaga, MD, MHA** Hospital CIMA, Department of Urology, Hermosillo, Sonora, Mexico

**Rajesh Ahlawat, MBBS, MS, MCh** Urology and Kidney Transplantation, Fortis Escorts Kidney and Urology Institute, Department of Urology, New Delhi, India

**Mohammad E. Allaf, MD** The James Buchanan Brady Urological Institute and Department of Urology, Johns Hopkins Hospital, University School of Medicine, Baltimore, MD, USA

**Arjun Aron** USC Institute of Urology, Los Angeles, CA, USA

**Monish Aron, MD, MCh, FRCS (Edin)** USC Institute of Urology, Los Angeles, CA, USA

**Sohrab Arora, MCh** Minimally Invasive Urology, Fortis Escorts Kidney and Urology Institute, Okhla Road, New Friends Colony, New Delhi, India

**Raed A. Azhar, MD, MSc, FRCS(C), FACS** Urology Department, King Abdulaziz University, Jeddah, Saudi Arabia

USC Institute of Urology, Keck School of Medicine, University of Southern California, Los Angeles, CA, USA

**Christian Andreas Bach, FEBU, FRCS (Urol)** Department of Urology, University Hospital Aachen, Aachen, Germany

**Gideon Blecher, MBBS, FRACS (Urol)** Guys & St Thomas' NHS Trust, Department of Urology, London, UK

**Matthew Bream, MD** University Hospitals-Cleveland Medical Center, Urology Institute, Cleveland, OH, USA

**Giovanni Cacciamani, MD** Department of Urology, University of Verona, Verona, VR, Italy

Keck School of Medicine of University of Southern California, Los Angeles, CA 90033, USA

Section of Robotic & Laparoscopic Surgery, Catherine & Joseph Aresty Department of Urology, USC Institute of Urology, University of Southern California, Los Angeles, CA, USA

**Jeffrey A. Cadeddu, MD** UT Southwestern Medical Center, Harry Hines Boulevard, Dallas, TX, USA

University of Texas Southwestern Medical Center, Department of Urology, Dallas, TX, USA

**David Canes, MD** Lahey Hospital and Medical Center, Department of Urology, Burlington, MA, USA

**Erik P. Castle, MD** Mayo Clinic Arizona, Department of Urology, Phoenix, AZ, USA

**Xavier Cathelineau** L'Institute Mutualiste Montsouris, Department of Urology, Paris, France

**Rick Catterwell, MBBS, FRACS (Urol)** Guys & St Thomas' NHS Trust, Urology Department, London, UK

King's College London, Mail via Guys & St Thomas' NHS Trust, Urology Department, London, UK

Guys & St Thomas' Trust/King's College Hospital, Department of Urology, London, UK

**Jian Chen, MD** USC Norris Comprehensive Cancer Center, Los Angeles, CA, USA

**Nathan Cheng, BS, MD** Keck Medicine of USC, Los Angeles, CA, USA

**Pierre-Alain Clavien, MD, PhD** University Hospital Zurich, Department of Visceral and Transplant Surgery, Zurich, Switzerland

**Rafael Andrés Clavijo Rodriguez, MD** Robotic Surgery and Advanced Laparoscopy, Clínica de Marly and Hospital San Jose, Fundación de Ciencias de la Salud, Bogotá, Colombia

**Rafael F. Coelho, MD PhD** University of Sao Paulo Medical School, Department of Surgery, Division of Urology, São Paulo, SP, Brazil

**Marcio Covas Moschovas, MD** Section of Urologic Oncology, Department of Urology, ABC Medical School, São Paulo, Brazil

**Camilo Andrés Giedelman Cuevas, MD** Robotic Surgery and Advanced Laparoscopy, Clínica de Marly and Hospital San Jose, Fundación de Ciencias de la Salud, Bogotá, Colombia

Clínica de Marly, Hospital San Jose, Department of Urology, Minimal Invasive Surgery, Bogotá, Cundinamarca, Colombia

**Daoud Dajani, MD** USC Institute of Urology, Los Angeles, CA, USA

**Prokar Dasgupta, MSc, MD, FRCS(Urol), FEBU** King's College London, Mail via Guys & St Thomas' NHS Trust, Urology Department, London, UK

**Andre Luis de Castro Abreu, MD** Section of Robotic & Laparoscopic Surgery, Catherine & Joseph Aresty Department of Urology, USC Institute of Urology, University of Southern California, Los Angeles, CA, USA

Clinical Urology, Keck School of Medicine of University of Southern California, Los Angeles, CA, USA

**Shadi Dowlatshahi, MD, MSc** Oregon Health and Science University, Department of Internal Medicine, Portland, OR, USA

**Rodolfo A. Elizondo, MD** Division of Pediatric Urology, Department of Surgery, Texas Children's Hospital, and Scott Department of Urology, Baylor College of Medicine, Houston, TX, USA

**Mohamed A. Elkoushy, MD, MSc, PhD** Urology Department, Suez Canal University, Ismailia, Egypt

**Daniel D. Eun, MD** Temple University Hospital, Department of Urology, Philadelphia, PA, USA

**Arvind P. Ganpule, DNB Urology, MNAMS (Urology)** Muljibhai Patel Urology Hospital, Department of Urology, Nadiad, Gujarat, India

**Inderbir S. Gill, MD** Section of Robotic and Laparoscopic Surgery, Catherine & Joseph Aresty Department of Urology, Los Angeles, CA, USA

**Emad Aziz Girgis, MBBS, FRCA** Guys & St Thomas' NHS Trust, Department of Anaesthesia, London, UK

**Jatin Gupta, DO, MS** Ohio Health Dublin Methodist Hospital, Department of Robotic Surgery, Dublin, OH, USA

**Khurshid A. Guru, MD** Roswell Park Cancer Institute, Department of Urology, Buffalo, NY, USA

**Alexander Haese, MD** Martini-Klinik Prostate Cancer Center, Hamburg, Germany

**Lindsay A. Hampson, MD** University of California San Francisco, Department of Urology, San Francisco, CA, USA

**Carlos Hartmann, MD, FACS** Celebration Florida Hospital, Celebration Center for Surgery, Celebration, FL, USA

**Zishan Hashmi, BS** Roswell Park Cancer Institute, Department of Urology, Buffalo, NY, USA

**David Michael Hatcher, MD** Keck Medicine of USC, USC Institute of Urology, Los Angeles, CA, USA

**Gerald Heulitt, MD** Swedish Urology Group, Swedish Medical Center, Department of Urology, Seattle, WA, USA

**Gene O. Huang, MD** Division of Pediatric Urology, Department of Surgery, Texas Children's Hospital, and Scott Department of Urology, Baylor College of Medicine, Houston, TX, USA

**Andrew J. Hung, MD** Keck Medicine of USC, Institute of Urology, Los Angeles, CA, USA

**Ahmed A. Hussein, MD, MS, MRCS** Department of Urology, Roswell Park Cancer Institute, Buffalo, NY, USA

Department of Urology, Cairo University, Giza, Egypt

**Ankush Jairath, MS Surgery, DNB Urology** Muljibhai Patel Urology Hospital, Department of Urology, Nadiad, Gujarat, India

**Gregory A. Joice, MD** The James Buchanan Brady Urological Institute and Department of Urology, Johns Hopkins Hospital, University School of Medicine, Baltimore, MD, USA

**Chester J. Koh, MD, FACS, FAAP** Division of Pediatric Urology, Department of Surgery, Texas Children's Hospital, and Scott Department of Urology, Baylor College of Medicine, Houston, TX, USA

**Anthony Koupparis, BSc(Hons), MBCHB, FRCS(UROL), MD** Bristol Urological Institute, North Bristol NHS Trust, Southmead Hospital, Bristol, UK

**James O. L'Esperance, MD** Department of Urology, Naval Medical Center San Diego, San Diego, CA, USA

**Weil R. Lai, MD** Tulane University School of Medicine, Department of Urology (8642), New Orleans, LA, USA

**Eduardo Rivas-Larrauri, MD** Department of Urogynecology and Reconstructive Pelvic Surgery, Institute for Social Security and Services for State Employees (ISSSTE Celaya Gto),

Celaya, Guanajuato, Mexico

**Ziho Lee, MD** Temple University Hospital, Department of Urology, Philadelphia, PA, USA

**Lionel Leroy-Lopez, MD** "20 de Noviembre" Medical Center, Department of Gynecology and Obstetrics, Gynecologic Endoscopic and Robotic Surgery, Mexico City, Mexico

**Flavio Malcher, MD, FACS** Celebration Health Florida Hospital, Celebration Center for Surgery, Celebration, FL, USA

**Oscar D. Martín, MD** Universidad Cooperativa de Colombia-Facultad de Medicina, Servicio Urología-Clínica Cooperativa de Colombia, Villavicencio, Colombia

**Maxwell V. Meng, MD** University of California San Francisco, Department of Urology, San Francisco, CA, USA

**Jose Maria Mojarra-Estrada, MD** Reproductive Endocrinology and Infertility, Hospital Cima Hermosillo, Infertility Unit, Hermosillo, Sonora, Mexico

**Ryan James Nelson, DO** Cleveland Clinic, Glickman Urological and Kidney Institute, Cleveland, OH, USA

**Luciano Adolfo Nuñez Bragayrac, MD** Roswell Park Cancer Institute, Department of Urology, Buffalo, NY, USA

**Carlos Ortiz Ortiz, MD, FACS** Florida Hospital Celebration Health, Celebration Center for Surgery, Florida, USA

**Eduardo Parra Davila, MD, FACS, FACRS** Florida Hospital Celebration Health, Celebration Center for Surgery, Celebration, FL, USA
Celebration Center for Surgery, Celebration, FL, USA

**Lee Ponsky, MD, FACS** Urology Institute, University Hospitals Cleveland Medical Cente, Cleveland, OH, USA

**James Porter, MD** Swedish Urology Group, Swedish Medical Center, Department of Urology, Seattle, WA, USA

**Cristina Redondo, MD** L'Institute Mutualiste Montsouris, Department of Urology, Paris, France

**Oscar Sánchez-Resendis, MD, PhD, FACOG** UNIDIM, S.A. de C.V., Department of Gynecology Endoscopy, Celaya, Guanajuato, Mexico

**Pete Roffey, MD** USC Keck School of Medicine, Department of Anesthesiology, Los Angeles, CA, USA

**José Rosciano, MD** Robotic Surgery Program, University Hospital of Caracas, Department of General Surgery, Ciudad Universitaria, Caracas, Venezuela

**François Rozet, MD** L'Institute Mutualiste Montsouris, Department of Urology, Paris, France

**Alexis Sánchez, MD** Central University of Venezuela, Robotic Surgery Program Coordinator, University Hospital of Caracas, Department of General Surgery, Ciudad Universitaria, Caracas, Venezuela

**Rafael Sánchez-Salas, MD** L'Institute Mutualiste Montsouris, Department of Urology, Paris, France

**Richard Sarle, MD** Michigan Institute of Urology, Department of Urology, Dearborn, MI, USA

**Igor Sorokin, MD** University of Texas Southwestern Medical Center, Department of Urology, Dallas, TX, USA

**René Sotelo, MD** University of Southern California, USC Institute of Urology, Los Angeles, CA, USA

**Roxane D. Staiger, MD** University Hospital Zurich, Department of Visceral and Transplant Surgery, Zurich, Switzerland

**Robert J. Stein, MD** Cleveland Clinic, Glickman Urological and Kidney Institute, Cleveland, OH, USA

**Raju Thomas, MD, FACS, MHA** Tulane University School of Medicine, Department of Urology (8642), New Orleans, LA, USA

**Marcos Tobias-Machado, MD** Section of Urologic Oncology, Department of Urology, ABC Medical School, São Paulo, Brazil

**Fabio Cesar Miranda Torricelli, MD** Urologist from Hospital da Clinicas da Faculdade de Medicina da USP, Hospital da Clinicas da Faculdade de Medicina da USP, Department of Urology, Pinheiros, São Paolo, Brazil

**Guillermo Velilla, MD** L'Institute Mutualiste Montsouris, Department of Urology, Paris, France

**Diana Vetter, MD** University Hospital Zurich, Department of Visceral and Transplant Surgery, Zurich, Switzerland

**Benjamin T. Waldorf, MD** Temple University Hospital, Department of Urology, Philadelphia, PA, USA

**Michael Donald Wang, MD, FACP, SFHM** Keck Medical Center of University of Southern California, Department of Medicine, Los Angeles, CA, USA

**Michael E. Woods, MD** UNC Chapel Hill, Department of Urology, Chapel Hill, NC, USA

**Wei-I Vickie Wu, MD, MHS** University of Southern California, Department of Medicine, Los Angeles, CA, USA

# 郑重声明

　　本书提供了相关主题准确且权威的信息。医学是不断更新并拓展的领域，因此相关实践操作、治疗方法及药物都有可能发生改变，建议读者审查相关主题的最新信息，包括产品的制造商、建议剂量、配方、方法和疗程、不良反应及相关措施。作者、编辑、出版者或经销商不对书中的错误或疏漏以及应用其中信息所产生的任何后果负责，关于出版物的内容不作任何明确或暗示的保证。作者、编辑、出版者和经销商不承担由本出版物所造成的任何人身或财产损害责任。

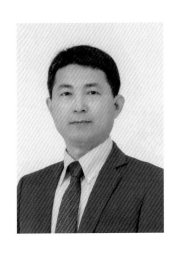

## 顾朝辉

**主任医师，教授，博士生导师，博士后合作导师**

现任郑州大学第一附属医院泌尿外科医学部副主任、日间手术中心病房主任。曾任美国罗切斯特大学医学中心泌尿外科客座助理教授，兼任中华医学会泌尿外科分会肿瘤学组委员、中华医学会教育技术分会青年委员、河南省卫生健康委员会泌尿外科中青年学科带头人、河南省预防医学会理事、海峡两岸医药卫生交流协会泌尿外科专业委员会单孔腔镜学组副组长、河南省医学会泌尿外科专业委员会常务委员兼秘书、河南省医学会肿瘤精准治疗分会常务委员、河南省医学会医疗事故鉴定委员会委员、河南省医学科学普及学会泌尿外科专业委员会常务委员、河南省健康科技学会泌尿外科疾病诊疗创新专业委员会常务委员和河南省科技评审专家库成员等。

主持国家自然科学基金项目2项、中国博士后科学基金项目1项，主持首批郑州大学第一附属医院科研创新团队项目（青年）、河南省科技研发联合基金重点项目、河南省中青年卫生健康科技创新杰出青年人才项目、河南省高层次人才国际化培养项目、河南省卫生健康委员会卫生科技英才海外研修项目和河南省国际科技合作项目等省部级项目10余项。先后荣获郑州大学第一附属医院第二届优秀医师奖、优秀研究生导师、优秀临床带教导师等称号；曾获河南省第五届自然科学学术奖优秀学术论文一等奖1项，河南省科学技术进步二等奖2项、三等奖1项，河南省医学科学技术进步一等奖1项。作为主译出版《泌尿外科腹腔镜与机器人手术图谱》《无瘢痕外科手术学：经自然腔道、经脐和其他路径》《小儿泌尿外科腔镜手术学》《牛津泌尿外科学手册》，参编《泌尿外科手术要点难点及对策》。担任瑞士Frontiers出版集团 *Frontiers in Pediatric Urology* 杂志编委、《机器人外科学杂志（中英文）》青年编委、《临床泌尿外科杂志》编委、《中国毕业后医学教育》青年编委等。培养研究生23名，发表学术论文100余篇（其中SCI收录论文30余篇），出版专著7部。

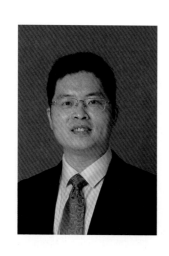

## 蒋国松

主任医师，教授，博士生导师

　　现任华中科技大学同济医学院附属协和医院泌尿外科党支部书记、副主任。曾在纽约大学医学中心从事博士后工作，兼任中华医学会泌尿外科分会青年学组委员、湖北省医学会泌尿外科学分会常务委员、湖北省医师协会泌尿外科医师分会委员兼秘书、湖北省微循环学会泌尿外科分会副主任委员、武汉医学会机器人与腔镜分会委员兼泌尿外科学组副组长、海峡两岸医药卫生交流协会泌尿外科专业委员会单孔腔镜学组委员。

　　擅长肾部分切除术、肾癌根治术、前列腺癌根治术、膀胱肿瘤电切术、根治性膀胱切除术、肾上腺肿瘤切除术等各种腹腔镜及机器人辅助腹腔镜手术，主攻方向包括泌尿系统肿瘤的微创手术治疗及治疗敏感性研究。

　　主持国家自然科学基金课题4项，拥有国家发明专利2项。荣获华中科技大学"华中卓越学者"晨星岗、中华医学会泌尿外科分会青年新秀人才、首届湖北省泌尿外科杰出青年医师、华中科技大学"三育人积极分子"称号。获得湖北省自然科学二等奖1项。作为主译出版《无瘢痕外科手术学：经自然腔道、经脐和其他路径》，参编《中国泌尿外科和男科疾病诊断治疗指南》《泌尿外科手术要点难点及对策》。担任《临床泌尿外科杂志》通讯编委。"改进内生性肾肿瘤保肾手术方式"的相应论文荣获《中华泌尿外科杂志》年度优秀论文。参与世界首例机器人辅助人工血管下腔静脉替代术，相应论文发表于知名SCI收录期刊。以第一作者或通信作者在 Cancer Research、Molecular Cancer、Journal of Hematology & Oncology 和 Oncogene 等知名杂志发表论文20余篇。

自进入 21 世纪以来,科学技术日新月异,外科手术技术推陈出新。泌尿外科手术技术已经从普通腹腔镜手术发展为目前的机器人辅助腹腔镜智能化手术,成为微创手术的主导方向。机器人手术系统是现代高科技和外科学有机融合的里程碑式新技术,为现代外科的发展和变革带来了新的契机与活力。当前,我国共装机 300 余台机器人手术设备,累计开展泌尿外科手术约 17 万例。然而,在开展机器人辅助腹腔镜手术过程中,我们仍然面临与传统手术和新手术平台相关的并发症。

由 Springer 出版集团出版的 *Complications in Robotic Urologic Surgery* 一书聚百家之所长,融百家之经验,具有较高的学术价值。作为主编之一,机器人和腹腔镜手术的先驱和国际领导者 René Sotelo 博士在机器人泌尿外科手术方面拥有丰富的临床经验,为稳步推动外科微创时代做出了不可磨灭的贡献。本书内容翔实,非常值得国内中青年泌尿外科机器人手术医生借鉴,是一部不可多得的关于机器人泌尿外科手术并发症的权威专著。

顾朝辉教授多年来秉承"学贯中西,学以致用"的手术理念,一直致力于泌尿系肿瘤和泌尿系结石等疾病的微创诊疗技术研究,并且始终传承和推广"膀胱癌根治性切除术联合黄氏原位回肠新膀胱术"等高难度复杂重建手术。同时,顾教授坚持"传道""授业"和"解惑",在学术传播方面已有颇多建树和独到见解,先后主译了《泌尿外科腹腔镜与机器人手术图谱》《小儿泌尿外科腔镜手术学》《无瘢痕外科手术学:经自然腔道、经脐和其他路径》和《牛津泌尿外科手册》等专著,翻译文字累计超过 200 万字。此次 *Complications in Robotic Urologic Surgery* 一书的中文版翻译工作由顾朝辉教授和蒋国松教授共同组织和承担,并且联合华中科技大学同济医学院附属协和医院、南方医科大学第三附属医院、南开大学附属天津市第三中心医院等 10 余家医学中心共 50 余位中青年学者共同参与翻译和校对工作。翻译团队专业,译文贴合原著,语言通俗易懂。

时值本书中文版译著出版之际,特向顾朝辉教授带领的翻译团队表示热烈祝贺,欢迎全国泌尿外科同道广纳此书,共同赏鉴。

中山大学孙逸仙纪念医院泌尿外科主任
中华医学会泌尿外科学分会主任委员

# 序二 Preface

早在 19 世纪，极具远见和开拓精神的德国外科医生 Philipp Bozzini 教授就开始研发泌尿微创机械，泌尿外科是最早开展经自然腔道微创手术的学科。自 20 世纪 90 年代开展腹腔镜手术以来，我国对腹腔镜技术进行了广泛推广，并且建立了通用性后腹腔镜手术体系，改变了泌尿外科疾病外科治疗的手术模式。手术机器人将机械的高精度与人类的智慧相结合，使外科手术技术实现了新的飞跃。

"精准""微创"是现代外科的主流方向。随着微创理念的逐渐深化和机器人手术设备成本的降低，机器人手术已展现出巨大的优势和广阔的应用前景，但是机器人手术系统在触觉反馈技术、鉴别功能和避障功能及眼球跟踪技术等方面仍然存在弊端，因此深入学习泌尿外科机器人技术并发症的相关经验就显得非常重要。然而，国内目前尚缺乏一部完整介绍机器人泌尿外科手术并发症的著作。

郑州大学第一附属医院泌尿外科顾朝辉教授在临床工作之余时刻关注国际泌尿外科的发展前沿，在美国罗切斯特大学医学中心泌尿外科学习机器人手术期间翻阅到 *Complications in Robotic Urologic Surgery* 一书。该书知识容量大，理论阐述精，由美国、英国和法国等多个国家医学中心泌尿外科的 80 余位全球一流机器人泌尿外科手术专家合作撰写，内容涵盖与机器人手术相关的常见并发症、上尿路手术特殊并发症、下尿路手术特殊并发症、儿童手术并发症、单孔手术并发症、手术并发症动物模型的模拟训练等。为了更好地使国内泌尿外科机器人手术同行了解国际机器人泌尿外科手术并发症的处理现状，顾朝辉教授联合国内多家知名三甲医院的 50 余位中青年泌尿外科学者展开了中文版的译校工作。该翻译团队倾尽全力，在结合丰富学识和临床经验的基础上完美展现了英文原著的本意，并且时刻坚持科学严谨、简明优雅的原则，充分彰显了"精工出细活，专业显真功"的精神。

事无巨细，任重道远，医学之路仍待吾辈上下求索。我相信，泌尿外科医生如果能有《机器人泌尿外科手术并发症》一书相伴左右，必将有助于减少机器人泌尿外科手术的并发症，显著提高机器人手术的安全性，并且推动机器人技术的蓬勃发展。

中国科学院院士
中国人民解放军总医院泌尿外科医学部主任

郑州大学第一附属医院始建于 1928 年 9 月，其前身为原河南中山大学医科，1931 年建立省立河南大学附设医院。历经 95 年的跨越式发展，本院目前已建设成为拥有 14 个院中院（河南省口腔医院，河南省眼科医院，河南省基因医院，郑州大学第一附属医院儿童医院、肿瘤医院、心血管病医院、脑血管病医院、生殖与遗传专科医院、耳鼻喉医院、器官移植中心、消化病医院、肾脏病医院、呼吸病医院和血液病医院）和"一院五区"的省部共建医院，先后获得全国文明单位、全国"百佳医院"、全国卫生计生系统先进集体、全国医院信息化建设先进单位、全国县级医院帮扶示范基地、全国优质护理服务优秀医院和全国医院文化建设先进单位等荣誉称号。在中国最佳医院排行榜（复旦大学版）中，我院的综合排名位居全国第 19 位，科研排名位居全国第 4 位；在全国医院自然指数综合排名中位居第 11 位。我院共有临床医技学部 37 个，科室 120 个，病区 279 个；拥有国家临床重点专科建设项目 22 个（位居国内医院前列），院士工作站 4 个，博士后科研流动站 3 个，国家级实验室 2 个（互联网医疗系统与应用国家工程实验室，省部共建食管癌防治国家重点实验室），国家临床医学研究中心分中心 8 个。一代又一代的郑州大学第一附属医院人秉承"厚德、博学、精业、创新"的院训，执着追求，努力拼搏，奋勇向前，为人民群众的健康工作做出了不懈的努力。

我国的泌尿外科事业在吴阶平院士、郭应禄院士和张旭院士等几代中华泌尿人的带领下取得了举世瞩目的成就。我院自 1956 年成立泌尿外科以来，历经 60 余年的发展，先后获批为国家临床重点专科、国家临床药物试验机构等，获得国家级科研项目 30 余项，拥有 9 个病区和 500 余张床位。2022 年，我院发表的关于泌尿外科领域的 SCI 收录论文数量在全球排名第 13 位，在中国排名第 8 位。为了加强泌尿外科中临床新技术的应用和推广，我院引进了国际一流的达芬奇机器人手术系统 4 台，完成的泌尿外科手术量和难度均达到国内机器人手术的一流水平。目前已获批国家级限制类技术人工智能辅助治疗技术临床应用规范化培训基地（机器人手术培训基地）和达芬奇手术机器人中国泌尿外科临床手术教学示范中心，为国内机器人泌尿外科技术的发展做出了自己应有的贡献。

科技创新层出叠见，未雨绸缪势在必行。避免外科手术并发症，提高患者术后生活质量，探析泌尿外科机器人手术技术的精髓，与全球顶尖医学中心泌尿外科同步发展，这些目标一直是我院泌尿外科的核心任务。凡大医者，精于业，诚于心，厚于德。我院泌尿外科中青年学科带头人顾朝辉副主任多年来立德修身、崇德向善，本着对医学事业的崇高追求，坚持从医初心，秉持"严谨、创新"的态度，多年来一直瞄准国际泌尿外科的发展前沿，执着于分享和传播医学知识与技能，先后主译多部具有较高学术价值且实用性较强的泌尿外科专著。此次，由我院顾教授牵头主译的 *Complications in Robotic Urologic Surgery* 一书内容翔实，脉络清晰，重点明确，由美国、英国和法国等国家医学中心泌尿外科的全球顶尖机器人泌尿外科手术专家通力合作撰写，以机器人手术安全为核心，内容涉及与泌尿外科机器人手术相关的麻醉学和眼科学等罕见并发症，也包括常见并发症的预防及处理原则、特殊并发症处理的注意事项等。

千人同心，则得千人之力；万人异心，则无一人之用。本书译校工作的顺利完成得益于国内多家三甲医院中具有丰富机器人泌尿外科手术经验的专家和学者的共同努力，他们在翻译过程中秉承"信""达""雅"的原则，字斟句酌，精益求精，反复推敲，真可谓"精华在笔端，咫尺匠心难"。在此，我们向顾朝辉教授带领的翻译团队表示衷心的感谢，也希望全国从事泌尿外科工作的读者从中获益。

郑州大学第一附属医院党委书记、院长

我国自 2006 年引进达芬奇机器人系统以来，目前全国达芬奇机器人总装机数量已达到 300 余台，累计开展的泌尿外科手术数量达到 17 万例，年平均手术数量为 4.7 万余例。全国范围内省级大型医学中心均基本配备达芬奇机器人平台。基于机器人平台的手术不同于既往开放手术和腹腔镜手术，并且具有自身特点。我在美国罗切斯特大学医学中心泌尿外科学习机器人手术期间，除了关注手术技术创新本身外，亦关注机器人手术并发症的处理。初次研读 *Complications in Robotic Urologic Surgery* 一书时，我深深地被原著所吸引，本书内容的广度和深度均代表当代世界泌尿外科机器人手术并发症处理措施的一流水平。

*Complications in Robotic Urologic Surgery* 一书由美国、英国和法国等 12 个国家医学中心泌尿外科的 86 位全球一流机器人泌尿外科手术专家共同撰写。该书分为 7 篇 35 章，内容包括机器人手术相关并发症，例如患者自身危险因素、机器人手术的麻醉要点、机器人系统故障、手术并发症分级以及伦理和法医学方面的思考；常见并发症，例如，术中腹壁、血管、内脏和眼部的并发症，不同手术的术中、术后并发症，儿童机器人泌尿外科手术和单孔机器人手术并发症，以及动物模型的模拟训练等。

鉴于此，为了更好地使国内泌尿外科机器人手术医生了解国际机器人泌尿外科手术并发症的处理现状，郑州大学第一附属医院泌尿外科翻译团队联合华中科技大学同济医学院附属协和医院、南方医科大学第三附属医院、安徽医科大学第一附属医院、中山大学附属第五医院和郑州大学第二附属医院等 10 余家单位的 50 余位中青年泌尿外科学者开展了此书的中文版译校工作。

时值本书出版之际，衷心感谢郑州大学第一附属医院特聘教授、中国人民解放军总医院（301 医院）泌尿外科张旭院士，中华医学会泌尿外科学分会主任委员黄健教授审校全文。同时，郑州大学第一附属医院对此书的翻译工作给予了大力支持，郑州大学第一附属医院党委书记、院长王成增教授通览全文后挥毫作序，在此表示由衷的感谢。

本书即将付梓之际，尤为欢欣。特别感谢世界图书出版西安有限公司的领导和编辑对此书的大力支持。最后，鉴于译者水平有限，本译著中不足在所难免，恳请各位专家和学者提出宝贵建议！

顾朝辉

郑州大学第一附属医院

主任医师，教授，博士生导师

# 原序 Preface

机器人手术是 21 世纪伟大的技术进步之一。已发表的越来越多有说服力的证据表明，与开放手术或单纯腹腔镜技术相比，该技术在泌尿外科手术中具有明显的益处与优越性。据统计，随着机器人手术的广泛推广，全世界每 60s 就开始 1 台机器人手术，每 5 台手术中就有 1 台是泌尿外科手术。

在采用任何外科新技术前，必须对外科医生和手术室工作人员进行恰到好处的培训以确保良好的疗效，并最大限度地减少手术并发症。具体而言，对手术团队进行培训时应强调早期识别并处理并发症。基于此目的，内窥镜视频设备配备了可供创建和维护的强大视频数据库。

在本书中，机器人泌尿外科领域的开拓者和专家对可能的手术并发症进行了详细描述。这些专家专注于具体的手术流程，描述了如何避免和处理术中出现的手术并发症，并且为计划无并发症的手术提供了模板。做好处理并发症的准备最终将显著提高机器人泌尿外科手术的安全性和效率。

笔者相信，这本书对任何准备开展安全的机器人泌尿外科手术的外科医生而言是一本必备专著。

| 英文缩略词 | 英文全称 | 中文全称 |
|---|---|---|
| 第 1 章 | | |
| ABG | arterial blood gas | 动脉血气 |
| AC | anticoagulation | 抗凝 |
| ACEI | angiotensin-converting enzyme inhibitor | 血管紧张素转换酶抑制剂 |
| ACS-NSQIP | American College of Surgeons National Surgical Quality Improvement Program | 美国外科学院国家手术质量改进计划 |
| ACS-NSQIP MICA | ACS-NSQIP Gupta MI Cardiac Arrest | 美国外科学院国家手术质量改进计划心肌梗死或心脏停搏风险计算器 |
| AP | antiplatelet | 抗血小板 |
| ARB | angiotensin receptor blocker | 血管紧张素受体阻滞剂 |
| ASA | American Society of Anesthesiology | 美国麻醉学会 |
| BMS | bare-metal stent | 裸金属支架 |
| CABG | coronary artery bypass grafting | 冠状动脉旁路移植术 |
| CAM | confusion assessment method | 精神错乱评估法 |
| COPD | chronic obstructive pulmonary disease | 慢性阻塞性肺疾病 |
| CPAP | continuous positive airway pressure | 持续气道正压通气 |
| CrCl | creatinine clearance | 肌酐清除率 |
| DAPT | dual antiplatelet therapy | 双重抗血小板治疗 |
| DES | drug-eluting stent | 药物洗脱支架 |
| DOAC | direct oral anticoagulant | 直接口服抗凝剂 |
| DSE | dobutamine stress echocardiogram | 多巴酚丁胺负荷超声心动图 |
| DVT | deep vein thrombosis | 深静脉血栓 |
| IOP | intraocular pressure | 眼内压 |
| IS | incentive spirometry | 诱发性肺量计法 |
| LMWH | low molecular weight heparin | 低分子量肝素 |
| MACE | major adverse cardiac event | 主要心脏不良事件 |
| MET | metabolic equivalent | 代谢当量 |

| 英文缩略词 | 英文全称 | 中文全称 |
| --- | --- | --- |
| MI | myocardial infarction | 心肌梗死 |
| MPI | myocardial perfusion imaging | 心肌灌注显像 |
| NGT | nasogastric tube | 鼻胃管 |
| OSA | obstructive sleep apnea | 阻塞性睡眠呼吸暂停 |
| PCI | percutaneous coronary intervention | 经皮冠状动脉介入治疗 |
| PE | pulmonary embolism | 肺栓塞 |
| PFT | pulmonary function test | 肺功能检查 |
| PPC | postoperative pulmonary complication | 术后肺部并发症 |
| RCRI | revised cardiac risk index | 修订的心脏风险指数 |
| UFH | unfractionated heparin | 普通肝素 |
| 第 4 章 | | |
| MAUDE | Manufacturer and User Facility Device Experience | 制造商和用户设施设备体验 |
| TCA | tip cover accessory | 尖端盖附件 |
| US FDA | United States Food and Drug Administration | 美国食品药品监督管理局 |
| 第 6 章 | | |
| DVC | dorsal vascular complex | 背血管复合体 |
| FDA | Food and Drug Administration | 食品药品监督管理局 |
| IVC | inferior vena cava | 下腔静脉 |
| MIBC | muscle-invasive bladder cancer | 肌层浸润性膀胱癌 |
| RALRC | robot-assisted laparoscopic radical cystectomy | 机器人辅助腹腔镜根治性膀胱切除术 |
| RALRN | robot-assisted laparoscopic radical nephrectomy | 机器人辅助腹腔镜根治性肾切除术 |
| RALRP | robot-assisted laparoscopic radical prostatectomy | 机器人辅助腹腔镜根治性前列腺切除术 |
| RRP | radical retropubic prostatectomy | 根治性耻骨后前列腺切除术 |
| 第 23 章 | | |
| IMA | inferior mesenteric artery | 肠系膜下动脉 |
| LN | lymph node | 淋巴结 |
| RARPLND | robot-assisted retroperitoneal lymph node dissection | 机器人辅助腹膜后淋巴结清扫术 |

Contents 目录

## 第 4 篇　下尿路机器人手术特殊并发症

## 第 5 篇　儿童机器人泌尿外科手术并发症

## 第 6 篇　单孔机器人手术并发症

## 第 7 篇　手术并发症动物模型的模拟训练

# 第 1 篇

# 机器人手术相关并发症

# 第 1 章　患者自身危险因素

*Shadi Dowlatshahi, Wei-I Vickie Wu, Michael Donald Wang*

## 引　言

最近取得的技术进步使得许多外科手术都可以通过微创技术完成，包括泌尿外科机器人手术。这些技术不仅提高了患者的满意度，缩短了恢复时间，而且降低了并发症的发生率。然而，我们应该认识到一个重点，这些手术并非无风险，术前需要仔细地评估以最大限度地减少并发症。

术前评估的目标是确定具有临床中风险或高风险不良事件的患者，以及是否存在可改良的医疗技术。此外，外科医生应评估手术的紧迫性，并且预估推迟治疗泌尿系统疾病是否会比未治疗非泌尿系统疾病带来更大的风险。

一般说来，完善的术前评估项目包括患者用药的全面核查，以及引起心脏、肺、血栓栓塞或出血的所有风险。此外，对谵妄和身体衰弱的评估可能有助于预测老年患者的预后。

S. Dowlatshahi, MD, MSc
Oregon Health and Science University, Department of Internal Medicine, Portland, OR 97239, USA
e-mail: dowlatsh@ohsu.edu

W.-I.V. Wu, MD, MHS
University of Southern California, Department of Medicine, Los Angeles, CA 90033, USA
e-mail: Vickie.Wu@med.usc.edu

M.D. Wang, MD (✉)
Keck Medical Center of University of Southern California, Department of Medicine,
1520 San Pablo St, Suite 1000, Los Angeles, CA 90033, USA
e-mail: wang104@med.usc.edu

© Springer International Publishing AG 2018
R. Sotelo et al. (eds.), *Complications in Robotic Urologic Surgery*, DOI 10.1007/978-3-319-62277-4_1

机器人手术相关的术后并发症可能包括与气腹充气和减压有关的心肺事件、术后肠梗阻，以及由较大倾斜度的头低脚高位（Trendelenburg 位）造成的眼内压（intraocular pressure，IOP）升高[1]。

## 围手术期心脏评估

对于任何接受手术的患者来说，心脏并发症是一个值得关注的领域，其危险因素包括冠状动脉疾病、心力衰竭、瓣膜疾病、心律失常、肺血管疾病、糖尿病和肾脏疾病[2]。目前已设计几种评分系统来简化这一过程，包括修订的心脏风险指数（revised cardiac risk index，RCRI）[3]、美国外科学院国家手术质量改进计划（American College of Surgeons National Surgical Quality Improvement Program，ACS-NSQIP）风险模型[4]和美国外科学院国家手术质量改进计划心肌梗死或心脏停搏风险计算器（ACS-NSQIP Gupta MI Cardiac Arrest，ACS-NSQIP MICA）[5]，此有助于预测重大心脏事件 [ 如心肌梗死（myocardial infarction，MI）、肺水肿、心室颤动、完全性房室传导阻滞 ] 的风险。这些评分系统因简单、易用被广泛使用，并且已在多项研究中得到验证[6-7]。RCRI 评分系统包括预测主要心脏不良事件（major adverse cardiac event，MACE）发生率的六个因子。若 RCRI 值为 0，则 MACE 发生率为 0.4%；若 RCRI 值为 1，则 MACE 发生率为 1%；若 RCRI 值为 2，则 MACE 发生率为 2.4%；若 RCRI 值 ≥ 3，则 MACE 发生率为 5.4%（表 1.1）。

功能状态对于心脏风险评估也是必不可少的，并且是一项决定进一步心脏风险分层的预后因素[8-9]。功能状态可通过使用代谢当量（metabolic equivalent，MET）来量化。1MET 相当于一位年龄 40 岁、体重 70kg 男子的静息 / 基础耗氧量。功能状态可分为优（>10MET）、良好（7~10MET）、中等（4~6MET）、差（<4MET）或未知。功能状态 >4MET 的患者可以爬楼梯、爬山，以每小时 4 英里（1 英里 ≈ 1.609 千米）的速度在平地上行走，或者在房子周围做繁重的工作。功能状态 <4MET 的活动包括慢舞、用球车打高尔夫球、演奏乐器，或者以每小时 2~3 英里的速度行走。

功能状态差的患者在围手术期时出现发病率和死亡率增加[10]。除心脏风险较高的患者以外，其他患者可以通过心脏负荷试验进一步受益于风险分层[11]。是否决定进一步评估则取决于这项试验是否会影响患者的围手术期治疗决策或护理方案（例如行原始手术或者接受心脏干预）。如果负荷试验可能改变管理模式，那么患者应该先接受经良好验证的负荷试验再进行下一步的心脏测试，如多巴酚丁胺负荷超声心动图（dobutamine stress echocardiogram，DSE）或心肌灌注显像（myocardial perfusion imaging，MPI）[12-14]。目前，尚无比较这两种压力测试方式的随机对照试验。因此，除患者的特征外，选择测试方式时应基于当地开展测试的专业水平[2]。

心脏负荷试验显像结果提示，在中度到大面积心肌缺血的患者中围手术期心肌梗死和（或）死亡风险增加。如果这些患者被认为患有不稳定型心绞痛和（或）冠状动脉左主干（left main coronary artery，LMCA）疾病，并且需要接受初期或紧急血运重建，则可以考虑进行术前血运重建[15-16]。发生 ST 段抬高型心肌梗死或非 ST 段抬高型心肌梗死后，需要血管重建的患者通常受益于经皮冠状动脉介入治疗（percutaneous coronary intervention，PCI）。由于裸金属支架（bare-metal stent，BMS）持

表 1.1　修订的心脏风险指数

| RCRI 值 | MACE 发生率 | 风险等级 |
|---|---|---|
| 0 | 0.4%（95%CI 0.1~0.8） | 低 |
| 1 | 1%（95%CI 0.4~1.5） | 低 ~ 高 a |
| 2 | 2.4%（95%CI 1.3~3.5） | 高 |
| ≥ 3 | 5.4%（95%CI 2.8~7.9） | 高 |

RCRI，修订的心脏风险指数；MACE，主要心脏不良事件
a：根据美国心脏病学会（ACC）/ 美国心脏协会（AHA）2014 指南，低风险为 <1%

续应用双重抗血小板治疗（dual antiplatelet therapy，DAPT）所要求的时间较短，如果手术时间比较紧迫，BMS 可能优于药物洗脱支架（drug-eluting stent，DES）[16]。冠状动脉血运重建预防（Coronary Artery Revascularization Prophylaxis，CARP）试验为此类研究中最大规模的随机对照研究，结果显示，在已知的稳定型冠心病患者中于择期血管手术前进行 PCI 治疗或冠状动脉旁路移植术（coronary artery bypass grafting，CABG）对冠状动脉血运重建患者无降低死亡率的益处[17]，仅左主干病变患者显示出术前冠状动脉血运重建术的获益[18]。

接受 PCI 治疗的患者应该在球囊血管成形术后 14d 和 BMS 置入后 30d 进行手术。接受 DES 治疗的患者应将手术推迟至少 365d，但是如果进一步推迟手术的风险大于支架血栓形成的风险，则可考虑在 180d 后进行手术[2,19-21]。

## 围手术期心脏药物

### β 受体阻滞剂

目前正在服用 β 受体阻滞剂的患者应该在整个围手术期继续服用这些药物。有研究表明[22-23]，突然停用 β 受体阻滞剂可能产生不良反应。然而，低血压、心动过缓或出血时则可能需要减少 β 受体阻滞剂的剂量或暂时停止使用此类药物。

关于启动 β 受体阻滞剂治疗的益处和风险，目前仍存在相互矛盾的数据。最初的数据支持使用 β 受体阻滞剂以预防术后心脏并发

症，但是这些试验受到小样本量和低检验效能的限制[2]。通过药理负荷试验可以确定[24]，对于术前处于心肌缺血中度或高度风险的患者，或者 RCRI ≥ 3 的患者[25]，可以观察到良好的结果。POISE❶试验结果表明，β 受体阻滞剂具有潜在的有害影响，可以增加脑卒中和死亡的风险。但是，对于 POISE 试验的设计过程，目前存在几点质疑：使用长效 β 受体阻滞剂的剂量较大，术前立即启动 β 受体阻滞剂以及手术前后缺乏药物的滴定（titration）方案[26]。

决定是否应该使用 β 受体阻滞剂前，应该进行风险 - 效益分析。如果决定使用 β 受体阻滞剂，应在手术前至少 1d 启动治疗方案，并且应进行安全的药物滴定以降低静息心率[2]。

### 他汀类药物治疗

目前正在服用他汀类药物的患者应在整个围手术期继续服用他汀类药物。此外，如果患者存在更高风险（如糖尿病、高血压和冠心病病史），也可以开始服用他汀类药物。有研究结果显示，服用他汀类药物后高危患者的围手术期心血管事件减少[27-28]。一般情况下，如果患者尚无适应证，仍建议于术前 1 周开始服用他汀类药物治疗，术后 30d 继续服用他汀类药物治疗。无论如何，符合他汀类药物治疗启动标准的患者可能长期受益于他汀类药物的应用。

### 血管紧张素转换酶抑制剂 / 血管紧张素受体阻滞剂

血管紧张素转换酶抑制剂（angiotensin-converting enzyme inhibitor，ACEI）/ 血管紧张素受体阻滞剂（angiotensin receptor blocker，ARB）的使用可持续于整个围手术期，但同时也增加了一过性低血压的发生风险[29]。如果患者在术前已开始应用此类药物，当药物增加且可以耐受血压变化时，也可以在术后重新开始应用此类药物。

---

译者注：❶ POISE 是一项随机对照试验的名称。

### 抗凝剂和抗血小板药物

详见"抗凝 / 抗血小板药物治疗的管理"一节。

## 围手术期肺部评估

机器人手术后发生肺部并发症的概率为 5%~70%，每项研究中使用的定义、患者选择和手术相关风险因素均可以解释产生这一巨大差异的原因[30]。

机器人手术后发生的肺部并发症包括肺不张、咳嗽、呼吸困难、支气管痉挛、低氧血症、高碳酸血症、肺部药物不良反应、胸腔积液、肺炎、气胸和通气性呼吸衰竭。风险特别高的患者包括已存在肺部疾病、内科合并症、营养状况差、整体健康状况差和未戒烟的人群。术后肺部并发症（postoperative pulmonary complication，PPC）不仅对患者有害（约 25% 的患者在术后 6d 内死亡[30]），而且也使医院付出了比较大的代价，即可以增加 1~2 周的住院时间。与心脏并发症类似，患者自身的危险因素及手术本身也可能会增加肺部并发症的发生风险。

### 患者危险因素

几项与患者相关的危险因素与术后肺部并发症的风险增加有关。已有研究证明，年龄是术后肺部并发症的独立危险因素，特别是年龄大于 50 岁时[31]。对于一般健康状况，通常采用美国麻醉学会（American Society of Anesthesiology，ASA）分类系统进行预测，2 级或更高级别的类型与术后肺部并发症的风险增加相关[31]。此外，功能状态差、白蛋白低（<3.5g/dL）和体重减轻的患者在术后发生肺部并发症的风险也会增加[32]。

与吸烟较少的患者相比，吸烟较多的患者（每年至少 20 包）在术后发生肺部并发症的风险更高。当患者术前停止吸烟至少 4 周时，术后发生肺部并发症的风险就会降低[33]。有数据显示，即使是较短的戒烟期，也与术后肺部并发症的减少相关[34-35]。

慢性阻塞性肺疾病（chronic obstructive pulmonary disease，COPD）是术后发生肺部并发症的重要危险因素。重症 COPD 患者罹患肺炎、非计划插管和长时间机械通气的风险增加[36]。与 COPD 相似，如果哮喘症状控制不佳，患者术后发生肺部并发症的风险也会增加[37-38]。因此，术前应对此类患者进行医学优化（表 1.2）。

肥胖可导致肺容量减少、通气 - 灌注不匹配和相对的低氧血症，这可能增加术后发生肺部并发症的风险。然而，现有的研究资料在这一方面所得出的结论并不一致，目前医学界的共识是肥胖并非术后肺部并发症的预测因子[38-39]。如果怀疑患者罹患阻塞性睡眠呼吸暂停（obstructive sleep apnea，OSA），应使用现有的工具进行筛查，如 STOP-BANG 调查问卷。及早识别这些患者有利于外科医生在术中和术后调整治疗方案，如最大限度地减少镇静剂和阿片类止痛药的使用[40-41]。对于怀疑或已知 OSA 综合征及怀疑为肥胖低通气综合征的患者，应考虑行动脉血气（arterial blood gas，ABG）分析[40]。

## 手术风险因素

手术风险因素包括手术部位（切口部位越靠近膈肌，术后发生肺部并发症的风险越大）[31]、手术时间（超过 3~4h）[38]、麻醉类型和神经肌肉阻滞类型。接受腹部手术的患者发生肺部并发症的风险增加。虽然机器人泌尿外科手术属于微创技术，但是由于气腹和 Trendelenburg 位的存在，这些手术可导致肺顺应性和潮气量下降。此外，这些患者的面部、咽部和喉部水肿也可能导致再次插管的风险增加[1]。

## 术前检查

完整的病史资料和体格检查结果对于评估患者术后发生肺部并发症的风险非常重要。这些临床证据直接提示患者可能存在与潜在

**表 1.2　减少术后肺部并发症的一般围手术期策略**

| 术前 | 术后 |
|---|---|
| 立即戒烟 | 诱发性肺量计法和深呼吸 |
| 优化基础肺部疾病 | 早期运动 |
| 营养优化 | 胸部 / 腹部手术中的疼痛控制 |
| 一 | 如有需要，可行鼻胃减压术 |

的肺部或心脏疾病有关的征象。在病史资料和体格检查结果的基础上，可能还需要进一步的术前检查，包括肺功能检查（pulmonary function test，PFT）、动脉血气分析和胸部 X 线检查。

### 肺功能检查

除非患者有不明原因的呼吸困难或运动不耐受病史，通常不需要在手术前进行 PFT。PFT 检查不能预测肺部并发症的风险，因此不应仅根据 PFT 检查结果拒绝对患者进行手术。如果患者既往有 COPD 或哮喘病史，并且不确定是否处于基线状态，则 PFT 检查可能有助于确定患者在手术前是否需要接受更积极的治疗以改善症状[42]。

### 动脉血气分析

尽管高碳酸血症患者在术后发生肺部并发症和死亡的风险增加，但是尚无强有力的证据表明患者应在术前接受动脉血气分析。如果怀疑患者存在肥胖低通气综合征，则可以考虑行动脉血气分析[42-43]。

### 胸部 X 线检查

尽管术前已常规进行胸部 X 线检查，但是有研究证明胸部 X 线检查在预测术后肺部并发症方面几乎无临床意义[44]。因此，建议低危患者无须进行胸部检查，除非患者年龄在 50 岁以上，有已知的心肺疾病史，并且即将接受上腹部、食管、胸腔、主动脉等部位的高危手术[45]。

### 减少肺部并发症的术后策略

术后减少肺部并发症的策略包括肺扩张训练、早期活动、充分控制疼痛、使用鼻胃管

（nasogastric tube，NGT）减压术和预防静脉血栓栓塞（表 1.2）。

### 肺扩张训练

肺扩张训练包括诱发性肺量计法（incentive spirometry，IS）、深呼吸练习、胸部物理治疗、间歇正压通气和持续气道正压通气（continuous positive airway pressure，CPAP）。鉴于各种方法的成本效益和安全性，术后已广泛使用 IS。然而，此方法是否对预防术后肺部并发症有益，目前尚存在争议。Overend 等开展的一项 meta 分析结果显示[46]，在接受过心脏或上腹部手术 IS 的患者中，术后肺部并发症并未减少。相反，Ireland 等的系统评价结果显示[47]，CPAP 可能会减少术后肺部并发症，但是该证据的质量很低。

### 早期活动

患者术后下床活动越早，术后发生肺部并发症的风险就越低[48]，所以应尽量减少卧床休息和妨碍活动的医嘱。同时，术后应尽快开展物理治疗和职业治疗以帮助患者恢复早期活动。

### 充分控制疼痛

确保患者术后良好的疼痛控制有助于减少术后肺部并发症的发生率，使患者能够进行深呼吸，并且可以更早地下床活动[42,49]。

### 鼻胃减压术

接受腹部手术后因预防而随后常规放置鼻胃管（nasogastric tube，NGT）的患者在术后发生肺部并发症的风险增加[49]。鼻胃管只能在有适应证的情况下才可使用（例如，由于恶心、呕吐和术后肠梗阻不能承受经口进食）。

### 预防静脉血栓栓塞

目前已知，手术是深静脉血栓（deep vein thrombosis，DVT）和随后深静脉血栓脱落引起肺栓塞（pulmonary embolism，PE）的危险因素。一旦认为预防性抗凝（anticoagulation，AC）治疗安全、有效，术后应对患者进行充分的预防性抗凝治疗。

## 围手术期抗凝评估

随着患者群体老龄化的加剧，更多患者正在口服抗凝剂和抗血小板（antiplatelet，AP）药物。需要行抗凝治疗的患者包括心房颤动、植入人工瓣膜和 DVT 或 PE 患者，需要行抗血小板治疗的患者包括心脑血管或外周动脉疾病的患者。该治疗的目标是平衡血栓栓塞事件和过度出血的风险。关于停用抗凝和（或）抗血小板治疗的风险及临床获益的数据有限。因此，应对每位患者针对何时进行或继续这些治疗展开单独评估。

一般而言，接受侵入性手术的患者应该在一定时间内停止抗凝治疗以使药物作用在手术前减弱，通常在药物的 5 个半衰期内。如果患者处于血栓栓塞事件的高危状态，则中断时间应尽可能短（例如，在止血成功且出血风险可接受后重新开始抗凝）。接受低出血风险手术的患者可以在整个手术过程中继续接受抗凝治疗，这项决定通常取决于外科医生。

常用的抗血小板药物包括阿司匹林和 P2Y12 抑制剂（氯吡格雷、普拉格雷和替格瑞洛）。尽管阿司匹林的半衰期很短，但是能够不可逆转地抑制血栓素 A1 和前列环素的合成，从而在血小板的生命周期内阻止血小板聚集。这些效应在阿司匹林停药后维持 5~7d。P2Y12 抑制剂还可以通过抑制二磷酸腺苷（adenosine diphosphate，ADP）受体阻止血小板聚集，停药 5~7d 后该受体可恢复正常。

数年来，华法林一直是最常用的抗凝剂。但是，随着直接口服抗凝剂（direct oral anticoagulant，DOAC）治疗的发展，在许多情况下该治疗已逐渐取代华法林的使用。DOAC 包括达比加群酯（直接凝血酶抑制剂）和凝血因子 Xa 抑制剂（阿哌沙班、依度沙班和利伐沙班）。

### 抗凝/抗血小板药物治疗的管理

与传统开放泌尿外科手术相比，机器人

泌尿外科手术可以减少出血量，并且降低输血率[50]。但是，有关机器人手术围手术期的抗凝（anticoagulation，AC）/抗血小板（antiplatelet，AP）治疗管理的数据有限。有关 AC/AP 管理的决定均基于涉及其他外科手术程序（包括传统泌尿外科手术）的先前研究[51]。

### 抗凝治疗

机械瓣膜发生血栓栓塞风险较高的患者（表 1.3）应在手术前 5d 停止使用华法林，一旦国际标准化比值（international normalized ratio，INR）降至 2 以下，应使用低分子量肝素（low molecular weight heparin，LMWH）或普通肝素（unfractionated heparin，UFH）进行桥接治疗[52]。LMWH 可以在手术前 24h 停用，而 UFH 可以在手术前 6h 停用（图 1.1）[52-54]。一旦手术结束，止血已经完成，患者应重新开始接受 LMWH 或 UFH 治疗作为华法林的桥接治疗。同样，对于心房颤动和血栓栓塞的高危患者（表 1.3），术后应尽快使用 LMWH /UFH 进行桥接治疗，一旦出血风险和止血问题得到解决，应重新开始使用华法林（图 1.1）[52]。

患有低危机械瓣膜或心房颤动且具有中低危 CHA2DS2-VASc 评分❶（表 1.3）的患者应考虑在术前 5d 停用华法林，术后重新开始抗凝治疗，不需要进行 LMWH 或 UFH 的全剂量桥接治疗（图 1.2）[55]。请注意，静脉血栓栓塞的预防仍然适用于这些患者。

表 1.3 血栓栓塞风险的条件

|  | 血栓栓塞风险低（一般不需要桥接治疗） | 血栓栓塞风险高（通常需要桥接治疗） |
| --- | --- | --- |
| 机械瓣膜 | 双叶主动脉瓣（最常见） | 所有右侧瓣膜（罕见）<br>所有二尖瓣<br>某些主动脉瓣<br>倾斜式碟瓣<br>笼球瓣<br>血栓栓塞的其他危险因素[a] |
| 心房颤动 | 低 CHA2DS2-VASc 评分 | 高 CHA2DS2-VASc 评分[b]<br>脑卒中既往史 |
| 深静脉血栓/肺栓塞 | 远期 | 近期（<3 个月） |

a：危险因素包括既往血栓栓塞事件、并发心房颤动、高凝状态和左心室收缩功能障碍（射血分数 <30%）或多个机械瓣膜；
b：在文献中未明确定义

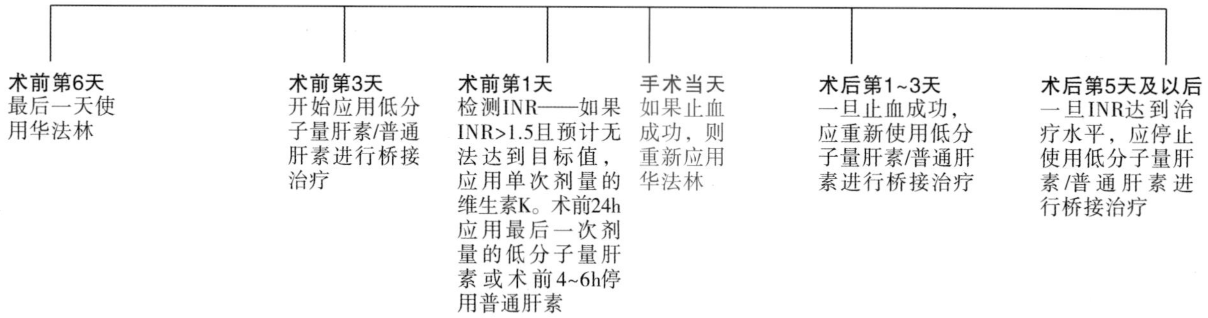

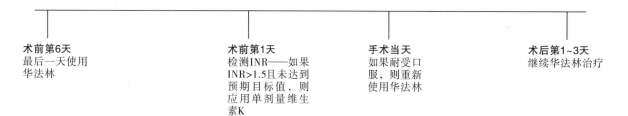

图 1.1 高血栓栓塞风险情况下华法林的使用剂量

图 1.2 低血栓栓塞风险情况下华法林的使用剂量

译者注：❶ CHA2DS2-VASc 评分是一种房颤卒中评分。

接受机器人泌尿外科手术和 DOAC 治疗的患者应该在术前 2~5d 根据使用的 DOAC 和这些药物的肌酐清除率（creatinine clearance，CrCl）保留最后一剂药物。服用达比加群酯且 CrCl>50mL/min 的患者应在术前 2~3d 停药，CrCl 为 30~50mL/min 的患者应在术前 3~5d 停药，这取决于患者的出血风险[56]。同样，服用阿哌沙班和利伐沙班的患者应该在术前 2~3d 停药，接受高出血风险手术患者的停药持续时间更长。血栓栓塞的高危患者可能受益于 LMWH 或 UFH 桥接治疗，但是与此相关的缺点是出血风险增加[57-58]。如果患者的血栓栓塞风险和出血风险较低，则可以在术后 24h 重新使用 DOAC 治疗；如果患者有较高的出血风险，则可以延迟重新使用 DOAC 治疗的时间，即术后 48~72h（表 1.4）。

如果患者发生血栓栓塞事件的风险较高，并且接受较大出血风险的手术，建议在手术当天晚上以减少的剂量重新开始 DOAC 治疗，并且在第 2 天继续给予此剂量（术后 1d）。一旦达到止血效果，可在术后 2~3d 恢复全剂量 DOAC 治疗（表 1.4）[59]。

### 抗血小板治疗

需要对 BMS 或 DES 进行 DAPT 治疗的患者应继续接受不少于 30d 的治疗（BMS）和不少于 365d 的治疗（DES），从而将支架内血栓形成的风险降至最低。在理想情况下，应该推迟手术，直到可以安全地停止使用 P2Y12 抑制剂[2,19-21]。如果不能推迟手术，那么在手术条件允许的情况下，应该在围手术期对患者继续进行 DAPT 治疗[52]。另一方面，如果患者既往无心脏支架植入史、近期心肌梗死或脑卒中史，则在手术前停用阿司匹林是合理的。POISE-2 研究结果表明，术前停止使用阿司匹林导致心血管事件风险增加的患者在术后发生心血管事件的风险并未增加。直至术后 7~8d，阿司匹林组患者的出血风险较高[60]。

## 老年患者的围手术期评估

越来越多的 60 岁以上的成年患者正在接受外科手术。随着并发症和护理程序复杂性的增加，新的并发症和医疗差错的风险可能会增加。应该对所有患者的药物清单进行彻底核查，并在手术前几天停止使用所有非必要的药物，同

表 1.4 直接口服抗凝剂和间隔给药

| 药物 | 作用机制 | 半衰期（$t_{1/2}$） | 患者肾功能 | 定量给药 | 从最后一次服药到手术当天的间隔 | |
|---|---|---|---|---|---|---|
| | | | | | 低出血风险手术 | 高出血风险手术 |
| 达比加群酯 | IIa 因子抑制剂 | 约 15h | CrCl>50mL/min | 每天两次 | 术前 2d 最后一次给药（即跳过 2 次） | 术前 3d 最后一次给药（即跳过 4 次） |
| | | | CrCl 为 30~50mL/min | | 术前 3d 最后一次给药（即跳过 4 次） | 术前 5d 最后一次给药（即跳过 8 次） |
| 阿哌沙班 | Xa 因子抑制剂 | 约 12h | CrCl>50mL/min | 每天两次 | 术前 2d 最后一次给药（即跳过 2 次） | 术前 3d 最后一次给药（即跳过 4 次） |
| | | | CrCl 为 30~50mL/min | | | |
| 依度沙班 | Xa 因子抑制剂 | 约 10h | CrCl>50mL/min | 每天一次 | 术前 2d 最后一次给药（即跳过 1 次） | 术前 3d 最后一次给药（即跳过 2 次） |
| | | | CrCl 为 30~50mL/min | | | |
| 利伐沙班 | Xa 因子抑制剂 | 约 9~12h | CrCl>50mL/min | 每天一次 | 术前 2d 最后一次给药（即跳过 1 次） | 术前 3d 最后一次给药（即跳过 2 次） |

CrCl：肌酐清除率

时在围手术期继续使用有医学指征或有潜在停用可能性的药物。与年轻患者相似，应该在手术前评估老年患者心脏和肺的危险因素，并且在手术后以类似的方式管理这些危险因素。

年龄较大的患者发生术后谵妄和去条件作用的风险也更高[61]。术后发生谵妄的高危因素包括 65 岁以上、慢性认知功能下降或痴呆、视力或听力差、严重疾病（如收治于重症监护病房）和感染[62]。在谵妄患者中 1/3~1/2 是可以预防的，围手术期管理的目标是预防谵妄。仔细检查患者的药物将有助于降低术后谵妄的风险。此外，最佳疼痛控制、优化物理环境（最大限度地减少夜间干扰和频繁再定位，鼓励家属坐在床边）、方便使用视力和听力辅助设备、睡眠时使用耳塞、拔掉导管及日常体育活动均有助于降低谵妄的风险。目前，已有几种筛查工具可用于评估和诊断谵妄患者。精神错乱评估方法（confusion assessment method，CAM）是应用最广泛的筛查工具之一[63-64]。一旦诊断患者为谵妄，医疗团队应该找出所有诱发因素并进行相应的治疗[65-66]。患者可能从系统干预（多学科团队诊疗模式或正在进行的教育项目）和（或）咨询老年病学专家中获益[64]。

衰弱是指一种生理储备减少和对应激原脆弱的状态[67]。老年患者特别容易发生衰弱，这可能是潜在心血管疾病的预后标志，医生意识到这一事实后可以提供最佳的、以患者为中心的护理方案。有研究表明，衰弱可导致患者的一年死亡率增加 3 倍[68]，并且引起新的心力衰竭的风险增加 30%[69]。在机器人手术中，存在心力衰竭的衰弱患者可能特别危险。当衰弱患者暴露在压力源下时，可能出现不成比例的失代偿[70]，从而导致不良事件和更长时间的康复过程。此外，一项关于心脏手术后衰弱患者的研究结果显示，衰弱患者更有可能需要康复和（或）住院治疗[71]。几种衰弱评估工具可用于评估该疾病的主要表现类型：缓慢、虚弱、缺乏体力活动、精疲力竭和萎缩。评估衰弱的一

个简单方法是 5m 步速，即超过 6s 则表明患者的身体衰弱。

## 术中风险

### 气腹 / 腹膜后

在机器人手术中，心肺疾病患者尤其容易受到气腹的影响。充气可减少静脉回流和前负荷，从而降低心输出量，同时因腹主动脉受压而增加后负荷。再者，气腹引起的腹内压增加可降低功能残气量和肺活量，这可能会对患有潜在限制性肺病或肺储备减少的患者造成进一步的损害，从而导致高碳酸血症[1]。术中增加血压的代偿性操作（如容量管理）会在手术结束时加重肺水肿，特别是在停止注气时，可伴随相应的前负荷大幅度增加[1]。

### 患者体位相关的临床危险因素

#### 眼 压

大倾斜度的 Trendelenburg 位和腹部充气可导致眼压（intraocular pressure，IOP）升高[72]。一般来说，青光眼患者的小梁网的房水排出量减少，基线眼压增加。因此术前应评估并确定此类患者。在手术期间患者处于大倾斜度的 Trendelenburg 位时，IOP 呈时间依赖性增加，其中 25% 的患者在维持此体位 5h 时 IOP 达到 30mmHg 及以上[72]。虽然与体位相关的严重并发症很少见，但是此体位可能引起术后视力下降。

非青光眼患者通常不采用控制眼压的治疗方法。但是，对于患有潜在的视神经损伤或严重青光眼疾病的患者，眼科医生、泌尿科医生、麻醉医生应与患者充分讨论有关问题。在文献中，已报道的预防性治疗方案包括使用全身性乙酰唑胺和甘露醇降低眼压[73-76]。甘露醇并不适合所有患者，尤其是患有心肺疾病的老年患者，此时可能需要采取手术替代治疗。

## 结　论

对接受机器人手术的患者应进行全面的术前医学评估，以最大限度地减少可能导致围手术期并发症的风险因素。由医院专科医生、内科医生、老年病学医生和医学辅助科室人员组成的多学科团队诊疗模式（物理疗法和职业疗法）可以帮助实现这一目标。

（于顺利　译，顾朝辉　校）

## 参考文献

[1]  Ghomi A. Robotics in practice: New angles on safer positioning. Contemporary OB/GYN. October, 2012. Web. 10 July 2016.

[2]  Fleisher L, Fleischmann K, Auerbach A, et al. 2014 ACC/AHA guideline on perioperative cardiovascular evaluation and management of patients undergoing noncardiac surgery: executive summary: a report of the American College of Cardiology/American Heart Association Task Force on Practice Guidelines. Circulation, 2014, 130(24):2215–2245.

[3]  Lee T, Marcantonio E, Mangione C, et al. Derivation and prospective validation of a simple index for prediction of cardiac risk of major noncardiac surgery. Circulation, 1999, 100(10):1043–1049.

[4]  Bilimoria K, Liu Y, Paruch J, et al. Development and evaluation of the universal ACS NSQIP surgical risk calculator: a decision aid and informed consent tool for patients and surgeons. J Am Coll Surg, 2013, 217(5):833–842.e3.

[5]  Gupta P, Gupta H, Sundaram A, et al. Development and validation of a risk calculator for prediction of cardiac risk after surgery. Circulation, 2011, 124(4):381–387.

[6]  Devereaux P, Goldman L, Cook D, et al. Perioperative cardiac events in patients undergoing noncardiac surgery: a review of the magnitude of the problem, the pathophysiology of the events and methods to estimate and communicate risk. Can Med Assoc J, 2005, 173(6):627–634.

[7]  Lindenauer P, Pekow P, Wang K, et al. Perioperative beta-blocker therapy and mortality after major noncardiac surgery. N Engl J Med, 2005, 353(4):349–361.

[8]  Ford M, Beattie W, Wijeysundera D. Systematic review: prediction of perioperative cardiac complications and mortality by the revised cardiac risk index. Ann Intern Med, 2010, 152(1):26.

[9]  Reilly D, McNeely M, Doerner D, et al. Self-reported exercise tolerance and the risk of serious perioperative complications. Arch Intern Med, 1999, 159(18):2185.

[10] Goswami S, Brady J, Jordan D, et al. Intraoperative cardiac arrests in adults undergoing noncardiac surgery. Anesthesiology, 2012, 117(5):1018–1026.

[11] Das M, Pellikka P, Mahoney D, et al. Assessment of cardiac risk before nonvascular surgery. J Am Coll Cardiol, 2000, 35(6):1647–1653.

[12] Van Damme H, Piérard L, Gillain D, et al. Cardiac risk assessment before vascular surgery: a prospective study comparing clinical evaluation, dobutamine stress echocardiography, and dobutamine Tc-99m sestamibi tomoscintigraphy. Cardiovasc Surg, 1997, 5(1):54–64.

[13] Cohen M, Siewers A, Dickens J, et al. Perioperative and long-term prognostic value of dipyridamole Tc-99m sestamibi myocardial tomography in patients evaluated for elective vascular surgery. J Nucl Cardiol, 2003, 10(5):464–472.

[14] Harafuji K, Chikamori T, Kawaguchi S, et al. Value of pharmacologic stress myocardial perfusion imaging for preoperative risk stratification for aortic surgery. Circ J, 2005, 69(5):558–563.

[15] Gersh B, Maron B, Bonow R, et al. 2011 ACCF/AHA guideline for the diagnosis and treatment of hypertrophic cardiomyopathy: executive summary: a report of the American College of Cardiology Foundation/American Heart Association Task Force on Practice Guidelines. Circulation, 2011, 124(24):2761–2796.

[16] Hillis L, Smith P, Anderson J, et al. 2011 ACCF/AHA guideline for coronary artery bypass graft surgery: executive summary: a report of the American College of Cardiology Foundation/American Heart Association Task Force on Practice Guidelines. Circulation, 2011, 124(23):2610–2642.

[17] McFalls E, Ward H, Moritz T, et al. Coronary-artery revascularization before elective major vascular surgery. N Engl J Med, 2004, 351(27):2795–2804.

[18] Ward H, Kelly R, Thottapurathu L, et al. Coronary artery bypass grafting is superior to percutaneous coronary intervention in prevention of perioperative myocardial infarctions during subsequent vascular surgery. Ann Thorac Surg, 2006, 82(3):795–801.

[19] Kałuza G, Joseph J, Lee J, et al. Catastrophic outcomes of noncardiac surgery soon after coronary stenting. J Am Coll Cardiol, 2000, 35(5): 1288–1294.

[20] Van Norman G, Posner K. Coronary stenting or percutaneous transluminal coronary angioplasty prior to noncardiac surgery increases adverse perioperative cardiac events: the evidence is mounting. J Am Coll Cardiol, 2000, 36(7):2351.

[21] Berger P, Kleiman N, Pencina M, et al. Frequency of major noncardiac surgery and subsequent adverse events in the year after drug-eluting stent placement. J Am Coll Cardiol Intv, 2010, 3(9):920–927.

[22] Houston M. Abrupt cessation of treatment in hypertension: consideration of clinical features, mechanisms, prevention and management of the discontinuation syndrome. Am Heart J, 1981, 102(3):415–430.

[23] Psaty B, Koepsell T, Wagner E, et al. The relative risk of incident coronary heart disease associated with recently stopping the use of beta-blockers. JAMA, 1990, 263(12):1653–1657.

[24] Boersma E, Poldermans D, Bax J, et al. Predictors of cardiac events after major vascular surgery: role of clinical characteristics, dobutamine echocardiography, and beta-blocker therapy. ACC Curr J Rev, 2001,

10(5):13–14.

[25] London M, Hur K, Schwartz G, et al. Association of perioperative β-blockade with mortality and cardiovascular morbidity following major noncardiac surgery. JAMA, 2013, 309(16):1704–1713.

[26] Devereaux P, Yang H, Guyatt G, et al. Rationale, design, and organization of the PeriOperative ISchemic Evaluation (POISE) trial: a randomized controlled trial of metoprolol versus placebo in patients undergoing noncardiac surgery. Am Heart J, 2006, 152(2):223–230.

[27] Durazzo A, Machado F, Ikeoka D, et al. Reduction in cardiovascular events after vascular surgery with atorvastatin: a randomized trial. J Vasc Surg, 2004, 39(5):967–975.

[28] Lindenauer P, Pekow P, Wang K, et al. Lipid-lowering therapy and in-hospital mortality following major noncardiac surgery. ACC Curr J Rev, 2004, 13(6):13.

[29] Rosenman D, McDonald F, Ebbert J, et al. Clinical consequences of withholding versus administering renin-angiotensin-aldosterone system antagonists in the preoperative period. J Hosp Med, 2008, 3(4):319–325.

[30] Perioperative Pulmonary Management: Background, Perioperative Pulmonary Physiology, Patientand Procedure-Related Risk Factors [Internet]. Emedicine. medscape.com. 2016 [cited 30 July 2016]. Available from: http://emedicine.medscape.com/article/284983-overview.

[31] Arozullah A, Conde M, Lawrence V. Preoperative evaluation for postoperative pulmonary complications. Med Clin N Am, 2003, 87(1):153–173.

[32] Grønkjær M, Eliasen M, Skov-Ettrup L, et al. Preoperative smoking status and postoperative complications. Ann Surg, 2014, 259(1):52–71.

[33] Theadom A, Cropley M. Effects of preoperative smoking cessation on the incidence and risk of intraoperative and postoperative complications in adult smokers: a systematic review. Tob Control, 2006, 15(5):352–358.

[34] Myers K, Hajek P, Hinds C, et al. Stopping smoking shortly before surgery and postoperative complications. Arch Intern Med, 2011, 171(11):983–989.

[35] Gupta H, Ramanan B, Gupta P, et al. Impact of COPD on postoperative outcomes. Chest, 2013, 143(6):1599–1606.

[36] Sweitzer B, Smetana G. Identification and evaluation of the patient with lung disease. Anesthesiol Clin, 2009, 27(4):673–686.

[37] Smetana G, Lawrence V, Cornell J. Preoperative pulmonary risk stratification for noncardiothoracic surgery: systematic review for the American College of Physicians. Ann Intern Med, 2006, 144(8):581.

[38] McAlister F, Khan N, Straus S, et al. Accuracy of the preoperative assessment in predicting pulmonary risk after nonthoracic surgery. Am J Respir Crit Care Med, 2003, 167(5):741–744.

[39] Yang C, Teng A, Lee D, et al. Pulmonary complications after major abdominal surgery: national surgical quality improvement program analysis. J Surg Res, 2015, 198(2):441–449.

[40] Kaw R, Bhateja P, Mar HPY, et al. Postoperative complications in patients with unrecognized obesity hypoventilation syndrome undergoing elective noncardiac surgery. Chest, 2016, 149(1):84–91.

[41] American Society of Anesthesiologists Task Force on Perioperative Management of patients with obstructive sleep apnea. Practice guidelines for the perioperative management of patients with obstructive sleep apnea. Anesthesiology, 2014, 120(2):268–286.

[42] Qaseem A, Snow V, Fitterman N, et al. Risk assessment for and strategies to reduce perioperative pulmonary complications for patients undergoing noncardiothoracic surgery: a guideline from the American College of Physicians. Ann Intern Med, 2006, 144(8):575.

[43] Fisher B, Majumdar S, McAlister F. Predicting pulmonary complications after nonthoracic surgery: a systematic review of blinded studies. Am J Med, 2002, 112(3):219–225.

[44] Joo H, Wong J, Naik V, et al. The value of screening preoperative chest x-rays: a systematic review. Can J Anesth, 2005, 52(6):568–574.

[45] Smetana G. Evaluation of preoperative pulmonary risk [Internet]. UpToDate, 2016 [cited 30 July 2016]. Available from: https://www.uptodate.com/contents/evaluation-of-preoperative-pulmonaryrisk?source=search_result&search=pulmonary+preoperative&selectedTitle=1%7E150#H25.

[46] Overend T, Anderson C, Lucy S, et al. The effect of incentive spirometry on postoperative pulmonary complications. Chest, 2001, 120(3):971–978.

[47] Ireland CJ, Chapman TM, Mathew SF, et al. Continuous positive airway pressure (CPAP) during the postoperative period for prevention of postoperative morbidity and mortality following major abdominal surgery. Cochrane Database of Systematic Reviews 2014, Issue 8. Art. No.:CD008930. doi:10.1002/14651858.CD008930.pub2.

[48] Haines K, Skinner E, Berney S, Austin Health POST Study Investigators. Association of postoperative pulmonary complications with delayed mobilization following major abdominal surgery: an observational cohort study. Physiotherapy, 2013, 99(2):119–125.

[49] Lawrence V, Cornell J, Smetana G. Strategies to reduce postoperative pulmonary complications after noncardiothoracic surgery: systematic review for the American College of Physicians. Ann Intern Med, 2006, 144(8):596.

[50] Hakimi A, Blitstein J, Feder M, et al. Direct comparison of surgical and functional outcomes of robotic-assisted versus pure laparoscopic radical prostatectomy: single-surgeon experience. Urology, 2009, 73(1):119–123.

[51] Culkin D, Exaire E, Green D, et al. Anticoagulation and antiplatelet therapy in urological practice: ICUD/AUA review paper. J Urol, 2014, 192(4):1026–1034.

[52] Douketis J, Spyropoulos A, Spencer F, et al. Perioperative management of antithrombotic therapy: antithrombotic therapy and prevention of thrombosis, 9th ed: American College of Chest Physicians evidence-based clinical practice guidelines. Chest, 2012, 141(4):1129.

[53] O'Donnell M, Kearon C, Johnson J, et al. Brief communication: preoperative anticoagulant activity after bridging low-molecular-Weight heparin for temporary interruption of warfarin. Ann Intern Med, 2007, 146(3):184.

[54] Douketis J, Woods RNK, Foster G, et al. Bridging

anticoagulation with low-molecular-weight heparin after interruption of warfarin therapy is associated with a residual anticoagulant effect prior to surgery. Thromb Haemost, 2005, 94(3):528–531.

[55] Douketis J, Spyropoulos A, Kaatz S, et al. Perioperative bridging anticoagulation in patients with atrial fibrillation. N Engl J Med, 2015, 373(9):823–833.

[56] Schulman S, Carrier M, Lee A, et al. Perioperative management of dabigatran: a prospective cohort study. Circulation, 2015, 132(3):167–173.

[57] Beyer-Westendorf J, Gelbricht V, Forster K, et al. Peri-interventional management of novel oral anticoagulants in daily care: results from the prospective Dresden NOAC registry. Eur Heart J, 2014, 35(28):1888–1896.

[58] Heidbuchel H, Verhamme P, Alings M, et al. European heart rhythm Association practical guide on the use of new oral anticoagulants in patients with non-valvular atrial fibrillation. Europace, 2013, 15(5):625–651.

[59] Spyropoulos A, Douketis J. How I treat anticoagulated patients undergoing an elective procedure or surgery. Blood, 2012, 120(15):2954–2962.

[60] Devereaux P, Mrkobrada M, Sessler D, et al. Aspirin in patients undergoing noncardiac surgery. N Engl J Med, 2014, 370(16):1494–1503.

[61] Ansaloni L, Catena F, Chattat R, et al. Risk factors and incidence of postoperative delirium in elderly patients after elective and emergency surgery. Br J Surg, 2010, 97(2):273–280.

[62] Dasgupta M, Dumbrell A. Preoperative risk assessment for delirium after noncardiac surgery: a systematic review. J Am Geriatr Soc, 2006, 54(10):1578–1589.

[63] Marcantonio E, Ngo L, O'Connor M, et al. 3D-CAM: derivation and validation of a 3-minute diagnostic interview for CAM-defined delirium. Ann Intern Med, 2014, 161(8):554.

[64] The American Geriatrics Society Expert Panel on Postoperative Delirium in Older Adults. American Geriatrics Society abstracted clinical practice guideline for postoperative delirium in older adults. J Am Geriatr Soc, 2015, 63(1):142–150.

[65] Demeure M, Fain M. The elderly surgical patient and postoperative delirium. J Am Coll Surg, 2006, 203(5):752–757.

[66] Chow W, Rosenthal R, Merkow R, et al. Optimal preoperative assessment of the geriatric surgical patient: a best practices guideline from the American College of Surgeons National Surgical Quality Improvement Program and the American Geriatrics Society. J Am Coll Surg, 2012, 215(4):453–466.

[67] Bergman H, Ferrucci L, Guralnik J, et al. Frailty: an emerging research and clinical paradigm-issues and controversies. J Gerontol Ser A Biol Med Sci, 2007, 62(7):731–737.

[68] McIsaac D, Bryson G, van Walraven C. Association of frailty and 1-year postoperative mortality follow-ing major elective noncardiac surgery. JAMA Surg, 2016, 151(6):538.

[69] Measurements in the Health ABC Study [Internet]. National Institute on Aging. 2016 [cited 30 July 2016]. Available from: https://www.nia.nih.gov/research/intramural-research-program/measurements-health-abc-study.

[70] Shamliyan T, Talley K, Ramakrishnan R, et al. Association of frailty with survival: a systematic literature review. Ageing Res Rev, 2013, 12(2):719–736.

[71] Afilalo J, Alexander K, Mack M, et al. Frailty assessment in the cardiovascular care of older adults. J Am Coll Cardiol, 2014, 63(8):747–762.

[72] Hoshikawa Y, Tsutsumi N, Ohkoshi K, et al. The effect of steep Trendelenburg positioning on intraocular pressure and visual function during robotic-assisted radical prostatectomy. Br J Ophthalmol, 2013, 98(3):305–308.

[73] Lee M, Dallas R, Daniel C, et al. Intraoperative management of increased intraocular pressure in a patient with glaucoma undergoing robotic prostatectomy in the Trendelenburg position. A A Case Rep, 2016, 6(2):19–21.

[74] Awad H, Santilli S, Ohr M, et al. The effects of steep trendelenburg positioning on intraocular pressure during robotic radical prostatectomy. Anesth Analg, 2009, 109(2):473–478.

[75] Awad H, Malik O, Cloud A, et al. Robotic surgeries in patients with advanced glaucoma. Anesthesiology, 2013, 119(4):954.

[76] Roth S. Perioperative visual loss: what do we know, what can we do? Br J Anaesth, 2009, 103(Supplement 1):i31–40.

# 第 **2** 章 机器人手术的麻醉要点

*Pete Roffey*

## 合并症

通常来说，即将接受机器人手术的患者常同时罹患一些合并症，这些合并症可增加自身的麻醉风险。关于这些问题的恰当术前检查将在另一章节中讨论，以下仅对相关问题进行简要概述。

总体而言，手术患者的年龄正逐渐增加。老年患者常伴有心血管疾病，如冠状动脉疾病、心室射血分数低的心肌病、伴或不伴射血分数下降的舒张功能不全、外周血管疾病（如颈动脉狭窄）和（或）高血压，这些疾病均可能导致慢性肾脏疾病。

在这些患者中，高血压似乎广泛存在，这与慢性血管收缩引起的血管衰竭有关，其往往可导致血压在得到纠正之前出现大幅度波动。此外，尽管尚有争议，但是许多麻醉医生认为，由于后负荷阻力的降低，使用血管紧张素转换酶抑制剂（angiotensin-converting enzyme inhibitor，ACEI）或血管紧张素受体阻滞剂（angiotensin receptor blocker，ARB）的患者在术中经常会表现为血流动力学不稳定的状态 [1-3]。ACEI 可阻止缓激肽的分解，导致一氧化氮（nitric oxide，NO）水平升高 [2]，如果同

P. Roffey, MD (✉)
USC Keck School of Medicine, Department of
Anesthesiology, 1500 San Pablo Street,
Los Angeles, CA 90033, USA
e-mail: roffey@med.usc.edu

© Springer International Publishing AG 2018
R. Sotelo et al. (eds.), *Complications in Robotic Urologic Surgery,*
DOI 10.1007/978-3-319-62277-4_2

时静脉回流减少，则可能导致患者出现血压下降，并且经液体治疗后不能改善。如果进行充足的液体治疗后低血压仍然持续存在，则可能需要输注去甲肾上腺素或血管升压素以增加后负荷。该研究者认为，虽然不能保证停药可改善这种顽固的低血压反应，但是 ACEI 和 ARB 药物均应在手术前 24h 停用。

吸烟可导致泌尿系癌症（包括膀胱尿路上皮细胞癌，曾称膀胱移行细胞癌）的概率显著增加，吸烟者罹患膀胱癌的风险约是非吸烟者的 3 倍 [4]。因此，相当数量的膀胱切除术患者，无论其是否能够运动，常常伴有慢性阻塞性肺疾病(chronic obstructive pulmonary disease，COPD)、咳痰和冠状动脉疾病的相关合并症。

由于合并症的存在或患者高龄，这些患者往往会出现不同程度的慢性肾脏疾病。值得注意的是，血清肌酐水平不一定可以反映肾小球滤过率（glomerular filtration rate，GFR），GFR 也与年龄、种族和性别有关，在 GFR 明显下降之前，血清肌酐水平可能保持正常。患者的家庭用药（如 ACEI）也可能导致肾脏损伤 [5]。此外，肾细胞癌患者在未来发生对侧肾脏疾病的相对风险为 3.1 倍。因此，进行部分或根治性肾切除术的患者可能已经接受对侧病变的类似手术。

众所周知，肥胖患者是高血压和糖尿病等并发症的高发人群，这也为麻醉医生带来许多挑战。这些挑战包括面罩通气、气管插管，以及静脉和动脉导管的放置。患者体重超重也可能对术中通气造成负面影响，特别是在大倾斜度的 Trendelenburg 位（头低脚高位）时。

## 术中关注要点

### 气 腹

为获得手术视野的充分暴露，需要将二氧化碳（carbon dioxide，$CO_2$）注入腹腔。麻醉医生必须意识到，气腹可导致许多生理变化，并且影响不同的器官系统。这些变化往往与气腹压力有关，气腹压力越大，各种器官系统受到的影响越大。因此，建议尽可能将气腹压力维持在 15mmHg 以下，在头低脚高位的情况下需要保持在 12mmHg 以下[6]。

气腹对心血管系统可产生多种影响。初次充气可能会引起许多反应，包括心动过速和高血压。气腹引起的反应还包括儿茶酚胺和抗利尿激素的释放，可伴随肾素-血管紧张素的激活[7]。同样值得关注的是，血管迷走神经反应可能导致严重的心动过缓和低血压，甚至可能导致心脏停搏和心搏骤停，在这种情况下临床医生可使用抗胆碱能药物（如格隆溴铵）或作用更强的阿托品或升高血压类药物（如麻黄碱）等。在患者血流动力学不稳定的情况下，麻醉医生应该通知外科医生立即关闭气腹，并且在重新充气之前给予患者足够的恢复时间。在使用抗胆碱能药物治疗和得到足够的恢复时间后，可以再次尝试缓慢充气，通常随后的充气不会导致显著的血流动力学变化。与初始充气相关的其他并发症包括穿刺套管放置过程中血管损伤所导致的出血和 $CO_2$ 栓塞，这些并发症可诱发心血管系统衰竭。虽然后一种并发症的发生率比想象中要高得多[8]，但是具有临床意义的栓塞的发生率很低。这一诊断可以通过经食管超声心动图检查结果明确，同时也可根据事件发生的时间高度怀疑。

### 心血管系统

充气时静脉回心血量可发生改变。虽然最初由于内脏循环受压而使得静脉回流增加，但是随后由于来自下肢的静脉回心血量减少，最终可导致心输出量下降和潜在的低血压。心血管衰竭患者发生这种并发症的风险更大。

建立气腹期间，经食管超声心动图检查在左室射血分数（ejection fraction，EF）方面显示出相互矛盾的结果。虽然一些研究表明气腹对总体 EF 未产生影响，但是最近的一项研究结果表明 EF 最初的下降与后负荷增加有关，随后 EF 的恢复通常与患者体位呈头低脚高位有关[9]。作者注意到，建立气腹期间心脏轮廓直接变形，右心室受压，心轴旋转。一般来说，虽然患者可以耐受这种异常，但是对于心脏功能已经受损的患者而言可能具有重要意义。建立气腹后儿茶酚胺的释放可能会增加原有冠心病患者的心脏负担，并且伴有舒张期后负荷的增加和心动过速，此可能会导致心肌缺血和心脏失代偿[9]。

### 气道/呼吸系统

在机器人手术过程中，呼吸系统的许多指标均会受到影响。已经因麻醉而受损的功能残气量可能因气腹影响进一步减少，从而导致膈肌抬高、肺压缩和肺顺应性降低。这些结果反过来又会导致峰值压力和气压伤风险的增加。作为维持气腹的气体，$CO_2$ 可被患者不同程度地吸收，从而引起不同程度的 $CO_2$ 分压（partial pressure of carbon dioxide，$PaCO_2$）升高，因此需要增加每分钟的通气量。据推算，在腹腔镜手术过程中吸收的 $CO_2$ 量为每分钟 14~48mL[10]。在超过 5% 的时间，$PaCO_2$ 的上升速度可以超过清除速度，从而引起严重的高碳酸血症，这反过来会造成严重的呼吸性酸中毒，最终引起 $CO_2$ 增加，因此应禁止使用碳酸氢盐。虽然患者通常能很好地耐受一定程度的呼吸性酸中毒，但是这也可能会导致血钾水平显著增高[11]。同时，我们还必须牢记高碳酸血症对肺动脉压力的影响，特别是对于伴有肺动脉高压的患者。更重要的是，随着 $PaCO_2$ 的增加，由于无效腔增加和（或）通气与血流灌注比值（ventilation/perfusion ratio，V/Q）失调，呼气末 $CO_2$ 分压（partial pressure of end-tidal carbon dioxide，PetCO2）可能成为 $PaCO_2$ 的不可靠反映（差值增大）。

麻醉医生可以采取许多措施处理这些问题。最容易的措施是，可以增加每分钟通气量（潮气量 × 呼吸频率）以帮助排除多余的 $CO_2$。如果峰值压力相对于潮气量（顺应性降低）上升到不可接受的水平，则可以使用压力控制模式。但是需要注意的是，在压力控制模式下无法保证潮气量，这意味着顺应性的任何突然变化（增加或减少）均可能导致潮气量的显著变化。如果改变为压力控制模式还不足以提高顺应性，则改变吸呼气时间比（inspiratory to expiratory ratio，I/E 比）可能会有作用：通过增加每次呼吸时吸气时间的占比，峰值压力可能会降低。传统上，由于呼气时间较长，较小的 I/E 比值有利于更好地去除 $CO_2$。但是在机器人手术中，较大的 I/E 比值可以通过在相同峰值压力下产生更大的潮气量来排出 $CO_2$。如果采取所有措施后，严重的高碳酸血症或低氧血症仍然存在，或者峰值压力仍然高得令患者无法接受，或者血压太低，则有理由要求外科医生降低 $CO_2$ 气腹压力，在极严重的情况下甚至可以改为开放手术。

皮下气肿的存在是发生高碳酸血症的一个主要危险因素。已有研究结果表明，0.4%~2.3% 的高碳酸血症患者可发生皮下气肿[10]。许多因素也会影响皮下气肿的发展，包括注气压力、使用的穿刺通道数量和手术时间等。作者所在机构中一名患者出现严重的皮下气肿，以致于心电图电压明显降低。既往有肺部疾病的患者可能已经存在 $CO_2$ 排出异常的问题，所以这些患者发生高碳酸血症的风险也更高。

一个非常重要的关注点是，在拔除气管和插管前一定要注意高碳酸血症的严重程度。首先，排气后应继续强制通气几分钟，以使肺不张充分扩展并促进 $CO_2$ 的清除。术中 $CO_2$ 滞留水平较高的患者可能需要在术后延长通气时间，直至 $CO_2$ 水平达到可接受的范围。

在前列腺切除术和膀胱切除术等过程中，可以采取大倾斜度的头低脚高位以优化手术入路和视野。该体位不仅可加剧前述的肺顺应性的严重程度，而且在手术结束时可引起此类患者发生不可忽略的气道水肿。虽然多数患者可以无后顾之忧地拔除气管导管，但是对于出现明显面部肿胀的患者，我们应谨慎行事，可以采用漏气实验和目测进行气道评估。请记住，如果需要重新插管，这种水肿可能会导致无法完成相对简单的插管和（或）面罩通气，该症状通常会在手术后几个小时内消退。

## 肾　脏

机器人手术可以通过多种机制影响泌尿系统，包括气腹的直接作用及间接反应，例如儿茶酚胺的释放和肾素-血管紧张素-醛固酮系统的激活。虽然这些影响通常是短暂的，尿量在排气后不久即恢复到可接受的水平，但是这些变化可增加肾功能储备较少的老年患者或先前存在肾功能障碍的患者在术后留下长期后遗症的风险，并且最终导致肾血流量减少、肌酐清除率降低和少尿[12]。

气腹可引起腹腔内高压，达到类似腹腔间室综合征的程度，从而导致肾血管和肾实质受压，以及术中肾血流量和尿量减少。如上所述，由于气腹继发的心输出量减少，肾血流量也随之减少[13]。

此外，这种直接压迫模拟了肾系统的低血容量状态，从而导致了肾素-血管紧张素-醛固酮系统的激活及抗利尿激素的释放，这些物质可进一步减少肾血流量和尿量。

此外，还有其他引起术中肾功能障碍的机制。最近，有研究结果已证实，内皮素-1 和 NO 系统都参与其中[13]。事实上，阻断这些机制可导致气腹引起的肾脏灌注不足加重，预先输注硝酸甘油则可显著减轻这些不良反应[13]。

此外，有研究结果表明，随着容量负荷的增加，肾血流量减少和少尿可以得到逆转，但是肌酐清除率仍然会持续降低[12]。

有研究证据表明，肾损伤本身就是一种严重的疾病，对许多远处器官系统均有显著的负面影响[14]。因此，应采取措施以尽量降低围手术期急性肾损伤的风险，这一点值得慎重考虑。作者通常采用一种多模态的方法来实现这一目标。

鉴于以上内容，气腹期间因肾血流产生的许多负面影响似乎均涉及 NO 系统的功能障碍，对于围手术期肾功能不全的高危患者来说，术中使用 NO 供气可能是有益的，作者已发现使用硝酸甘油是有效的。硝酸甘油是一种对后负荷影响最小的前负荷减少剂。该药产生的额外容量负荷对于改善肾血流量可能是必需的，同时有益于最大限度地避免使用药物降低后负荷时经常出现的反射性心动过速。

在这种情况下，利尿剂也很有效。甘露醇是一种渗透性利尿剂，可能主要通过改善肾血流量和降低肾血管阻力来实现肾脏保护作用[15]。此外，呋塞米是一种袢利尿剂，可有助于减少肾脏的氧化应激反应。$Na^+$–$K^+$–$2Cl^-$ 泵是一种依赖于二磷酸腺苷（adenosine diphosphate，ADP）的泵，袢利尿剂可阻断该泵的功能，进而降低肾脏的氧气利用量，并且增加氧气的可用率[16]。该机制在肾部分切除的情况下尤其重要，因为手术过程中需要一定的热缺血时间。

## 中枢神经系统

实施机器人辅助前列腺切除术或膀胱切除术时患者的体位可能引起颅内压升高和（或）静脉回流减少，进而影响脑血流。当然，该体位确实可通过重力增加动脉压。然而，一项小样本量的研究结果表明，虽然在头低脚高位的过程中零灌注压（脑血流停止时的压力）确实会上升，但是平均动脉压（mean artery pressure，MAP）、颅内压和脑灌注压之间的

关系仍然保持稳定，平均动脉压充分升高可以防止缺血的发生[17]。然而，有一些病例报道结果显示，处于该体位的患者从麻醉中苏醒后的一段时间内可存在精神方面的变化。

## 视　力

目前已有因接受头低脚高位手术在术后出现失明的病例报道[18]，虽然此类病例较罕见。眼压较基线开始显著升高，并且呈时间依赖性。如果此期间平均动脉压较低，则流经眼动脉的血流量可能会受到影响，并且导致视力丧失。在已患青光眼等高眼压的患者中，此类不良事件的发生风险将会增加。

## 神经损伤

与任何手术一样，在机器人手术中必须注意防止因压迫导致的神经损伤。在实施机器人手术的过程中，患者取仰卧位，双臂呈收拢状态，因此必须放置适当的防护垫以防止尺骨受伤。在长时间处于大倾斜度的头低脚高位或因侧卧位导致严重拉伸时，肩部支撑不当可导致患者的臂丛神经损伤。此外，还可能出现另一种较罕见的现象，长时间处于截石位和头低脚高位的患者可能会发生横纹肌溶解综合征，甚至筋膜隔室综合征，表现为肌酸激酶（creatine kinase，CK）水平极度增高和患肢肿胀。

（樊肖冲　译，徐尤年　顾朝辉　校）

**参考文献**

[1] Nabbi R, Woehlck HJ, Riess ML. Refractory hypotension during general anesthesia despite preoperative discontinuation of an angiotensin receptor blocker. F1000Res, 2013, 2:12.

[2] Thangathurai D, Roffey P. Intraoperative interaction between angiotensin-converting enzyme inhibitors and nitroglycerin in major surgical cases. J Cardiothorac Vasc Anesth, 2011, 25(3):605.

[3] Shear T, Greenberg S. Vasoplegic syndrome and renin-angiotensin system antagonists. APSF, 2012, jSpring-

summer, p.18–19.

[4] Van Osch FH, Jochems SH, van Schooten FJ, et al. Quantified relations between exposure to tobacco smoking and bladder cancer risk: a meta-analysis of 89 observational studies. Int J Epidemiol, 2016, 45:857–870.

[5] Wiklund F, Tretli S, Choueiri TK, et al. Risk of bilateral renal cell cancer. J Clin Oncol, 2009, 10:3731–3733.

[6] Neudecker J, Sauerland S, Neugebauer E, et al. The European Association for Endoscopic Surgery clinical practice guideline on the pneumoperitoneum for laparoscopic surgery. Surg Endocsc, 2002, 16(7):1121.

[7] Perrin M, Fletcher A. Laparoscopic abdominal surgery. Congin Educ Anaesth Crit Care Pain, 2004, 4(4):107–110.

[8] Park EY, Kwon J, Kim KJ. Carbon dioxide embolism during laparoscopic surgery. Yonsei Med J, 2012, 53(3):459–466.

[9] Dorsay DA, Greene FL, Baysinger CL. Hemodynamic changes during laparoscopic cholecystectomy monitored with transesophageal echocardiography. Surg Endosc, 1995, 9(2):126–133.

[10] Ott DE. Subcutaneous emphysema-beyond the pneumoperitoneum. JSLS, 2014, 18(1):1–7.

[11] Demiroluk S, Salihoglu Z, Hayirlioglu M, et al. Effect of pneumoperitoneum on the level of plasma potassium.

Middle East J Anaesthesiol, 2007, 19(1):61–70.

[12] London ET, Ho HS, Neuhaus AMC, et al. Effect of intravascular volume expansion on renal function during prolonged $CO_2$ pneumoperitoneum. Ann Surg, 2000, 231(2):195–201.

[13] Sodha S, Nazarian S, Adshead JM, et al. Effect of pneumoperitoneum on renal function and physiology in patients undergoing robotic renal surgery. Curr Urol, 2016, 9(1):1–4.

[14] Yap SC, Lee HT. Acute kidney injury and extrarenal organ dysfunction: new concepts and experimental evidence. Anesthesiology, 2012, 116(5):1139–1148.

[15] Bragadottir G, Redfors B, Ricksten S. Mannitol increases renal blood flow and maintains filtration fraction and oxygenation in postoperative acute kidney injury: a prospective interventional study. Crit Care, 2012, 16:R159.

[16] Ricksten S, Bragadottir G, Redfors B. Renal oxygenation in clinical acute kidney injury. Crit Care, 2013, 17:221.

[17] Kalmar AF, Dewaele F, Foubert L, et al. Cerebral haemodynamic physiology during steep Trendelenburg position and $CO_2$ pneumoperitoneum. Brit J Anaesth, 2012, 108(3):478–484.

[18] Molloy BL. Implications for postoperative visual loss: steep Trendelenburg position and effects on intraocular pressure. AANA J, 2011, 79(2):115–121.

# 第 **3** 章　机器人系统故障

*Camilo Andrés Giedelman Cuevas, Rafael Andrés Clavijo Rodriguez*

## 引　言

随着技术的进步,目前已开发出新的机器和设备,并且这些机器和设备为现代医学带来了巨大的进步。使用这些高科技设备时,临床医生不仅需要了解其优点,也应熟悉其缺点,同时应该意识到发生不良事件或意外事件后所带来的风险。达芬奇机器人系统易发生故障是该设备的缺点之一,不同严重程度的故障可导致不同的结果。

机器人手术的潜在技术优势是通过复杂的工程设计来实现的,该工程设计在硬件和软件方面均较腹腔镜器械复杂。另外,达芬奇手术系统(Intuitive Surgical Inc., Sunnyvale, CA)不仅是一套设备,更是一套用于手术的系统解决方案。因此,从本质上而言,机器人手术系统可能比简单的手术方法更容易出现功能故障。随着临床中机器人手术平台的逐渐增加,外科医生越来越多地依赖于使用计算机系统开展正常工作来完成手术。鉴于外科医生对

该系统的依赖性,因潜在故障导致的并发症、手术终止或中转开放是我们所关心的重点。

根据直观外科公司(Intuitive Surgical)2013 年所发表的年度报告,自从 2000 年至今,美国已经在不同的医学领域中实施共计 175 万台机器人手术 [1]。与腹腔镜相比,手术机器人可以用于更加复杂的微创手术(minimally invasive surgery, MIS),其优点包括更好的可视化、更高的精确度和更多的技术改进。

达芬奇手术机器人是美国食品药品监督管理局(Food and Drug Administration, FDA)批准的唯一一套手术机器人系统,可广泛用于各种领域,如泌尿外科、妇科、心胸外科和头颈外科手术 [2]。

本章的目的是对机器人手术系统的安全性和有效性进行综合评估,我们对已收录于PubMed 索引(美国国家医学图书馆国立卫生研究院)中的医学文献进行回顾性分析。

## 根据 FDA MAUDE 统计的机器人手术不良事件情况

制造商和用户设施设备体验(Manufacturer and User Facility Device Experience, MAUDE)数据库是一个 FDA 已公布的公共数据库,其中记录了大量源自设备的可疑不良事件,由生产商和分销商强制报告,同时由卫生专业人员和客户自愿上报 [3]。

作为一个自发报告的系统数据库,FDA MAUDE 数据库存在漏报、报告数据与实际情况不一致的缺点 [4-6]。但是该数据库提供了发

C.A.G. Cuevas, MD (✉)
Robotic Surgery and Advanced Laparoscopy, Clínica de Marly and Hospital San Jose, Fundación de Ciencias de la Salud, Bogotá, Colombia

Clínica de Marly, Hospital San Jose, Department of Urology, Minimal Invasive Surgery,
Calle 50 # 9 – 67, Bogotá, Cundinamarca, Colombia
e-mail: urocamilo@gmail.com

R.A.C. Rodriguez
Robotic Surgery and Advanced Laparoscopy, Clínica de Marly and Hospital San Jose, Fundación de Ciencias de la Salud, Bogotá, Colombia
e-mail: rafaclavijo@gmail.com

© Springer International Publishing AG 2018
R. Sotelo et al. (eds.), *Complications in Robotic Urologic Surgery*,
DOI 10.1007/978-3-319-62277-4_3

生在机器人手术中的真实事件以及这些事件如何影响患者安全，这些信息非常具有价值。MAUDE 数据库提供的关于死亡、损伤和设备性能差等方面的数据可以用于估计不良事件的最低发生率，并且通过数据分析出发生原因以及对患者和手术的影响。

目前，已提取出 2000 年以后来自美国的机器人手术不良事件数据[3]，并且根据该数据库所记载的机器人手术过程中遇到的安全事件进行分析，以便于检测与分析可预防和不可预防的事件。在许多文献中，已经统计在不同时期时因设备导致死亡、损伤和设备异常的发生率。这些数据被分为设备因素、患者因素和手术操作因素三大类。依据上述数据信息，可以分类分析发生故障、造成患者和手术过程影响的潜在原因。

已经有学者对不同时间段的 FDA MAUDE 数据库进行分析。其中，样本量最大的研究是最近的一项统计分析，该研究包含 290 万条不良事件的分析[1]，分析结果见表 3.1[7-13]。

## 机器人器械或设备故障：死亡率和相关损伤

设备故障的发生率很低，并且极少导致手术终止或中转为其他手术方式。随着时间的推移和机器人系统的改良，设备故障的类型和结果也在发生变化。

设备故障的总发生率为 0.5%~4.6%，随着外科医生团队经验和手术病例数量的累积，这一数据也在变化中[14-16]。伊利诺伊大学的评估小组[1]将设备和器械故障分为五类，这些故障可对患者产生不同的影响，例如损伤、并发症、手术中断和（或）手术时间延长。该研究纳入了最大规模的研究病例（290 万例）和不良事件（10 624 例），因此其结果对分析机器人故障更具有说服力。

达芬奇机器人系统由软件和硬件等多个部分组成，因此每个部分均可能导致不可预计的手术失败，这也是该系统的缺点之一。

### 系统错误和视频/图像问题

• 该不良事件的发生率最高（7.4%），是导致手术中断的主要原因，包括系统重新启动、中转为非机器人手术（占中转手术的 59.2%）以及需要中止或者重新安排手术（占所有手术的 81.8%）。

• 在检测故障后机器人现有的安全机制可增加系统错误，无法自主恢复，在多数情况下可通

表 3.1　回顾性研究的数据分析

| 研究文献 | 病例数量（年份） | 手术系统 | 外科专业领域 |
|---|---|---|---|
| Murphy 等[7] | 38 例系统故障，78 例不良事件（2006—2007 年） | 达芬奇（da Vinci）系统 | N/A |
| Andonian 等[8] | 189 例（2000—2007 年） | 宙斯（ZEUS）和达芬奇系统 | N/A |
| Lucas 等[9] | 1 914 例（2003—2009 年） | 达芬奇系统模型（dV 和 dVs） | N/A |
| Fuller 等[10] | 605 例（2001—2011 年） | 达芬奇系统 | N/A |
| Friedman 等[11] | 565 例（2009—2010 年） | 达芬奇器械 | N/A |
| Gupta 等[12] | 741 例（2009—2010 年） | 达芬奇系统 | 泌尿外科、妇科 |
| Manoucheri 等[13] | 50 例损伤/死亡（2006—2012 年） | 达芬奇系统 | 妇科 |
| Alemzadeh 等[1] | 10 624 例（2000—2013 年） | 达芬奇系统和器械 | 妇科、泌尿外科、普外科、结直肠外科、心胸外科和头颈外科 |

N/A：数据不可用

过手动重启解决。但是在某些情况下重启设备后问题仍然无法得到解决，需要终止机器人手术。

• 术中最常见的故障部位是机器人机械臂和器械腕（占 71.4%）[16]。机械臂和光学系统是设备故障的两大主要原因[17]。

### 患者体内的碎片掉落或烧伤

• 这种情况约占不良事件的 14.7%（1 557例）。在这些病例中，几乎所有的手术中断，并且手术团队需要花费时间从患者身上寻找掉落的碎片（119 例患者发生相关损伤，1 例患者死亡）。

### 手术设备导致的电弧、火花或燃烧

• 机械臂头端的单极尖端盖附件出现电灼破损者 1 111 例（10.5%），此导致 193 例患者出现损伤（如组织烧伤）。

• 此类故障还包括单极剪刀等器械的尖端盖附件❶（tip cover accessory，TCA）故障。有研究结果表明，25%~33% 的尖端盖附件在单次手术后即失效，建议使用一次性的尖端盖附件以防止发生不必要的损伤[18]。

### 器械操作的意外

• 不受控制的机械臂移动和开关的自发性转换导致 1 078 例患者发生不良事件（发生率为 10.1%），其中 52 例受伤，2 例死亡。

### 无法归类的故障（如传动钢绳和器械的断裂）

通过检索医学文献可知，尽管已发表的关于无法归类的故障数量相对较高，但是绝大多数设备是安全的，并且未出现问题。通过分析多数报道可知，自 2007 年以来，各类手术的损伤或

死亡相关不良事件的数量保持相对稳定。但是所报道的各类手术的失败率（0.46%）为平均手术故障率（3%）的 1/6。尽管所报道的因手术造成损伤和死亡的总发生率（0.08%）与预计发生率几乎相同[19]，但是仍稍微低于先前研究中所报道的机器人手术并发症的发生率（2%）[20]。

## 预防性或恢复性的系统措施

在临床实践中，外科医生用于患者治疗和安全控制的机器人人机交互界面是一个先进的机器系统。从技术角度来看，稳定的操作和控制、功能设计的显著提高、手术安全性及机器人手术系统自动检测功能的显著改善，这些均可以避免故障发生及后续不良后果。

## 关于减少患者风险的建议

• 人机界面和改进的外科手术模拟器有利于外科团队处理手术技术问题[21-22]，并且在手术过程中实时评价培训学员的操作水平。

• 术中可以实时地向外科医生提供解剖路径和安全决策。

• 外科医生控制并了解安全屏障能避免机器人器械向前移动时超出预期空间范围，否则可能导致在手术期间器械进入操作空间的某些区域时患者发生危险[23]，这是基于患者的特定解剖模型实现的。该模型将拟进行的手术步骤程序化，并且在机器人控制台上跟踪外科医生的手术动作，同时使用先前的模拟器和真实病例[24]。

• 可以采用新的安全引擎以监控手术（包括外科医生、患者和设备状态等方面），并且向手术团队提供有关不良事件和排除故障步骤的完整信息，从而防止手术中断。

• 所有从事机器人手术领域工作的医务人员都应该自律，通过从其他外科医生已经出现的故障中学习经验，改进手术过程中故障发生的登记和通知机制，以便准确地获得手术系统

---

❶译者注：尖端盖附件亦称电剪刀防漏电保护套。

的安全信息和效率。

• 最初，学习曲线是这些故障的潜在影响因素，可能与穿刺通道布局不当、连接技术不当、机械臂移动不当或不熟悉有限移动范围有关。术者对手术机器人不熟悉可能导致机器人系统的完全关闭，只有提前做好预防措施才能避免问题的发生。

• 当机器人系统反复关闭时，必须仔细调整机械臂、机器人位置和穿刺器。这些故障（包括已报告的反复关机）最常见于学习曲线的早期，克服学习曲线后发生故障的原因多数是机械臂的功能障碍或设备的过度使用。设备维护和定期更新是避免这些问题的关键。

• 术前告知患者及其家属关于机械故障的风险和可替代手术非常重要[25]。

• 建议在患者到达手术室前提前启动机器人系统，并且保证其正常工作。在手术前一天应测试机器，如果在手术过程中发生故障，应立即与技术人员取得联系并解决问题。

• 如果术中发生严重故障，可选择中转为开放手术或腹腔镜手术。如果设备异常发生在麻醉诱导之前，应考虑重新安排择期手术。最后，如果经济条件允许，可以购置一台备用机器。

# 结　论

机器人手术系统已经成功地应用于众多外科领域，并且非常安全、可靠。值得注意的是，设备发生故障是罕见的，并且其导致手术失败的风险很低。多年来，各类手术导致损伤和死亡事件的数量相对稳定。

当外科医生深入了解到设备和器械的功能异常可影响成千上万的患者和外科团队，甚至会导致并发症发生和手术时间延长时，掌握可能发生的不良事件就显得至关重要，因为此将帮助外科医生采取必要的措施以预防和处理这些不良事件。在机器人手术前或手术期间处理故障可使患者获益，并且有利于保持手术团队的信心。随着新的外科手术系统的研发，更先

进的人机交互界面、不断完善的事故调查和报告机制、通过模拟机训练形成标准和统一的操作习惯以及基于安全技术的界面设计，这些均有利于逐渐降低手术并发症的发生率。

虽然机器人辅助手术为外科医生带来了新的可能发生的技术问题，但是大多数问题可以得到纠正或暂时克服，进而使得手术顺利完成。机器人手术是一种安全的微创治疗方法。

（姚文诚　译，顾朝辉　校）

## 参考文献

[1] Alemzadeh H, Raman J, Leveson N, et al. Adverse events in robotic surgery: a retrospective study of 14 years of FDA data. PLoS One, 2016, 11(4):e0151470. doi:10.1371/journal. pone.0151470.

[2] The da Vinci Surgical System, Intuitive Surgical Inc.; http://www.intuitivesurgical.com/products/ davinci_surgical_system/.

[3] MAUDE: Manufacturer and User Facility Device Experience, U.S. Food and Drug Administration, http://www.accessdata.fda.gov/scripts/cdrh/cfdocs/cfMAUDE/search.CFM.

[4] Adverse Event Reporting of Medical Devices, U.S. Department of Health and Human Services, Office of Inspector General (OEI-01-08-00110), Oct 2009; https://oig.hhs.gov/oei/reports/oei-01-08-00110.

[5] Hauser RG, Katsiyiannis WT, Gornick CC, et al. Deaths and cardiovascular injuries due to device-assisted implantable cardioverter-defibrillator and pacemaker lead extraction. Europace, 2010, 12(3):395–401. doi:10.1093/ europace/eup375. PMID: 19946113.

[6] Cooper MA, Ibrahim A, Lyu H, et al. Underreporting of robotic surgery complications. J Healthc Qual, 2013, 37:133–138.

[7] Murphy D, Challacombe B, Elhage O, et al. Complications in robotic urological surgery. Minerva Urol Nefrol, 2007, 59(2):191–198. PMID: 17571055.

[8] Andonian S, Okeke Z, Okeke DA, et al. Device failures associated with patient injuries during robot-assisted laparoscopic surgeries: a comprehensive review of FDA MAUDE database. Can J Urol, 2008, 15(1):3912.

[9] Lucas SM, Pattison EA, Sundaram CP. Global robotic experience and the type of surgical system impact the types of robotic malfunctions and their clinical consequences: an FDA MAUDE review. BJU Int, 2012, 109(8):1222–1227. doi:10.1111/j.1464-410X.2011.10692.x. PMID: 22044556.

[10] Fuller A, Vilos George A, Pautler Stephen E. Electrosurgical injuries during robot assisted surgery: insights from the FDA MAUDE database. SPIE BiOS, 2012, 8207:820714.

[11] Friedman Diana CW, Lendvay TS, Blake H. Instrument

failures for the da Vinci surgical system: a Food and Drug Administration MAUDE database study. Surg Endosc, 2013, 27(5):1503–1508. doi:10.1007/s00464-012-2659-8 PMID: 23242487.

[12] Gupta P, Schomburg J, Lund E, et al. 855 adverse events associated with the davinci surgical system as reported in the FDA MAUDE database. J Urol, 2013, 189(4):e351.

[13] Manoucheri E, Fuchs-Weizman N, Cohen SL, et al. MAUDE: analysis of robotic-assisted gynecologic surgery. J Minim Invasive Gynecol, 2014, 21(4):592–595. doi:10.1016/j. jmig.2013.12.122. PMID: 24486535.

[14] Zorn KC, Gofrit ON, Orvieto MA, et al. Da Vinci robot error and failure rates: single institution experience on a single three-arm robot unit of more than 700 consecutive robot-assisted laparoscopic radical prostatectomies. J Endourol, 2007, 21:1341–1344.

[15] Borden LS Jr, Kozlowski PM, Porter CR, et al. Mechanical failure rate of da Vinci robotic system. Can J Urol, 2007, 14:3499–3501.

[16] Chen C-C, Yen-Chuan O, Yang C-K, et al. Malfunction of the da Vinci robotic system in urology. Int J Urol, 2012, 19:736–740.

[17] Lavery HJ, Thaly R, Albala D, et al. Robotic equipment malfunction during robotic prostatectomy: a multi-institutional study. J Endourol, 2008, 22:2165–2168.

[18] Engebretsen S, Huang G, Anderson K, et al. A prospective analysis of robotic tip cover accessory failure. J Endourol, 2013, 27(7):914–917.

[19] Robertson C, Close A, Fraser C, et al. Relative effectiveness of robot-assisted and standard laparoscopic prostatectomy as alternatives to open radical prostatectomy for treatment of localized prostate cancer: a systematic review and mixed treatment comparison metaanalysis. BJU Int, 2013, 112(6):798–812. doi:10.1111/bju.12247. PMID: 23890416.

[20] Breitenstein S, Nocito A, Puhan M, et al. Robotic-assisted versus laparoscopic cholecystectomy: outcome and cost analyses of a case-matched control study. Ann Surg, 2008, 247(6):987–993. doi:10.1097/SLA.0b013e318172501f. PMID:18520226.

[21] Alemzadeh H, Chen D, Kalbarczyk Z, et al. A software framework for simulation of safety hazards in robotic surgical systems. SIGBED Rev, 2015, 12(4):1–6.

[22] Alemzadeh H, Kalbarczyk Z, Iyer RK, et al. Simulation-based training for safety incidents: lessons from analysis of adverse events in robotic surgical systems. American College of Surgeons' 8th Annual Meeting of the Consortium of ACS-accredited Education Institutes, Mar 2015.

[23] Taylor RH. Medical robotics and computer-integrated surgery. Berlin Heidelberg: Springer handbook of robotics. Springer, 2008:1199–1222.

[24] Lin HC, Izhak S, David Y, et al. Towards automatic skill evaluation: detection and segmentation of robot-assisted surgical motions. Comput Aided Surg, 2006, 11(5):220–230. PMID: 17127647.

[25] Kaushik D, High R, Clark CJ, et al. Malfunction of the da Vinci robotic system during robot-assisted laparoscopic prostatectomy: an international survey. J Endourol, 2010, 24:571–575.

# 第 4 章 机器人器械故障

*Ziho Lee, Daniel D. Eun*

## 总 论

### 背 景

虽然已有报道显示机器人器械故障罕见，但是可能会对临床效果产生不利影响。有研究报告显示，在机器人泌尿外科手术中器械故障的发生率为 0.25%~1.1%[1-2]。因为故障发生时未被察觉[3]或未导致临床并发症[2,4]，并且外科医生团队上报器械故障属于自愿[3-5]，所以许多器械故障并未被报道。不同的器械故障类型、严重程度和发生时机可能导致不同程度的后果，包括手术成本增加、手术延误以及患者受到意外伤害。尽管如此，有关机器人泌尿外科手术中器械故障的文献仍然十分有限。

本章所描述的器械故障是指任何限制机器人器械正常功能的固有缺陷。机器人系统程序相关问题导致的器械故障不在本章的讨论范围内，之后将在其他章节中另行讨论。本章主要描述机器人泌尿外科手术中器械故障的主要类型，并且总结故障预防、诊断排查和相关的处理措施。

Z. Lee, MD (✉) • D.D. Eun, MD (✉)
Department of Urology, Temple University School of Medicine, 255 S 17th Street, 7th Floor Medical Tower, Philadelphia, PA 19103, USA
e-mail: Ziho.Lee@tuhs.temple.edu;
Daniel.Eun@tuhs.temple.edu

© Springer International Publishing AG 2018
R. Sotelo et al. (eds.), *Complications in Robotic Urologic Surgery*, DOI 10.1007/978-3-319-62277-4_4

## 机器人器械

目前，机器人泌尿外科手术一般是指使用达芬奇手术系统（Intuitive Surgical, Inc., Sunnyvale，USA）完成的手术。作者对器械及其故障的讨论集中在达芬奇机器人外科系统的 EndoWrist 器械腕方面（Intuitive Surgical, Inc., Sunnyvale，USA），该器械腕是唯一一个被专门设计用于达芬奇外科系统的手术器械。应将 EndoWrist 器械腕安装在机械臂上，然后通过穿刺通道进入人体。在操作过程中，器械之间可以互换以执行所需的不同功能。外科医生在机器人控制台上操控，将手术动作从主控制台传递至患者体内的器械上。机器人 EndoWrist 器械腕具有 7 个自由度、180° 关节活动度和 540° 旋转范围，可以为外科医生提供超越人类手腕的运动功能。EndoWrist 器械腕具有一定的预设使用功能，在多数情况下不超过十种功能。

EndoWrist® 器械有四个主要部件，外壳是手术器械与机械臂接触和脱离的部分（图 4.1a，4.2a），通过按下外壳上的释放按钮可以将手术器械从机械臂上脱离。此外，用于传递能量的器械（单极和双极能量）的连接位于外壳上，杆身可以将外壳连接到器械腕，并且起到旋转臂的作用（图 4.1a，4.2a）。腔镜器械腕可模仿人类的手和腕，为外科医生提供更多的便利（图 4.1b，4.2b）。最后，终端效应器可提供器械的特定功能，用于抓持、牵拉和解剖组织，夹持缝合针，电凝及放置结扎夹（图 4.1b，4.2b）。外壳的表面有一系列的碟轮，通过穿

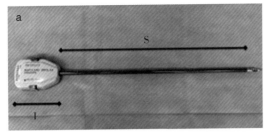

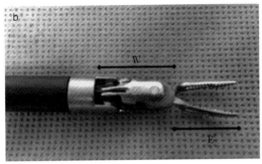

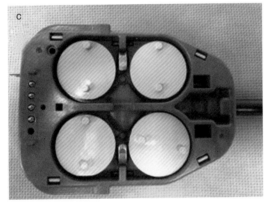

图 4.1　达芬奇机器人 S 和 Si 系统的器械。（a）I，外壳；S，杆身。（b）W，器械腕；E，终端效应器。（c）外壳内面的碟轮，通过穿行在杆身内的钢绳将运动传递至腔镜器械腕和终端效应器

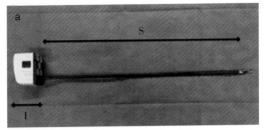

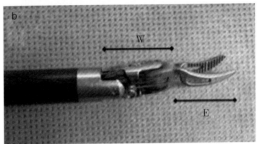

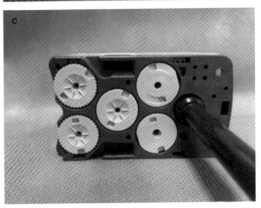

图 4.2　达芬奇机器人 Xi 系统的器械。（a）I，外壳；S，杆身。（b）W，器械腕；E，终端效应器。（c）器械外壳底面的碟轮，通过穿行在杆身内的钢绳将运动传递至腔镜器械腕和终端效应器

行在杆身内的传动钢绳连接到器械腕和终端效应器。这些传动钢绳通过集成的碟轮系统将动作从外科手术控制台传递到器械终端。在达芬奇机器人 S 和 Si 系统中，该系列的碟轮位于外壳的内面（图 4.1c）；在达芬奇机器人 Xi 系统中（图 4.2c），该系列的碟轮位于外壳的底面。

## 器械故障类型

　　器械故障主要包括两种类型，即机械故障和电故障。机械故障是指机器人器械出现影响正常运动范围和（或）功能的物理缺陷。虽然术中可能发生多种机械故障，但是这些机械

故障通常或多或少均可影响外科医生的手术进度。例如，机械故障可能导致手术时间的延长（因为外科团队需要努力排查和处理故障），以及手术成本（因为通常需要更换机器人器械）和手术并发症发生风险的增加。

　　有研究结果显示，最常见的机械故障部位是器械腕和终端效应器。Friedman 等在 2009 年 1 月—2010 年 12 月对美国食品药品监督管理局（United States Food and Drug Administration, US FDA）、制造商和用户设施设备体验（Manufacturer and User Facility Device Experience, MAUDE）数据库中所有报告的机器人机械故障进行回顾性分析，发现 50.4%（285/565）的故障为器械腕或终端效应器方面的机械故障[3]。器械腕故障通常会降低运动范围，终端效应器故障通常

会降低器械的特定功能,这两个部位的故障均会妨碍外科医生的手术操作。

具有活动关节的器械,如持针器、抓钳和剪刀,更容易发生终端效应器故障,故障的形式各不相同。Park 等的一项病例报道结果显示,ProGrasp™抓钳(Intuitive Surgical, Inc., Sunnyvale, California, USA)的关节螺栓松动可以降低该抓钳在机器人辅助根治性前列腺切除术中抓取组织的能力。松动的螺栓也可以阻止将 ProGrasp™ 抓钳从机器人穿刺套管中取出,最终该抓钳连同机器人穿刺套管一起被整体移除。手术二助可以取代 ProGrasp™ 抓钳的功能,协助完成剩余的手术步骤,此有利于手术团队顺利完成手术,并且避免出现相关并发症[6]。此外,终端效应器的弯曲可能导致铰接关节的对位不准,影响器械的功能。出现故障的原因可能是在消毒过程中器械处理不当和储存不当、术中过度使用。虽然有关终端效应器弯曲的报道有限,但是作者所在的医疗中心经常发生这种情况。此外,还可能会出现终端效应器的一个侧片断裂并脱落到手术区域的情况(图 4.3a, b)。当器械断裂脱落时,外科医生需要寻找断裂、脱落的部件,并且将其从患者体内取出。Park 等的另一份报道显示,在机器人辅助根治性前列腺切除术中,持针器的一个片断裂、脱落并掉进手术区域,外科医生能够找到持针器的断裂端并用腹腔镜抓钳将其从患者体内取出[7]。

杆身也可以发生机械故障。Friedman 等的一项研究结果显示,杆身故障占所有已报道器械故障的 13.5%(76/565)[3]。杆身故障可能由杆与机器人穿刺套管 / 通道及机械臂碰撞引起。杆身与机器人穿刺套管 / 通道碰撞通常导致沿器械杆长轴方向的损害(纵向损害),但是其与机械臂碰撞通常导致沿短轴方向的损害(横向损害)。这些碰撞可能导致器械杆的剥落、弯曲、裂开或断裂[2-3]。

此外,将外壳和器械的器械腕部分、终端效应器连接起来的钢绳也可能会发生机械故障。Friedman 等的一项研究结果显示,钢绳故障占所有已报道器械故障的 5.1%(29/565)。虽然最常见的钢绳故障出现在器械腕部分和终端效应器,但是事实上钢绳可能在杆身的任何一个部位出现故障(图 4.4)[3]。器械运动超出正常运动范围或机器人器械施加过大的力均可能导致传动钢绳出现磨损、断裂,或从滑轮中移位[8]。钢绳故障可阻碍目标动作向器械终端传输。

电故障主要是指电弧故障,即电流由于尖端盖附件(tip cover accessory, TCA)故障偏离预定的传导通路。Friedman 等的研究结果显示,在所有已报道的器械故障中,电弧故障占 27.6%(156/565)[3]。尽管电弧故障可能发生在任何电能量器械中,但是常见于单极剪刀。应特别注意电故障,因为其可能造成意外的组织损伤。偏离的电流温度可高达 700℃~ 1 000℃,并且引起组织热损伤[9]。空腔器官(如肠道、输尿管和血管)特别容易受到电损伤,因为单个火花即可引起立即或延迟穿孔。电弧故障可能由杆身[9]或终端效应器处尖端盖附件[10-11]的绝缘故障导致。尖端盖附件是一种

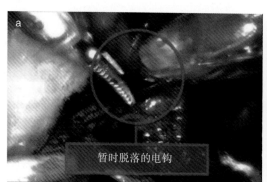
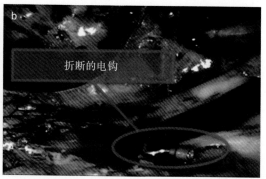

图 4.3 (a)金属电凝器上缺失的终端效应器(圆圈示)。(b)腹膜后脂肪上可见脱落的终端效应器(椭圆形示)

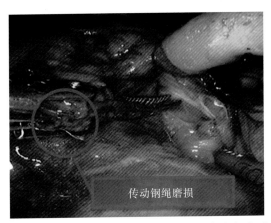

传动钢绳磨损

图 4.4 圆圈突出显示马里兰双极钳器械腕部分的两处钢绳磨损

绝缘套筒,用于覆盖单极电剪的金属关节,能使电流完全从剪刀的工作尖端传输到目标手术部位。

Mendez-Probst 等通过体外试验对 37 个已达到使用周期的机器人器械进行评估,用以研究器械绝缘故障问题。在确认所有器械无任何肉眼可见的绝缘故障后,应使用单极电流测试器械是否存在杂散电流。所有器械(37/37,100.0%)在使用周期终末时均存在电能泄漏[9],此结果表明微观绝缘缺陷可能导致电故障。此与传统腹腔镜文献中的报道一致,也证明通过视觉筛选器械并预测绝缘缺陷的能力是有限的[12-13],灵敏度仅为 10%[13]。

Lorenzo 等一项研究结果显示,尖端盖附件故障可以导致机器人辅助根治性前列腺切除术中右闭孔静脉和髂外静脉的穿孔。右闭孔静脉和髂外静脉的出血可以分别通过双极电凝和 5mm 金属钛夹得到控制。作者注意到,术后尖端盖附件上有两个 1mm 的孔[10]。Mues 等研究结果显示,尖端盖附件故障引起的电弧故障发生于 2.6%(12/454)的机器人手术中,25.0%(3/12)的电弧故障可造成严重的患者损伤。医源性电损伤包括髂外静脉、小肠和输尿管损伤,术中应对所有患者进行修补[11]。

## 预 防

预防机械故障的方法包括术前识别有缺陷的器械,并且采取措施以尽量减少故障的发生。术前手术团队应仔细检查所有器械是否存在破损、裂纹或磨损,切记不可使用已损坏的器械,如果发现有损坏的部件,应在手术开始前更换。手术应由一个专业的机器人外科团队操作,每个团队成员应熟悉器械的正常功能并且具备相应的处理能力,此可能有助于术前识别器械故障[14]。

通过进出穿刺器来安装或移除其他器械时术中器械腕部分保持伸直状态尤为重要,此有利于防止损坏。当需要将器械腕连接至其他机械臂时,床边助手应通过旋转器械外壳上的圆盘将器械腕伸直,而不是直接操纵器械腕。当需要将器械腕部分与其他器械脱离时,外科医生应通过主控台保持器械腕伸直。在放置机器人穿刺套管过程中,必须确保各穿刺套管之间有足够的间距,以尽量减少器械之间的碰撞。在一般情况下,达芬奇机器人 S 和 Si 系统的每个穿刺套管之间的距离至少应为 8~10cm,在达芬奇机器人 Xi 系统中其距离至少为 6cm,因为机械臂间的碰撞可能导致器械的物理损坏,并且这种碰撞在体内和体外均可以发生。

关于电故障的预防,术中正确处理尖端盖附件至关重要。在使用单极电剪前,应遵循制造商的说明书,用预先包装好的尖端盖附件涂抹器认真涂抹电剪的尖端盖附件。绝缘的尖端盖附件应覆盖杆身的远端和整个器械腕部分,并且只保留剪刀不绝缘。与预防机械故障类似,应采取措施以避免器械腕和杆身的物理损坏。术者和助手应确保器械腕部分在连接和脱离机器人器械前处于拉伸状态,此外还应该恰当地定位机器人操作通道的位置以尽量减少器械在体内的碰撞[11]。因为尖端盖附件和杆身的损坏可破坏尖端盖附件的绝缘能力,并且导致电弧故障。

尖端盖附件故障也可能发生在电灼能量设置超过尖端绝缘物的绝缘容量时。机器人公司建议将电源能量设置在 3kV 以下,然而按照此方法设置能量后仍可能发生电故障。Mues 等的研究详细描述了 12 例尖端盖附件故障，所有故障（12/12，100.0%）均发生于制造商推荐的电能量设置水平[11]。因此，使用电灼时采用最低的功率设置并尽可能缩短工作时间以达到预期效果，这一点非常重要。

## 危险因素

器械故障与几项危险因素相关。就机械故障而言，有钳口咬合面的器械（如抓钳等）比无钳口咬合面的器械更有可能发生故障，因为术中钳口咬合面常被施加较大的力量。由于在机器人手术过程中缺乏触觉和力反馈，术者可能会无意中在钳口咬合面施加过大的力而使其折断[7]。Kim 等的一项回顾性研究分析 2005 年7 月—2008 年 12 月同一机构的 6 个不同部门在手术期间发生的机器人器械故障，其中84.2%（16/19）器械故障发生在有钳口咬合面的器械中[2]。

此外，重复使用器械可增加器械的累积"磨损"，从而增加机械故障的可能性。作为质量控制措施的一部分，为尽量减少器械重复使用导致的故障，机器人公司在预编程序中设定了所有器械的使用次数。尽管如此，评估器械重复使用与机械故障发生率之间关系的文献仍然较少。Park 等研究结果显示，机器人辅助根治性前列腺切除术中 ProGrasp™ 抓钳的关节螺栓发生松动，此导致器械的抓持能力降低。该ProGrasp™ 抓钳即为重复使用的器械，此前已用于 3 例机器人辅助根治性前列腺切除术[6]。器械重复使用对机械故障的影响仍然需要进一步评估。

此外，机器人外科系统的改进可以减少器械部件的脱落频率。Lucas 等回顾 2003—2009 年MAUDE 数据库中关于器械故障的文献，并且探讨机器人手术经验的增加或技术的提高是否可以改善器械断裂并发症的发生率。完成手术的年份大致可以反映术者的机器人技术经验，达芬奇机器人 S 系统较达芬奇机器人系统具有

更多的技术改进。将 2003—2006 年与 2007—2009 年两个时间段中所报告的器械断裂事件比较后可知，后一时间段中器械断裂的概率减少50%。达芬奇手术系统的器械断裂概率是达芬奇机器人 S 系统的 2 倍，这种差异主要由使用的特定机器人手术系统造成[5]。

与机械故障类似，重复使用器械可能更容易导致电故障。Mendez-Probst 等的体外研究结果显示，所有机器人器械（37/37，100.0%）在使用周期终末时均出现杆身漏电的现象。由于该测试仅涉及已达到使用周期终末的器械，因此作者也无法确定绝缘损坏发生的具体时间。然而，本研究的结果表明，绝缘损坏可能发生在术中重复使用时，外科医生不应使用已达使用周期终末的器械[9]。术中使用单极电剪的时间过长可能导致尖端盖附件的物理损伤，从而可能导致电故障。上述 Mues 等的研究结果显示，在 454 例机器人手术中共发生12 例尖端盖附件故障，并且均发生在术中使用至少 2h 后。多数损坏发生在硅胶与灰色塑料杆身交界之处。根据这一发现，作者在超过2h 的手术中常规更换尖端盖附件[11]。

此外，机器人手术经验的增加有利于减少电故障的发生。在 Lucas 等研究中，作者通过分析 MAUDE 数据库中相关文献确定了增加机器人手术经验或改进技术对电弧故障并发症发生率的影响。结果显示，2007—2009 年电弧故障的发生率较 2003—2006 年下降 67%。达芬奇机器人手术系统的电弧故障发生率是达芬奇机器人 S 系统的 3 倍，这种差异主要与施行手术的年份相关[5]。

此外，与第二代尖端盖附件相比，第一代尖端盖附件更容易发生电故障。机器人公司在 2012 年 7 月发布第二代尖端盖附件。在Engebretsen 等的一项研究中，研究者共检查36 个第一代尖端盖附件和 40 个第二代尖端盖附件的绝缘性损耗，这些防漏电保护套均曾用于一次泌尿外科或妇科手术。通过光学显微镜检查直视下尖端盖附件的绝缘损耗，并且评估

其在体外猪肾模型的绝缘效果，从而探讨是否发生电弧故障。在第一代尖端盖附件中，发生 0.5~2.75mm 绝缘损耗者占 39%（14/36）。在第二代尖端盖附件中，发生浅表划痕者仅占 25%（10/40）。第一代尖端盖附件发生电弧故障的概率为 33%（12/36），第二代尖端盖附件未发生电弧故障（0%，0/40，$P<0.001$）。该研究结果还显示，随着器械腕角度的增加，发生电弧故障的频率增加（$P=0.014$），设置为高功率可导致绝缘失效的时间更短（$P=0.048$）[15]。虽然该研究中第二代尖端盖附件未出现电弧故障事件，但是当使用配置第二代尖端盖附件的机器人系统时，仍然应该避免将器械腕设置为极端角度和高功率。

## 故障的排查和确定

### 排 查

器械故障可能发生在术中任何时候，因此术者对器械故障保持高度警惕至关重要。外科手术团队的所有成员（包括外科医生、医助、护士、技术人员）均有义务和责任识别器械故障。尽早识别器械故障非常关键，此有利于最大限度地减少潜在并发症，并且尽可能地降低对患者的损害。

如前所述，终端效应器故障是最常见的器械故障之一[3]。然而，目前尚不清楚究竟是终端效应器比其他部件更容易发生损耗，还是终端效应器的故障最容易被发现。终端效应器是器械上提供特定功能的部位，在多数手术中外科医生通常会检查终端效应器，因此与器械中其他部件相比，终端效应器的故障可能更容易被发现。例如，与持针器杆的弯曲比较，持针器的钳口咬合面破损更容易被发现。所有的器械故障均可能对患者产生意外损伤，因此手术团队成员应该高度警惕器械的各部分出现故障。

有时，器械故障问题可能很难被识别，尤其是当这些器械故障未造成重大或直接的临床结局时。例如，Engebretsen 等在一项研究中评估了第一代和第二代尖端盖附件在体外猪肾模型中的绝缘障碍问题，约 33.3%（12/36）的第一代尖端盖附件在术中未发生任何电弧故障，但是术后测试时却发现电弧故障。研究者推测，这可能是因为术中尖端盖附件的损耗发生在术野之外，尤其是器械的绝缘面处于术者视野的对面时[15]。

### 故障报告

无论临床结局如何，应将所有已确认的器械故障报告给 MAUDE 数据库（一个纳入公开医疗器械相关不良事件的数据库）。MAUDE 数据库由美国 FDA 维护，并且用于售后监控系统以进一步评估器械的性能和安全性。制造商、进口商和器械用户必须被强制上报器械相关不良事件，医疗专业人员、患者和消费者则应自愿[16]。

制造商和美国 FDA 应定期监测 MAUDE 数据库，并且站在用户的角度识别和纠正与器械相关的安全问题，这些突出了向 MAUDE 数据库报告器械故障的重要性。MAUDE 数据库庞大、管理有序、易于被访问，因此非常适合用于回顾性研究和分析所有上报的器械故障[3,5]。尽管如此，MAUDE 数据库也具有局限性，所以研究者应该谨慎地解读基于该数据库的所有研究。首先，MAUDE 数据库是一个被动监视系统，其不可避免地存在漏报机器人器械故障的情况，因此需要用户积极、主动地上报[3,5]。例如，Chandler 等研究结果显示，在因腹腔镜进入通道引起损伤并向美国医师保险协会提出索赔的案例中，同一时期内在 MAUDE 数据库中仅 8% 的病例（5/64）可被查到报告记录[17]。其次，通过 MAUDE 数据库无法得出损坏的器械数量及总的器械用户量，因此通过该数据库也无法确定损害事件的发生率。然而，MAUDE 数据库的确可以提供一些关于实际器械故障且具有价值的数据。不断增加的器械故障报道不仅有利于进行更准确、更有力的研究，而且还能提高识别和解决器械故障的能力。

## 处理和控制

当发生器械故障时，外科医生应立即暂停手术并解决故障，然后再进行后续的手术步骤。及时解决器械故障至关重要，其可以最大限度地减少潜在的术中并发症，并且确保安全完成后续的手术步骤。器械故障的处理事项包括两部分：第一，解决具体的器械故障；第二，处理器械故障带来的临床后果。

关于机械故障，发生任何损坏器械功能的物理故障时均需要更换器械。Kim 等的一项回顾性研究结果显示，在 1 797 例机器人手术中 19 例发生器械故障，所有器械故障均通过在术中更换器械得到解决。更换发生故障的器械后，所有手术均顺利完成[2]。无论发生的机械故障看起来多么轻微，外科医生均应及时移除所有存在机械故障的器械，其原因在于使用损坏的器械可能导致器械损坏进一步加重，并且造成外科医生在次优条件下开展手术。此外，我们并不提倡手工修理器械。因此，外科医生在开始机器人手术前必须确保备用一套机器人器械以防术中出现机械故障。

如果可以及时诊断和处理机械故障，则该故障通常具有自限性，并且在临床中多数情况下不会引起严重并发症。器械发生机械故障时可导致器械部件脱落并掉入手术视野，此具有潜在的灾难性后果。在这种情况下，外科医生必须立即停止手术，寻找脱落部件，将其从患者体内取出，因为进一步操作可能会无意中将脱落部件进一步推入术野深处[18]。在多数情况下，很容易找到脱落部件并用抓钳取出[7]。如果脱落部件不容易被找到，可以采用 X 线检查进行协助定位。后前位及侧位 X 线检查有助于精准定位脱落物。如果外科医生没有透视机或使用透视机时仍然无法找到脱落部件，则必须

考虑将机器人手术中转为开放手术。

发生电故障时，术者必须区分是尖端盖附件绝缘故障还是器械本身的绝缘故障。发生尖端盖附件绝缘故障时应更换为新的尖端盖附件，发生器械绝缘故障时应更换为新器械。有时，术者可能不清楚电弧起源于何处，因此难以定位绝缘故障所在之处。在这种情况下，应将器械从机械臂上取下，仔细检查尖端盖附件是否存在肉眼可见的绝缘损坏。如果没有发现肉眼可见的损坏，则应将器械和尖端盖附件一起更换。值得注意的是，微小的绝缘损坏可能是最危险的，因为泄漏的电能具有很高的电流强度[12]。

虽然及时发现和处理电故障有助于减少后续并发症，但是必须全面评估和治疗电故障引起的所有电烧伤。电故障造成损伤的性质和严重程度是多样的，受到多种因素的影响，包括绝缘故障的位置和大小、特定的功率设置和邻近周围组织的类型。关于电故障引起的不同潜在并发症和每个并发症的处理方法，两者均已超出本章的讨论范围。然而，在评估和处理电故障并发症时，一定要考虑到电烧伤可能发生在实际接触区域以外，并且热损伤的范围可能需要几天到几周才能完全表现出来[9,19]。这是因为，热能量可破坏接触区域以外的血管供应，导致相应区域的延迟坏死[19]。

（郭飞 译，顾朝辉 校）

## 参考文献

[1] Chen CC, Ou YC, Yang CK, et al. Malfunction of the da Vinci robotic systemin in urology. Int J Urol, 2012, 19(8):736–740. Epub 2012/04/11.

[2] Kim WT, Ham WS, Jeong W, et al. Failure and malfunction of da Vinci Surgicalsystems during various robotic surgeries: experiencefrom six departments at a single institute. Urology, 2009, 74(6):1234–1237. Epub 2009/09/01.

[3] Friedman DC, Lendvay TS, Hannaford B. Instrument Failures for the da Vinci Surgical System: a Food and Drug Administration MAUDE Database Study. Surg Endosc, 2013, 27(5):1503–1508. Epub 2012/12/18.

[4] Andonian S, Okeke Z, Okeke DA, et al. Device failures associated with patient injuries during robot-

assisted laparoscopic surgeries: a comprehensive review of FDA MAUDE database. Can J Urol, 2008, 15(1):3912–3916. Epub 2008/02/29.

[5] Lucas SM, Pattison EA, Sundaram CP. Global roboticexperience and the type of surgical system impactthe types of robotic malfunctions and their clinical consequences: an FDA MAUDE review. BJU Int, 2012, 109(8):1222–1227; discussion 1227. Epub 2011/11/03.

[6] Park SY, Ahn JJ, Jeong W, et al. Aunique instrumental malfunction during robotic prostatectomy. Yonsei Med J, 2010, 51(1):148–150. Epub 2010/01/05.

[7] Park SY, Cho KS, Lee SW, et al. Intraoperative breakage of needle driver jawduring robotic-assisted laparoscopic radical prostatectomy. Urology, 2008, 71(1):168 e5–6. Epub 2008/02/05.

[8] Nayyar R, Gupta NP. Critical appraisal of technicalproblems with robotic urological surgery. BJU Int, 2010, 105(12):1710–1713. Epub 2009/10/31.

[9] Mendez-Probst CE, Vilos G, Fuller A, et al. Stray electrical currentsin laparoscopic instruments used in da Vinci(R) robot-assisted surgery: an in vitro study. J Endourol, 2011, 25(9):1513–1517. Epub 2011/08/06.

[10] Lorenzo EI, Jeong W, Park S, et al. Iliac vein injury due to a damaged Hot Shearstip cover during robot assisted radical prostatectomy. Yonsei Med J, 2011, 52(2):365–368. Epub 2011/02/15.

[11] Mues AC, Box GN, Abaza R. Robotic instrument-insulation failure: initial report of a potential source of patient injury. Urology, 2011, 77(1):104–107. Epub 2010/09/18.

[12] Vilos G, Latendresse K, Gan BS. Electrophysical pro-perties of electrosurgery and capacitive induced current. Am J Surg, 2001, 182(3):222–225. Epub 2001/10/06.

[13] Yazdani A, Krause H. Laparoscopic instrument insulation-failure: the hidden hazard. J Minim Invasive Gynecol, 2007, 14(2):228–232. Epub 2007/03/21.

[14] Zorn KC, Gofrit ON, Orvieto MA, et al. Da Vinci robot errorand failure rates: single institution experience on asingle three-arm robot unit of more than 700 consecutiverobot-assisted laparoscopic radical prostatectomies. J Endourol, 2007, 21(11):1341–1344. Epub 2007/11/29.

[15] Engebretsen SR, Huang GO, Wallner CL, et al. A prospective analysis of robotic tip cover accessory failure. J Endourol, 2013, 27(7):914–917. Epub 2013/03/07.

[16] Administration USFaD. MAUDE–Manufacturer and User Facility Device Experience. 2011 [updated 30 June 2016 1 July 2016]; Available from: https://www.accessdata.fda.gov/scripts/cdrh/cfdocs/cfmaude/search.cfm.

[17] Chandler JG, Corson SL, Way LW. Three spectra of laparoscopic entry access injuries. J Am Coll Surg, 2001, 192(4):478–490; discussion 490–491. Epub 2001/04/11.

[18] Ostrzenski A. An intraoperative method of localizing a missing piece of a broken laparoscopic instrument. Am J Obstet Gynecol, 1997, 176(3):726–727. Epub 1997/03/01.

[19] Selli C, Turri FM, Gabellieri C, et al. Delayed-onset ureteral lesions due to thermal energy: an emerging condition. Arch Ital Urol Androl, 2014, 86(2):152–153. Epub 2014/07/16.

# 第 5 章 与使用结扎夹相关的并发症

*Matthew Bream, Lee Ponsky*

## 引 言

近几十年来，随着微创手术的广泛开展，结扎夹已成为腹腔镜外科医生开展手术时一类非常具有价值的工具，熟悉结扎夹的正确使用方法并深入了解其常见缺陷有助于预测和避免手术并发症。

## 概述：手术结扎夹在泌尿外科中的应用

在泌尿外科的微创手术中，当结扎小血管、大血管和其他解剖结构时可以经常使用手术结扎夹来控制出血。尽管进行腹腔镜手术时缝合和打结的烦琐性导致了手术结扎夹的应用增加，但是结扎夹仍然主要应用于机器人手术（虽然缝合和打结的难度较小）。其他类似的血管结扎技术包括缝合结扎、切割吻合器，以及利用电、超声波或其他能量源的器械，如结扎速血管闭合系统（LigaSure®）、超声刀（Harmonic Surpel®）、佳乐 PK 等离子刀系统（Gyrus®）和其他器械等。

手术结扎夹一般分为两种类型，即非锁扣式和锁扣式。两者均为不可吸收型，其中非锁扣式结扎夹由金属制成，锁扣式结扎夹由非金

属聚合物制成。Weck Hem-o-lok®（Teleflex，Research Park Triangle，NC）是一种用于组织缝合的非可吸收型锁扣式手术结扎夹。另一种锁扣式手术结扎夹，即 Lapra-Ty® 夹（Ethicon，Cincinnati，OH）是可吸收的，仅用于缝合，可以安全锚定缝合线而无须打结。非锁扣式结扎夹呈 V 形，由于金属的固有属性，当两个臂受压时能保持闭合状态。锁扣式结扎夹在使用前呈 V 形，当被加压时结扎夹通过两个臂的锁扣机制保持闭合状态。当结扎夹的两个臂正确锁扣到位时，外科医生可以感觉到或者听到明显的"咔嗒"声。在机器人手术中，助手通常使用腹腔镜器械通过助手通道施夹结扎夹，也可以使用机器人锁扣式施夹钳。非锁扣式结扎夹可以通过拉动闭合结扎夹的顶端移除，锁扣式结扎夹必须通过切割或使用特殊工具以非创伤性方式松解。

锁扣式和非锁扣式结扎夹均可用于不同大小和类型的组织。在泌尿外科手术中，结扎夹通常用于结扎肾动静脉，或者处理一些需要尽可能减少电凝的较小血管结构或组织，例如在保留神经的根治性前列腺切除术中。手术结扎夹也常应用于输尿管或输精管等非血管结构中。

手术结扎夹的另一项用途是，将其放置于缝合线上时可以发挥锚定作用而避免打结。Lapra-Ty® 结扎夹或 Hem-o-lok® 结扎夹均可用于此目的，但是使用 Hem-o-lok® 结扎夹时不应将缝合线放在结扎夹的任何一端，而是应放在 Hem-o-lok® 结扎夹的中间以便更好地夹住缝合线。在腹腔镜或机器人辅助肾部分切除术中通常使用这种滑动夹技术进行肾修补重建术 [1]。

M. Bream, MD • L. Ponsky, MD (✉)
Urology Institute, University Hospitals Cleveland
Medical Center, 11100 Euclid Avenue, Cleveland,
OH 44106, USA,
e-mail: mattbream@gmail.com;
Lee.Ponsky@uhhospitals.org

© Springer International Publishing AG 2018
R. Sotelo et al. (eds.), *Complications in Robotic Urologic Surgery*,
DOI 10.1007/978-3-319-62277-4_5

采用这种技术时，在缝合线穿过组织后可将一个或多个结扎夹夹闭在缝合线上，然后向下按压、滑动直至与组织齐平，以保持缝合处的张力。

## 概述：并发症

使用手术结扎夹时所引起的相关并发症通常出现在结扎过程中，但是也可能出现在术后。结扎夹可能造成不充分的血管闭塞或在结扎的血管部位发生移位，从而导致出血。从理论上讲，使用锁扣式结扎夹时可能发生锁扣失败并且从夹闭的组织上移位的情况，但是临床中仍然缺乏已记录的关于结扎夹无法正常锁扣的临床资料。结扎夹也可能被闭合放置在预期之外的组织上（如肠道或输尿管等），如果不及时移除，可能会导致该组织阻塞或缺血。

结扎夹移位可能会延迟发生，多数不造成任何影响，偶然可导致患者出现明显的临床表现。已发表的关于泌尿外科手术的文献提示，伴随明显临床表现的手术结扎夹移位可能发生在腹腔镜和机器人辅助前列腺根治术中。在这些报道中，研究者发现膀胱内的结扎夹与结石形成有关，在膀胱尿道吻合术中与膀胱颈挛缩相关[2-3]。当结扎夹可能导致临床问题时，建议使用内镜手术或开放手术将其取出。

## 特殊情况：Hem-o-lok 夹在供肾切取术中的应用

在活体供肾切取术中，手术结扎夹的使用是一个值得考虑的重要因素，也是一个颇受争议的话题。行供肾切取术时一个比较特殊的目标是，应尽可能多地保留肾动脉长度，这就造成使用结扎夹时所留下的残端更短，并且需要控制分支动静脉。2006 年，在美国移植外科医师学会（American College of Transplant Surgeons）发表的一项关于供肾切取术并发症研究的推动下[4]，Hem-o-lok® 制造商发布一项警告，声称在供肾切取术中禁忌使用 Hem-o-lok® 夹。该研究结果显示，66 例患者发生动脉出血，其中 12 例曾使用肾动脉锁扣式结扎夹。相比之下，13 例发生出血并发症的患者使用切割吻合器，16 例使用缝线打结，13 例使用非锁扣式结扎夹。2 例因动脉出血导致死亡的患者继发于多个非锁扣式结扎夹夹闭血管失败。在制造商发布禁忌声明后，同年 Meng 发表一项关于美国食品药品监督管理局（Food and Drug Administration，FDA）制造商和用户设施设备体验（MAUDE）数据库的分析，该研究汇总并分析了 27 例已发表的涉及使用 Hem-o-lok® 夹时发生不良事件案例的信息[5]。泌尿外科腹腔镜手术占 13 例，其中 9 例出现肾动脉出血，2 例死亡。目前，这些并发症的发生尚无明确的病因，然而在重新调查并获得详细信息后作者注意到，患者的肾动脉上并无结扎夹。在 1 例尸检病例中，可见存在靠近肾动脉手术结扎夹的动脉瘤破裂的问题，但是并未得到明确解答。

一些研究结果显示，在肾门处使用结扎夹是安全的，尤其是在供肾切取术中，这一点应着重强调。Ponsky 等报道了由 9 家医院使用 Hem-o-lok 夹后完成的研究，该研究包括 1 600 例腹腔镜肾切除术患者和 486 例供肾切取术患者，未发现与结扎夹相关的并发症[6]。Ay 等报道了 883 例在肾门处使用 Hem-o-lok 夹的供肾切取术病例，约一半患者在结扎的 Hem-o-lok 夹间使用一条额外的 Prolene 贯穿缝合线[7]，也未发生出血或结扎夹放置的难题。Simforoosh 等报道 1 800 例在肾门处使用手术结扎夹的肾切除术病例，其中 962 例患者行供肾切取术时在肾动脉上使用 1 枚 Hem-o-lok 夹和 1 枚钛夹，在肾静脉上仅使用 Hem-o-lok 夹[8]。术中未发生手术结扎夹移位或滑脱，但是 1 例主动脉根部动脉瘤患者需要再次手术。这是该研究中心在早期手术中所纳入的 1 例病例，作者认为这可能由手术结扎夹放置位置距离主动脉太近导致动脉壁磨损造成。Baumert 等报道 130 例在肾门处仅使用 Hem-o-lok 夹的肾切除术病例，其中 66 例供肾切取术患者并未发生手术结扎夹相关问题或出血并发症[9]。无论单独使用 Hem-o-lok 夹，还是将其与钛夹或结扎缝线联合使用，这些大型研究均支持结扎夹是供肾切取术中结扎肾门的安全方法。

## 并发症的预防及处理技术

在使用手术结扎夹时，应该采取一些措施以确保结扎夹的正常功能，并且将并发症的风险降至最低。学者们一致认为，通过坚持使用 Ponsky 等提出和总结的一些合理外科技术原则（表 5.1），可以避免绝大多数手术结扎夹的相关并发症[6]。

对需要结扎的结构进行合理的外科解剖分离至关重要，尤其是较大的动脉和静脉。将血管与周围组织完全分离有利于确保仅结扎预期的组织（图 5.1），也能在闭合过程中看到结扎夹的尖端（图 5.2），并且确保结扎夹保持咬合状态且不滑动。术中应保留一段近心端结扎夹外侧方的血管残端（图 5.3），以防出血时需要额外增加结扎夹。先剪开部分血管而

非完全剪断血管有助于明确结扎夹的止血效果（图 5.4），并且在需要额外的结扎夹或其他止血措施的情况下更好地控制血管。将结扎夹放置于缝合线或其他夹子上可能会出现锁扣问题，应避免这种情况。同样地，钙化的粥样硬化动脉也很有可能阻碍结扎夹的正确锁扣，此时通常需要额外使用其他结扎夹或缝合线。

锁扣式和非锁扣式结扎夹均有多种尺寸，结扎时应选择合适尺寸的结扎夹。如果锁扣式

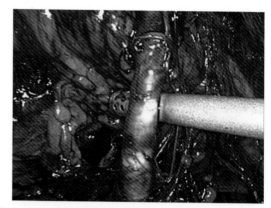

图 5.1　血管周围的彻底解剖和分离

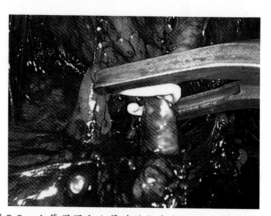

图 5.2　血管周围和血管外结扎夹尖端的可视化暴露

**表 5.1　Hem-o-lok 夹的放置原则**

| | |
|---|---|
| 1. | 血管周围的彻底解剖和分离（图 5.1） |
| 2. | 血管周围和血管外结扎夹尖端的可视化暴露（图 5.2） |
| 3. | 结扎夹闭合时确认感觉到"咔嗒"声 |
| 4. | 保证在近心端的结扎夹外侧方有一段能看到的残端，需要时可用于控制出血或增加结扎夹（图 5.3） |
| 5. | 无交叉结扎 |
| 6. | 仅用力挤压手柄即可使其快速闭合（与需要紧紧挤压的金属夹子相比） |
| 7. | 放置结扎夹后小心取出施夹钳（尖端锋利，可能会对邻近结构造成损伤） |
| 8. | 在血管离断过程中，首先仅进行部分剪断，以便在完全离断前确保完全结扎、止血（图 5.4） |
| 9. | 在患者的近心端一侧至少放两个结扎夹，在最后一个结扎夹远端外侧有一段额外的 1~2mm 的长残端（图 5.4） |

由 Ponsky 等[6] 修改而成，已获得 Elsevier 许可

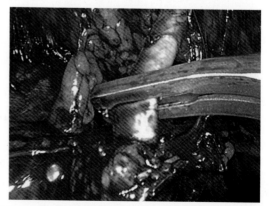

图 5.3　保证在结扎夹近心端外侧有一段能看到的残端

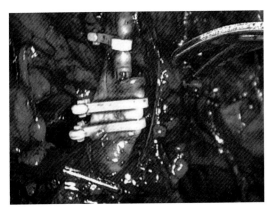

图 5.4　在患者的近心端一侧至少放两个结扎夹，在最后一个结扎夹的远端外侧有一段额外的 1~2mm 残端。在血管离断过程中，开始时仅进行部分剪断，在完全离断之前确保完全结扎、止血

结扎夹的尖端未完全包绕血管，无论是定位不当还是使用的结扎夹尺寸过小，应该特别注意，因为在这种情况下当结扎夹锁扣到位时均会刺穿血管。因此，应选择较大的结扎夹或不太可能刺穿血管壁的非锁扣式结扎夹。

结扎时在较小的血管和不太明确的结构（如前列腺血管蒂）周围连带一些组织有助于通过结扎夹正确夹闭组织，并且直接观察到结扎夹的前端。如果结扎夹同时夹闭一些组织，只要组织不太厚，锁扣式结扎夹仍然可以发挥作用，并且在这种情况下结扎夹完成锁扣时触觉反馈是关键。

Elliott 等描述了开展实验室研究时在超生理压力下夹闭结扎夹失败的原因 [10]。采用非锁扣式结扎夹进行结扎时往往会因为夹闭组织出现漏孔而失败，正如管腔内的压力能够撑开结扎夹双臂一样。尽管锁扣式结扎夹能够保持闭合状态，然而随着血管近端的膨胀，切割的边缘会缩回到结扎夹的后面导致突发性脱落。虽然发生脱落时患者的血压远高于生理血压（>900mmHg），但是对这种失败机制的研究有助于外科医生更好地预防手术失败。事实上，在临床发生的结扎失败病例中，已证实锁扣式结扎夹是在保持锁扣状态下从出血的血管上脱落的 [11-12]。

在其他实验室研究中，Jellison 等研究结果表明，在远心端结扎夹之外保留一个 1mm 的残端比直接在结扎处横断血管所出现的结扎失

败概率更低 [13]。笔者和其他一些学者主张，在结扎夹远侧应预留出至少 1~2mm 的残端，以防止结扎夹从血管上滑动发生灾难性脱落 [12,14]。

在 Elliott 和 Jellison 的研究中，仅在超生理压力下使用多个结扎夹比使用单个结扎夹的效果更好，这证明了在临床中使用单个结扎夹的有效性。然而，通过权衡使用单个结扎夹的最小获益和灾难性失败的可能性，笔者和其他学者主张在较大血管（如肾动脉、肾静脉）的近心端至少保留两枚结扎夹 [4,6,8,13]。

## 危险因素

虽然上述操作技术的失误是结扎夹相关并发症的主要危险因素，但是患者的解剖学差异可能会增加结扎夹使用和放置的难度。

短的血管段几乎无放置结扎夹的空间，也无留下袖口样组织和残端的空间。对于一些结扎夹来说，大动脉或动脉瘤可能会过粗，然而考虑到可使用结扎夹的型号是多种多样的，结扎大动脉或动脉瘤应该不是难题。结扎夹可能不适合用于硬化或钙化的动脉，一些学者主张在这种情况下使用切割吻合器 [15]。同样地，对于既往有手术史或放射治疗的患者，在形成的纤维化组织上放置结扎夹可能会更加困难。

在微创外科手术中，当施夹钳的操作角度不好和可视化差时可能会在某些情况下无法精确放置结扎夹。未垂直放置在血管上的结扎夹或放在其他结扎夹或缝合线上的结扎夹可能不太牢固。尽管直角施夹钳可用于开放手术，并且可以最大限度地减少这些难度，但是由于需要额外的器械宽度，因此无法适用于内镜手术。

术后控制高血压可以最大限度地减少新结扎动脉的剧烈搏动，进而降低结扎夹发生脱落的风险。充分地控制疼痛是预防高血压发作的关键因素。尽管实验室研究结果提示，绝大多数结扎夹夹闭失败时压力均远高于生理压力，但是提供足够的疼痛控制和治疗高血压发作仍然是术后重要的临床护理原则 [10,13]。

## 诊断和治疗

与大多数并发症一样，及时发现和治疗是最大限度降低患者影响的一个关键因素。预测结扎夹相关并发症如何发生不仅有助于完全避免这些并发症，而且还有助于及时识别和安全处理该并发症。

在极少数情况下，结扎夹在术中不能充分闭合动脉，一些技巧有利于控制该情况并且避免可能随之而来的快速出血。一旦将结扎夹放置到位，首先应将血管部分剪开，确认完全结扎后再完全剪断血管。这样即允许外科医生保持对动脉的牵引，以便发现和控制任何来源的出血。肾动脉或静脉的近心端部位呈锥形，因此不应将肾动脉或静脉的近心端结扎夹放置在此部位。留下一段短的近端残端有助于外科医生找到并暂时控制出血血管，同时还可以留出空间以便于在需要时放置额外的结扎夹或进行缝合结扎。

通过结扎夹控制主要血管后，还需要进行大量的操作或外科解剖来游离和获取标本。在这些步骤中，应尽可能减少对结扎血管和结扎夹的干扰。作者主张在气腹压降至 5mmHg 或更低的情况下对血管蒂和手术创面进行"二次检查"，以便于在完成手术前确保止血效果和结扎夹位置的稳定。

在少数情况下可能需要移除结扎夹，例如，将结扎夹夹闭在非拟夹闭的组织上时，或者当结扎夹夹在缝合线上时。对于非锁扣式结扎夹，可以将结扎夹臂撬开；而对于锁扣式结扎夹，则需要一些额外操作。制造商可以提供腹腔镜结扎夹拆卸器，但是根据作者的经验，并非所有的手术室均配备这种器械。使用结扎夹拆卸器时，要求结扎夹完全位于器械的钳口内，然后才能施加牢固的压力以将其打开。当由于角度、可用性或其他困难无法做到这一点时，可以使用超声刀安全地剪断结扎夹的一个臂，这不仅有利于解锁结扎夹并将其取出，而且不会对周围组织造成热损伤[16]。

术后应密切监测患者的生命体征、尿量、腹部检查和实验室结果的任何变化。如果发生延迟性出血，在动脉出血的情况下患者的病情可能急剧恶化，在静脉出血的情况下病情发展可能会变得更加缓慢。虽然常规 CT 或血管造影等诊断性检查可能对出血原因不明且病情稳定的患者有益，但是活动性出血或生命体征不稳定期的患者行此检查时会造成不必要的延误治疗，故应予以取消。及时发现和复苏并返回手术室进行探查至关重要，但不幸的是，在某些情况下这些措施可能不足以预防缺血性并发症或死亡。

## 结 论

手术结扎夹是腹腔镜和机器人泌尿外科医生的重要工具。外科手术结扎夹为控制大型血管（如肾门）及较小的血管和组织提供了最佳且安全的方法，已确定可以替代较烦琐的缝合线或切割吻合器。在应用结扎夹时，坚持合理的手术原则和正确的技巧可以避免许多与结扎夹相关的并发症。然而，没有一种结扎方法是绝对安全的，了解这些并发症对于恰当操作非常重要。

（武新超　杜凯旋　译，武玉东　顾朝辉　校）

## 参考文献

[1] Benway BM, Wang AJ, Cabello JM, et al. Robotic partial nephrectomy with sliding-clip Renorrhaphy: technique and outcomes. Eur Urol, 2009, 55(3):592–599.

[2] Banks EB, Ramani A, Monga M. Intravesical Weck clip migration after laparoscopic radical prostatectomy. Urology, 2008, 71(2):351 e3–4.

[3] Blumenthal KB, Sutherland DE, Wagner KR, et al. Bladder neck contractures related to the use of Hem-o-lok clips in robot-assisted laparoscopic radical prostatectomy. Urology, 2008, 72(1):158–161.

[4] Friedman AL, Peters TG, Jones KW, et al. Fatal and nonfatal hemorrhagic complications of living kidney donation. Ann Surg, 2006, 243(1):126–130.

[5] Meng MV. Reported failures of the polymer self-locking (Hem-o-lok) clip: review of data from the Food and Drug Administration. J Endourol, 2006,

20(12):1054–1057.

[6]  Ponsky L, Cherullo E, Moinzadeh A, et al. The Hem-o-lok clip is safe for laparoscopic nephrectomy: a multi-institutional review. Urology, 2008, 71(4):593–596.

[7]  Ay N, Dinc B, Dinckan A, et al. The safety of hem-o-lock clips at donor nephrectomies. Ann Transplant, 2010, 15(1):36–39.

[8]  Simforoosh N, Sarhangnejad R, Basiri A, et al. Vascular clips are safe and a great cost-effective technique for arterial and venous control in laparoscopic nephrectomy: single-center experience with 1834 laparoscopic nephrectomies. J Endourol, 2012, 26(8):1009–1012.

[9]  Baumert H, Ballaro A, Arroyo C, et al. The use of polymer (Hem-o-lok) clips for management of the renal hilum during laparoscopic nephrectomy. Eur Urol, 2006, 49(5):816–819.

[10]  Elliott SP, Joel AB, Meng MV, et al. Bursting strength with various methods of renal artery ligation and potential mechanisms of failure. J Endourol, 2005, 19(3):307–311.

[11]  Dekel Y, Mor E. Hem-o-lok clip dislodgment causing death of the donor after laparoscopic living donor nephrectomy. Transplantation, 2008, 86(6):887.

[12]  Hsi RS, Ojogho ON, Baldwin DD. Analysis of techniques to secure the renal hilum during laparoscopic donor nephrectomy: review of the FDA database. Urology, 2009, 74(1):142–147.

[13]  Jellison FC, Baldwin DD, Berger KA, et al. Comparison of nonabsorbable polymer ligating and standard titanium clips with and without a vascular cuff. J Endourol, 2005, 19(7):889–893.

[14]  Simforoosh N, Aminsharifi A, Zand S, et al. How to improve the safety of polymer clips for vascular control during laparoscopic donor nephrectomy. J Endourol, 2007, 21(11):1319–1322.

[15]  Baek M, Chun H, Oh S-J, et al. Open conversion from laparoscopic nephrectomy: slippage of surgical clips ligating the renal artery affected by atherosclerosis. J Urol, 2004, 171(1):333–334.

[16]  Ramani AP, Ryndin I, Veetil RT, et al. Novel technique for removal of misdirected laparoscopic weck clips. Urology, 2007, 70(1):168–169.

# 第 6 章　与使用直线型切割吻合器相关的并发症

*Gregory A. Joice, Mohammad E. Allaf*

## 概　述

　　在临床上较难确定直线型切割吻合器相关并发症的发生率，因为直线型切割吻合器并发症并未作为一项常规项目进行报告，并且目前尚无标准化的记录文件。除此之外，因为程度较轻的并发症容易被补救，所以很少被报告，这也导致与切割吻合器相关并发症的实际发生率被低估。由直线型切割吻合器导致某一并发症的准确病因很难被查明，并且在理论上可以归结于器械本身的缺陷、外科医生操作错误或患者因素。此外，这些切割吻合器由不同公司生产，一方面，器械在不断更新；另一方面，这些公司在未实施临床研究以记录器械的相对有效性、等效性或优势前即将器械推广给外科医生使用，这些均可增加问题的复杂性。在使用切割吻合器中，机器人泌尿外科医生普遍将直线型切割吻合器用于控制术中大血管出血，一旦器械在使用过程中出现故障，将会迅速导致严重后果。与此不同的是，在开放手术或术中不需要控制大血管出血的手术中使用直线型切割吻合器时，进行并发症的补救更为容易，并且并发症进展得相对不那么迅速或严重。

G.A. Joice (✉) • M.E. Allaf
The James Buchanan Brady Urological Institute and
Department of Urology, Johns Hopkins Hospital,
University School of Medicine, 1800 Orleans Street,
Park 217 144 Marburg Building, Baltimore, MD
21287, USA
e-mail: gjoice1@jhmi.edu; mallaf@jhmi.edu

© Springer International Publishing AG 2018
R. Sotelo et al. (eds.), *Complications in Robotic Urologic Surgery*,
DOI 10.1007/978-3-319-62277-4_6

　　在已报道的并发症中，由切割吻合器误触发导致的吻合钉夹闭不全或无法安全松开夹闭组织最为常见。美国食品药品监督管理局（Food and Drug Administration，FDA）的制造商和用户设施设备体验（Manufacturer and User Facility Device Experience，MAUDE）数据库收集成百上千例与医疗设备相关的患者死亡、损伤和功能障碍的报告[1]。一些医疗团队已针对直线型切割吻合器导致的功能障碍和损伤开展相关研究。

　　Brown 等[2] 在不考虑手术类别和方法的前提下检索制造商和用户设施设备体验数据库中所有与外科切割吻合器相关的不良事件。在十年期间，该研究者确认 112 例与外科切割吻合器相关的死亡病例。大部分病例的不良事件发生在胃肠道手术中，并且近半数与切割吻合器夹闭不全或触发时器械失灵或故障有关。该研究者也分析了美国 FDA 1983—2003 年的医疗器械召回情况，结果显示 22 台切割吻合器被召回，其中一些不良事件与吻合器夹闭不全有关。Deng 等[3] 回顾性分析了 460 例泌尿外科腹腔镜手术的术后信息，结果显示切割吻合器相关并发症的发生率约为 1%。所有的并发症均发生在根治性肾切除术或根治性肾输尿管切除术（radical nephroureterectomy，RNU）中，其中 60% 的患者需要将机器人手术中转为开放手术，40% 的患者可发生严重失血且需要输血。

　　尽管切割吻合器故障导致的损伤较为少见，但是大部分腹腔镜外科医生均认为自己曾经历至少 1 次吻合器故障，1/3 的外科医生曾经历 3 次或以上[4]。值得注意的是，并非所有与切割吻合器相关的故障均由器械本身的问题造成，也可能与不正确的使用方法有关，特别是当一台手术中多次出现器械问题时，或者由同一外科医生操作反复出现同样问题时。以下我们将阐述解决器械故障的正确方法。

## 肾切除术

肾脏血管靠近腹主动脉和下腔静脉（inferior vena cava，IVC），因此机器人辅助腹腔镜根治性肾切除术（robot-assisted laparoscopic radical nephrectomy，RALRN）是机器人泌尿外科手术中使用直线型切割吻合器风险最高的手术方式。一旦切割吻合器发生故障，可迅速出现无法控制的出血，导致术中转为开放手术且需要输血，如果不能快速、有效地控制出血，将导致患者死亡。

Hsi 等[5]分析了在制造商和用户设施设备体验数据库中关于1992—2006年行根治性肾切除术患者的病例资料，其中共报告111例与切割吻合器故障相关的不良事件。最常见的并发症是切割吻合器夹闭不全（47%）和组织释放困难（30%）。Chan 等[6]分析了1993—1999年在两家医疗中心中实施腹腔镜肾切除术时切割吻合器的使用情况，并且评估和对比了器械本身的故障（如闭合钉缺失、切割失败）与继发性原因（如夹到其他外科血管夹、放置位置不佳等）。这项研究共纳入565例病例，吻合器故障的发生率为1.7%，其中70%的故障可通过正确的操作技术避免。正确的操作技术包括确认切割吻合器的咬合口已将需要离断的血管完全夹闭。除此之外，非常重要的一点是，应确认切割吻合器未钳夹多余的周围组织，否则会造成闭合器的夹闭不全。正确安装钉仓和拆卸钉仓可以确保切割吻合器的有效使用，如果发现安装钉仓不正确，应及时查找原因，并且在夹闭组织前进行检查。值得注意的是，在根治性肾切除术中外科切割吻合器夹到血管夹（如钛夹）是发生故障的常见原因。当使用钛夹控制非肾蒂血管时，切记避免将钛夹放置在过于靠近肾门的位置，以免影响切割吻合器的使用。对于血管严重钙化的患者，外科医生在放置切割吻合器时应避开血管严重钙化的区域，否则会造成不可预料的严重后果。遵守这些基本的操作要点可以显著降低切割吻合器相关并发症的发生率。近期一项关于制造商和用户设施设备体验数据库中近十年数据的回顾性研究结果提示，在腹腔镜肾切除术后发生的2例死亡及6例严重损伤均与切割吻合器有关。死亡和4/6级损伤均与误触发切割吻合器有关，包括切割吻合器未能触发或动脉、静脉夹闭不全。还有2例损伤与切割吻合器未能在触发后释放闭合钉夹闭的组织有关。在这些报道中，目前尚无办法评估究竟是外科医生使用时出现的问题还是器械自身的故障[1]。总体而言，使用切割吻合器离断肾蒂血管的并发症发生率较低，相对较安全，但是发生并发症时需要迅速处理。如果发现切割吻合器出现误触发时，切记不能将吻合器从血管上松开，而是应该在确定控制近端血管后再松开。一旦发现不能通过机器人手术安全控制出血血管，应及时中转为开放手术。

一些外科医生和研究机构推荐使用切割吻合器将肾蒂血管整体离断，并且认为采取这种方法可以简化手术，减少出血量。有研究结果显示，该方法是安全的，可以减少出血量，缩短手术时间，并且不增加术后的近期并发症。Resorlu 等[7]分析了60例腹腔镜根治性肾切除术患者的临床资料，对比了使用切割吻合器单独离断和整体离断肾动脉或静脉的安全性差异。该研究结果显示，这两组患者的手术出血量和住院时间相近，但是整体离断组的手术时间缩短近20min。此外，两组患者均未发生切割吻合器的相关并发症，因此外科医生得出结论，整体离断肾蒂血管是一项安全的技术。尽管如此，在理论上通过切割吻合器同时离断肾动脉或静脉可能增加动静脉瘘形成的风险。一项前瞻性随机研究结果显示，通过对60例肾切除术患者行术后12个月的随访，无论是肾蒂血管单独离断组还是整体离断组，均未发生动静脉瘘[8]。这些数据均支持，通过切割吻合器整体离断肾蒂血管是一项安全的技术，其并发症发生率与单独离断无差异。然而，仍然需要更长期的随访以明确排除该技术增加动静脉瘘形成的风险。

尽管切割吻合器是机器人辅助腹腔镜根治性肾切除术中控制肾蒂血管的标准方法，但是一些泌尿外科医生仍然青睐使用 Hem-o-lok 夹（Week Closure Systems，Research Triangle Park，NC）夹闭血管，因此讨论与此相关的并发症也十分重要。Baumert 等[9]报道，采用 Hem-o-lok 夹替代直线型血管切割吻合器可以离断肾动脉或静脉。130 例患者均未出现与 Hem-o-lok 夹相关的出血或结扎夹放置错误等并发症。1 例肾动脉严重钙化患者出现结扎夹移位，此提示血管严重硬化患者在放置结扎夹后发生并发症的风险较高[10]。此外，使用大结扎夹夹闭小动脉时结扎夹容易发生滑脱，并且出现肾蒂血管迟发性出血[10]。最后，正如之前所述，在肾门区或靠近肾门区放置结扎夹可能妨碍切割吻合器安全闭合肾蒂血管。美国 FDA 在 2006 年公布一项报告，认为应禁止在腹腔镜根治性肾切除术中使用 Hem-o-lok 夹。该报告显示，2001—2005 年 Hem-o-lok 夹共造成 12 例患者损伤和 3 例患者死亡[11]。鉴于美国 FDA 的建议，这些作者不赞成将 Hem-o-lok 夹用于肾蒂血管的离断。最后，近期发表的文献并未详细描述与肾蒂血管缝扎相关的并发症。

## 前列腺切除术

通常在根治性耻骨后前列腺切除术（radical retropubic prostatectomy，RRP）中采用缝扎技术控制背血管复合体（dorsal vascular complex，DVC）出血，随后离断。但是，近期有一些泌尿外科医生推荐使用直线型切割吻合器作为一种非热能量方法控制 DVC 出血，特别是在机器人手术中。1996 年，这项技术被报道用于开放性 RRP 手术，与传统缝扎组相比，采用直线型切割吻合器阻断 DVC 后患者的出血量和并发症发生率相当，但是手术时间明显缩短[12]。基于这项研究，一些研究者对比了采用直线型切割吻合器和传统缝扎技术来控制 DVC 的效果。Muto 等[13]研究结果显示，在开放性 RRP 手术中采用直线型切割吻合器控制 DVC 可显著减少总出血量，降低输血率。然而，该研究者也指出，切割吻合器组的吻合口狭窄发生率明显增加。这一结果提示，膀胱尿道口附近的金属闭合钉可能导致局部炎症，从而增加吻合口狭窄的发生，但是其他研究并未证实此结论。

最近，Nguyen 等[14]对比了在腹腔镜根治性前列腺切除术中分别采用缝扎或切割吻合器控制 DVC 出血的效果，结果显示这两组患者在估计出血量（estimated blood loss，EBL）、手术时间和切缘阳性率方面并无差异。尽管该研究者并未专门对比两组患者的膀胱尿道吻合口狭窄的发生率，但是两组患者在前列腺特异性抗原（prostate specific antigen，PSA）生化复发、男性性健康调查表（Sexual Health Inventory for Men，SHIM）评分和尿控恢复比例方面无显著差异。Wu 等[15]开展的一项研究纳入了接受机器人辅助根治性前列腺切除术（robot-assisted radical prostatectomy，RARP）的患者，结果显示使用直线型切割吻合器控制 DVC 可降低手术时间，减少估计出血量和切缘阳性率。虽然该研究未评估两组患者的膀胱尿道吻合口狭窄发生率，但是 PSA 生化复发率、尿控恢复和 SHIM 评分相似。

总体而言，在机器人辅助腹腔镜根治性前列腺切除术（robot-assisted laparoscopic radical prostatectomy，RALRP）中，使用直线型切割吻合器控制 DVC 是安全、有效的。近期研究结果均显示，该方法可减少估计出血量、手术时间和较低的切缘阳性率。一些证据显示，膀胱尿道吻合口附近的金属闭合钉可能会导致吻合口狭窄比例增加，然而此结论并未得到近期研究的证实。因此，确保切割吻合器的闭合钉短于尿道非常重要，可避免闭合钉侵蚀和进入吻合口或膀胱，有利于控制炎症反应。值得注意的是，在使用直线型切割吻合器控制 DVC 时，也可能发生相关的并发症，如误触发、闭合器夹闭不全和释放不全等。尽管如此，与控制肾蒂血管相比，DVC 处发生切割吻合器相关并发症的严重程度较低，因为其出血量总体保持在轻度和中度水平，并且可通过缝扎或加压得以安全控制。

## 膀胱切除术

治疗肌层浸润性膀胱癌（muscle-invasive bladder cancer，MIBC）患者时，机器人辅助腹腔镜根治性膀胱切除术（robot-assisted laparoscopic radical cystectomy，RALRC）日益受到泌尿外科医生的欢迎。虽然在大部分情况下需要进行开放尿流改道，但是越来越多的医疗中心已开始尝试体内尿流改道。直线型切割吻合器不仅可以用于切除膀胱时离断血管，也可用于重建时的肠道切割和吻合。

2003 年，Chang 等[16] 对比了在根治性膀胱切除术中分别采用直线型切割吻合器或传统缝扎技术控制血管根部的 70 例患者的临床资料。研究结果显示，与传统缝扎组相比，切割吻合器组患者的出血量减少，输血率更少。重要的一点是，在使用直线型切割吻合器控制血管出血的患者中，并未发生与切割吻合器直接相关的并发症，此证明该方法更安全。随后，该研究者将直线型切割吻合器组与结扎速血管闭合系统组（LigaSure®，Covidien Surgical，Boulder，CO）进行对比，结果显示这两组患者在出血量或输血率方面无显著差异，并且均未发生与器械相关的并发症[17]，但是结扎速血管闭合系统组（LigaSure®）的手术费用明显降低。这些研究结果均证实了直线型切割吻合器用于根治性膀胱切除术中控制血管出血的安全性和有效性。虽然目前尚未报道与切割吻合器相关的并发症，但是这些研究均建立在小样本

量的基础上，今后我们仍然需要进行大样本量的研究以评估少见的器械故障。

直线型切割吻合器除用于控制血管出血外，在机器人辅助根治性膀胱切除术（robot-assisted radical cystectomy，RARC）中也可用于体内尿流改道过程中肠道的切割和吻合。尽管全腔镜下机器人辅助膀胱切除术中尿流改道是一项相对较新的技术，但是一些研究已经开始分析相关的预后情况。众所周知，在普外科手术中使用直线型切割吻合器进行肠道吻合时，肠道吻合口瘘的发生率和患者死亡率均很高，并且需要进行二次手术[18]。一项关于采用全腔镜下原位新膀胱手术的研究共纳入 70 例接受根治性膀胱切除术的患者，术后约 6% 的患者出现肠梗阻，但是无一例患者在使用直线型切割吻合器后出现相关肠道吻合口瘘[19]。一项类似的研究分析了 100 例机器人辅助体内回肠尿流改道手术的临床疗效，结果显示肠道并发症的总发生率为 22%，1 例患者出现肠瘘后接受二次手术[20]。这些研究结果提示，患者接受体内尿流改道术后发生肠道吻合口瘘的概率较低，但是一旦发生，即可能导致严重的后果。此外，随着这项技术的日益广泛应用，临床中仍然需要进行大样本的研究以对比体内和开放手术中出现切割吻合口瘘的总发生率。

膀胱或原位新膀胱附近的非可吸收外源性异物可能导致结石形成，这是尿流改道术的特有并发症。Shao 等[21] 在一项研究中对比了采用切割吻合器与传统缝合进行体内回肠新膀胱重建的相关情况。这项研究结果显示，虽然切割吻合器组的手术时间较传统缝合组明显缩短，但是该组的结石发生率为 9%，主要原因为闭合钉可进入膀胱，此时需要行膀胱镜手术取出。

总体而言，将直线型切割吻合器用于机器人辅助根治性膀胱切除术较为安全，回肠吻合口发生吻合口瘘的风险也较低。然而，不可吸收的闭合钉进入膀胱 / 新膀胱后所形成的特有结石并发症也值得注意，这些结石可以通过膀胱镜处理。

## 其他思考

机器人手术的特点是主刀外科医生不需要消毒手部即可站在手术台旁。因此，机器人手术团队应接受关于外科切割吻合器使用规范的全面培训，这一点十分重要。培训的关键步骤在于模拟切割吻合器并发症的发生场景，并且确定团队中每位成员的角色。如果离断肾动脉时切割吻合器出现故障，这时手术团队的每位成员几乎没有时间做出反应。即使已进行模拟场景的训练，在发生故障并做出反应后实际所得到的结果仍然不能令人满意，但是这些准备有利于将不良事件的危害最小化。

根据发生情况的不同，当发生这些并发症（如静脉出血）时，一般建议使用外科止血海绵加压或进行"挽救性"血管缝合。机器人手术的术者可通过机械臂对闭合钉边缘出血进行加压止血，但是为了后续操作的安全或中转为开放手术，需要助手能够接替外科医生进行血管加压。这种情况同样也是机器人手术所特有的，因此充分准备和积极预防均极为重要。

## 结　论

直线型切割吻合器在泌尿外科机器人手术中的应用越来越普遍，主要用于高难度手术中血管出血的控制。在通常情况下，直线型切割吻合器的功能良好，并且可以提供良好的止血效果。然而，与切割吻合器故障相关的一些并发症可以导致非常严重的后果。因为不良事件报告标准的差异不同，所以切割吻合器故障导致并发症的准确发生率尚不清楚，但是绝大多数微创手术的术者至少经历过一次与之相关的并发症。在所有手术中，切割吻合器误触发导致血管夹闭不全可引起中度或重度出血，此外还可能出现切割吻合器激发正常但是无法松开已夹闭重要血管的情况，这也给手术者带来了挑战。

切割吻合器故障对根治性肾切除术的影响更为显著，因为当离断肾蒂血管时，一旦出现切割吻合器误触发或夹闭不全，则可导致严重出血，并且需要中转为开放手术。预防这些情况的技术要点是，确保在切割吻合器咬合口内未夹到多余组织，减少靠近肾门部位血管结扎夹的数目，以免在该部位操作时影响使用直线型切割吻合器。如果怀疑发生切割吻合器的误触发或者无法松开已夹闭的重要组织，切记在尝试移除切割吻合器前尽可能保持闭合状态，直至已控制夹闭组织的近心端。在根治性前列腺切除术中，切割吻合器多用于控制 DVC 出血，也可能出现与器械故障相关的上述并发症。尽管如此，这些并发症一般不严重，因为可通过缝扎技术控制 DVC 出血。机器人辅助膀胱切除术在临床中的应用越来越普遍，直线型切割吻合器主要应用于体内尿流改道术。早期研究结果提示，虽然患者发生肠道吻合口瘘的概率较低，但是行尿流改道术的患者更容易出现结石。全面评估和认识外科切割吻合器的应用是降低相关并发症及减少器械应用时发生损伤的关键步骤。

（李亚伟　曾佑苗　译，顾朝辉　校）

## 参考文献

[1] MAUDE-Manufacturer and User Facility Device Experience 2015.
[2] Brown SL, Woo EK. Surgical stapler-associated fatalities and adverse events reported to the food and drug administration. J Am Coll Surg, 2004, 199(3):374–381.
[3] Deng DY, Meng MV, Nguyen HT, et al. Laparoscopic linear cutting stapler failure. Urology, 2002, 60(3):415–419.
[4] Kwazneski D, Six C, Stahlfeld K. The unacknowledged incidence of laparoscopic stapler malfunction. Surg Endosc Other Interv Tech, 2013, 27(1):86–89.
[5] Hsi RS, Saint-Elie DT, Zimmerman GJ, et al. Mechanisms of hemostatic failure during laparoscopic nephrectomy: review of Food and Drug Administration database. Urology, 2007, 70(5):888–892.
[6] Chan D, Bishoff JT, Ratner L, et al. Endovascular gastrointestinal stapler device malfunction during laparoscopic nephrectomy: early recognition and management. J Urol [Internet], 2000, 164(2):319–321. Available from: http://www.ncbi.nlm.nih.gov/

pubmed/10893574\nhttp://www.sciencedirect.com/ science/article/pii/ S0022534705673491.

[7]  Resorlu B, Oguz U, Polat F, et al. Comparative analysis of pedicular vascular control techniques during laparoscopic nephrectomy: en bloc stapling or separate ligation? Urol Int [Internet], 2015, 94(1):79–82. Available from: http://www.karger.com?doi=10.1159/000363250

[8]  Chung JH, Lee SW, Lee KS, et al. Safety of en bloc ligation of the renal hilum during laparoscopic radical nephrectomy for renal cell carcinoma: a randomized controlled trial. J Laparoendosc Adv Surg Tech A [Internet], 2013, 23(6):489–494. Available from: http://www.ncbi.nlm.nih.gov/pubmed/23621831.

[9]  Baumert H, Ballaro A, Arroyo C, et al. The use of polymer (Hem-o-Lok) clips for management of the renal hilum during laparoscopic nephrectomy. Eur Urol, 2006, 49(5):816–819.

[10]  Baumert H. Reply to Peter L. Steinberg, Kwabe Pobi, David A. Axelrod and John D. Seigne's, and Fredrik Liedberg's Letters to the Editor re: Hervé Baumert, Andrew Ballaro, Carlos Arroyo, Amir V. Kaisary, Peter F.A. Mulders, Ben C. Knipscheer. The use of polymer. H Eur Urol, 2007, 51(2):574.

[11]  Health C for D and R. Safety Communications-Weck Hem-o-Lok Ligating Clips Contraindicated for Ligation of Renal Artery during Laparoscopic Living-Donor Nephrectomy: FDA and HRSA Joint Safety Communication. Center for Devices and Radiological Health.

[12]  Gould DL, Borer J. Applied stapling technique in radical retropubic prostatectomy: efficient, effective and efficacious. J Urol [Internet], 1996, 155(3):1008–1010. Available from: http://eutils.ncbi.nlm.nih.gov/entrez/eutils/elink.fcgi?dbfrom=pubmed&id=8583548&retmode=ref&cmd=prlinks\nfile:///Users/leezhao/Documents/Papers2/1996/Gould/JUrol1996GouldApp liedstaplingtechniqueinradicalretropubicprostatectomy efficient effective

[13]  Muto G, Bardari F, Bozzo R, et al. Radical retropubic prostatectomy using endoscopic gastrointestinal. Eur Urol, 2001, 39(suppl 2):2–5.

[14]  Nguyen MM, Turna B, Santos BR, et al. The use of an endoscopic stapler vs suture ligature for dorsal vein control in laparoscopic prostatectomy: operative outcomes. BJU Int, 2008, 101(4):463–466.

[15]  Wu SD, Meeks JJ, Cashy J, et al. Suture versus staple ligation of the dorsal venous complex during robot-assisted laparoscopic radical prostatectomy. BJU Int, 2010, 106(3):385–390.

[16]  Chang SS, Smith JA, Cookson MS. Decreasing blood loss in patients treated with radical cystectomy: a prospective randomizes trial using a new stapling device. J Urol [Internet], 2003, 169(3):951–954. Available from: http://linkinghub.elsevier.com/retrieve/pii/S0022534705638621

[17]  Thompson IM, Kappa SF, Morgan TM, et al. Blood loss associated with radical cystectomy: a prospective, randomized study comparing impact LigaSure vs. stapling device. Urol Oncol Semin Orig Investig [Internet], 2014, 32(1):45.e11–15. Elsevier; Available from: http://dx.doi.org/10.1016/j. urolonc.2013.06.006

[18]  Trencheva K, Morrissey KP, Wells M, et al. Identifying important predictors for anastomotic leak after colon and rectal resection prospective study on 616 patients. Ann Surg, 2013, 257:108–113.

[19]  Tyritzis SI, Hosseini A, Collins J, et al. Oncologic, functional, and complications outcomes of robot-assisted radical cystectomy with totally intracorporeal neobladder diversion. Eur Urol [Internet] European Assoc Urol, 2013, 64(5):734–741. Available from: http://dx.doi.org/10.1016/j.eururo.2013.05.050.

[20]  Azzouni FS, Din R, Rehman S, et al. The first 100 consecutive, robot-assisted, intracorporeal ileal conduits: evolution of technique and 90-day outcomes. Eur Urol, 2013, 63(4):637–643.

[21]  Shao P, Li P, Ju X, et al. Laparoscopic radical cystectomy with intracorporeal orthotopic ileal neobladder: technique and clinical outcomes. Urology, 2015, 85(2):368–373.

# 第 **7** 章 手术并发症的分级

*Roxane D. Staiger, Diana Vetter, Pierre-Alain Clavien*

## 引 言

术后死亡率曾经作为评估预后的主要指标[1-3]，但是在过去的 30 年中，由于对手术适应证的优化、围手术期医学的改进以及医学技术的飞速发展，术后死亡率持续下降[4-5]。因此，目前评估预后的主要指标已经向非致死性终点聚焦，如术后并发症发生率或生活质量[6-7]。同时，各种文献中也出现了多种非标准化的并发症发生率及手术并发症的定义[8-9]。"大并发症""中并发症"或"小并发症"等主观术语也出现在医学文献中。这些主观术语的使用是不合理的，并且难以前后统一[10-11]。因此，在已发表的文献中所提及的并发症发生率的区间范围较宽，如胰十二指肠切除术（Whipple procedure）后的手术并发症发生率为 18%~72%[12-14]，所报道的术后发病率不一致也使得同类研究之间的相互比较变得更加困难。此外，多数研究未能报道各自并发症的严重程度[15]。在 2002 年所发表的研究中，只有不到 20% 的研究提供了术后并发症的细节[15]，手术相关并发症的发病率是大多数医生的关注点。许多外科医生可能忽略"小并发症"（如

R.D. Staiger, MD • D. Vetter, MD
P.-A. Clavien, MD PhD (✉)
Department of Surgery and Transplantation,
University Hospital of Zurich, Raemistrasse 100,
CH-8091 Zurich, Switzerland
e-mail: RoxaneDiane.Staiger@usz.ch;
Diana.Vetter@usz.ch; clavien@access.uzh.ch

© Springer International Publishing AG 2018
R. Sotelo et al. (eds.), *Complications in Robotic Urologic Surgery*,
DOI 10.1007/978-3-319-62277-4_7

泌尿道感染或麻痹性肠梗阻），进而导致并发症报道不充分[16-17]。部分学者认为，承认并发症的发生是相关手术医生的失败。这种"责备文化"可能进一步导致术后并发症发生率未知程度的漏报[18]。在 2001 年，Bruce 等解决了这个问题，作者通过选择四种常见的手术不良事件（手术切口感染、吻合口瘘、深静脉血栓形成和手术死亡率），分析和评估外科文献中术后并发症的定义和量化以及报告的质量[19]。经分析后结果显示，已发表外科文献的研究质量显著不一致[19]。例如，在多数研究中"伤口感染"的定义缺失或者差异明显[19]，所给出的描述范围从"存在脓液"到鉴别手术伤口感染水平的具体标准[19]。同样，一项纳入食管切除术、胰腺切除术或肝切除术患者在内的大型研究结果显示，关于术后并发症的描述存在很大差异[15]。由于缺乏对特定并发症的定义而导致的不可重复性使得无法对不同研究项目间的手术并发症达成有效的结论性对比。术后并发症的评估、报告和分级方法学的标准化缺陷已经影响预后研究的质量和进展[20]。

为了克服上述缺陷，一些研究团队研发了不同的分类系统，以便于对术后并发症的严重程度进行标准化分级[1,9,21-25]。

## 术后并发症的分级

本章所阐述的标准分类方案可以追溯到 1992 年，Clavien 和 Strasberg 提出了术后不良预后的新定义[21]。手术不良事件可分为三种类型：①并发症，非手术固有的意外事件；②后

遗症，手术固有的事件；③失败，未实现手术目的的事件[21]。此外，根据严重程度[21]和相应并发症对患者的影响，可将不良事件进行分级，如长期住院、残疾或死亡[21]。

## Clavien-Dindo 分级法

第一个并发症分级方案的修订版于 12 年后在 2004 年发表[26]。该并发症分级方案被命名为"Clavien-Dindo 分级法"，其制定基于并发症的治疗[26]。按照影响患者生命危险程度的增加，可将并发症分为五个等级[26]。

Ⅰ级：需要在床旁或使用基本药物治疗。

Ⅱ级：需要更复杂的药物进行治疗，如抗生素、血液制品或肠外营养制剂。

Ⅲ级：需要手术或介入方法来治疗。

Ⅳ级：需要对患者进行重症监护治疗或提示发生器官衰竭。

Ⅴ级：导致患者死亡[26]（表 7.1）。

该分级法中Ⅲ级和Ⅳ级并发症被进一步细分[26]（表 7.1），并且主观指标（如住院时间）已被从分级系统中删除[26]。一些临床医生对于永久性残疾分级权重的减少并不认同[24]。例如，将因患者手术体位导致的术后运动性瘫痪归类为Ⅰ级，这明显与同为Ⅰ级的短期伤口感染的严重程度不同，前者对于患者术后生活质量的影响可能更严重。作者通过添加代表永久残疾的后缀字母"d"来解决这一不足，进而有利于纳入患者的具体情况[26]。一项大型队列研究验证了 Clavien-Dindo 分级法的简洁性[26]，一项研究经随访调查 5 年后在 2009 年取得成功[27]。此外，一项联合 7 家国际中心并使用该分级法评估术后并发症的 meta 分析结果表明，对于手术并发症的评估，不同领域的学者已经广泛接受该分级法[27]，直至当前亦是如此[28-35]。

## "手风琴"式严重程度分级系统

"手风琴"式手术并发症严重程度分级系统于 2009 年被提出[24]。基于建立可调整的复

表 7.1　Clavien-Dindo 分级法

| 分级 | 定义 |
| --- | --- |
| Ⅰ级 | 任何偏离正常术后治疗的情况<br>包括床边治疗、导尿管、感染引流、物理治疗<br>使用的药物包括解热药、镇痛药、止吐药、利尿剂和电解质 |
| Ⅱ级 | 使用的药物包括抗生素、血液制品和肠外营养制剂 |
| Ⅲ级 | 需要有创操作 |
| Ⅲa 级 | 局部麻醉下操作 |
| Ⅲb 级 | 全身麻醉下操作 |
| Ⅳ级 | 危及生命的并发症 |
| Ⅳa 级 | 于重症监护病房接受治疗 |
| Ⅳb 级 | 单器官衰竭<br>多器官衰竭 |
| Ⅴ级 | 死亡 |
| "d"后缀 | 出院后仍存在并发症 |

经允许引自 Dindo 等[26]，经 Wolters Kluwer Health 公司许可

杂性分级系统的目的，该分级系统提供了两个版本，并且利用程度副词代替罗马级别数字来反映并发症的严重程度[24]。分级级别包括轻度、中度、严重和死亡（第四级）[24]。该分级系统和 Clavien-Dindo 分级系统类似，均基于并发症的治疗，即发生轻度并发症时允许床边治疗，发生中度并发症时需要更复杂的药物治疗（抗生素、输血、肠外营养制剂），严重并发症则包括需要所有有创干预措施的不良事件以及器官衰竭[24]。第三级"严重并发症"则采用类似手风琴式可扩展的分级以进行更详细的并发症分级，即提供 3 个亚分类："无须全身麻醉的有创操作""全身麻醉的有创操作"和"器官系统衰竭"[24]。该分类法的实用性已被国际专家委员会验证，并且有几处已被修改[36-37]。此外，引入"并发症后遗症"一词是为了对并发症固有的进展进行分级，例如术后短暂性肾功能衰竭进展为慢性持续性肾功能衰竭，或者发生泌尿道感染后出现肾盂肾炎等[24]。为改进这个分级系统，临床中应以简洁为原则使其更加规范。由于可能存在这种缺陷，迄

今为止，"手风琴"式手术并发症严重程度分级系统尚未被广泛接受。该系统主要应用于北美洲[38-39]，此与美国外科学院国家手术质量改进计划（American College of Surgeons National Surgical Quality Improvement Program，ACS-NSQIP）有关，也是美国的一项收集随机分配患者术前30d到术后相关数据的全国性计划[40-41]。

## 术后并发症指数

Strasberg等在"手风琴"式手术并发症严重程度分级系统的基础上开发了一项量化手术并发症的指标，即术后并发症指数（postoperative morbidity index，PMI）[42]。因此，美国外科学院（American College of Surgeons，ACS）将收集的国家手术质量改进计划（National Surgical Quality Improvement Program，NSQIP）的复杂数据通过"手风琴"式手术并发症严重程度分级系统进行分级。对于6类扩展的"手风琴"式分级中的每一项，经计算后相对应严重程度的数字权重如下：1级0.11，2级0.26，3级0.37，4级0.60，5级0.79，6级1.00[42]。为计算某种手术（如腹腔镜结肠切除术）的PMI，可计算所有并发症严重程度的权重总和，并且除以接受该手术患者的总数[42]。就该算法而言，仅以每位患者的最严重并发症为主[42]。然而，通过对泌尿外科手术的外部验证发现，根据PMI对个体发生风险进行调整是不充分的[43]。仅考虑最严重的并发症时，PMI无法提供超过一项发生术后并发症患者的准确信息[43]。目前为止，PMI还未被广泛接受，仅用于除提出PMI的研究团队之外少数研究中的预后量化[40,44-46]。

## 综合并发症指数

迄今为止，Clavien-Dindo分级法是应用最广泛且公认的评估术后并发症的分类法。由于该分级法允许报告所有的并发症，并且罗列多种并发症的图表使比较结果时更困难，因此多数研究仅报道最严重的并发症。这可能导致

术后并发症的报告数量减少，从而低估术后发病率[16,24,26-27]。为了便于评估患者术后总体并发症的发病率，综合并发症指数（comprehensive complication index，CCI）被提出[25]，并且基于Clavien-Dindo分级[25]。每个并发症的严重程度均用一个数字表示，并且可以在在线计算器的帮助下进行计算，得到一个介于0（无并发症）和100（死亡）之间的数字[25]。CCI计算公式旨在考虑任何并发症的组合，包括严重程度较低的并发症[25]。为进一步完善该算法，应采用营销调研中操作风险指数分析的方法[47-49]。CCI仅适用于主要并发症Clavien-Dindo分级，作者进行了内部和外部的验证，显示出了CCI的计算优越性[25,50]。基于数字特征，根据CCI，临床中很容易纳入所有并发症来评估整体的术后负担。此外，也应简化研究机构和医疗机构之间发病率的比较。自2013年CCI被提出以来[51-54]，其在国际上越来越多地被用于评估整体术后发病率[25]。

## 术中并发症分级

最常用的并发症分级系统不包括术中并发症。2010年，在*JAMA Surgery*、*Annals of Surgery*和*British Journal of Surgery*期刊上发表的46项随机对照试验中，41%的试验未涉及术中并发症[55]。为克服此缺陷，侧重于术中并发症的新分级系统被开发[56-59]，以下我们介绍其中的两类分级系统。

## Oslo术中不良事件分级

Oslo术中不良事件分级方法是一个包含三级分类的简单分类系统[37]。I级代表无后果的失误并发症，II级代表需要即刻识别和纠正的并发症，III级代表对患者造成严重不良后果的并发症。Oslo分类法已经应用于一些研究对术中不良事件进行分级，但是迄今为止尚未被广泛采用[60-61]。

## 术中并发症的定义和分级（CLASSIC 法）

2015 年，术中并发症的分级系统（CLASSIC 法）被提出[59]（表 7.2）。在皮肤切开和关闭期间所发生的每项事件无论与手术相关还是与麻醉相关，均应进行评分[59]。CLASSIC 分级系统将术中并发症分为 0~ Ⅳ级[59]。0 级意味着理想的术中过程。Ⅰ级代表偏离最佳的治疗方案，但是不需要任何额外治疗。Ⅱ级代表需要干预或治疗以纠正的并发症，但是无致命的危险或永久性的残疾。相对而言，Ⅲ级代表可能致残或致死的并发症，术中死亡被归类为Ⅳ级[59]。CLASSIC 分级法和 Clavien-Dindo 分级法的内容存在许多相似之处。这种对术中并发症的简单分类方法已经被证明具有实用性，并且评估者之间的一致性良好[59]。虽然 CLASSIC 法被认为是"对外科相关文献的重大贡献"[62]，但是该分类法的使用并未得到普及。

## 讨　论

统一评估和报告并发症对于比较术后并发症及发生率是至关重要的[15,19]，此强调了并发症分级系统的重要性。在理想情况下，该系统不仅已涉及所有并发症，而且普遍适用且可重复。

Clavien-Dindo 分级法是第一个以并发症治疗为基础的术后并发症分级系统，至今已广泛被接受。该分类系统的缺点是由于其半数字特征难以比较发生多种并发症的患者。例如，

一位包含Ⅳb 级和Ⅱ级并发症的患者很难与另一位包含Ⅲb 和Ⅳa 级并发症患者的发病率进行比较。CCI 弥补了这一缺点，允许对所有复杂情况进行简单计算，结果可以显示为 0~100 的数字，然而却无法直观反映患者所承受的并发症。例如，对于一位Ⅲb 级并发症的患者，医生们知道需要行全身麻醉，但是对于一位 CCI 为 39 的患者，医生们不清楚存在Ⅲb 级并发症还是多个低级别并发症。因此，CCI 可能是 Clavien-Dindo 分级法的良好补充而不是替代品。术中并发症并未被记录在 Clavien-Dindo 分级系统或 CCI 中，因此新的术中并发症分类（如 CLASSIC 分级法）似乎很有前景。

CCI 还可以作为评估预后的基准化工具[54]。从经济学研究中所了解到的规范概念意味着可以通过与同类中最优者进行比较并提高质量。通过重新评估协调过程，术后结果与最优（基准）的自我比较可以降低术后发病率。在未来，公共卫生决策可能以在标准化结果衡量基础上制订的基准为指导。健康保险的财务覆盖范围、政府当局颁发的外科医师执照或患者对医院的选择也可能受到这些因素的强烈影响[54]。

致谢　感谢 Olga Mayenfisch 基金会对 Roxane D. Staiger 博士的研究资助。

感谢肝脏和胃肠道疾病基金会对 Pierre-Alain Clavien 医学博士的研究资助。

（罗洋　陈龙　译，顾朝辉　校）

表 7.2　术中并发症的定义和分级（CLASSIC 分级法）

| 分级 | 定义 |
| --- | --- |
| 0 级 | 未偏离理想的术中过程 |
| Ⅰ级 | 偏离最佳治疗方案，但是不需要任何额外的治疗 |
| Ⅱ级 | 需要干预或治疗以纠正并发症，但是无致命的危险或永久性残疾 |
| Ⅲ级 | 可能致残或致死的并发症 |
| Ⅳ级 | 死亡 |

经允许引自 Rosenthal 等[26]，经 Springer 许可

## 参考文献

[1] Clavien PA, Sanabria JR, Mentha G, et al. Recent results of elective open cholecystectomy in a North American and a European center. Comparison of complications and risk factors. Ann Surg, 1992, 216(6):618–626.

[2] Pearse R, Moreno RP, Bauer P, et al. Mortality after surgery in Europe-Authors' reply. Lancet, 2013, 381(9864):370–371.

[3] Vonlanthen R, Clavien PA. What factors affect mortality after surgery? Lancet, 2012, 380(9847):1034–1036.

[4] Whooley BP, Law S, Murthy SC, et al. Analysis of reduced death and complication rates after esophageal resection. Ann Surg, 2001, 233(3):338–344.

[5] Newman MF, Fleisher LA, Fink MP. Perioperative medicine: managing for outcome. Philadelphia: Saunders Elsevier. xix; 2008:723.

[6] Brennan MF, Radzyner M, Rubin DM. Outcome – more than just operative mortality. J Surg Oncol, 2009, 99(8):470–477.

[7] Finks JF, Osborne NH, Birkmeyer JD. Trends in hospital volume and operative mortality for high-risk surgery. N Engl J Med, 2011, 364(22):2128–2137.

[8] Feldman L, Barkun J, Barkun A, et al. Measuring postoperative complications in general surgery patients using an outcomes-based strategy: comparison with complications presented at morbidity and mortality rounds. Surgery, 1997, 122(4):711–719; discussion 719–720.

[9] Pomposelli JJ, Gupta SK, Zacharoulis DC, et al. Surgical complication outcome (SCOUT) score: a new method to evaluate quality of care in vascular surgery. J Vasc Surg, 1997, 25(6):1007–1014; discussion 1014–1015.

[10] Gumbs AA, Grès P, Madureira FA, et al. Laparoscopic vs. open resection of noninvasive intraductal pancreatic mucinous neoplasms. J Gastrointest Surg, 2008, 12(4):707–712.

[11] Beck-Schimmer B, Breitenstein S, Urech S, et al. A randomized controlled trial on pharmacological preconditioning in liver surgery using a volatile anesthetic. Ann Surg, 2008, 248(6):909–918.

[12] Trede M, Schwall G, Saeger HD. Survival after Pancreatoduodenectomy-118 consecutive resections without an operative mortality. Ann Surg, 1990, 211(4):447–458.

[13] Seiler CA, Wagner M, Sadowski C, et al. Randomized prospective trial of pylorus-preserving vs. classic duodenopancreatectomy (Whipple procedure): initial clinical results. J Gastrointest Surg, 2000, 4(5):443–452.

[14] DeOliveira ML, Winter JM, Schafer M, et al. Assessment of complications after pancreatic surgery – a novel grading system applied to 633 patients undergoing pancreaticoduodenectomy. Ann Surg, 2006, 244(6):931–939.

[15] Martin RC 2nd, Brennan MF, Jaques DP. Quality of complication reporting in the surgical literature. Ann Surg, 2002, 235(6):803–813.

[16] Strasberg SM, Linehan DC, Clavien PA, et al. Proposal for definition and severity, grading of pancreatic anastomosis failure and pancreatic occlusion failure. Surgery, 2007, 141(4):420–426.

[17] DeLong MR, Hughes DB, Blau JA, et al. Publication bias and the under-reporting of complications in the literature: have we dug our own pay-for-performance grave? Plast Reconstr Surg, 2014, 134(4S-1):42–43.

[18] Johnston L. Healthcare administration: concept, methodologies, tools and applications: Medical Information Science Reference, 2015.

[19] Bruce J, Russell EM, Mollison J, et al. The measurement and monitoring of surgical adverse events. Health Technol Assess, 2001, 5(22):1–194.

[20] Horton R. Surgical research or comic opera: questions, but few answers. Lancet, 1996, 347(9007):984–985.

[21] Clavien PA, Sanabria JR, Strasberg SM. Proposed classification of complications of surgery with examples of utility in cholecystectomy. Surgery, 1992, 111(5):518–526.

[22] Pillai SB, van Rij AM, Williams S, et al. Complexity- and risk-adjusted model for measuring surgical outcome. Br J Surg, 1999, 86(12):1567–1572.

[23] Veen MR, Lardenoye JW, Kastelein GW, et al. Recording and classification of complications in a surgical practice. Eur J Surg, 1999, 165(5):421–424; discussion 425.

[24] Strasberg SM, Linehan DC, Hawkins WG. The accordion severity grading system of surgical complications. Ann Surg, 2009, 250(2):177–186.

[25] Slankamenac K, Graf R, Barkun J, et al. The comprehensive complication index: a novel continuous scale to measure surgical morbidity. Ann Surg, 2013, 258(1):1–7.

[26] Dindo D, Demartines N, Clavien PA. Classification of surgical complications: a new proposal with evaluation in a cohort of 6336 patients and results of a survey. Ann Surg, 2004, 240(2):205–213.

[27] Clavien PA, Barkun J, de Oliveira ML, et al. The Clavien-Dindo classification of surgical complications: five-year experience. Ann Surg, 2009, 250(2):187–196.

[28] Chun YS, Vauthey JN, Ribero D, et al. Systemic chemotherapy and two-stage hepatectomy for extensive bilateral colorectal liver metastases: perioperative safety and survival. J Gastrointest Surg, 2007, 11(11):1498–1504; discussion 1504–1505.

[29] Haynes AB, Weiser TG, Berry WR, et al. A surgical safety checklist to reduce morbidity and mortality in a global population. N Engl J Med, 2009, 360(5):491–499.

[30] Permpongkosol S, Link RE, Su LM, et al. Complications of 2,775 urological laparoscopic procedures: 1993 to 2005. J Urol, 2007, 177(2):580–585.

[31] Sundaram CP, Martin GL, Guise A, et al. Complications after a 5-year experience with laparoscopic donor nephrectomy: the Indiana University experience. Surg Endosc, 2007, 21(5):724–728.

[32] Seely AJ, Ivanovic J, Threader J, et al. Systematic classification of morbidity and mortality after thoracic surgery. Ann Thorac Surg, 2010, 90(3):936–942; discussion 942.

[33] Petrowsky H, Breitenstein S, Slankamenac K, et al. Effects of pentoxifylline on liver regeneration: a double-blinded, randomized, controlled trial in 101 patients undergoing major liver resection. Ann Surg, 2010, 252(5):813–822.

[34] Oberkofler CE, Rickenbacher A, Raptis DA, et al. A multicenter randomized clinical trial of primary anastomosis or Hartmann's procedure for perforated left colonic diverticulitis with purulent or fecal peritonitis. Ann Surg, 2012, 256(5):819–826; discussion 826–827.

[35] Vonlanthen R, Slankamenac K, Breitenstein S, et al. The impact of complications on costs of major surgical procedures: a cost analysis of 1200 patients. Ann Surg, 2011, 254(6):907–913.

[36] Porembka MR, Hall BL, Hirbe M, et al. Quantitative weighting of postoperative complications based on the accordion severity grading system: demonstration of potential impact using the American College of Surgeons National Surgical Quality Improvement Program. J Am Coll Surg, 2010, 210(3):286–298.

[37] Kazaryan AM, Rosok BI, Edwin B. Morbidity assessment in surgery: refinement proposal based on a concept of perioperative adverse events. ISRN Surg, 2013, 2013:625093.

[38] Kim YW, Yoon HM, Yun YH, et al. Long-term outcomes of laparoscopy-assisted distal gastrectomy for early gastric cancer: result of a randomized controlled trial (COACT 0301). Surg Endosc, 2013, 27(11):4267–4276.

[39] Agadzhanov VG, Shulutko AM, Kazaryan AM. Minilaparotomy for treatment of choledocholithiasis. J Visc Surg, 2013, 150(2):129–135.

[40] Vollmer CM Jr, Lewis RS, Hall BL, et al. Establishing a quantitative benchmark for morbidity in Pancreatoduodenectomy using ACS-NSQIP, the accordion severity grading system, and the postoperative morbidity index. Ann Surg, 2015, 261(3):527–536.

[41] Reddy S, Contreras CM, Singletary B, et al. Timed stair climbing is the single strongest predictor of perioperative complications in patients undergoing abdominal surgery. J Am Coll Surg, 2016, 222(4):559–566.

[42] Strasberg SM, Hall BL. Postoperative morbidity index: a quantitative measure of severity of postoperative complications. J Am Coll Surg, 2011, 213(5):616–626.

[43] Beilan J, Strakosha R, Palacios DA, et al. The postoperative morbidity index: a quantitative weighing of postoperative complications applied to urological procedures. BMC Urol, 2014, 14:1.

[44] Muangkaew P, Cho JY, Han HS, et al. Outcomes of simultaneous major liver resection and colorectal surgery for colorectal liver metastases. J Gastrointest Surg, 2016, 20(3):554–563.

[45] Datta J, Vollmer CM Jr. Advances in surgical management of pancreatic diseases. Gastroenterol Clin N Am, 2016, 45(1):129–144.

[46] Ratti F, Catena M, Di Palo S, et al. Impact of totally laparoscopic combined management of colorectal cancer with synchronous hepatic metastases on severity of complications: a propensity-score-based analysis. Surg Endosc, 2016, 30(11):4934–4945.

[47] Meffert H, Bolz J. Internationales Marketing-Management. 1998, S.76 ff.76 ff.

[48] Welge MK, Holtbrügge D. Internationales Management: Theorien, Funktionen, Fallstudien. 2006, S.100 ff.100 ff.

[49] Zentes J, Swoboda B, Schramm-Klein H. Internationales Marketing. 2006, S.180.180.

[50] Slankamenac K, Nederlof N, Pessaux P, et al. The comprehensive complication index a novel and more sensitive endpoint for assessing outcome and reducing sample size in randomized controlled trials. Ann Surg, 2014, 260(5):757–763.

[51] Fretland AA, Kazaryan AM, Bjørnbeth BA, et al. Open versus laparoscopic liver resection for colorectal liver metastases (the Oslo-CoMet study): study protocol for a randomized controlled trial. Trials, 2015, 16:73.

[52] Machado MAC, Surjan RC, Basseres T, et al. The laparoscopic Glissonian approach is safe and efficient when compared with standard laparoscopic liver resection: Results of an observational study over 7 years. Surgery, 2016, 160(3):643–651.

[53] Marsman EM, de Rooij T, van Eijck CH, et al. Pancreatoduodenectomy with colon resection for cancer: a nationwide retrospective analysis. Surgery, 2016, 160(1):145–152.

[54] Rössler F, Sapisochin G, Song G, et al. Defining benchmarks for major liver surgery: a multicenter analysis of 5202 living liver donors. Annals of Surgery, 9000. Publish Ahead of Print.

[55] Rosenthal R, Hoffmann H, Dwan K, et al. Reporting of adverse events in surgical trials: critical appraisal of current practice. World J Surg, 2015, 39(1):80–87.

[56] Shackleton CR, Vierling JM, Nissen N, et al. Morbidity in live liver donors: standards-based adverse event reporting further refined. Arch Surg, 2005, 140(9):888–895; discussion 895–896.

[57] Satava RM. Identification and reduction of surgical error using simulation. Minim Invasive Ther Allied Technol, 2005, 14(4):257–261.

[58] Kaafarani HM, Mavros MN, Hwabejire J, et al. Derivation and validation of a novel severity classification for intraoperative adverse events. J Am Coll Surg, 2014, 218(6):1120–1128.

[59] Rosenthal R, Hoffmann H, Clavien PA, et al. Definition and classification of intraoperative complications (CLASSIC): Delphi study and pilot evaluation. World J Surg, 2015, 39(7):1663–1671.

[60] McClusky DA, Smith CD. Design and development of a surgical skills simulation curriculum. World J Surg, 2008, 32(2):171–181.

[61] Rassweiler JJ, Teber D, Frede T. Complications of laparoscopic pyeloplasty. World J Urol, 2008, 26(6):539–547.

[62] Kinaci E, Sevinc MM, Bayrak S, et al. Is the classification of intraoperative complications (CLASSIC) related to postoperative course? Int J Surg, 2016, 29:171–175.

第**8**章　伦理和法医学方面的思考

*Lindsay A. Hampson, Maxwell V. Meng*

## 引　言

尽管医生试图为自己的患者提供优质的临床医疗服务，但是即使是最尽责和训练有素的医生，也可能出现医疗事故问题。这些情况可能具有挑战性，特别是对于那些勤奋于临床治疗并且将患者的最佳利益放在心上的医生而言，医疗事故往往是情感上的负担。

不幸的是，医生在接受住院医师和专科医师培训期间几乎未学习关于医疗伦理和法医学方面的内容，并且往往在发生医疗事故索赔时医生才会第一次接触法律体系。由于这种方式的存在，医生被迫在充满压力的环境中了解这一过程。本章旨在使泌尿外科医生了解美国的医疗事故制度，并且提供一些关于医疗事故索赔过程的信息，从而指导泌尿外科医生在执业中了解相应的伦理考虑因素。

L.A. Hampson, MD
University of California San Francisco,
Department of Urology, 400 Parnassus Ave,
Box 0738, San Francisco, CA 94143, USA
e-mail: Lindsay.hampson@ucsf.edu

M.V. Meng, MD (✉)
University of California San Francisco, Department
of Urology, 550 16th Street, San Francisco,
CA 94158, USA
e-mail: Max.meng@ucsf.edu

© Springer International Publishing AG 2018
R. Sotelo et al. (eds.), *Complications in Robotic Urologic Surgery*,
DOI 10.1007/978-3-319-62277-4_8

## 医疗事故

### 美国医疗事故概述

据统计，医疗事故是美国的第三大致死原因，每年有 251 454 人因此死亡，仅次于心脏病（614 348 人）和癌症（591 699 人）[1]。考虑到如此高的发生率，每年 7.4% 的医生将面临医疗事故索赔也就不足为奇。据估计，在所有医生中，1.6% 的医生在面临索赔时需要赔偿[2]。就医生专业而言，神经外科医生面临的年度索赔率最高（19.1%），其次是胸心血管外科医生（18.9%）和普通外科医生（15.3%），泌尿外科医生的年度索赔风险约为 11%（每年约有 3% 的泌尿外科医生面临向原告支付费用的索赔）。在医生职业生涯中，累积的医疗事故风险是巨大的。据估计，80% 的外科医生在 45 岁前将面临医疗事故索赔，这一比例在 65 岁时上升至 98%（26% 的外科医生在 45 岁前面临医疗事故赔付，到 65 岁时上升至 63%）。

根据国家执业人员数据库提供的最新数据，2014 年美国报告的医学博士 / 医生有偿医疗事故索赔案件有 8 875 起[3]。这项结果表明，自 21 世纪初达到峰值以来，已支付索赔的数量随时间呈下降趋势（图 8.1）。按照州名进行划分，有六个州囊括约 50% 的医生付费索赔：纽约州（14.9%）、加利福尼亚州（9.7%）、佛罗里达州（8.5%）、宾夕法尼亚州（7.2%）、新泽西州（4.7%）和得克萨斯州（4.6%）。

这些索赔的绝大多数付款额低于 50 万美元，但是值得注意的是，小额付款（10 万美元

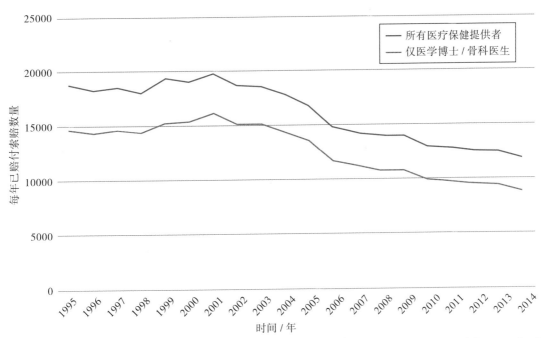

**图 8.1** 已支付并且向国家执业人员数据库报告的索赔数量 [ 用数据分析工具 https://www.npdb.hrsa.gov/analysistool 产生，2016 年 8 月 23 日。数据来源于国家执业人员数据库（2014 年）：不良行为和医疗事故报告（1990—2014 年）]

以下）的比例有所下降，大额付款（100 万美元以上）的比例保持相对稳定[3]（图 8.2）。支付给原告的金额因医生专业而异，各专科支付的平均金额为 247 887 美元（中位数为 111 749 美元），泌尿外科医生的金额估计略低于 300 000 美元（中位数约为 75 000 美元）[2]。

　　2014 年，美国医疗事故诉讼的总赔付金额估计接近 39 亿美元，这是自 2012 年最低点以来连续第二年上升[4]。医疗事故赔付额在住院医疗（46%）和门诊医疗（40%）之间分布相对均匀。赔付的主要原因是诊断（33%），其次是手术（24%）、治疗（19%）和产科（11%）。30% 的赔付额归因于患者死亡，18% 归因于特大永久性伤害，17% 归因于重大永久性伤害，13% 归因于四肢瘫痪、脑损伤或需要终身护理。

## 泌尿外科医疗事故和赔偿金索赔方面的频率和类型

　　一项关于美国泌尿外科医生的调查结果显示，每位医生每年面临医疗事故索赔的频率为 0.09 起（每 11 年一起），并且未发现这一比率受到职业声誉的影响[5]。实际上，执业时间越长，发生医疗事故诉讼的概率越高。根据已公布的数据，多数泌尿外科医生在职业生涯中可能会被起诉两次[5-6]。

　　尽管较早的数据显示，输精管结扎术和腔内泌尿外科手术产生的医疗事故索赔概率最高，但是在最近对泌尿外科索赔事件的多项评估中，肿瘤科（28%）和腔道泌尿外科（12%）占据医疗事故诉讼的大部分，女性泌尿外科（10%）紧随其后[6-7]。截至 2012 年，最有可能导致索赔结案的疾病是前列腺癌和肾癌[8]。

　　在与赔款相关的泌尿外科医疗事故索赔分析中，大多数索赔与术后（31%）和术中事件（29%）有关，其次是漏诊（18%）、用药错误（6%）和手术时遗留异物（6%）[9]。另一项对泌尿外科索赔事件的研究结果显示，约一半的索赔事件是由于操作不当和诊断错误导致的[10]。就已结索赔事件中患者受到伤害的严重程度而言，重大和轻微的临时伤害分别占申索金额的 21%（平均损失赔偿金额分别为 245 597 美元和 205 403 美元），患者死亡人数占 17%（平均损失赔偿金额为 372 071 美元），

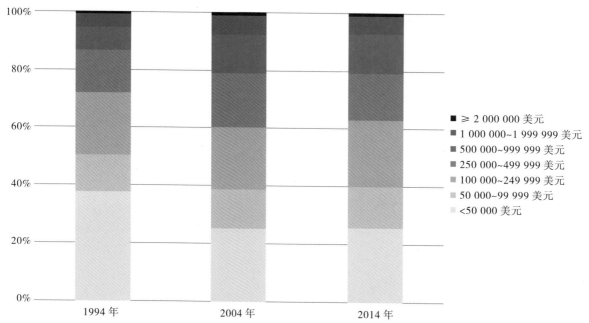

图 8.2　已支付并向国家执业人员数据库报告的索赔数量。付款金额经通货膨胀调整 [ 用数据分析工具 https://www.npdb.hrsa.gov/analysistool 产生，2016 年 8 月 23 日。数据来源于国家执业人员数据库（2014 年）：不良行为和医疗事故报告（1990—2014 年）]

情感伤害（平均损失赔偿金额为 15 143 美元）和严重伤害（平均损失赔偿金额为 514 844 美元）分别只占 2%[11]。

Sherer 等在对美国医生保险业者协会（Physician Insurers Association of America，PIAA）结案索赔数据的最新分析进行研究后发现，泌尿科在其他医学专科的 26 个已结案索赔总数中排名第 13 位，其中在 27% 的索赔案件中当事人需要向患者支付赔偿金[11]。尽管作者发现自 2008 年以来超过 100 万美元的高额支出占总支出的比例不足 8%，并且这些高额支出更多见于泌尿外科，但是总体上高额支出的比例低于其他专科。尽管大额支出有所增加，但是平均支付额的增加是总体支出增加的驱动因素，而并非大额支出的增加[8]。一项关于泌尿外科医生的调查结果显示，泌尿外科医生的平均审前和解金略低于 20 万美元（中位数为 7 万美元），而审判中患者的平均赔偿金为 21.4 万美元（中位数为 10 万美元）。如果患者因疼痛和痛苦获得赔偿，平均赔偿额为 27 万美元（中位数为 8.5 万美元）[6]。

## 医疗事故索赔：当事人和构成要件

侵权法涉及专业过失的内容，是美国处理医疗事故索赔的法律依据。医疗事故是指医疗保健提供者在治疗患者期间发生的任何不当、非法或疏忽的行为，对患者造成伤害，并且偏离公认的医疗实践标准（称为"合理人"标准）。在美国，医疗事故法由各州管辖，而并非由联邦政府管辖。原告通常是患者或代表患者行事的合法指定方，向被告提起诉讼。被告是医疗保健提供者。发生医疗事故时，指控必须被及时提交，由国家确定（诉讼时效）。除非医疗事故发生在政府设置的机构或联邦政府资助的诊所，否则诉讼时应向各州法院提起。

处理医疗事故的律师包括原告律师和辩护律师，原告律师由患者或患者代表聘请，辩护律师通常由医生的保险公司任命。原告律师通常是在成功酬金（即胜诉后才付给律师）的基础上被聘用，这意味着律师只有在判处赔偿的情况下才会收到付款，无论是在和解协议中还是在法院裁定的损害赔偿中。律师收取的金额根据约定的百分比而变化（通常为5%~50%）。另一方面，辩护律师的报酬是律师费。医生可以聘请自己的私人律师为自己提供额外的代理，费用由自己承担[12]。

医疗事故的构成要件主要包括四项内容，关键点是对过失的认定。①确定义务：当患者与医疗保健提供者之间建立医疗服务关系时，确定存在法律义务。②违反责任：医疗保健提供者被指控的不当行为必须有别于合理的、处境相似的专业人员本应实施的医疗标准。通常专业的证人证词被用来建立这一合理标准。③因违规行为造成伤害：被指控的不当行为与由此对患者造成的伤害之间必须建立因果关系。④因损害造成赔偿损失：必须提供损害证明才能确定医疗过失。这些损失通常是损害赔偿，既考虑实际成本（如收入损失），又考虑未来医疗成本，并且可以包括非经济成本（如疼痛和痛苦）。损害赔偿很少是惩罚性的，通常列入涉及恶劣和（或）故意行为的案件中。

## 医疗事故索赔的诉讼过程

在原告提出索赔后，被告将收到一张传票，这是一份已经提起诉讼的通知。医生应该通知所在机构和（或）相应的保险公司，证据开示的审前诉讼程序即开始。这一程序通常是诉讼过程中涉及内容最多、时间最长的部分，旨在促进案件双方当事人在法庭外达成和解。证据开示涉及通过共享信息确定案件事实，通常包括要求提供医疗/账单记录、质询（包括查找诉讼当事人或参与索赔的个人信息）和证词。

获取证词时，诉讼当事人在宣誓的情况下接受双方律师的讯问，然后在随后的审判中将这些笔录作为证据提供。通常，在诉讼前诉讼人会与他们的律师进行充分的准备，这可能涉及研究医疗记录和（或）其他个人的证词，以及由训练有素的专家模拟证词。作证的时间和

地点由双方律师确定，一名法庭书记员在场主持诚实宣誓，并且逐字记录，随后提供给双方。原告可以选择出席涉及被告的证词会议，也可以由一名医疗事故保险代表出席。

在作证期间将进行直接质询，原告律师可以直接向被告医生提问。医生的律师则被允许进行交叉询问，随后可以重新定向和重新询问，直到将所有问题问完。允许提出两种反对意见，这些反对意见与特权的主张和所提问题的形式有关。

如果索赔未得到解决或撤销，那么下一步将会进入审判阶段。据估计，只有不到10%的医疗事故索赔案件进入审判阶段，而在进入审判阶段的案件中约80%的案件判决结果有利于医生被告人[13]。一项关于美国泌尿外科学会（American Urological Association, AUA）会员的调查发现，近50%的诉讼在未达成财务和解的情况下被撤销或驳回，36%的诉讼涉及审前财务和解。在所有的索赔案件中，只有在3.5%的情况下案件会以有利于患者的形势进行审判。相比之下，13.2%的索赔案件进入审判阶段后有利于医生[6]。在对1985—2013年美国医生保险业者协会（Physician Insurers Association of America, PIAA）泌尿外科索赔案件进行分析后数据显示，64%的案件被撤销、撤回或驳回，24%的案件由双方当事人达成庭外和解，7%的案件在法庭上有利于医生被告人，1%的案件有利于患者原告[11]。

在庭审中，可以展示审前诉讼期间获得的信息，但是届时不得提供新的信息。举证责任在于原告律师确定所谓的"证据优势"。与刑事案件中使用的"超出合理怀疑"标准相比，这是一个不那么严格的证据标准，意味着陪审团认为确实发生过失的可能性超过50%。在法院作出决定并且判付损害赔偿金后，任何一方均可以对判决结果提出上诉或要求重新审判。如果法院发现医疗事故，通常会向各州的医生执照委员会和（或）医学会以及国家执业人员数据库报告。

根据对美国泌尿外科学会（American Urological Association，AUA）成员的调查可知，泌尿外科医生为他们的第一起诉讼案件辩护的平均时间接近22d[6]。近年来，为索赔案件辩护所支付的成本一直呈上升趋势。一项研究结果显示，2007—2012年为索赔案件辩护所支付的平均费用增加70%（从29 000美元增加到50 000美元），为需要支付索赔的案件辩护所支付的平均成本增加77%（从42 000美元增加到74 000美元）[8]。在过去的十年中，为一项进入审判阶段索赔案件辩护所支付的平均成本为104 155美元[11]。

## 防止医疗事故索赔

避免医疗事故索赔的最佳办法首先是防止医疗事故。风险管理的目标是帮助识别和解决患者医疗问题可能导致的诉讼情况，以便从一开始就防止这种情况发生。医生可以通过他/她所在的诊所、医院或保险公司进行风险管理。如果医生对向患者提供医疗或患者的结局存在任何可能被认为是疏忽的担忧，他们应该与风险管理部门联系。这意味着，在必要的情况下可能涉及并发症的风险管理，即使医生自己不认为这是由于疏忽造成的。

此外，Feld 和 Moses 还给出一些预防医疗事故索赔事件的建议[14]，包括了解社会、指导方针和医疗标准，对患者进行仔细的术前评估，以及获得充分的知情同意。法律责任确实已延伸到医生对任何下级医生的责任，因此确保办公室工作人员和下级医生接受过良好的培训并且了解诊所或医院的政策（包括如何处理急诊呼叫），这一点很重要。两位研究者还警告，电子邮件可以作为证据被提供，每个人都应该了解电子病历政策，此关系到对结果和通信作出反应的时效性和完整性。

最近，另一种防止医疗事故索赔事件的策略引起了人们的关注，那就是向患者披露医疗错误，并且向患者道歉。研究结果表明，导致患者提出医疗事故索赔的最大因素之一是医生和患者之间的沟通不力，这可导致不信任或缺乏诚实的感觉[15-17]。一项对提出医疗事故索赔患者进行调查的研究结果发现，60%的患者或患者家属提出索赔并非因为事件本身，而是因为医生的处理方式和沟通不力[18]。

因此，披露错误的目的是恢复信任，改善沟通，减少患者的愤怒，并且展示责任感和诚实度[14]。最终的结果是防止可能因这些事件而引起医疗事故索赔。研究结果表明，当发生医疗差错时，如果医生道歉和提供解释，并且与患者和家属保持开放的沟通，医生就不太可能面临医疗事故诉讼[8,19-20]。联合委员会发布了一项全国性的披露标准，要求告知患者关于医疗服务过程的所有方面，包括意外结果，然而其中未针对如何实施这一标准提供指导[21]。

有几家医院已经实施医疗差错披露计划，并且成功地展示了该计划在恢复信任和提高患者满意度的同时可以降低成本的能力，此外还减少了医疗事故诉讼案件的数量，降低了诉讼成本，增加了获得赔偿的患者数量和提供这种赔偿的时间表[22-24]。例如，密歇根大学医学院及医院系统实施了一项三管齐下的医疗差错披露计划，包括向患者承认由于错误而产生不良后果的案例，并且迅速和公平地补偿了这些患者，为被认为不构成疏忽的案例当事人积极地辩护，以及研究不良事件以改进流程或政策，从而防止未来的不良事件或改善患者结局[22]。在实施三管齐下的医疗差错披露计划后，该医院能够将每年的诉讼成本降低1/3（从300万美元减少到100万美元），将平均解决索赔的时间从20.7个月减少到9.5个月，并且将索赔数量减少一半以上（从262项减少到114项）。

医生应该与医院风险管理部门合作，以了解自己医院的政策（因为这些政策在不同的机构之间差别很大），并且确定披露医疗差错的最佳方法。披露医疗差错可能是一次非常困难的对话，医生们不一定曾接受如何做到这一点的培训。因此，医生可能需要在披露前接受培训，以学习如何进行对话以及应该传达的信息内容[15,23]。Gallagher 等针对向患者披露意外结果时需要考虑的关键因素提供了一些指导方针，包括关于事件的事实证据、表示遗憾及提供正式道歉（如果意外结果由系统错误或故障造成）[23]。此外，他们主张机构管理人员通过风险管理和患者安全活动将这一点整合为制度，并且建立"披露支持系统"以确保医生拥有渊博的知识，同时各方都能够得到适当的情感支持。

## 医疗事故保险、侵权改革与防卫式医学

全国范围内的医疗事故保险费一直在增长（一些州中每年增长 8%~20%），有时超过通货膨胀，美国医学会（American Medical Association，AMA）已经确定 19 个州处于"危机状态"[6,8]。泌尿外科医生开展的一项调查结果显示，2003 年的平均医疗事故保险费为 30 665 美元（中位数为 22 500 美元）[6]。一项美国泌尿外科学会（American Urological Association，AUA）开展的调查研究结果显示，28% 的泌尿外科医生已注意到很难获得保险，特别是在西南地区[25]。

总体而言，医疗事故给医疗保健系统带来的成本令人震惊。据估计，该费用占美国医疗保健总支出的 2.4%，2008 年时估计为 556 亿美元（按照美元计算）[26]。在美国 2010 年医疗保健年的卫生事务出版物中，Mello 等估计每年赔偿款为 57.2 亿美元，其他费用包括行政费用（估计为 41.3 亿美元）和防御性医疗费用（估计为 45.59 亿美元）。

不幸的是，由于医疗事故环境的原因，防卫式医学的实践活动已经上升。一项关于美国泌尿外科学会（American Urological Association，AUA）成员的调查发现，鉴于目前的医疗事故环境，58% 的泌尿外科医生考虑将疑难病例转诊给另一位泌尿外科医生，60%的医生考虑限制他们的执业范围，26% 的医生正在考虑改变他们的执业状态，41% 的医生正

在考虑离开医学行业[6]。另一项研究发现，许多泌尿外科医生可能推荐某些类型的手术，其中 60% 推荐腹腔镜手术，54% 推荐尿流改道手术，20% 推荐根治性膀胱切除术[25]。

在美国，侵权改革一直是一个热点话题，倡导者致力于寻求降低琐碎索赔案件的数量，降低医疗事故诉讼的成本，使医疗事故保险可以负担得起，并且最终确保患者在这一过程中得到保护。所提出的侵权改革备选方案是多种多样的，首先是被视为"常规"的侵权改革（包括缩短诉讼时效、设立筛选小组、实施更高标准、损害赔偿改革、修改责任规则，以及对诉诸法院的条件施加限制）[27]。

试图防止轻率索赔和降低医疗事故保险保费上涨的一个传统方法是对非经济损害实施上限。一项针对泌尿外科医生医疗事故索赔案件的陪审团裁决情况的研究结果显示，尽管与未设置上限的州相比，在设置上限的州中整体判决和解的中值较低，但是这似乎并不影响提起诉讼的数量，同时也与和解金额的减少无必然关系。此外，在设置非经济损害上限的州中泌尿外科医生的保险费持续增加[7]。另一项评估上限的研究结果显示，Ⅲ 期和 Ⅳ 期膀胱癌患者更有可能在设置医疗事故上限的区域接受膀胱切除术，并且医疗事故上限的存在实际上是特定疾病生存率的预测指标。该结论表明，尽管设置上限对保险费或索赔有影响，但是当涉及外科手术或他们认为可能是医疗事故索赔潜在来源的患者时，设置上限实际上可能会影响泌尿外科医生的执业模式[28]。

一些学者主张，除了医疗保健系统的成本之外，侵权制度实际上并不服务于该制度所保护的患者[15]。因此，提出侵权制度的替代方案，包括以调解为基础的模式（如调解或仲裁），以及建立道歉和披露的法律，这些将通过保护参与公开和诚实讨论不良事件的临床医生来促进沟通[29]。其他替代方案包括鼓励尽早和解，使用"医疗法庭"，制订疏忽标准的替代方案，将责任转移到机构，以及预先确定可赔偿的事件[27]。

## 关于外科新技术的法医学思考

值得注意的是，对于外科新技术和新科技的开发与应用，目前临床中尚未达成共识。长期以来，随机对照试验一直被认为是指导新治疗决策的金标准，但是随机对照试验并非总是适用，或当涉及外科干预时可能并非一直可行[30]。首先，关于泌尿外科的随机对照试验很少，这通常是由于在外科环境中进行随机对照试验的可行性很小，原因包括成本、较长的时间曲线、缺乏普适性以及患者的获益情况[31]。因此，手术治疗效果的比较通常依赖于病例对照研究或手术技术的渐进式改变。在外科环境中，很难确定一种术式何时演变为一种新的或不同的术式，这也引发了关于不断变化的术式是否需要知情同意的必要性或新术式验证要求的问题。一些学者主张，新的手术在常规采用前需要被验证，但是作为一个专业领域，作者既未确定哪些术式符合这一要求，也未确定"验证"的概念在手术环境中意味着什么[30]。

## 机器人泌尿外科手术

此处涉及一个关于机器人手术的具体话题是医疗事故和外科标准的制定，特别是关于前列腺切除术的机器人手术。虽然微创技术在前列腺切除术中的应用正在与日俱增[32-33]，但是研究结果表明，与接受开放性前列腺切除术的患者相比，接受机器人辅助前列腺切除术的患者对手术效果可能不太满意，并且更有可能对自己所选择的治疗感到后悔[34]。研究者推测，这可能是由于患者对机器人辅助前列腺切除术提供的更先进技术抱有更高的期望所致。

近年来，在手术类型逐渐向微创手术过渡的背景下，前列腺癌手术已成为因手术失误导致最高终止索赔金额的来源，并且在平均赔付金额方面领居首位[8]。一项通过评估医疗事故索赔的研究结果显示，约75%与根治性前列腺切除术有关的索赔案件进入审判阶段，其中1/5的患者获

得损害赔偿，导致此类诉讼的最大原因是患者声称他们未得到适当的知情同意[33]。一些外科医生争辩说，前列腺切除术索赔案件增加的原因是，在机器人手术作为一项新技术得到开展后应该有一个集中的机构来监督和认证使用机器人技术的泌尿外科医生的执业资格[8]。事实上，最近一项关于已结案医疗事故索赔案件的研究结果显示，75%的索赔案件由术中发生的失误引起，80%以上的案件由系统因素造成（已确定的最常见系统错误类型是缺乏临床经验或缺乏技术经验）[35]。

在许多研究中，学者均主张机器人手术的正规化训练过程，例如临床前训练、临床训练、模拟和教学型手术[36-37]。应当指出，在教学型手术案件中，主刀的外科医生应承担对患者的责任和义务，而非受培训者医生；从法律层面来讲，受培训医生与患者之间不存在医患关系，故未确立彼此的义务，法院裁定受培训的医生等不承担责任[35]。然而，此建议应该征得患者的同意，并且受培训医生等角色应该与患者预先确定，尽管这不一定是常见的做法[38]。

在证明医生手术能力的病例数量方面，一组研究以手术时间作为医生手术能力的标志，研究结果显示住院医生实施机器人辅助前列腺切除术的学习曲线为20例[39]。其他研究也已经根据接受过腹腔镜培训和未接受过腹腔镜培训的泌尿外科医生的手术情况得出类似的结果，学习曲线为12~25例[40-42]。然而，一些外科医生指出，达到熟练操作所需的标志并不一定是病例数量，更好的标志可能是某些操作或技能的熟练程度，这些操作或技能水平应该得到证明[37]。应该指出的是，有一些培训计划（如加利福尼亚大学尔湾分校为期5d的"短期培训项目"）旨在提供授课和动手培训以促进机器人手术方面的培训和认证[43]。

美国泌尿外科学会（American Urological Association，AUA）已经规定了一些腹腔镜和机器人手术的基本技能参数，并且要求使用这些微创技术的泌尿外科医生同样精通开放手术，了解如何处理手术并发症，通过实践和

（或）培训拥有腹腔镜手术经验，同时完成这些手术的督导式训练[44]。

泌尿外科机器人医师协会（Society of Urologic Robotic Surgeons，SURS）就确保医院安全实施机器人辅助前列腺切除术和颁发证书提出，建议建立一家中央认证机构以负责制定和维护医疗机构安全引入机器人技术的标准[45]。此外，美国泌尿外科学会还建立了泌尿外科机器人手术的在线课程[46]。该课程提供和涵盖了九项模块的明确课程，要求参与者完成直观外科手术公司的在线培训系统，并且设计一套机器人手术的标准操作实践。这些操作实践是根据 SURS 的建议而修订的[47]。

## 伦理学问题

### 医德医风原则

美国医学会（American Medical Association）已制定职业行为标准，同时美国泌尿外科学会已采用这些标准来指导医生的行为（表 8.1）[48]。这些医德标准提出了对患者、社会、其他卫生专业人员和自己责任的要求，并且在实践中适用于各种情况。

### 知情同意

知情同意是临床中医疗实践的一项基本原则，这一概念随着时间的推移而演变。在现代医学中，大多数医生接受 Schloendorff 纽约医院协会（Schloendorff v. Society of New York Hospital，1914 年）Cardozo 法官信奉的同意原则，即"每位成年和精神健全的人都有权利决定应该如何处理自己的身体；外科医生未征得患者同意的情况下进行手术属于人身侵犯，要为此承担损害赔偿责任"[49]。随着时间的推移，这一概念在法律法规中得到扩展，要求医生告知治疗的潜在危险，以及如果患者不继续接受治疗的潜在结果[50-51]。

表 8.1 美国医学会医学伦理原则

| |
|---|
| 医生应致力于提供合格的医疗护理，同情和尊重人的尊严和权利 |
| 医生应坚持专业标准，在所有专业互动中保持诚实，并且努力向有关单位报告品德或能力不足以及从事欺诈或欺骗行为的医生 |
| 医生应尊重法律，同时也应认识到有责任寻求改变那些有违患者最佳利益的要求 |
| 医生应尊重患者、同事和其他医务人员的权利，并且在法律规定的范围内保障患者的信心和隐私 |
| 医生应继续研究、应用和推进科学知识，保持对医学教育的承诺，向患者、同事和公众提供相关信息，同时获得咨询，并且在必要时利用其他卫生专业人员的才能 |
| 在为患者提供医疗服务时，除急诊情况外，医生应自由选择服务对象，决定与谁合作以及提供医疗服务的环境 |
| 医生应认识到有责任参与有助于改善社区和提高公众健康的活动 |
| 医生在诊治患者时，应该将对患者的责任放在首位 |
| 医生应支持所有人都能获得医疗服务 |

美国医学会的标准（1957 年 6 月），2001 年 6 月修订[48]

知情同意包括三个关键点，要求患者有能力、知情，并且自愿同意[52]。有一个重要的事项应注意，书面同意书并非是必需的，其本身不代表法律上的知情同意；知情同意代表一个过程以及医生与患者之间的了解，同意书仅仅是这一过程的书面记录。美国外科医师学会（American College of Surgeons）已制定知情同意过程中不可或缺的原则，例如讨论诊断和不接受治疗的风险或好处、治疗或手术的性质 / 目的 / 风险 / 好处，包括讨论住院过程和康复期间的期望、任何替代治疗方案（包括其风险或好处），以及即将参与患者医疗服务的各类医疗专业人员及其角色[53]。

### 利益冲突

在医学界，利益冲突无处不在，并且常常不可避免，在泌尿外科实践中亦有描述[54]。当专业人员与其主要利益（即患者的医疗或研究完整性）有关的判断受到、可能受到或被认为受到次要利益（即经济收益或学术进步）的影响时，即存在利益冲突。重要的是，冲突的存在并非一定产生不适当的影响，仅仅是认为个人的判断受到影响就构成利益冲突。同样重要的是，利益冲突的存在并不意味着行为不端或不当行为。

美国泌尿外科学会已经制定处理利益冲突的政策和程序，包括普遍披露，在某些情况下还包括其他管理冲突的手段（如资产剥离或回避）[55]。这些政策的目标是通过允许个人考虑冲突的存在和影响来促进知情决策。除美国泌尿外科学会（American Urological Association，AUA）年会和泌尿学杂志中发表的摘要和出版文献外，这些指南尤其适用于美国泌尿外科学会的官员、指南小组、委员会成员及顾问，并且由美国泌尿外科学会司法和伦理委员会执行。

美国泌尿外科学会也发布了指导其会员与行业互动的原则（表 8.2）[56]。虽然医生与业界的互动是推进患者照护和研究的一个关键方面，但是美国泌尿外科学会认为，建立适当的互动以保护公众并提高透明度可以防止因利益冲突造成不正当影响，这一点非常重要。

## 专家证人证词

专家证人需要提供关于医疗标准和评估不当行为诉讼的背景，美国泌尿科学会已经将此作为泌尿外科医生的道德和义务[57]。一项关于医疗事故索赔案件中泌尿外科专家证人的研究结果显示，原告和被告的专家证人均有平均 30 年以上的临床经验，为被告作证的专家具有更高的学术影响力，并且更有可能在学术环境中执业[58]。

关于专家证人证词的政策，美国泌尿外科学会声明有一套指导选择专家证人的建议，包括证人应活跃在泌尿科领域，完成住院医师 / 专科培训后有至少 5 年的经验，了解相关文献和指南，并且在案件主题方面具有丰富的临床经验，能够为法院提供公正的审查和意见[57]。

表 8.2 美国泌尿外科学会发布的会员与行业互动的指导原则

| |
|---|
| **补偿：** |
| 不应接受个人礼物或娱乐报酬 |
| 对所提供服务的任何补偿应按公平的市场价值提供 |
| 培训内容应不受外界的修改 |
| 培训内容应指明赞助学术活动的公司 |
| **医药样品：** |
| 不应售卖 |
| 不应赠予患者以外的个人 |
| **患者许可和保密：** |
| 只有当某一业内专业人员的存在有利于患者医疗护理时才可出现在手术室 |
| 业内专业人员在场前应向患者说明情况 |
| 业内专业人员之间应保证患者的隐私 |
| **非美国食品药品监督管理局批准的治疗：** |
| 根据医生的医学知识和专业判断，允许在美国食品药品监督管理局批准的目的之外使用药物或设备 |
| 医生在为患者提供关于使用非美国食品药品监督管理局批准的治疗方法的咨询时，必须提供准确的知情同意，并且披露所有竞争协议 |
| 收取回扣是非法和不道德的 |
| **调查研究：** |
| 在参与行业赞助研究前，应获得伦理审查委员会的批准 |
| 行业赞助研究的资金应支付给机构或诊所 |
| 需要知情同意 |

经允许引自 https://www.auanet.org/education/policy-statements-membership-interactions-with-industry.cfm

## 院内辅助转诊流程

与泌尿外科医生尤其密切相关的是，提供院内辅助转诊程序旨在简化患者的医疗护理以提供协调的医疗服务，并且得到所谓的 Stark 法律允许，该法律允许医生在医生执业时提供辅助服务。由于这一例外情况的存在，人们一直担心提供这些服务的医生普遍存在自我转诊和过度使用辅助服务的情况[59-63]。

在这一背景下，美国泌尿外科学会提出了一些道德指导原则，主张让患者了解自己的病情和所有可能的治疗选择，建议患者可以寻求第二种意见，所有治疗建议和转诊均应该以医疗标准和得到支持的建议为基础，并且在提供辅助服务方面应该具有透明度，确保这些服务符合患者的最佳利益[64]。

## 结 论

尽管泌尿外科医生已经尽最大努力提供勤奋和富有同情心的临床医疗服务，但是大多数泌尿外科医生在执业生涯中仍然将面临医疗事故的索赔。因此，了解外科和泌尿外科领域的医疗事故环境以及潜在的伦理原则是很重要的。泌尿外科医生应将这些原则与继续教育相结合，以确保自己了解泌尿外科的医疗标准，并且努力提供优质的医疗支持，避免潜在的并发症。

（薛文华　胡建平　译，林锐　顾朝辉　校）

## 参考文献

[1] Makary MA, Daniel M. Medical error-the third leading cause of death in the US. BMJ, 2016, 353:i2139.

[2] Jena AB, Seabury S, Lakdawalla D, et al. Malpractice risk according to physician specialty. N Engl J Med, 2011, 365(7):629–636.

[3] Singh H. National Practitioner Data Bank (2014): Adverse Action and Medical Malpractice Reports (1990–2014) [Internet]. 2014. Available from: https://www.npdb.hrsa.gov/analysistool

[4] Gower J. 2015 medical malpractice payout analysis [Internet]. www.diederichhealthcare.com. 2015[cited 2016 Aug 30]. Available from: http://www.diederichhealthcare.com/the-standard/2015-medical-malpractice-payout-analysis/

[5] Kaplan GW. Malpractice risks for urologists. Urology, 1998, 51(2):183–185.

[6] Sobel DL, Loughlin KR, Coogan CL. Medical malpractice liability in clinical urology: a survey of practicing urologists. J Urol, 2006, 175(5):1847–1851.

[7] Hsieh MH, Tan AG, Meng MV. Medical malpractice in American urology: 22-year national review of the impact of caps and implications for contemporary practice. J Urol, 2008, 179(5):1944–1949, discussion1949.

[8] Sherer BA, Coogan CL. The current state of medical malpractice in urology. Urology, 2015, 86(1):2–9.

[9] Perrotti M, Badger W, Prader S, et al. Medical malpractice in urology, 1985 to 2004: 469 consecutive cases closed with indemnity payment. J Urol, 2006, 176(5):2154–2157, discussion 2157.

[10] Benson JS, Coogan CL. Urological malpractice: analysis of indemnity and claim data from 1985 to 2007. J Urol, 2010, 184(3): 1086–1090, quiz 1235.

[11] Sherer BA, Boydston KC, Coogan CL. Urological malpractice: claim trend analysis and severity of injury.

[12] Knoll AM. The role of private counsel in medical malpractice cases. Med Econ, 2016, 93(11):58–60.

[13] Floyd TK. Medical malpractice: trends in litigation. Gastroenterology, 2008, 134(7):1822–1825, 1825.e1.

[14] Feld AD, Moses RE. Most doctors win: what to do if sued for medical malpractice. Am J Gastroenterol, 2009, 104(6):1346–1351.

[15] Liebman CB, Hyman CS. A mediation skills model to manage disclosure of errors and adverse events to patients. Health Aff (Millwood), 2004, 23(4):22–32.

[16] Hickson GB, Clayton EW, Githens PB, et al. Factors that prompted families to file medical malpractice claims following perinatal injuries. JAMA, 1992, 267(10):1359–1363.

[17] Vincent C, Young M, Phillips A. Why do people sue doctors? A study of patients and relatives taking legal action. Lancet, 1994, 343(8913):1609–1613.

[18] Renkema E, Broekhuis M, Ahaus K. Conditions that influence the impact of malpractice litigation risk on physicians' behavior regarding patient safety. BMC Health Serv Res, 2014, 14:38.

[19] Lichtstein DM, Materson BJ, Spicer DW. Reducing the risk of malpractice claims. Hosp Pract (1995), 1999, 34(7):69–72, 75–76, 79

[20] Volpintesta E. The threat of malpractice suits. Health Aff (Millwood), 2013, 32(11):2058.

[21] Commission TJ. Hospital accreditation standards. Oakbrook Terrace: Joint Commission Resources, 2007.

[22] Clinton HR, Obama B. Making patient safety the centerpiece of medical liability reform. N Engl J Med, 2006, 354(21):2205–2208.

[23] Gallagher TH, Studdert D, Levinson W. Disclosing harmful medical errors to patients. N Engl J Med, 2007, 356(26):2713–2719.

[24] Kraman SS, Hamm G. Risk management: extreme honesty may be the best policy. Ann Intern Med, 1999, 131(12):963–967.

[25] O'leary MP, Baum NH, Bohnert WW, et al. 2003 American Urological Association Gallup survey: physician practice patterns, cryosurgery/brachytherapy, male infertility, female urology and insurance/professional liability. J Urol, 2004, 171(6 Pt 1):2363–2365.

[26] Mello MM, Chandra A, Gawande AA, et al. National costs of the medical liability system. Health Aff (Millwood), 2010, 29(9):1569–1577.

[27] Studdert DM, Mello MM, Brennan TA. Medical malpractice. N Engl J Med, 2004, 350(3):283–292.

[28] Konety BR, Dhawan V, Allareddy V, et al. Impact of malpractice caps on use and outcomes of radical cystectomy for bladder cancer: data from the surveillance, epidemiology, and end results program. J Urol, 2005, 173(6):2085–2089.

[29] Kass JS, Rose RV. Medical malpractice reform–historical approaches, alternative models, and communication and resolution programs. AMA J Ethics, 2016, 18(3):299–310.

[30] Cooper JD, Clayman RV, Krummel TM, et al. Inside the operating room-balancing the risks and benefits of new surgical procedures: a collection of perspectives and panel discussion. Cleve Clin J Med, 2008, 75

Urol Pract, 2016, 3:1–6.

Suppl 6:S37–48, discussion S49–54.

[31] Hampson LA, Brajtbord JS, Meng MV. The future of quality in urologic oncology: evaluating the horizon of surgical standards. Urol Oncol, 2014, 32(6):735–740.

[32] Hofer MD, Meeks JJ, Cashy J, et al. Impact of increasing prevalence of minimally invasive prostatectomy on open prostatectomy observed in the national inpatient sample and national surgical quality improvement program. J Endourol, 2013, 27(1):102–107.

[33] Colaco M, Sandberg J, Badlani G. Influencing factors leading to malpractice litigation in radical prostatectomy. J Urol, 2014, 191(6):1770–1775.

[34] Schroeck FR, Krupski TL, Sun L, et al. Satisfaction and regret after open retropubic or robot-assisted laparoscopic radical prostatectomy. Eur Urol, 2008, 54(4):785–793.

[35] Rogers SO, Gawande AA, Kwaan M, et al. Analysis of surgical errors in closed malpractice claims at 4 liability insurers. Surgery, 2006, 140(1):25–33.

[36] Liberman D, Trinh Q-D, Jeldres C, et al. Training and outcome monitoring in robotic urologic surgery. Nat Rev Urol, 2012, 9(1):17–22.

[37] Lee JY, Mucksavage P, Sundaram CP, et al. Best practices for robotic surgery training and credentialing. J Urol, 2011, 185(4):1191–1197.

[38] Livingston EH, Harwell JD. The medicolegal aspects of proctoring. Am J Surg, 2002, 184(1):26–30.

[39] Rashid HH, Leung Y-YM, Rashid MJ, et al. Robotic surgical education: a systematic approach to training urology residents to perform robotic-assisted laparoscopic radical prostatectomy. Urology, 2006, 68(1):75–79.

[40] Menon M, Shrivastava A, Tewari A, et al. Laparoscopic and robot assisted radical prostatectomy: establishment of a structured program and preliminary analysis of outcomes. J Urol, 2002, 168(3):945–949.

[41] Ahlering TE, Skarecky D, Lee D, et al. Successful transfer of open surgical skills to a laparoscopic environment using a robotic interface: initial experience with laparoscopic radical prostatectomy. J Urol, 2003, 170(5):1738–1741.

[42] Patel VR, Tully AS, Holmes R, et al. Robotic radical prostatectomy in the community setting-the learning curve and beyond: initial 200 cases. J Urol, 2005, 174(1):269–272.

[43] Minimally Invasive Mini-Fellowship Program [Internet]. University of California, Irvine; [cited 2016 Aug 30]. Available from: http://www.urology.uci.edu/education_resources.shtml

[44] Delineation of Privelages for Laparoscopic Urological Procedures [Internet]. 2011 ed. American Urological Association; [cited 2016 Aug 30]. Available from: http://www.auanet.org/education/policy-statements/laparoscopic-urological-procedures.cfm

[45] Zorn KC, Gautam G, Shalhav AL, et al. Training, credentialing, proctoring and medicolegal risks of robotic urological surgery: recommendations of the society of urologic robotic surgeons. J Urol, 2009, 182(3):1126–1132.

[46] Urologic Robotic Surgery Online Course [Internet]. American Urological Association; [cited 2016 Aug 30]. Available from: https://www.auanet.org/university/modules/module-courseInfo.cfm?id=428

[47] Association AU. Standard Operating Practices (SOP'S) for Urologic Robotic Surgery [Internet]. 2014. Available from: http://www.auanet.org/common/pdf/about/SOP-Urologic-Robotic-Surgery.pdf

[48] Association AM. Principles of medical ethics [Internet]. 2001st ed. Available from: http://www.amaassn.org/ama/pub/physician-resources/medical-ethics/code-medical-ethics/principles-medical-ethics.page

[49] Schloenhoff v Society of New York Hospital 211 NY125. New York, 1914.

[50] Natanson v Kline: 186 Kan. 393, 350 P. 2d 1093. United States Court of Appeals, 1960.

[51] Canterbury v Spence: 464 F.2d 772. District of Columbia; 1972.

[52] Jones B. Legal aspects of consent. BJU Int, 2000, 86(3):275–279.

[53] Statements on Principles [Internet]. 12 ed. American College of Surgeons; [cited 2016 Aug 30]. Available from: https://www.facs.org/about-acs/statements/stonprin#anchor171960

[54] Hampson LA, Montie JE. Conflict of interest in urology. J Urol, 2012, 187(6):1971–1977.

[55] Association AU. AUA disclosure policy [Internet]. 2016 ed. 2016 Feb. Available from: http://www.auanet.org/education/aua-disclosure-policy.cfm

[56] American Urological Assocation, editor. Guiding principles for membership interactions with industry [Internet]. 2010 ed. [cited 2016 Aug 30]. Available from: http://www.auanet.org/education/policy-statements/membership-interactions-with-industry.cfm

[57] Association AU. Expert witness testimony in medical liability cases [Internet]. 2016 ed. 2016 May. Available from: http://www.auanet.org/education/policy-statements/testimony-in-medical-liability-cases.cfm

[58] Sunaryo PL, Svider PF, Jackson-Rosario I, et al. Expert witness testimony in urology malpractice litigation. Urology, 2014, 83(4):704–708.

[59] Mitchell JM. The prevalence of physician self-referral arrangements after Stark II: evidence from advanced diagnostic imaging. Health Aff, 2007, 26(3):w415–424.

[60] Hillman BJ, Goldsmith J. Imaging: the self-referral boom and the ongoing search for effective policies to contain it. Health Aff, 2010, 29(12):2231–2236.

[61] Office USG. Medicare: higher use of advanced imaging services by providers who self-refer costing medicare millions [Internet]. United States Government Accountability Office; 2012 Nov p. 54. Available from: http://books.google.com/books?id=LvpQkgEACAAJ&dq=higher+use+of+advanced+imaging+services+by+providers+who+self+refer&hl=&cd=4&source=gbs_api

[62] Romano DH. Self-referral of imaging and increased utilization: some practical perspectives on tackling the dilemma. J Am Coll Radiol, 2009, 6(11):773–779.

[63] Schneider JE, Ohsfeldt RL, Scheibling CM, et al. Organizational boundaries of medical practice: the case of physician ownership of ancillary services. Health Econ Rev, 2012, 2(1):7.

[64] Association AU. AUA in-office ancillary services guiding principles [Internet]. 2013 ed. Available from:http://www.auanet.org/about/policy-statements/ancillary-guiding-principles.cfm

第
②
篇

# 机器人泌尿外科手术
## 常见并发症

# 第 9 章　患者手术体位引起的并发症

*Raed A. Azhar, Mohamed A. Elkoushy*

## 概　述

实施机器人手术时需要根据手术类型采取不同的体位，以达到最佳的手术入路。但是，每个手术体位对血液循环、肺部通气和血流动力学变化均可造成自身的影响。同时，不同体位也可能导致患者遭受不良事件，例如，由于压迫、过度拉伸导致神经肌肉损伤和褥疮，或由于灌注减少导致缺血坏死。具体而言，Trendelenburg 位（头低脚高位）可能导致颅内和眼内压升高，并且可能造成面部和喉头水肿。截石位（伴或不伴头低脚高位）可能影响患者的心血管系统和呼吸系统，并且导致周围神经病变，特别是坐骨神经、腓总神经和隐神经。仰卧位时患者也会出现相同的并发症，同时伴有累及枕骨、骶骨和足跟的压伤。

最近，一篇系统综述表明，机器人辅助根治性前列腺切除术（robot-assisted radical prostatectomy，RARP）的总体并发症发生率很低，并且会随着外科医生经验的积累逐渐降低[1]。

R.A. Azhar, MD, MSc, FRCS(C), FACS
Urology Department, King Abdulaziz University, Jeddah, Saudi Arabia

USC Institute of Urology, Keck School of Medicine, University of Southern California, Los Angeles, California, USA
e-mail: raazhar@kau.edu.sa

M.A. Elkoushy, MD, MSc, PhD (✉)
Urology Department, Suez Canal University, Ismailia, Egypt
e-mail: mohamed_elkoushy@med.suez.eg

© Springer International Publishing AG 2018
R. Sotelo et al. (eds.), *Complications in Robotic Urologic Surgery*,
DOI 10.1007/978-3-319-62277-4_9

在单中心队列研究中，由于对患者体位进行了技术改进，患者皮肤压红的发生率从 27% 下降至 5%，这归因于学习曲线的改善[2]。此外，已发表文献中所报道的体位相关性压伤发生率不一致，严重压伤致溃疡的发生率高达 3%[2]。另一项研究报道的严重压伤发生率为 5%，主要涉及臀部[3]。这些压力相关性损伤与手术时间长、合并症、体重大及头低脚高位有关[2-3]。

因此，在机器人手术中合理摆放患者体位时需要手术团队成员之间的协作，以保证患者的安全。外科医生一定要考虑不同体位所特有的并发症，以避免或减少可能的风险，这一点非常重要。当外科医生考虑到可能诱发和加剧这些不良事件的风险因素时，选取合理体位可以避免对患者造成神经肌肉损伤和压伤。本章将对机器人手术体位的注意事项和可能造成的损伤进行总结，同时讨论这些并发症的处理方法和预防措施。

## 手术体位的注意事项

正确的手术体位可以提供充分的手术视野，有利于容纳机器人内窥镜系统和机械臂，并且维持患者的重要功能，包括血液循环和呼吸功能。此外，正确的手术体位可以避免患者出现神经肌肉压伤，方便麻醉医生管理静脉通路，并且进行充分的设备检查[4]。

不同的机器人手术需要不同的手术体位，包括仰卧位、头低脚高位、截石位和侧卧位。在机器人手术中，极端体位（例如，最大限度的头低脚高位，头低约 30°~40°，同时常联合截石位）可以最大限度地暴露手术区域（图9.1），通常用于前列腺手术或盆腔淋巴结清扫术（pelvic lymph node dissection，PLND）。极端体位有助于避免重新铺无菌手术单（在不卸下机器人机械臂的情况下，这并非一直具有可行性），同时避免重新铺手术巾对患者可能造成的重大伤害。在经腹腔或腹膜后的肾脏、输尿管和肾上腺手术中通常采用改良或完全侧卧位，患者应尽可能靠近手术床边缘，使机械臂和内窥镜臂有广泛的移动空间。屈曲程度越大，发生神经肌肉并发症的可能性越大。

在实施根治性前列腺切除术时可以同时采用改良截石位和过度头低脚高位，以便于将腹腔内器官从盆腔中移出。术中应将双腿置于低截石位，使踝关节、膝关节、髋关节和对侧肩关节对齐。同时应将腿的重心放在足跟上而非膝盖后方以避免腘动脉闭塞，或者将重心放在小腿侧面以避免腓神经损伤[5]。

将手臂用泡沫垫填塞后置于患者两侧，然后将手掌支撑并翻开。除肥胖患者外，应避免使用臂板。

## 体位并发症

机器人手术引起的体位并发症虽然罕见，但是仍然可能导致严重的围手术期并发症。手术团队必须对不同体位可能引起的潜在并发症具有深入的了解[6]。RARP术后体位并发症的发生率为13.3%。超过10.1%的患者可出现术后疼痛，5%的患者可出现神经肌肉损伤。多数机器人手术导致的神经损伤由拉伸、电凝和切割伤引起。一项包含2 775例手术患者的大型多中心研究结果发现，患者的体位并发症是机器人手术中最常见的并发症，主要包括腹壁神经痛、感觉和运动神经缺损、横纹肌溶解综合征及肩背部疼痛[7]。

改良或完全的侧卧位可能与各种神经肌肉并发症有关，包括上下肢神经拉伸伤（如坐骨神经损伤、感觉异常和麻木）、下肢横纹肌溶解和棘突旁肌肉疼痛。长时间手术会诱发这些并发症，尤其是当患者直接接触未填充的手术床时。另外，当患者的体重指数（body mass index，BMI）大于25kg/m$^2$时，皮肤界面处所产生的压力将增加，此与性别无关[8]。完全侧卧位和肾区抬高也可导致较高的皮肤压力。腓神经可能因小腿压在手术床上受到损伤，闭孔神经则可能在盆腔淋巴结（lymph node，LN）清扫中受到损伤（图9.2）。

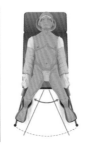

截石位

图9.1 大倾斜度头低脚高位联合截石位

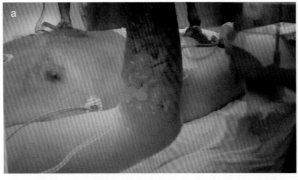
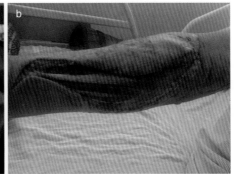

图9.2 （a）机器人辅助根治性前列腺切除术中不正确的静脉通道放置导致的上肢骨筋膜隔室综合征。（b）患者急诊行骨筋膜切开术（经允许，本图片引自Juan Arriaga博士，医疗管理硕士）

在仰卧位或侧卧位时，臂外展、外旋和（或）后肩移位可能使臂丛神经过度伸展而发生损伤[9]。肩托与过度头低脚高位的结合使用可能与臂丛神经损伤有关[4,10-11]。行根治性前列腺切除术时如果采用过度截石位，则患者腿部长时间屈曲和外展可增加神经肌肉并发症的发生风险，同时伴随坐骨神经拉伸风险的增加。

横纹肌溶解综合征的定义为发生肌肉坏死和肌红蛋白尿的肌肉损伤，多见于肌肉长时间受压、手术时间长和高 BMI 患者。横纹肌溶解综合征常发生在骨骼与手术台的直接接触区，当该区域的血压比舒张压低 10~30mmHg 时，可导致组织缺血。患者通常表现为肌肉疼痛和由肌红蛋白尿所致的深棕色尿。同时，多达 1/3 的横纹肌溶解综合征患者可能出现肾功能损伤[12]。对于发生横纹肌溶解综合征的患者，术后可即刻检测到血清肌酸激酶（creatine kinase，CK）升高（>5 000U/L）[13]。Shaikh 等发现，损伤程度与组织暴露的时间长短直接相关，肌肉细胞坏死主要出现在缺血 4h 后（图 9.2）[12]。

患者取截石位时，下肢摆放不合理可能导致下肢骨筋膜隔室综合征。这与由外伤或直接损伤引起的下肢损伤不同，表现为严重的术后腿痛。下肢长时间受压和浮肿会增加肌肉骨筋膜交界内的压力，从而导致局部缺血。正常的毛细血管内压力升高或毛细血管灌注压力降低可影响血流，导致组织缺血和水肿。缺血再灌注可能导致额外的缺血性损伤、神经病变和横纹肌溶解，同时可导致后续的一系列变化。骨筋膜隔室综合征的症状在短期内会发生急剧恶化，包括被动牵拉受累肌肉时可引起严重的局部疼痛。受累肌肉可出现神经皮炎，从而引起神经痛和（或）感觉异常，最终可能会因缺血和皮肤萎缩导致肌肉麻痹。

下肢的抬高和外展可能会损伤腓神经、胫神经、腓肠神经的浅/深分支，临床上可观察到小腿肿胀和疼痛，并且伴有足底感觉迟钝和脚趾屈曲无力。使用较短的腿部支撑架分开双腿有利于达芬奇机器人床旁机械臂系统的安装，并且消除或减少髋关节的过度伸展，预防或减少下肢神经病变的发生。

最近 Molloy 观察到，患者处于头低脚高位时眼内压会升高[14]。0.1%~0.6% 的患者还出现了术后角膜擦伤及缺血性视神经病变[15]。根据已发表研究结果可知，如果长时间处于过度头低脚高位，不足 1% 的患者会出现失明[16]。处于过度头低脚高位并接受 RARP 术的患者的眼内压以时间依赖的方式增加。因此，限制手术时间后，既往无眼疾的患者似乎未出现眼内压增加的风险，并且术后视觉功能无明显改变。

## 体位并发症的危险因素

除了穿刺部位处因直接手术损伤引起的腹壁皮肤神经痛外，手术时间超过 5h 是所有神经肌肉损伤的危险因素[5]。其他有据可查的体位损伤的危险因素包括 BMI 高、腰部抬高、患者为男性[13]。横纹肌溶解综合征的最重要危险因素包括术中过度侧卧位、肌肉比重大、病态肥胖、低血容量、手术时间长，以及既往患有糖尿病、高血压或肾功能不全[13]。

截石位和头低脚高位是发生挤压综合征的主要危险因素，尤其当直接压迫小腿时。此外，手术时间长、BMI 高、血容量不足、血压低及患有周围血管病变的患者也易患下肢骨筋膜隔室综合征[17]。

截石位时间的延长与术后下肢神经病变的风险增加有关[18]。由经验丰富的机器人外科医生对采取低截石位的 179 例患者进行手术后，1.7% 的患者发生下肢神经病变[19]，采取截石位的时间较长是造成此损伤的潜在危险因素。作者推测，在小样本量且经验不丰富的医疗中心中，患者可能需要采取更长时间的截石位，术后发生下肢神经病变的风险更高。

长时间采取过度头低脚高位的 RARP 手术患者和行扩大盆腔淋巴结清扫的患者可能发生临床相关的体位损伤和横纹肌溶解综合征。处于学习曲线早期的外科医生使患者术中处于此种体位的时间更长[3]。血清 CK 水平在术后即刻显著升高，术后 18h 达到峰值。当 BMI 高的患者采取头低脚高位的时间较长并且有明显的体位损伤时，作者建议术后 6h 和 18h 时检测血清 CK。如果血清 CK>5 000IU/L，应立即开始补液扩容治疗以防止患者发生横纹肌溶解综合征对肾脏造成损伤[3]。

Koc 等[20]回顾分析了 377 例采用分腿位进行机器人辅助前列腺切除术患者的临床资料，尽管采取分腿位与先前报道的截石位并发症发生率相当，但是长时间采取分腿位是发生下肢神经病变的唯一潜在危险因素。此外，双腿分开的姿势可能因髋部过度伸展导致股神经损伤，这种损伤比继发于过度截石位所导致的腓神经病变更为严重[20]。如果由经验丰富的外科医生进行手术，则可以减少多数此类并发症的发生。Mills 等报道 334 例手术患者的临床资料，6.6% 的患者发生体位并发症，包括手脚麻木、桡神经和正中神经麻痹、髋关节内收和屈曲无力[21]。正如该研究者所说，由于术者对损伤意识的增强，这一并发症的发生率可能比预期高。发生此类损伤的多数患者（59.1%）可在 1 个月内得到缓解，18.2% 的患者在 1~6 个月内得到缓解，22.7% 患者的并发症将持续超过 6 个月。手术时间长、进入手术室时间长、美国麻醉医师协会麻醉分级与体位损伤也存在显著的相关性[21]。

## 体位并发症的预防

术前仔细规划和详细评估围手术期可以避免体位问题。手术团队应在整个手术过程和术后定期评估患者的体位，尤其是在延长手术时间和（或）使用极端体位时。机器人手术的时间可能会长达 6h，因此需要经常且仔细地关注患者的体位。手术时间越长，发生神经肌肉损伤的危险就越大。术前仔细、合理地规划体位是避免或最小化机器人手术神经肌肉损伤的基础。手术团队应意识到不同体位的潜在危险。

此外，为四肢受力点提供足够的衬垫和恰当的缓冲垫可以帮助降低因压力引起的并发症风险。

值得注意的是，外科医生应避免将患者的肢体处于极端的屈曲、伸展和外展位，以最大限度地减少术后神经肌肉损伤。此外，还应考虑其他预防措施，例如，采取部分而非完全侧卧位，降低手术台的弯曲程度，以及限制肾区抬高的时间和（或）程度。当患者处于侧卧位或半侧卧位时，应同时转动患者的肩膀和臀部，以防止脊柱扭转。在头部下方放置枕头可确保颈椎与胸椎平齐。在脚、踝、肘、臀部和手臂的所有骨性突起处放置衬垫可避免神经损伤。在膝盖下方和双腿之间可以放置一个枕头，此有利于防止背部拉伤并保护骨骼突起。将安全固定带固定在肩膀、臀部、膝盖上可以防止患者的移位或滑动。建议行肾脏手术时采取轻度侧卧位（身体旋转 30°），此位体可避免发生神经系统损伤，尤其是臂丛神经病变。应尽量减少手术床的屈曲，并且将上肢置于符合人体工程学的位置（放在胸部中间）也有助于减少神经系统损伤[22]，同时应避免手术床过度屈曲（目的是打开髂嵴和下部肋骨之间的空间）[5]。

在操作机械臂的过程中，机械臂与患者接触可能会造成损伤。手术团队应仔细检查机械臂的位置，确保患者的安全[4]，目的是避免骨性突起或身体表面直接与坚硬的手术床接触，减少相关的压力损伤。巡回护士应确保患者的体位正确以避免受伤，并且在整个手术过程中检查是否出现任何体位偏移。此外，护士应监视可能影响体位损伤的其他系统，如心血管系统、肌肉骨骼系统和神经系统[23]。

Mendoza 等发现，在一项肥胖人群占 12% 的泌尿外科腹腔镜手术病例资料中，2% 的患者因手术体位发生周围神经损伤[24]。对于肥胖患者，仔细摆放体位和充分填充至关重要，因为此类患者的围手术期神经肌肉并发症的发生率更高。肥胖患者因自身体重所致的并发症较多，手术时间的延长可能会进一步加重损伤。

在肾外科手术中放置腋垫可能有助于预防

臂丛神经损伤。术中可不采用肩托，上臂的外展角度不得超过 90°，并且不得向外旋转，以防止肱骨头损伤肱神经丛[25]。适当填充腿的侧面可避免腓神经受伤，特别是当小腿的重心放在脚跟而非腿的侧面时。

横纹肌溶解综合征的预防措施包括识别高危患者，如体重较大的男性，尤其是肌肉发达患者[13]。应认真评估这些患者，并且立即评估血清肌酐和 CK 水平，以预防或减少肾脏损害。出现肌红蛋白尿的大多数患者可发生急性肾衰竭，此时可能需要透析治疗。同样，应明确患者在采取截石位的机器人盆腔手术中发生下肢骨筋膜隔室综合征的危险因素。外科医生应注意，任何程度的头低脚高位均可能导致骨筋膜隔室的压力增加[26]，即使发生此并发症的可能性较小，也应该努力确认或排除。为了避免这种并发症，患者取截石位时手术医生应仔细摆放体位，这样做可以通过避免摆放头低脚高体位、脚踝最小化背屈和尽量降低脚踝超过心脏的高度来实现。实施较长时间的手术时，建议每隔 2h 将下肢降低一次，并且移除腿部支撑，此有利于防止组织发生缺血再灌注损伤。术中应避免低血压和血容量过少，尤其是患有心血管疾病的高危患者。

患者采取过度头低脚高位的时间不应过长，建议定期恢复至正常体位以避免眼内压升高和继发失明的可能[11]。对于高危患者和手术时间较长的患者，可间隔恢复平卧位 5min[14]。使用透明的闭眼敷料可避免角膜擦伤的发生。最后，外科医生记录患者体位可能有助于诊断和处理体位并发症，例如详细记录所使用的特定体位、衬垫、安全固定带、术中体位变化以及术后皮肤评估情况[10]。

## 体位并发症的处理

为预防或减少肾脏损害，应立即评估横纹肌溶解综合征患者的血清肌酐和 CK 水平，处理措施包括积极补充液体和纠正代谢性酸中毒。大多数肌红蛋白尿患者会发生急性肾衰竭，此时可能需要透析治疗。

如果怀疑患者发生术后神经功能损伤，则需要请神经内科医生评估，并且可能需要行肌电图检查。神经局部受压或拉伸可增加神经内静脉压，导致神经传导受损，其严重程度取决于损伤程度，并且可能导致施万细胞损伤和脱髓鞘，这种损伤可能需要数小时或数周才能恢复。神经损伤的恢复取决于周围轴突的再生，周围轴突的再生速度约为每天 1mm[27]。非甾体抗炎药或神经系统类药物通常可缓解疼痛，发生肌无力时应采取物理疗法。对于不能改善或改善不明显的神经损伤，可考虑进行神经移植[27]。

臂丛神经损伤是一种自限性疾病，可导致手臂或手部的感觉和运动障碍。发生臂丛神经损伤时可使用非甾体抗炎药和神经系统类药物治疗，也可采用物理治疗，但是手术对其功能恢复的作用很小[10]。41.5% 的骨筋膜隔室综合征患者可发生终身残疾，6% 的患者可发生死亡[26]。如果不对患者进行治疗，可能会导致永久性损伤、肾衰竭或死亡。因此，如果有证据表明患者发生骨筋膜隔室综合征，应立即咨询整形外科或血管外科医生，并且行骨筋膜切开术。另外，甘露醇及利尿剂的使用可以预防再灌注损伤，并且降低骨筋膜隔室的压力。碱化尿液可以防止尿酸盐和肌红蛋白的沉积[15]。

## 结　论

体位摆放是机器人手术的重要部分，可能与严重的并发症相关。周围神经损伤和压力相关性损伤均可能发生，包括坐骨神经损伤、感觉异常、麻木、下肢横纹肌溶解综合征和骨筋膜隔室综合征。应向患者（尤其是高危患者）提供有关体位损伤的风险咨询，尤其是手术时间长的患者。尽管在泌尿外科机器人手术中很少发生体位损伤，但是仍然建议整个外科团队密切合作以保障患者的安全。对于泌尿外科医生和麻醉医生而言，考虑每种体位特有的并发症是至关重要的，此可以避免或最大限度地降低并发症的发生。手术时间越长，神经肌肉发生损伤的危险越高。手术团队应在整个手术过程及术后定期评估患者的体位，尤其是在长时间手术和（或）采取极端体位时。

（张胜威 译，赵兴华 顾朝辉 校）

## 参考文献

[1] Pucherila D, Campbella L, Bauerb RM, et al. A clinician's guide to avoiding and managing common complications during and after robot-assisted laparoscopic radical prostatectomy. Eur Urol, 2016, 2(1):30–48.

[2] Di Pierro GB, Wirth JG, Ferrari M, et al. Impact of a single-surgeon learning curve on complications, positioning injuries, and renal function in patients undergoing robot-assisted radical prostatectomy and extended pelvic lymph node dissection. Urology, 2014, 84:1106–1111.

[3] Mattei A, Di Pierro GB, Rafeld V, et al. Positioning injury, rhabdomyolysis, and serum creatine kinase-concentration course in patients undergoing robot-assisted radical prostatectomy and extended pelvic lymph node dissection. J Endourol, 2013, 27(1):45–51.

[4] Guideline for positioning the patient. Guidelines for perioperative practice. Denver: AORN, Inc; 2014:563–581.

[5] Wolf JS, Marcovich R, Gill IS, et al. Survey of neuromuscular injuries to the patient and surgeon during urologic laparoscopic surgery. Urology, 2000, 55(6):831–836.

[6] Ghomi A, Kramer C, Askari R, et al. Trendelenburg position in gynecologic robotic surgery. J Minim Invasive Gynecol, 2012, 19(4):485–489.

[7] Permpongkosol S, Link RE, Su LM, et al. Complications of 2,775 urological laparoscopic procedures: 1993 to 2005. J Urol, 2007, 177(2):580–585.

[8] Deane LA, Lee HJ, Box GN, et al. Third place: flank position is associated with higher skin-to-surface interface pressures in men versus women: implications for laparoscopic renal surgery and the risk of rhabdomyolysis. J Endourol, 2008, 22(6):1147–1151.

[9] Sawyer RJ, Richmond MN, Hickey JD, et al. Peripheral nerve injuries associated with anesthesia. Anesthesia, 2000, 55(10):980–991.

[10] Shveiky D, Aseff J, Iglesia C. Brachial plexus injury after laparoscopic and robotic surgery. J Minim Invasive Gynecol, 2010, 17(4):414–420.

[11] Kent CD, Cheney FW. A case of bilateral brachial plexus palsy due to shoulder braces. J Clin Anesth, 2007, 19(6):482–484.

[12] Shaikh S, Nabi G, McClinton S. Risk factors and prevention of rhabdomyolysis after laparoscopic nephrectomy. BJU Int, 2006, 98(5):960–962.

[13] Reisiger KE, Landman J, Kibel A, et al. Laparoscopic renal surgery and the risk of rhabdomyolysis: diagnosis and treatment. Urology, 2005, 66(Suppl 5):29–35.

[14] Molloy B. A preventative intervention for rising intraocular pressure: development of the Molloy/Bridgeport anesthesia associates observation scale. AANA J, 2012, 80(3):213–222.

[15] Weber ED, Colyer MH, Lesser RL, et al. Posterior ischemic optic neuropathy after minimally invasive prostatectomy. J Neuroophthalmol, 2007, 27:285–287.

[16] Lee LA. Visual loss, venous congestion and robotic prostatectomies. ASA Newsl, 2011, 75:26–27.

[17] Raza A, Byrne D, Townell N. Lower limb (well leg) compartment syndrome after urological pelvic surgery. J Urol, 2004, 171(1):5–11.

[18] Warner MA, Warner DO, Harper CM, et al. Lower extremity neuropathies associated with lithotomy positions. Anesthesiology, 2000, 93:938–942.

[19] Manny TB, Gorbachinsky I, Hemal AK. Lower extremity neuropathy after robot assisted laparoscopic radical prostatectomy and radical cystectomy. Can J Urol, 2010, 17:5390–5393.

[20] Koc G, Tazeh NN, Joudi FN, et al. Lower extremity neuropathies after robot-assisted laparoscopic prostatectomy on a split-leg table. J Endourol, 2012, 26(8):1026–1029.

[21] Mills JT, Burris MB, Warburton DJ, et al. Positioning injuries associated with robotic assisted urological surgery. J Urol, 2013, 190:580–584.

[22] Martin GL, Nunez RN, Martin AD, et al. A novel and ergonomic patient position for laparoscopic kidney surgery. Can J Urol, 2009, 16(2):4580–4583.

[23] Spruce L, Van Wicklin S. Back to basics: positioning the patient. AORN J, 2014, 100(3):298–305.

[24] Mendoza D, Newman RC, Albala D, et al. Laparoscopic complications in markedly obese urologic patients (a multi-institutional review). Urology, 1996, 48(4):562–567.

[25] Venkatesh R, Landman J. Prevention, recognition, and management of complications of urologic laparoscopic surgery. AUA update series, 2003; Volume XXII: lesson 40.

[26] Simms MS, Terry TR. Well leg compartment syndrome after pelvic and perineal surgery in the lithotomy position. Postgrad Med J, 2005, 81:534–536.

[27] Winfree CJ, Kline DG. Intraoperative positioning nerve injuries. Surg Neurol, 2005, 63:5–18.

*Alexis Sánchez, Jose Rosciano*

## 总 则

实施微创手术的第一个步骤是放置穿刺套管，除了腹腔镜手术中有关穿刺套管放置的一般建议外，在特殊情况下机器人手术中还应遵守正确对接和操作系统的一些准则。当然，实现安全、有效的机器人手术的一个关键环节是设置穿刺套管放置的最佳布局。合适的入路和避免机械臂的外部碰撞是手术成功的基础。

实施腹腔镜手术的第一步是放置首个穿刺套管和建立气腹，这些步骤非常重要，因为大多数并发症发生在手术最初阶段。众所周知，超过50%与穿刺套管相关的肠道和血管损伤发生在首个通道建立时[1]。在机器人手术中，通常使用8mm的穿刺套管。需要指出的是，置入这些穿刺套管的固有风险与标准腹腔镜检查之间无区别。

虽然与穿刺套管位置相关的并发症在经验丰富的医生中并不常见，但是潜在的相关发病率仍然很高，所以进行机器人手术的外科医生必须具备预防、识别和处理与穿刺套管放置部位有关并发症的相关知识和必要技能。

A. Sánchez, MD, MSc (✉)
Central University of Venezuela, Robotic Surgery
Program Coordinator, University Hospital
of Caracas, Ciudad Universitaria, Caracas 1050,
Dtto. Capital, Venezuela
e-mail: sanchez@unic.com.ve

J. Rosciano, MD
Robotic Surgery Program, University Hospital of
Caracas, Ciudad Universitaria, Caracas 1050,
Dtto. Capital, Venezuela

© Springer International Publishing AG 2018
R. Sotelo et al. (eds.), *Complications in Robotic Urologic Surgery*,
DOI 10.1007/978-3-319-62277-4_10

## 危险因素

与穿刺套管放置相关的并发症涉及多种因素，部分因素与患者和外科医生有关。

### 与患者相关的危险因素

#### 肥 胖

肥胖是一个在世界范围内日益严重的问题，在某些情况下已经成为一个真正的公共卫生问题。由于肥胖与肾癌和前列腺癌等疾病相关，毫无疑问，在临床中相当高比例的高体重指数（body mass index，BMI）患者需要接受治疗[2]。

一层较厚的皮下脂肪组织可限制穿刺通道的建立，特别是气腹针和首个穿刺套管的插入。由于腹壁厚度和腹膜前脂肪的影响，准确评估气腹针针尖的位置较困难。

开放手术可作为一种治疗此类患者的替代方法。一些研究者认为，肥胖患者需要一个更大的皮肤切口以完成小切口剖腹手术（Hasson法），此有助于穿刺套管的插入，但是将导致手术过程中发生漏气并对手术结局产生不利影响[3]。当使用机器人 Xi 手术系统时，这一点特别重要，此时所使有的穿刺套管直径（包括可视穿刺套管）均为 8mm。另有研究结果表明，此类患者使用可视穿刺套管是一种很好的选择，其肠道或血管损伤的发生率较低[4]。

机器人手术已经可以克服对肥胖患者进行传统腹腔镜手术时器械操作过程中移动困难的限制，因为在进行必要的操作前外科医生不仅不需要克服巨大的腹壁阻力，而且还会发现自己在主控制台上处于一个最佳的人体工学位置。强烈建议对此类患者使用长号穿刺套管以保持器械远程运动中心（remote center of motion，RCM）处于适当的位置，并且注意防止穿刺套管的意外滑出，因为在这种情况下可能存在断开气腹和机器人连接的风险。

肥胖是一个不利因素，体型瘦弱患者的皮肤与腹膜内和腹膜后结构过于接近，所以患者也易受到损伤。在进行机器人手术时，对 BMI 很低的患者进行合理的穿刺套管放置也是一个挑战，因为穿刺套管和助手之间很难获得合适的空间距离。

## 腹部手术史

腹部手术史与通道部位并发症的风险增加相关[5]。有研究结果显示，既往行腹腔镜手术的患者发生粘连的概率为 0~15%，行低位横向切口手术患者发生粘连的概率为 20%~28%，行腹中线剖腹患者发生粘连的概率为 50%~60%[6]。粘连可能发生在瘢痕之下，也可能发生在更远的位置。

因此，对于有腹部手术史的患者，应考虑以下选择：使用 Palmer 点❶入路或开放手术入路，最好远离以前的切口部位。术前应注意，选择的入路位置不能导致穿刺套管的错位，否则将导致手术过程中达芬奇机器人床旁机械臂系统的对接和操作困难。

一旦建立腹部充气并且放置首个穿刺套管，在放置其他穿刺套管前应检查腹腔以确定是否需要松解粘连。能否使用机器人手术系统处理这些粘连取决于粘连松解前对接床旁机械臂系统的可能性。如果此时不能对接床旁机械臂系统，则可通过常规腹腔镜进行粘连松解，随后再对接床旁机械臂系统。

## 其他腹部疾病

妊娠或腹部巨大肿物可能会造成术中穿刺

套管进入腹腔较困难，因为其可能导致腹部脏器移位，并且减少腹腔内的空间[7]。

门脉高压或下腔静脉阻塞患者的腹壁侧支静脉网可增加放置穿刺套管时出血的风险。门脉系统的压力升高也使患者更容易出现肠系膜和大网膜出血[8]。

## 与外科医生相关的危险因素

外科医生的经验与微创手术并发症的发生密切相关，机器人手术也不例外。外科医生必须了解手术指南，掌握腹部解剖的相关知识，正确选择和使用手术器械，识别高危患者，根据不同的患者和手术类型选择合适的操作方式，并且熟悉替代方案。在任何情况下，外科医生必须有能力识别和处理可能发生的并发症。

以往对非机器人辅助腹腔镜手术的研究结果表明，前 100 例患者的并发症发生率明显高于后续病例（13.3% vs. 3.6%）[9]。

术者接受机器人手术培训的过程是循序渐进的，可以分为四个阶段，即达芬奇机器人手术的介绍、达芬奇机器人手术技术的培训、初始病例队列的规划和手术技巧的持续精进。在第一次有带教医生监督观看手术时，接受培训的外科医生已经完成了病例查阅，以及临床典型病例、虚拟模拟和动物模拟实验室的培训，因此他们对这套系统非常熟悉。这种典型的培训模式已成为将新技术引入外科实践的典范，并且有助于降低手术并发症的发生率。

## 预防

很显然，处理穿刺套管部位并发症的最佳方法是预防。因此，在进行该项手术操作时，我们必须考虑以下因素。

### 首个穿刺通道建立方式的选择

气腹的建立主要包括三种方法，即闭合法、

---

译者注：❶ Palmer 点位于左肋弓下缘 3cm、腹直肌外侧的锁骨中线处。

开放法和可视穿刺套管法。

Veress 气腹针可用于闭合法。Veress 气腹针由一个钝尖且装有弹簧的管内针芯和尖锐的外针组成。管内针芯通过腹壁时回缩，一旦穿透进入腹膜，阻力的减小可使钝性管内针芯突出。从理论上讲，此应该可以防止腹腔内组织的穿孔，因为钝的管内针芯在腹膜腔内不会被锁定，当针芯接触到腹腔内结构时暴露的针尖将会再次缩回。

有研究结果表明，确认 Veress 气腹针是否放置在腹腔内的最有效方法是确认初始气压 <10mmHg。其他方法（如双击试验、抽吸试验和盐水滴试验）在确认放置位置时是无效的[10]（图 10.1）。

在开放法中，建立气腹时应逐层进入直至腹腔，所有步骤均在可视下完成。因此，在理论上，开放法具有到达腹腔的确定性、修复表面切口的解剖层次、消除气体栓塞、减少与首个通道相关的血管和肠道损伤的风险等优势[11]。

有研究结果表明，开放法可以避免主要血管损伤的风险，并且降低主要内脏损伤的发生率。然而，根据对 Cochrane 数据库更高水平证据研究得出的结论，两种方式的损伤发生率并无显著差异[12]。

采用可视穿刺套管法时可通过一个特殊的可视穿刺套管进入腹腔。该穿刺套管具有一个圆锥形的无刃透明尖端，允许一个直径 5mm 的 0° 腹腔镜在通过切口时可以看到腹壁的每一层组织结构（图 10.2），并且通过一系列固定连续的顺时针 - 逆时针交替动作进入腹腔。Thomas 等认为，尽管使用此设备时可以显示每一层腹壁组织结构，但是并不能避免腹腔内损伤[13]。行气腹针闭合法后联合放置可视穿刺套管是一种较好的选择。

每位外科医生均应该选择使用时更舒服、更熟练的方法，但是也应该熟悉相应的替代方法。

## 鼻胃管和 Foley 导尿管

放置鼻胃管进行胃肠减压可以减少胃肠道损伤，对于下腹部穿刺套管放置的手术，也建议使用 Foley 导尿管排空膀胱，这些有助于早期发现损伤。集尿袋中存在空气或血尿时应怀疑患者发生膀胱损伤[14]。

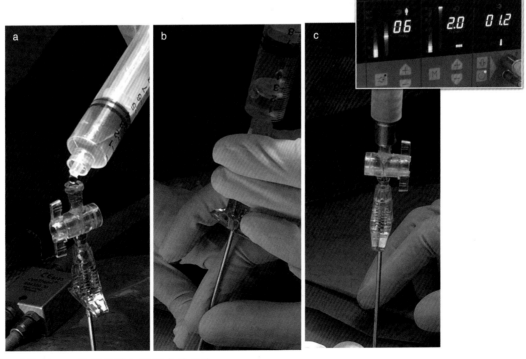

图 10.1　确认 Veress 气腹针进入腹腔内的方法

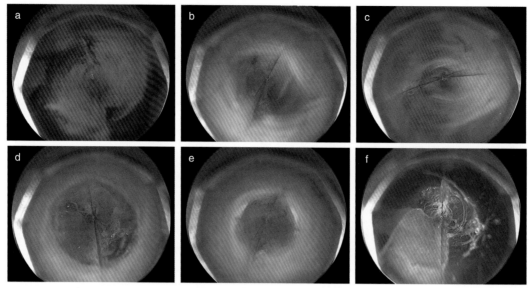

图 10.2 置入可视穿刺套管时识别的腹壁组织结构层次

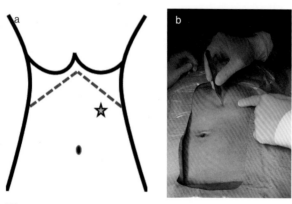

图 10.3 Palmer 点的位置

## Palmer 点（帕尔默点）

Palmer 点位于左上腹处左锁骨中线与肋弓交点下方 3cm 处。在理论上，该点的腹部粘连发生率明显低于腹部其他部位。对于有腹部手术史的患者，Palmer 点是放置穿刺套管的最佳选择[15]（图 10.3）。

在 Palmer 点放置穿刺套管时，使用鼻胃管排空胃十分必要。该点不应作为有脾切除术史、胃手术史或肝脾增大病史患者的穿刺点。

## 首个穿刺套管的置入

如果使用开放法，则可将穿刺套管直接放置在切口内，这是该技术的一个优势，因为此方法可以避免非直视下盲穿的步骤。

如果使用 Veress 气腹针建立气腹，应遵循以下建议放置首个穿刺套管，即在打开阀门的情况下将穿刺套管倾斜置入，因为气体由此逸出是进入腹膜内的标志。放置首个穿刺套管时气腹压可以暂时增加，已证明这种暂时的增加对患者的血流动力学改变无影响[6]。一旦放置穿刺套管，即可置入摄像头以确定位置是否合理并检查腹腔。

如果选择使用可视穿刺技术放置首个穿刺套管，则需要术者具备丰富的手术经验。目前已证明该方法可以减少创建首个通道和气腹所需的时间，但是这种技术并非完全无并发症[16]。

## 第二个穿刺套管的放置

在置入第二个穿刺套管时也可能发生损伤，穿刺套管的数量、大小和种类均由手术类型决定。透照技术有助于避免腹壁血管损伤造成的出血。在任何情况下，应在直视下置入穿刺套管，并特别注意识别和避开腹壁动脉。

机器人穿刺套管闭孔器有多种类型，包括尖锐、无刃和圆钝三种类型（图 10.4）。使用非切割穿刺套管在腹壁出血发生率、术后疼痛和患者满意度方面具有优势。然而，使用这种

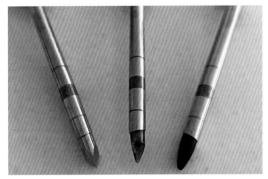

图 10.4　机器人穿刺套管闭孔器

穿刺套管时需要更大的力量插入切口，这可能增加损伤发生率[17]。

## 机器人手术中其他考虑因素

远程运动中心：为了减轻术后疼痛并提高患者满意度，将穿刺套管与远程运动中心置于正确的位置尤为重要。然而，在进行手术时或需要深入或过浅穿刺套管的特定情况下，合适的穿刺套管位置不应成为限制因素。

腹壁张力：一旦将机械臂连接，释放腹壁张力很重要，此可以防止损伤并减少术后疼痛。

避免外部碰撞和机械臂碰撞：术中应测试机械臂的活动范围，避免机械臂之间的相互碰撞。同样重要的是，应确保机械臂不会与患者的四肢或肋弓发生碰撞，以避免患者发生损伤。

## 诊断与治疗

肠道损伤和血管损伤的发生率相当低。然而，主要血管损伤或未被发现的肠道损伤可能显著增加并发症的发生率和死亡率，相应的并发症及预防措施见表 10.1。

### 血管损伤

在腹腔镜手术过程中发生的血管损伤可能被低估，其发生率为 0.05%~0.26%[18]。

血管损伤可累及腹膜后、腹腔内或腹壁血管。最常见的血管损伤部位是腹壁，尤其是腹壁血管损伤。

控制腹壁出血的方法包括使用穿刺套管直接旋转尖端后对准出血部位加压。可选择的替代策略的操作步骤包括：插入一根 Foley 导尿管、充盈球囊，并且轻柔牵引以压迫出血部位，此外还可以使用持针器在直视下行 "U" 形缝合（图 10.5）。在极少数情况下，术中需要扩大皮肤切口，并且充分控制血管以实现止血。

大血管损伤是一种可预防、不可接受、可能致命的并发症，术中应尽可能地避免。

腹腔内发生损伤的最常见血管包括髂静脉、大网膜血管、下腔静脉、腹主动脉、盆腔静脉、肠系膜上静脉和腰静脉[2]。

关于腹腔内损伤，Suarez[19] 提出的基本修复原则如下。

• 一旦怀疑存在潜在的严重血管损伤，必须考虑立即转为开放手术。

• 直接压迫出血部位是初步控制出血最快、最安全的方法，特别是在静脉损伤时。

• 如果患者出现生命体征不稳定，则必须在尝试修复损伤前补充足够的血容量。

• 如果出血部位难以清晰可见，则必须尽早和广泛地暴露出血部位和周围结构。

• 修补血管壁时必须达到内膜间的精确对位且无张力；如果患者的生命体征不稳定，处理静脉损伤最好的方式是结扎而非缝合和修复。

• 如果血管结扎并未导致缺血，则可推迟最终修复直至患者病情稳定。

如果在用可视穿刺套管检查腹腔时发现腹膜后血肿，可能提示应进行探查，并且根据探查结果立即修复损伤。

在手术结束时，取出穿刺套管后应观察所有穿刺套管，以确保不存在因被穿刺套管本身填塞而忽略的出血点。如果存在出血，可以通过电凝、加压或上述任何措施进行止血。

### 内脏损伤

肠道损伤的发生率为 0.04%~0.5%[20]，30%~50% 的肠损伤在术中并未被诊断出，这导致患

表 10.1　穿刺套管放置并发症的预防和处理

| 并发症 | 预防措施 | 处理方式 |
|---|---|---|
| 血管损伤 | — | — |
| 　腹壁 | 直视法 | 直接旋转并按压穿刺套管的尖端 |
| | 可视化上腹壁血管 | 插入 Foley 导尿管 |
| | 直视下置入第二个穿刺套管 | 用持针器进行"U"形缝合 |
| | 在直视下拔除穿刺套管以验证止血效果 | 延长皮肤切口 |
| | | 使用单极、双极或超声能量器械进行止血 |
| 　腹内 | 在直视下置入穿刺套管 | 如果怀疑存在严重的血管损伤，必需时则考虑改用开放手术 |
| | 合适的方式 | 直接压迫出血部位 |
| | 开放入路 | 增加充气压力 |
| | | 将内膜与内膜进行精准无张力对位修复 |
| | | 如果结扎血管没有导致缺血，可行二期修复，直到患者的病情稳定 |
| 内脏损伤 | 开放入路 | — |
| | Palmer 点 | |
| | 直视下置入第二个穿刺套管 | |
| 　实质器官 | — | 使用器械或无菌纱布对伤口按压 |
| | | 增加气腹的压力 |
| | | 使用单极、双极或超声能量器械 |
| | | 应用干性止血剂 |
| 　小肠 | — | 一期闭合 |
| | | 切除并吻合 |
| 　结肠 | — | 根据患者的情况和手术方式，可考虑行结肠造口术 |
| 　膀胱 | 在下腹部手术中使用 Foley 导尿管 | 对小于 5mm 的损伤留置 Foley 导尿管 |
| | | 发生严重损伤时行一期缝合并留置 Foley 导尿管 |

者的死亡率高达 30%[6]。通过内窥镜头对腹腔进行充分探查是必要的，可以排除建立首个穿刺通道后存在的损伤。

### 实质器官损伤

　　肝或脾损伤的处理措施包括最初使用器械或将无菌纱布置入腹腔后对损伤部位施加压力。增加气腹压力可能有助于控制出血。一旦发现出血部位，建议最好使用双极电凝钳进行止血。如果出血未停止，应考虑使用干性止血剂（速即纱和明胶止血剂）或凝血酶封堵剂。应仔细评估是否需要使用缝线进行止血，因为使用缝线缝合出血部位时可能导致更大的撕裂。

### 胃肠道损伤

　　发现胃肠道损伤时必须立即进行修复，而非推迟到手术结束时修复，因为再次找到损伤部位可能非常困难。一旦确定损伤部位，必须确定损伤程度。小肠损伤可以通过体内缝合和打结进行控制，达芬奇机器人手术系统极大地加速了缝合过程。对于需要接受肠切除的重大损伤，可以通过吻合器或手工操作机器人进行缝合。

　　结肠损伤是一个更严重的问题，根据其严重程度可以进行一期修复，此时建议进行引流，发生严重损伤时应进行节段性切除。术中应根

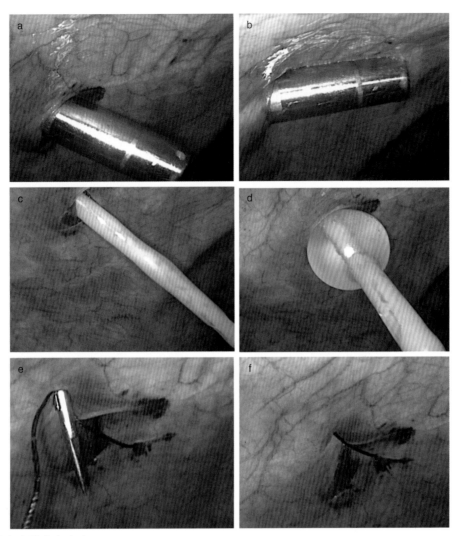

图 10.5　腹壁出血的止血方法

据患者的情况和所开展的手术类型决定是否进行一期吻合或结肠造口术。

对于绝大多数被延迟诊断的胃肠道损伤，需要行剖腹探查、肠切除、冲洗和腹腔引流。

### 其他内脏损伤

行下腹部手术过程中可能发生膀胱损伤。如上所述，使用 Foley 导尿管可以降低损伤的风险，并且根据集尿袋中充满的空气或血尿可以进行早期诊断。

将染料注入膀胱可以准确诊断膀胱损伤。如果该损伤由 Veress 气腹针引起，并且损伤长度小于 5mm，则可以使用 Foley 导尿管进行膀胱减压 7~10d。发生严重损伤时需要用可吸收缝线进行缝合，机器人手术系统的良好视觉效果和操控性对此非常有益。同样，术后必须保留 Foley 导尿管。

## 结　论

无并发症的腹部入路和正确的穿刺套管放置是机器人手术成功的关键。当确实发生并发症时，训练有素的外科医生可以合理处理相应的不良影响。

（张士龙　骆永博　译，顾朝辉　校）

## 参考文献

[1] Vilos G, Vilos A, Abu-Rafae B, et al. Three simple steps during closed laparoscopic entry may minimizes major injuries. Surg Endosc, 2009, 23(4):758–764.

[2] Pemberton R, Tolley D, van Velthoven R. Prevention and management of complications in urological laparoscopic port site placement. Eur Urol, 2006, 50(5):958–960.

[3] Rabl C, Palazzo F, Aoki H, et al. Initial laparoscopic access using an optical trocar without pneumoperitoneum is safe and effective in the morbidity obese. Surg Innov, 2008, 15(2):126–131.

[4] Khrishnakumar S, Tambe P. Entry complications in laparoscopic surgery. J Gynecol Endosc Surg, 2009, 1(1):4–11.

[5] Parsons J, Jarrett T, Chow G, et al. The effect of previous abdominal surgery on urological laparoscopy. J Urol, 2002, 168(6):2387–2390.

[6] Vilos G, Ternamian A, Dempster J, et al. Laparoscopic entry: a review of techniques, technologies and complications. J Obstet Gynaecol Can, 2007, 29(5):433–465.

[7] Curet M. Special problems in laparoscopic surgery. Previous abdominal surgery, and pregnancy. Surg Clin North Am, 2000, 80(4):1093–1110.

[8] Guleria K, Manjusha, Suneja A. Near fatal haemoperitoneum of rare origin following laparoscopic sterilization. J Postgrad Med, 2001, 47(2):143.

[9] Fahlenkamp D, Rassweiler J, Fornara P, et al. Complications of laparoscopic procedures in urology: experience with 2407 procedures at 4 German centers. J Urol, 1999, 162(3):765–771.

[10] Teoh B, Sen R, Abbott J. An evaluation of four tests used to ascertain Veres needle placement at closed laparoscopy. J Minim Invasive Gynecol, 2005, 12(2):153–158.

[11] Azevedo J, Azevedo O, Miyahira S, et al. Injuries caused by Veress needle insertion for creation of pneumoperitoenum: a systematic literature review. Surg Endosc, 2009, 23(7):1428–1432.

[12] Ahmad G, Gent D, Henderson D, et al. Laparoscopic entry techniques. Cochrane Database Syst Rev, 2015. Available from: http://onlinelibrary.wiley.com/doi/10.1002/14651858.CD006583.pub4/abstract;jsessionid=74EB0D95A5AB4DE2FD2C5545A0FBE903.f04t03.

[13] Thomas M, Rha K, Ong A, et al. Optical access trocar injuries in urological laparoscopic surgery. J Urol, 2003, 170(1):61–63.

[14] Shirk G, Johns A, Redwine D. Complications of laparoscopic surgery: how to avoid them and how to repair them. J Minim Invasive Gynecol, 2006, 13(4):352–359.

[15] Palmer R. Safety in laparoscopy. J Reprod Med, 1974, 13(1):1–5.

[16] Sharp H, Dodson M, Draper M, et al. Complications associated with optical-access laparoscopic trocars. Obstet Gynecol, 2002, 99(4):553–555.

[17] Passerotti C, Begg N, Penna F, et al. Safety profile of trocar and insufflation needle access systems in laparoscopic surgery. J Am Coll Surg, 2009, 209(2):222–232.

[18] Simforoosh N, Basiri A, Ziaee S, et al. Major vascular injury in laparoscopic urology. JSLS, 2014, 18(3):e2014.00283.

[19] Suarez C. Chapter 12, Vascular complications in laparoscopy. In: Prevention & management of laparoendoscopic surgical complications [internet]. 1999. Available from: http://laparoscopy.blogs.com/prevention_management/chapter_12_vascular_surgery.

[20] Wind J, Cremers J, van Berge Henegouwen M, et al. Medical liability insurance claims on entry-related complications in laparoscopy. Surg Endosc, 2007, 21(11):2094–2099.

# 第**11**章 腹壁并发症

*Eduardo Parra Davila, Carlos Hartmann, Flavio Malcher, Carlos Ortiz Ortiz*

## 引 言

采用微创手术治疗泌尿外科疾病已成为普遍现象。大量研究结果表明，与开放手术相比，微创手术（minimally invasive surgery，MIS）可以减少失血量、缩短住院时间和康复期，并且降低患者的发病率 [1-6]。

虽然微创手术具有显著优势，但是与所有外科治疗手段一样，也存在发生并发症的风险。事实上，随着微创手术经验的积累，因为越来越多的复杂手术需要通过腹腔镜完成，所以手术并发症的发生率和严重程度也在相应增加 [7]。

## 术中并发症

### 与穿刺通道相关的血管并发症

一般认为，与穿刺通道相关的血管并发症

E.P. Davila, MD, FACS, FACRS (✉)
Florida Hospital Celebration Health, Celebration
Center for Surgery, 410 Celebration Place, Suite 302,
Celebration, FL 34747, USA

Celebration Center for Surgery, 410 Celebration
Place, Suite 302, Celebration, FL 34747, USA
e-mail: eparradavila@gmail.com

C. Hartmann, MD, FACS • F. Malcher, MD, FACS
C.O. Ortiz, MD, FACS
Celebration Center for Surgery, 410 Celebration
Place, Suite 302, Celebration, FL 34747, USA
e-mail: hartman.carlos@gmail.com;
flaviomalcher@gmail.com; Zurdo_jc@hotmail.com

© Springer International Publishing AG 2018
R. Sotelo et al. (eds.), *Complications in Robotic Urologic Surgery*,
DOI 10.1007/978-3-319-62277-4_11

是一种罕见疾病。根据1993—1996年美国食品药品监督管理局（Food and Drug Administration，FDA）收集的与穿刺套管相关损伤的所有资料进行分析，共确定629份报告。近70%的穿刺通道相关损伤为血管性损伤。此外，81%的入路相关死亡存在血管因素，其中腹主动脉和下腔静脉（inferior vena cava，IVC）损伤最常见 [8]。另一项纳入103 852例行腹腔镜手术患者的研究结果发现，穿刺套管相关的血管损伤率为0.05%，死亡率为17% [9]。

腹壁下血管损伤（图11.1）是最常见的血管并发症，通常在术中发现，一般在腹直肌旁插入穿刺套管时引起 [10]。

双极电凝和夹闭通常可以有效控制任何出血。如果出血持续存在，用直针缝合腹壁并结扎出血血管是非常有效的，应在初次手术后2d拆除缝线 [11]。切记在取出穿刺套管后检查所有穿刺套管部位，因为在取出穿刺套管并降低气腹压前可能不会出现明显出血 [11]。

在插入穿刺套管前，通过腹腔镜仔细检查腹壁是有益的。同时，预穿刺和计划可视化的穿刺套管插入部位也是很有益的 [11]。必须在直视下插入第一个机器人手术器械，因为机械臂本身并无记忆，并且插入深度可能会比预想的更深。同时，还需要在直视下插入其他器械，因为触摸机械臂的离合按钮可能导致它失去记忆。

在腹腔镜手术过程中，不应忽视任何穿刺套管处的出血。出血可能是血管损伤的前兆，在这种情况下通过"开放"技术进行开放式缝合和结扎或使用腹腔镜穿刺通道闭合装置

（Carter-Thomason 装置）进行筋膜闭合可以控制出血[12]。

因为手术期间未及时发现少量出血点，所以在临床中常出现大的腹部或阴囊血肿。在外科手术过程中，必须注意机械臂的位置和摆动，尤其是当其中一只机械臂放置在视野之外时，因为器械对血管结构的压迫可能会因壁内血肿或血栓形成导致延迟性损伤[13]。

## 皮下气肿

尽管在腹腔镜手术中注入二氧化碳被认为是相对安全的，但是仍然会发生小却重要的并发症，包括巨大皮下气肿、高碳酸血症、气胸、纵隔气肿，甚至二氧化碳栓塞[14]。

皮下气肿的产生可以从孤立局限的小范围扩展到腹腔外，然后延伸至阴唇、阴囊、下肢、胸部、头部和颈部。已发表的文献提示，皮下气肿的发生率为 0.43%~2.3%。腹腔镜胆囊切除术患者的术后 CT 检查结果（图 11.2）显示，术后 24h 内 56% 的患者存在被忽视的皮下气

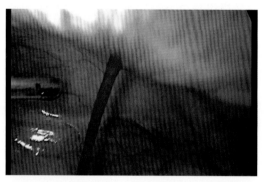

图 11.1　将穿刺套管置入后右侧腹壁时血管发生出血

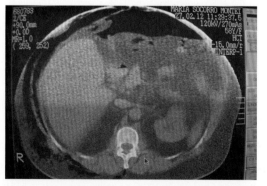

图 11.2　CT 检查结果提示右侧肋缘处较大的皮下气肿

肿或临床皮下气肿[15]。

轻微的皮下气肿在腹腔镜微创手术中并不少见，通常 1~2d 左右可以吸收，但是该并发症的真实发病率可能被低估[16-17]。皮下气肿的临床意义在于提示患者发生高碳酸血症和酸中毒，高碳酸血症的发生风险增加是由于暴露于二氧化碳的大面积腹膜浅表组织吸收引起的[18-19]。多种因素结合可导致动脉血液中二氧化碳动脉分压增加，例如，二氧化碳快速吸收，膈肌活动度减少，残气量减少，肺中二氧化碳排出减少，最终导致通气－灌注不匹配[20-21]。心血管损伤可能由腹内压增加导致的机械因素引起，可影响通气和静脉回流及循环中二氧化碳的积累，从而导致酸中毒和心肺系统损害[22]。

高碳酸血症可增加心率、全身血压、中心静脉压（central venous pressure，CVP）、心输出量和每搏输出量，同时肾上腺素和去甲肾上腺素释放可造成外周血管阻力下降[23-28]。

二氧化碳也可能沿着筋膜前平面移动并导致危及生命的并发症，如气胸、纵隔气肿、心包积气及气体栓塞（最严重的并发症）[14]。

在微创手术中建立气腹期间，与皮下气肿发生相关的因素包括腔镜微创手术（腹腔镜或机器人辅助）[29]、气腹机的压力和流量、实际腹内压、实际流速、腹腔穿刺点的数量、筋膜切口相对于穿刺点处穿刺套管尺寸的大小和几何形状、穿刺点处穿刺套管的大小、穿刺套管与筋膜间的贴合度、同一部位的穿刺次数、穿刺部位的扭矩和压力、腹腔镜的定位、腹腔镜和筋膜间的支点效应、手术时间、使用的气体量、患者的年龄、患者的体重指数（body mass index，BMI）、合并代谢疾病、组织完整性、使用的穿刺套管类型，以及有目的性的腹膜外解剖。建立气腹时所使用的气体总量可能与手术时间长短有关，也可能无关，并且可能比手术时间长短更重要。气腹机的压力和流速设置可能影响气体注入的动力学、较高压力下的气体吸收量或腹膜外渗出量，以及可以增加气

流量的气体渗透率。

腹腔镜在穿刺套管处的多次反复运动可能导致腹膜分离。穿刺套管可充当腹腔镜（杠杆臂）的支点，从而起到一级杠杆和力倍增器的作用。枢轴点是筋膜穿刺点，由此产生的机械优势可扩长原始的腹膜穿刺孔，允许气体外渗到腹部以外的平面。在机器人手术期间，因为缺乏触觉反馈且无法看到腹腔镜长度与腹部穿刺点的位置关系，所以外科医生无法感知或理解这些力度的大小。外科医生坐于手术控制台上且远离患者，则无法查看外科医生手部运动的结果，并且无法控制影响穿刺套管的角度和压力及腹膜穿刺点的扭矩，同时几乎无触觉反馈可以提醒外科医生应注意穿刺点部位的压力过大。手术台上助手应注意监控机器人机械臂器械、可能危及穿刺通道位置的入口位置及机器人机械臂的移动，这一点非常重要。

扭矩是使物体绕轴、支点或枢轴旋转的力。腹腔镜在穿过穿透腹壁的穿刺套管时，围绕轴或枢轴点旋转。从枢轴点到力作用点的距离是力臂，产生一个可以增加腹膜入口大小的矢量。在传统的直接腹腔镜手术中可以感受到扭矩的压力，但是在机器人手术中因为力的反馈和触觉意识的丧失，所以感受不到此压力。在机器人手术过程中，由于感受不到器械和穿刺套管角度相关的力反馈以及外科医生无法直接观察穿刺套管，可导致组织过度受力或组织完整性的破坏，从而造成气体外渗、组织剥离及皮下气肿[30]。

为了减少皮下气肿的发生率，建议采取以下措施：具有发生皮下气肿的潜在意识，外科医生应警惕皮下气肿，注意穿刺切口的相关细节，监控气腹机的进气压力、流速和气体量，迅速但不急于完成手术（手术时间与气体消耗有关时），尽可能减少进入腹腔的次数，穿刺部位的皮肤状况良好，通过评估初始腹内压以确定穿刺点位置，监测呼气末二氧化碳浓度[30]。

# 术后并发症

## 疼　痛

有几种类型的疼痛与机器人手术有关，即切口部位疼痛、因二氧化碳膨胀而引起的腹膜疼痛、内脏疼痛和肩部疼痛。最严重的疼痛在手术后立即发生，并且随着时间的推移而减轻[31-32]。如果疼痛未得到有效治疗，再入院治疗疼痛将使得原本腹腔镜手术缩短住院时间的优势变得无意义。

最初，预先镇痛的概念由 Crile[33] 在 1913 年提出，当时他描述了使用区域阻滞技术来预防术后疼痛，认为这样可以防止中枢致敏化和过度兴奋，从而通过防止紧张减轻术后疼痛，并且认为可以降低慢性疼痛的发生率[34]。预先镇痛的定义是指任何用来防止因切口和炎症损伤导致中枢致敏作用形成的治疗，该治疗在切开手术部位前开始，并且覆盖手术期和术后早期[34-36]。目前对于预先镇痛的有效性和时机仍存在争议，只有一项研究着眼于泌尿外科腹腔镜手术的预先镇痛，一项来自非泌尿外科研究的系统评价和 meta 分析则着眼于局部镇痛时机和术后疼痛的影响。Coughlin 等分析了 26 项研究，结果显示外科医生应该在腹腔镜手术中使用局部镇痛剂以减少术后疼痛（穿刺部位或腹腔内的镇痛药浸润），但是给药时机仅对腹膜内浸润麻醉有意义，对切口的局部浸润麻醉无意义[37]。在另一项对腹腔镜胆囊切除术干预措施的系统综述中，推荐切开切口前使用布比卡因（A 级证据）[38]。

# 手术部位感染

手术部位感染（surgical site infection，SSI）是指发生在手术后 1 个月内的手术感染。根据美国疾病控制中心（United States Centre for Disease Control，CDC）制定的定义，手术部位感染分为以下几种类型[39]：①涉及皮肤和皮下组织的浅表手术部位感染；②深部手术切口，累及筋膜和肌层；③器官 / 腔隙部位感染。根据 CDC 于 2015 年发布的手术部位感染标准[39]，可将伤口类型分为以下几种。①清洁：既无暴露于任何炎症的组织，也无破坏胃肠道、呼吸道、生殖器或未感染泌尿道的手术伤口；②可能污染：进入消化道、呼吸道、生殖器或未感染泌尿道且污染最小的手术伤口；③污染：与外伤相关的新鲜创面、无菌技术严重破坏或胃肠道严重污染的手术伤口、非化脓性炎症组织的切口；④不洁切口或感染：外伤后组织失去活力的旧创伤和在存在活动性感染或内脏穿孔的情况下进行的外科手术。

通过微创方式所做的手术大多属于Ⅰ类和Ⅱ类切口。人体内有各种可能引起感染的微生物，当因任何疾病、药物或继发于手术损伤引起的皮肤或黏膜完整性破坏而抑制宿主系统免疫时，患者自身的共生微生物菌群可能会引发感染。在微创手术中手术部位感染表现为从穿刺部位流出的血清脓性分泌物，伴有周围皮肤炎症或与器官 / 腔隙感染相关的症状（图11.3）。

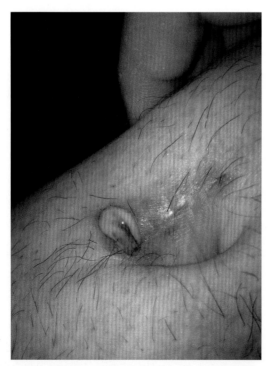

图 11.3　脐部切口脓性分泌物

有学者发现，在传统外科手术中手术部位感染的发生率远高于微创手术[40-42]。腹腔镜手术不仅切口小，而且对免疫功能的影响小于开放手术[43]。

手术部位感染也可降低微创手术的优势，于是患者开始担心感染的漫长和反复，并且对手术医生失去信心，这显著增加了患者的发病率、住院时间和经济损失。微创手术的总体目的是达到最佳的美容效果，但是手术部位感染导致了一条不美观切口瘢痕的形成，并且严重影响了患者的生活质量[44]。

由于早期出院和日间病房的设置[40,42]，在微创手术中主动监测手术部位感染仍然是一项挑战。在无出院后监测记录的情况下，约 1/3 的手术部位感染可能漏诊[45]。

许多影响因素可导致术后脊柱感染（postoperative spine infection，PSI）的出现，抗生素可能并非是解决这个问题的手段。因此，不合理地使用抗生素只会导致多重耐药微生物的出现。关于术后伤口感染的报道提示大多数感染部位为浅表手术切口[42]。手术部位感染的危险因素包括：术前住院时间大于 2d[40]、手术时间大于 2h[40]、急诊 / 多项手术和急性炎症器官手术[46-47]、尼古丁或类固醇使用史、糖尿病、营养不良、术前住院时间长、术前葡萄球菌定殖于鼻腔或围手术期输血[48-49]。肥胖、预防性应用抗生素和引流管均对腹腔镜胆囊切除术后手术部位感染的发生率无影响[50]。手术部位感染在脐部端口也比较常见[42]，感染率可能取决于取出标本的穿刺通道切口。应将感染标本装入标本袋中后取出，以防止切口感染和内容物意外溢出或隐匿性恶性肿瘤细胞扩散。

将接受开放性根治性前列腺切除术（open radical prostatectomy，ORP）和机器人辅助根治性前列腺切除术（robot-assisted radical prostatectomy，RARP）的患者进行比较，开放性根治性前列腺切除术后手术部位感染的发生率更高（24.5% vs. 0.6%）。此外，接受

RARP 手术治疗的患者的手术部位感染消退得更快（7d *vs.* 16d），并且需要切开或引流（1例 *vs.* 84 例）、再次入院（0 例 *vs.* 11 例）或返回手术室进行清创（0 例 *vs.* 6 例）的可能性更小[51]。

根据出现时间的不同，可将手术部位感染分为两种类型，更常见的类型在术后 1 周内较早出现。革兰氏阳性或革兰氏阴性细菌是常见的致病微生物，来自皮肤或受感染手术部位的正常菌群。这些细菌通常对常用的抗菌药物有良好的反应。另一种类型的手术部位感染由快速生长的非典型分枝杆菌引起，潜伏期为 3~4 周。耐药菌株对常用的抗菌药物反应不佳[52]。

切口分泌物和穿刺点周围的红斑是非分枝杆菌感染的最常见临床表现，通常发生在手术后 1 周内。这些细菌通常局限于皮肤和皮下组织[42,53]，周围组织炎症可能伴疼痛、压痛和低热[54]。将采集于穿刺通道部位切口的脓液进行革兰氏染色和药敏试验，所获得的拭子按标准方法进行需氧和厌氧处理以找到非分枝杆菌分离物。金黄色葡萄球菌菌株通常可从干净的伤口中分离出来。治疗时应日常换药和清洗伤口，然后开始使用一个疗程的抗生素进行经验性治疗。随后将根据微生物的培养和药敏试验报告结果使用敏感的抗生素，有时可能需要引流和清创以促进切口愈合。

由结核分枝杆菌引起的延迟型感染通常发生在术后近 1 个月，表现为持续的多个流脓窦道或肿块和结节，对抗生素无反应。穿刺部位可能存在色素沉着和硬结，从一个穿刺通道开始扩散到其他穿刺通道[44]。

## 穿刺套管部位疝

自从开展微创手术以来，穿刺套管部位疝已成为一类公认的并发症。基于现有的最大样本量的研究，所有外科专业、亚专业的腹腔镜穿刺套管部位疝的发生率范围为 0.2%~1.3%[55-59]。

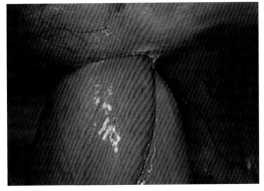

图 11.4　穿刺套管部位早发性疝患者发生小肠梗阻

已描述三种类型的穿刺套管部位疝：①筋膜和腹膜分离型（与早期表现相关）；②筋膜分离伴完整腹膜型（与后期表现相关）；③整体腹壁疝型（在取出穿刺套管时或术后不久即可观察到）[60]。最常见的疝是早发性疝，通常在术后 2~12d 内症状明显。早发性疝患者最常发生小肠梗阻（图 11.4），往往表现为外科急症，通常需要再次手术[57]。据报道，约 16% 的穿刺套管部位疝必须接受急诊修补[55]。

晚发型疝患者通常在术后数月出现膨出，发生时间为 0.7~27 个月[57]。由于晚发性疝通常可以保守治疗（如切口疝），这类患者的再次手术率较低。

切口疝是微创手术潜在的严重并发症，因此大多数需要进一步手术干预[57]。一般而言，切口疝的发生提示出现了手术技术问题。

之前已确定穿刺套管部位疝的多种风险因素。最常见的风险因素是穿刺套管的尺寸，大于 12mm 的穿刺套管可显著增加疝的发生风险[56,58]。但是也有报道称，1 例机器人辅助前列腺切除术患者在术后于 8mm 穿刺套管部位出现疝[60]。另一项来源于已发表泌尿外科文献的关于机器人手术后穿刺套管部位疝的研究结果显示，在 10mm 和更大穿刺套管部位发生 2 例疝，在机器人穿刺套管部位未观察到疝的形成[61]。

其他既往已确定的影响穿刺套管部位疝形成的风险因素包括锥形头穿刺套管、手术时间长、操作穿刺套管取出标本、前列腺体积较大、既往有腹腔镜胆囊切除术史、手术时筋膜

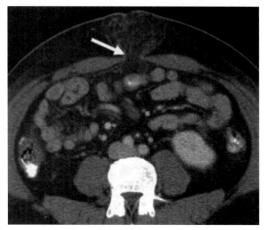

图 11.5　切口脐疝的 CT 扫描（白色箭头）

闭合、脐部位置（图 11.5）、年龄较大和较高的 BMI[56,58,62]。

在 RARP 手术过程中，应特别注意标本的取出部位。有研究表明，由纵向切开腹部中线部位的切口所形成疝的概率更高，建议将切口疝发生率最小的部位优先定为中线旁切口[63-64]。大多数用于机器人泌尿外科手术的标本取出部位通常位于腹部中线的内窥镜穿刺通道。

在一项外科医生的微创根治性前列腺切除术（minimally invasive radical prostatectomy，MIRP）的队列研究中，纵向切口的切口疝发生率高于横向切口[65]。一项关于 7 项腹部手术试验的 Cochrane 回顾研究证实，横向切口优于中线纵切口，差异有统计学意义[66]。

一项纳入丹麦 7 000 多例腹腔镜手术患者的大型回顾研究结果显示，16%（15/95）的穿刺通道孔疝需要再次行紧急手术[55]。在这项大型研究或笔者的研究中，并无患者需要进行肠切除术。据报道，嵌顿疝患者需要进行肠切除术[60,67]。一项关于 30 例穿刺通道孔疝病例的回顾性研究结果表明，在再次进行紧急手术时，患者需要接受肠切除术的概率为 17%（5/30）[57]。

## 腹股沟疝

采用耻骨后入路 ORP 手术后发生腹股沟疝的观点已得到充分阐述[68]。最近一项报道表明，ORP 手术后 4 年内腹股沟疝的发生率为 12%~21%[69-70]，MIRP 手术后的发生率为 6%[71]。

据报道，RARP 手术后腹股沟疝的发生率小于 ORP 手术后。这两种手术在腹壁切口方面有所不同[71]，行 ORP 手术时需要沿耻骨联合和脐部之间中线作 10~15cm 长的切口，行 RARP 手术时只需要通过下腹部作 5~6 个较短的切口，这表明切口长度对腹股沟疝的发展非常重要。在这些研究中，耻骨后根治性前列腺切除术（retropubic radical prostatectomy，RRP）后腹股沟疝的发生率高达 38.7%，但是通过仅 6cm 的所谓"小剖腹切口"进行手术的 272 患者的发生率仅为 2.9%[72]。

据报道，根治性经会阴前列腺切除术后腹股沟疝的发生率为 1.8%，整个手术通过会阴切口进行，因此根本不存在腹部切口[73]。

为了进一步验证腹部切口的长度和可能的位置似乎会影响术后腹股沟疝发展的这一观点，有学者发表了一项针对 5 478 例男性患者接受 RRP 手术治疗后腹股沟疝修复率结果的研究，在 10 年的随访中腹股沟疝的发生率为 17.1%[74]，而经尿道前列腺切除术（transurethral resection of prostate，TURP）后相应的发生率为 9.2%。

尽管目前尚不清楚 RARP 手术后哪类人群易发生腹股沟疝，但是年龄增加、低 BMI 值以及既往腹股沟疝修补术治疗根治性前列腺切除术后腹股沟疝的风险因素可能定义该亚组患者，应对这些患者发生亚临床腹股沟疝的可能性进行仔细的术前和术中评估，以便在机器人辅助根治性前列腺切除术（robot-assisted radical prostatectomy，RARP）中同时进行腹股沟疝修补术[75]。同时，确定预防性腹股沟疝修补术在无亚临床腹股沟疝患者中作用时需要进行评估。

根据作者的经验和观察，在机器人辅助前列腺切除术中进行解剖时破坏腹股沟管的内环结构和清除脂肪组织后，非临床腹股沟疝患者在手术后可出现疝的症状变化。

## 切口种植转移

腹腔镜术后发生的腹壁切口转移（图 11.6）是指单发或多发的、种植在皮肤下或者邻近腹壁瘢痕组织中的肿瘤病灶[76]。穿刺孔肿瘤转移是一种很罕见的行腹腔镜手术治疗泌尿系恶性肿瘤后发生的并发症。在所有接受腹腔镜泌尿系统恶性肿瘤手术的患者中，穿刺孔肿瘤转移的发生率为 0.09%~0.73%[77-78]。之前已经报道约 50 例关于泌尿系统恶性肿瘤术后发生腹壁种植转移的案例[79]，其中 9 例发生在肾癌术后[80-93]。这些研究表明，行腹腔镜肾癌根治性切除术和保留肾单位的手术后发生穿刺孔肿瘤转移的情况相对较少。

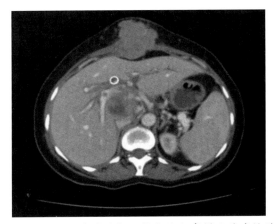

**图 11.6** CT 检查结果提示较大体积穿刺孔肿瘤转移

腹腔镜术后发生腹壁肿瘤转移同样与许多可能引起转移的其他因素有关，包括气腹、切口周围组织的污染、肿瘤切除不完全以及取出肿瘤组织的特定方法[94]。

回顾目前已有的文献可知，行腹腔镜肾盂癌根治性切除术和保留肾单位的手术后，发生切口种植转移的情况相对较少，这是由许多因素造成的。虽然目前尚不清楚确切的因素，但是切口种植转移的发生可能是多种整体因素和局部因素的综合结果。减少切口部位种植转移的方法包括：严格遵守肿瘤切除的手术指南、避免切口漏气、使用不透气的标本袋在直视下取出标本，必要时使用聚维酮碘冲洗腹腔镜手术器械和切口，以及增强身体免疫力[95]。

## 总　结

在腹腔镜时代有专家已经介绍过泌尿外科手术的腹壁并发症。目前，尽管机器人技术推动了微创腹腔镜技术的广泛开展，但是外科医生所面临的手术并发症概率也在增加。建议外科医生总结关于处理和避免这些并发症的方法与措施。

（郭炬　杜凯旋　译，傅斌　顾朝辉　校）

## 参考文献

[1] Brunt LM, Doherty GM, Norton JA, et al. Laparoscopic adrenalectomy compared to open adrenalectomy for benign adrenal neoplasms. J Am Coll Surg, 1996, 183:1–10.

[2] Schell SR, Talamini MA, Udelsman R. Laparoscopic adrenalectomy for nonmalignant disease. Improved safety, morbidity, and cost-effectiveness. Surg Endosc, 1999, 13:30–34.

[3] Fornara P, Doehn C, Friedrich HJ, et al. Nonrandomized comparison of open flank versus laparoscopic nephrectomy in 249 patients with benign renal disease. Eur Urol, 2001, 40:24–31.

[4] Kandaswamy R. Laparoscopic vs open nephrectomy in 210 consecutive patients. Outcomes, cost, and changes in practice patterns. Surg Endosc, 2004, 18:1684.

[5] DeVoe WB, Kercher KW, Hope WW, et al. Hand-assisted laparoscopic partial nephrectomy after 60 cases: comparison with open partial nephrectomy. Surg Endosc, 2009, 23:1075–1080.

[6] Lee SE, Ku JH, Kwak C, et al. Hand assisted laparoscopic radical nephrectomy: comparison with open radical nephrectomy. J Urol, 2003, 170:756–759.

[7] Fahlenkamp D, Rassweiler J, Fornara P, et al. Complications of laparoscopic procedures in urology: experience with 2,407 procedures at 4 German centres. J Urol, 1999, 162:765–770.

[8] Bhoyrul S, Vierra MA, Nezhat CR, et al. Trocar injuries in laparoscopic surgery. J Am Coll Surg, 2001, 192:677–683.

[9] Champault G, Cazacu F, Taffinder N. Serious trocar accidents in laparoscopic surgery: a French survey of 103,852 operations. Surg Laparosc Endosc, 1996, 6:367–370.

[10] Stolzenburg J, Truss M. Technique of laparoscopic (endoscopic) radical prostatectomy. BJU Int, 2003, 91:749–757.

[11] Stolzenburg J, Rabenalt R, Do M, et al. Complications of endoscopic extraperitoneal radical prostatectomy (EERPE): prevention and management. World J Urol, 2006, 24:668–675.

[12] Lasser MS, Ghavamian R. Surgical complications of laparoscopic urological surgery. Arab J Uro, 2012,

10:81–88.

[13] Sotelo R, Bragayrac LA, Machuca V, et al. Avoiding and managing vascular injury duribg robotic-assisted radical prostatectomy. Ther Adv Urol, 2015, 7:41–48.

[14] Lehmann LJ, Lewis MC, Goldman H, et al. Cardiopulmonary complications during laparoscopy: two case reports. South Med J, 1995, 88(10):1072–1075.

[15] McAllister J, D'Altorio R, Synder A. CT findings after uncomplicated percutaneous laparoscopic cholecystectomy. J Comput Assist Tomogr, 1991, 15:770–772.

[16] Sumpf E, Crozier TA, Ahrens D, et al. Carbon dioxide absorption during extraperitoneal and transperitoneal endoscopic hernioplasty. Anesh Analg, 2000, 91(3):89–95.

[17] Murdock CM, Wolff AJ, Van Geem T. Risk factors for hypercarbia, subcutaneous emphysema, pneumothorax, and pneumomediastinum during laparoscopy. Obstet Gynecol, 2000, 95(5):704–709.

[18] Wahba R, Tessler M, Keiman S. Acute ventilator complications during laparoscopic upper abdominal surgery. Can J Anaesth, 1996, 43:77–83.

[19] Abe H, Bandai Y, Ohtomo Y. Extensive subcutaneous emphysema and hypercapnia during laparoscopic cholecystectomy: two case reports. Surg Laparosc Endosc, 1995, 5:183–187.

[20] Wittigen CM, Andrus HC, Fitzgerald SD, et al. Analysis of hemodynamics and ventilation during laparoscopic cholecystectomy. Arch Surg, 1991, 126:997–1001.

[21] Leighton T, Pianim N, Liu SY, et al. Effectors of hypercarbia during experimental pneumoperitoneum. Am Surg, 1992, 58:717–721.

[22] Kent RB 3rd. Subcutaneous emphysema and hypercarbia following laparoscopic cholecystectomy. Arch Surg, 1991, 126:1154–1156.

[23] Holzman M, Sharp K, Richards W. Hypercarbia during carbon dioxide gas insufflation for therapeutic laparoscopy: a note of caution. Surg Laparosc Endosc, 1992, 2:11–14.

[24] Hall D, Goldstein A, Tynan E. Profound hypercarbia late in the course of laparoscopic choleystectomy. Anesthesiology, 1993, 79:173–174.

[25] Marshall R, Jebsen P, Davie I, et al. Circulatory effect of carbon dioxide insuflation of the peritoneal cavity for laparoscopy. Br J Anaesth, 1972, 44:680–682.

[26] Kelman G, Swapp G, Smith I. Cardiac output and arterial blood gas tension during laparoscopy. Br J Anesth, 1972, 44:1155–1162.

[27] Pearce D. Respiratory acidosis and subcutaneous emphysema during laparoscopic cholecystectomy. Can J Anaesth, 1994, 4:314–316.

[28] Santana A, Crausman R, Dubin H. Late onset of subcutaneous emphysema and hypercarbia following laparoscopic cholecystectomy. Chest, 1999, 115:1468–1471.

[29] Nezhat C, Nezhat F, Nezhat C. Operative laparoscopy (minimally invasive surgery): state of the art. J Gynecol Surg, 1992, 8:111–141.

[30] Ott DE. Subcutaneous emphysema-beyond the pneumoperitoneum. JSLS, 2014, 18:1–7.

[31] Alexander JI. Pain after laparoscopy. Br J Anesth, 1997, 79:369–378.

[32] Ekstein P, Szold A, Sagie B, et al. Laparoscopic surgery may be associated with severe pain and high analgesia requirements in the immediate postoperative period. Ann Surg, 2006, 243:41–46.

[33] Crile GW. The kinetic theory of shock and its prevention through anoci-association. Lancet, 1913, 185:7–16.

[34] Kissin I. Preemptive analgesia. Anesthesiology, 2000, 93:1138–1143.

[35] Breda A, Bui MH, Liao JC, et al. Association of bowel rest and ketorolac analgesia with short hospital stay after laparoscopic donor. Urology, 2007, 69(5):828–831.

[36] Dahl JB, Møiniche S. Pre-emptive analgesia. Br Med Bull, British Journal Bulletin, 2004, 71:13–27.

[37] Coughlin SM, Karanicolas PJ, Emmerton-Coughlin HM, et al. Better late than never? Impact of local analgesia timing on postoperative pain in laparoscopic surgery: a systematic review and meta-analysis. Surg Endosc, 2010, 24:3167–3176.

[38] Pourseidi B, Khorram-Manesh A. Effect of intercostals neural blockade with Marcain (bupivacaine) on postoperatove pain after laparoscopic cholecystectomy. Surg Endosc, 2007, 21:1557–1559.

[39] Centers for Disease Control and Prevention. The National Healthcare Safety Network (NHSN) manual: patient safety component. Atlanta: Division of Healthcare Quality Promotion, National Centerfor Emerging and Zoonotic Infections Diseases. Available from: URL: http://www.cdc.gov/nhsn/acute-care-hospital/index.html.

[40] Lilani SP, Jangale N, Chowdhary A, et al. Surgical site infection in clean and clean-contaminated cases. Indian J Med Microbiol, 2005, 23:249–252.

[41] Brill A, Ghosh K, Gunnarsson C, et al. The effects of laparoscopic cholecystectomy, hysterectomy, and appendectomy on nosocomial infection risks. Surg Endosc, 2008, 22:1112–1118.

[42] Richards C, Edwards J, Culver D, et al. Does using a laparoscopic approach to cholecystectomy decrease the risk of surgical site infection? Ann Surg, 2003, 237:358–362.

[43] Redmond HP, Watson RW, Houghton T, et al. Immune function in patients undergoing open vs laparoscopic cholecystectomy. Arch Surg, 1994, 129:1240–1246.

[44] Sasmal PK, Mishra TS, Rath S, et al. Port site infection in laparoscopic surgery: a review of its management. World J Clin Cases, 2015, 3(10):864–871.

[45] Stockley JM, Allen RM, Thomlinson DF, et al. A district general hospital's method of post-operative infection surveillance including post-discharge follow-up, developed over a five-year period. J Hosp Infect, 2001, 49:48–54.

[46] Chuang SC, Lee KT, Chang WT, et al. Risk factors for wound infection after cholecystectomy. J Formos Med Assoc, 2004, 103:607–612.

[47] den Hoed PT, Boelhouwer RU, Veen HF, et al. Infections and bacteriological data after laparoscopic and open gallbladder surgery. J Hosp Infect, 1998, 39:27–37.

[48] Owens CD, Stoessel K. Surgical site infections: epidemiology, microbiology and prevention. J Hosp Infect, 2008, 70(Suppl 2):3–10.

[49] Boni L, Benevento A, Rovera F, et al. Infective complications in laparoscopic surgery. Surg Infect, 2006, 7(Suppl 2):S109–111.

[50] Scott JD, Forrest A, Feuerstein S, et al. Factors associated with postoperative infection. Infect Control Hosp Epidemiol, 2001, 22:347–351.

[51] Tollefson MK, Frank I, Gettman MT. Robotic-assisted radical prostatectomy decreases the incidence and morbidity of surgical site infections. Urology, 2011, 78(4):827–831.

[52] Falkinham JO. Epidemiology of infection by non-tuberculousmycobacteria. Clin Microbiol Rev, 1996, 9:177–215.

[53] Karthik S, Augustine AJ, Shibumon MM, et al. Analysis of laparoscopic port site complications: a descriptive study. J Minim Access Surg, 2013, 9:59–64.

[54] Mangram AJ, Horan TC, Pearson ML, et al. Guideline for prevention of surgical site infection, 1999. Centers for Disease Control and Prevention (CDC) hospital infection control practices advisory committee. Am J Infect Control, 1999, 27(2):97–132.

[55] Helgstrand F, Rosenberg J, Bisgaard T. Trocar site hernia after laparoscopic surgery: a qualitative systematic review. Hernia, 2011, 15:113–121.

[56] Swank HA, Mulder IM, la Chapelle CF, et al. Systemic review of trocar-site hernia. Br J Surg, 2012, 99:315–323.

[57] Tonouchi H, Ohmori Y, Kobayashi M, et al. Trocar site hernia. Arch Surg, 2004, 139:1248–1256.

[58] Kadar N, Reich H, Liu CY, et al. Incisional hernias after major laparoscopic gynecologic procedures. Am J Obstet Gynecol, 1993, 168:1493–1495.

[59] Nezhat C, Nezhat F, Seidman DS, et al. Incisional hernias after operative laparoscopy. J Laparoendosc Adv Surg Tech A, 1997, 7:111–115.

[60] Spaliviero M, Samara EN, Oguejiofor IK, et al. Trocar site spigelian-type hernia after robot-assisted laparoscopic prostatectomy. Urology, 2009, 73:1423.e3–5.

[61] Kang DI, Woo SH, Lee DH, et al. Incidence of port-site hernias after robot-assisted radical prostatectomy with the fascial closure of only the midline 12-mm port site. J Endourol, 2012, 26:848–851.

[62] Chennamsetty A, Hafron J, Edwards L, et al. Predictors of incisional hernia after robotic assisted radical prostatectomy. Adv Urol, 2015, 2015:457305. Epub 2015 Feb 2.

[63] Benlice C, Stocchi L, Costedio MM, et al. Impact of the specific extraction-site location on the risk of incisional hernia after laparoscopic colorectal resection. Dis Colon Rectum, 2016, 59(8):743–750.

[64] Samia H, Lawrence J, Nobel T, et al. Extraction site location and incisional hernias after laparoscopic colorectal surgery: should we be avoiding the midline? Am J Surg, 2013, 205(3):264–268.

[65] Beck S, Skarecky D, Osann K, et al. Transverse versus vertical camera port incision in robotic radical prostatectomy: effect on incisional hernias and cosmesis. Urology, 2011, 78(3):586–590.

[66] Brown SR, Goodfellow PB. Transverse verses midline incisions for abdominal surgery. Cochrane Database Syst Rev, 2005, (4):CD005199.

[67] Moreaux G, Estrade-Huchon S, Bader G, et al. Five-millimeter trocar site small bowel eviscerations after gynecologic laparoscopic surgery. J Minim Invasive Gynecol, 2009, 16:643–645. [PubMed:19835812].

[68] Regan TC, Mordkin RM, Constantinople NL, et al. Incidence of inguinal hernias following radical retropubic prostatectomy. Urology, 1996, 47(4):536–537. [PubMed: 8638364].

[69] Stranne J, Lodding P. Inguinal hernia after radical retropubic prostatectomy: risk factors and prevention. Nat Rev Urology, 2011, 8(5):267–273.

[70] Stranne J, Hugosson J, Iversen P, et al. Inguinal hernia in stage M0 prostate cancer: a comparison of incidence in men treated with and without radical retropubic prostatectomy-an analysis of 1105 patients. Urology, 2005, 65(5):847–851. [PubMed: 15882708].

[71] Stranne J, Johansson E, Nilsson A, et al. Inguinal hernia after radical prostatectomy for prostate cancer: results from a randomized setting and a nonrandomized setting. Eur Urol, 2010, 58(5):719–726. [PubMed: 20728265].

[72] Koie T, Yoneyama T, Kamimura N, et al. Frequency of postoperative inguinal hernia after endoscope-assisted mini-laparotomy and conventional retropubic radical prostatectomies. Int J Urol, 2008, 15:226–229.

[73] Matsubara A, Yoneda T, Nakamoto T, et al. Inguinal hernia after radical perineal prostatectomy: comparison with the retropubic approach. Urology, 2007, 70:1152–1156.

[74] Sun M, Lughezzani G, Alasker A, et al. Comparative study of inguinal hernia repair after radical prostatectomy, prostate biopsy, transurethral resection of the prostate or pelvic lymph node dissection. J Urol, 2010, 183:970–975.

[75] Rabbani F, Yunis LH, Touijer K, et al. Predictors of inguinal hernia after radical prostatectomy. Urol, 2010, 77(2):391–395.

[76] Schneider C, Jung A, Reymond MA, et al. Efficacy of surgical measures in preventing port-site recurrences in a porcine model. Surg Endosc, 2001, 15:121–125.

[77] Rassweiler J, Tsivian A, Kumar AV, et al. Oncological safety of laparoscopic surgery for urological malignancy: experience with more than 1,000 operations. J Urol, 2003, 169:2072–2075.

[78] Micali S, Celia A, Bove P, et al. Tumor seeding in urological laparoscopy: an international survey. J Urol, 2004, 171:2151–2154.

[79] Kadi N, Isherwood M, Al-Akraa M, et al. Port-site metastasis after laparoscopic surgery for urological malignancy: forgotten or missed. Adv Urol, 2012, 2012:609531.

[80] Fentie DD, Barrett PH, Taranger LA. Metastatic renal cell cancer after laparoscopic radical nephrectomy: long-term follow-up. J Endourol, 2000, 14:407–411.

[81] Castilho LN, Fugita OE, Mitre AI, et al. Port site tumor recurrences of renal cell carcinoma after videolaparoscopic radical nephrectomy. J Urol, 2001, 165:519.

[82] Iwamura M, Tsumura H, Matsuda D, et al. Port

site recurrence of renal cell carcinoma following retroperitoneoscopic radical nephrectomy with manual extraction without using entrapment sac or wound protector. J Urol, 2004, 171:1234–1235.

[83] Landman J, Clayman RV. Re: port site tumor recurrences of renal cell carcinoma after videolaparoscopic radical nephrectomy. J Urol, 2001, 166:629–630.

[84] Chen YT, Yang SS, Hsieh CH, et al. Hand port-site metastasis of renal-cell carcinoma following hand-assisted laparoscopic radical nephrectomy: case report. J Endourol, 2003, 17:771–775.

[85] Dhobada S, Patankar S, Gorde V. Case report: port-site metastasis after laparoscopic radical nephrectomy for renal-cell carcinoma. J Endourol, 2006, 20:119–122.

[86] Castillo OA, Vitagliano G, Díaz M, et al. Port-site metastasis after laparoscopic partial nephrectomy: case report and literature review. J Endourol, 2007, 21:404–407.

[87] Greco F, Wagner S, Reichelt O, et al. Huge isolated port-site recurrence after laparoscopic partial nephrectomy: a case report. Eur Urol, 2009, 56:737–739.

[88] Masterson TA, Russo P. A case of port-site recurrence and locoregional metastasis after laparoscopic partial nephrectomy. Nat Clin Pract Urol, 2008, 5:345–349.

[89] Lee BR, Tan BJ, Smith AD. Laparoscopic port site metastases: incidence, risk factors, and potential preventive measures. Urology, 2005, 65:639–644.

[90] Curet MJ. Port site metastases. Am J Surg, 2004, 187:705–712.

[91] Clayman RV, Kavoussi LR, Soper NJ, et al. Laparoscopic nephrectomy. N Engl J Med, 1991, 324:1370–1371.

[92] Stewart GD, Tolley DA. What are the oncological risks of minimal access surgery for the treatment of urinary tract cancer? Eur Urol, 2004, 46:415–420.

[93] Castillo OA, Vitagliano G. Port site metastasis and tumor seeding in oncologic laparoscopic urology. Urology, 2008, 71:372–378.

[94] Ramirez PT, Wolf JK, Levenback C. Laparoscopic port-site metastases: etiology and prevention. Gynecol Oncol, 2003, 91:179–189.

[95] Wang N, Wang K, Zhong D, et al. Port-site metastasis as a primary complication following retroperitoneal laparoscopic radical resection of renal pelvis carcinoma or nephron-sparing surgery: a report of three cases and review of the literature. Oncol Lett, 2016, 11:3933–3938.

## 第12章　血管并发症

*David Michael Hatcher, René Sotelo*

### 概　述

血管并发症是机器人泌尿外科手术中最常见且最需要紧急处理的并发症之一。虽然机器人手术并发症的发生率低于开腹手术和腹腔镜手术，但是其仍然可能发生在气腹建立、穿刺套管放置、术中和术后等任何手术阶段[1]。及时识别并发症并经深思熟虑后处理是减少并发症对患者造成伤害的关键。血管并发症的治疗方式包括输血、中转开放手术、血管栓塞术或重新手术探查等。

血管并发症的预防措施包括了解患者的手术适应证，熟悉手术解剖结构和娴熟掌握手术技术。全面详尽的术前规划和术前准备可以大幅度降低血管并发症的风险。应在手术前对所有影像学结果进行分析以明确是否存在解剖变异。高危患者应接受术前凝血功能评估，必要时术前应停用抗凝药物或抗血小板药物治疗。

疑似存在血管损伤时，外科医生必须迅速决定是否可以通过微创手术处理，或是否需要行中转开放手术。事实上，血管损伤是中转开放手术的最常见原因。存在血管损伤时，患者的生命安全是第一位的，而非执拗于采用微创手术处

D.M. Hatcher (✉)
USC Institute of Urology, Keck Medicine of USC,
1441 Eastlake Avenue, Suite 7416, Los Angeles,
CA 90089, USA
e-mail: davidmhatcher@gmail.com

R. Sotelo
USC Institute of Urology, University of Southern
California, Los Angeles, CA, USA
e-mail: Rene.Sotelo@med.usc.edu

© Springer International Publishing AG 2018
R. Sotelo et al. (eds.), *Complications in Robotic Urologic Surgery*,
DOI 10.1007/978-3-319-62277-4_12

理。有研究结果表明，大血管损伤是腹腔镜手术中导致患者死亡的主要原因，占所有病例的81%[2]。手术室内应常规配备一套用于开放手术的无菌器械包托盘以供随时备用。如果需要中转开放手术，应采用长切口。切口位置往往应选择在中线部位，同时也取决于患者的体位和手术操作的需要。选择切口位置的目的是良好地暴露和控制损伤血管的近端和远端，并且利于修复。

如果术中发生大血管损伤，应立即通知麻醉医生，并且及时为患者输注血液制品，同时尽量维持良好的血流动力学状态。此外，应及时通知专科医生（如血管外科或创伤外科医生）、护理人员和麻醉医生协助处理血管损伤。

本章主要讨论术中和术后的常见血管并发症，包括血栓栓塞并发症，而手术过程中特有的血管损伤将在后续相应章节中进行讨论。

### 手术入路相关并发症

在腹腔镜手术过程中，75%的大血管损伤发生在完成气腹和放置穿刺器并建立手术入路的过程中[3-4]。建立气腹完成手术入路的方式主要包括闭合式技术和开放式技术（分别为Veress针技术或Hasson技术）。Veress针（气腹针）的针芯前端圆钝，中空，并且针芯可回缩，建立气腹时需要对腹部进行盲穿，然后通过气腹针充气建立气腹。采用Hasson技术（小切口剖腹术）时需要通过锐性切开腹壁各层建立气腹通道[5-6]。在选择建立气腹的位置和方式（开放式或闭合式技术）时，应了解患者既往是否接受过手术及以往切口的位置，选择远离切口瘢痕的较安全位

置。在建立气腹完成手术入路前，应始终确保内窥镜头、气腹机、电切电凝装置和腹腔镜等设备正常工作，避免发生可疑血管损伤后在设备设置方面浪费宝贵的抢救时间。

美国泌尿外科学会（American Urological Association，AUA）腹腔镜和机器人基础知识手册中的结论是，目前尚无足够的证据推荐建立气腹的方法[7]。虽然闭合式技术可能导致血管损伤的发生率更高，但是开放式的 Hasson 技术并未降低血管损伤的风险[8-10]。最常见的受损伤血管包括腹主动脉、下腔静脉、髂血管和腹壁血管[11]。当大血管靠近建立气腹的位置时，可优先选择 Hasson 技术[12]。此外，开放式技术更适合儿童和体型瘦弱患者及伴有广泛粘连的患者。在这些情况下，通过腹膜后或腹膜外途径进行手术可能更可取。

因此，当建立气腹完成手术入路中遇到困难时，熟练掌握不同的气腹建立方法至关重要。

## 与 Veress 气腹针相关的损伤

目前，文献已报道的 Veress 气腹针导致血管损伤的发生率较低[8,13-16]。在一项 meta 分析中，应用 Veress 技术建立气腹时发生血管损伤的风险仅为 0.23%[15]。在 Veress 气腹针穿刺过程中，存在损伤腹壁血管或更深的腹部、腹膜后或盆腔内血管的风险。由于体表标志角度或距离不同以及血管结构的差异，体型较瘦或肥胖患者发生血管损伤的风险较高。在 Veress 气腹针盲穿刺过程中，进针时力度不应施加过大。当针头穿过筋膜和腹膜时，应该感觉到或听到两次不同的"砰砰"声或"咔嗒声"。穿刺期间应根据患者的体重指数（body mass index，BMI）调整 Veress 气腹针针头的进针角度，从非肥胖患者的 45° 调整到肥胖患者的 90°（图 12.1）[17]。在转为开放手术前，应预先确定 Veress 气腹针尝试穿刺的次数。大血管的分叉部位约位于脐水平处，因此在脐周位置建立气腹时存在损伤右髂总动脉的风险。

穿刺成功并插入气腹针后，应抽吸气腹针并评估有无血液回吸以识别有无血管损伤，防止气体注入血管。穿刺引起血管损伤的原因包括使用气腹针穿刺时插入角度不正确和（或）插入气腹针过程中轴向用力过大。如果回抽有

a

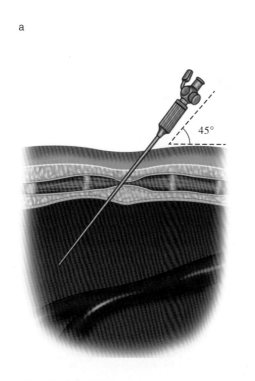

b

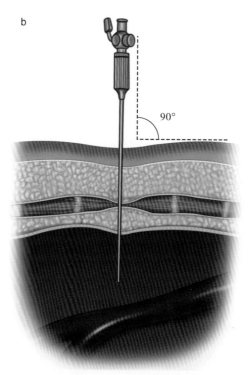

图 12.1 放置气腹针时的角度。（a）非肥胖患者。（b）肥胖患者

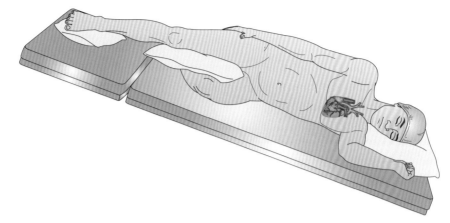

图 12.2　左侧卧位伴头低脚高位

血，应改变穿刺的位置。一些外科医生为确定血管损伤的位置，选择将气腹针保留在原位，不再进一步操作穿刺针头，并且关闭旋塞充气阀门。部分外科医生倾向于在发生可疑血管损伤时移除穿刺针，并且建立新的穿刺通道。两种方法通常均可以接受，因为大多数由气腹针穿刺造成的血管损伤的创口较小，不需要进行血管修复。但是如果怀疑存在较严重的血管损伤时，应将气腹针头始终保留在原位以方便快速识别血管损伤的部位。

当存在可疑的血管损伤时，不应通过Veress 针充气，以避免发生二氧化碳气体栓塞。二氧化碳气体栓塞表现为急性循环衰竭、中心静脉压（central venous pressure，CVP）升高、右心压力升高、缺氧、高碳酸血症和典型的"磨轮"心脏杂音。当发生二氧化碳气体栓塞时，应立即停止充气，并且为腹部排气，将患者置于左侧卧位（右侧向上）伴 Trendelenburg 位（头低脚高位）（图 12.2）[18]。该体位又称为Durant 体位，能够防止肺循环中"气锁"的出现。然后可以尝试通过中心静脉导管从右心室吸出气泡，多数患者可能最终需要通过体外循环接受支持治疗。

### 与穿刺器相关的损伤

在穿刺期间由穿刺器造成的血管损伤可能更为严重（图 12.3）。一项 meta 分析结果显示，

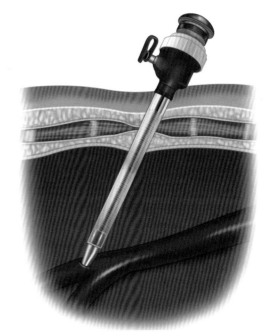

图 12.3　放置首个穿刺套管时发生血管损伤

Hasson 技术引起的血管损伤发生率为 0.03%[19]。虽然由该技术引起损伤的发生率较低，但是其死亡率明显高于 Veress 针引起的损伤。与直径较小的气腹针损伤不同，当因穿刺器引起损伤时几乎所有患者均需要中转为开放手术。穿刺器损伤多发生在置入第一个穿刺器时，由于置入第二个穿刺器时在直视下进行，因此此时不会发生损伤。预防穿刺器损伤时首先应确保皮肤切口足够长以容纳穿刺器，在使用穿刺器进行穿刺的过程中不要施加太大的轴向力。此外，在穿刺器插入过程中可用双手进行额外控制，以防止穿刺器尖端突然向深度推进而造成

损伤。

可视化穿刺器用于在套管的透明闭孔中插入腹腔镜摄像头，外科医生在插入穿刺器过程中能够直接观察腹壁的所有层次，并且在穿刺过程中引起的并发症较少[20]。可视化穿刺器可用于具有较高并发症发生率的未充气腹部[21-22]，也可用于经 Veress 针充气后。与钝性扩张的穿刺器相比，使用锐性穿刺器穿透筋膜时，腹壁血管发生损伤的风险更高。

当穿刺器中有血液充溢时应怀疑存在血管损伤，此时应将穿刺器保留在原处以堵住伤口并且快速识别损伤的位置，处理方法与疑似严重的 Veress 针损伤相似，应关闭穿刺器并停止充气。如果可以安全插入第二个穿刺器，则可以用纱布海绵或腹腔镜器械按压出血部位以评估损伤情况。如果存在严重损伤，应立即进行剖腹探查。如果需要中转为开放手术，应将腹腔镜朝向腹壁，在腹腔镜的光源引导下可以直接、快速、安全地切开腹壁并进入术区[23]。

值得注意的是，有时大出血的发生更为隐匿，腹膜后或肠系膜血肿可能是血管损伤的唯一征象。对于小的、不扩大的血肿，可术中密切监测；对于进行性扩大且加重的血肿，则应及时切开血肿并修复损伤血管。切开血肿时有发生出血的风险，术者应提前做好准备。

沿着穿刺器周边的出血或沿着前腹壁内部的出血均提示可能存在腹壁血管损伤。这是 Veress 针或穿刺器穿刺过程中最常见的血管损伤[11]，最常发生在经腹直肌插入第二个穿刺器时[24]。为避免此损伤，应将穿刺器放置在中线或中线外侧至少 6cm 处。临床上也可能出现腹壁血肿迟发性增大或穿刺器部位进展性瘀斑。处理腹壁血管出血的应对技巧包括直接电凝、穿刺器穿刺口处临时加压、通过穿刺器的穿刺孔放置 Foley 球囊导管并向外牵拉以压迫止血，以及在直视下或使用筋膜闭合装置（Carter-Thomason CloseSure® System，Inlet，Trumbull，CT）结扎，但是缝合结扎是首选方法。电凝可能导致再出血，通过穿刺口位置放置 Foley 球囊压迫止血可能损伤肌肉，并且可能进一步损伤腹壁血管。

## 术中血管损伤

建立气腹后也可能发生血管损伤，其原因包括钝性切割、锐性切割、热切割、缝合结扎或夹闭等。在组织解剖过程中发生的血管损伤占主要血管损伤的 25%[3-4]。正确的手术解剖游离操作有助于预防大多数的血管损伤，因此术中应从浅层到深层进行细致的解剖，避免"在未充分暴露的洞穴中操作"。损伤可能是由不经意的器械移动引起的，甚至可能发生在外科医生或手术助手的摄像头视野之外。最严重的损伤是大血管及其主要分支损伤，往往伴发较高的死亡风险。一般来说，血管损伤通常发生在解剖血管周围组织的过程中。

发生血管损伤后应当提高气腹压至 20~25mmHg，确保充分的抽吸力，并且保持直接按压的压力，有时可使用小型剖腹手术软垫压迫止血。静脉出血往往仅通过提高气腹压就可以得到控制。对于出血部位，应使用机器人抓钳、腹腔镜器械、吸引器或第四机械臂进行压迫止血[23,25]。外科医生必须评估损伤的严重程度，以及损伤部位是动脉还是静脉。少量渗出通常提示静脉出血，而大量搏动性出血则提示动脉出血。

止血的处理方法包括直接压迫、单极电凝和切割、双极电凝、止血结扎夹（如钛夹或锁扣式结扎夹）、止血钉、缝合修补及止血材料。简单压迫止血能够处理小静脉撕裂导致的出血。必要时，外科医生应增加辅助性套管，使用手助式凝胶套管装置，或将机器人手术中转为开放手术。如果患者的血流动力学稳定，可以尝试采用机器人手术修复血管损伤。由于负压吸引可以降低气腹压并且促进出血，因此在发生静脉损伤出血时应谨慎使用。

除了准备开放手术的器械托盘外，手术间内还应配备处理血管损伤的其他设备，包括腹腔镜和机器人持针器、Lapra-Ty 和 Weck 施夹钳、哈巴狗钳、Satinsky 夹、止血材料、纱布海绵和"抢救缝线"（rescue stitch）。抢救缝线通常由一根长号针缝合线组成，末端固定一个结扎夹，用于血管损伤时快速修复[26]。尽管血管外科医生通常推荐使用单股缝合线，但是使用多股缝合线时术者更容易处理和打结。在充满血液的手术区域中更容易看到长号针（如 2-0 带 CT-1 针、末端系有 Hem-o-lok 夹、长 10cm 的薇乔线）。

如果患者的血流动力学不稳定或出血量较大，应立即中转为开放手术[27]。开腹后由于气腹压力骤降，出血量可增加，此时应立即压迫出血部位。为了防止出现这种情况，可以插入一个小号剖腹手术垫，并且用腹腔镜器械对出血源施加压力，同时尽快建立开放手术入路，或者可以直接使用腹腔镜压迫出血部位。

目前已证明，血管吻合器、钛夹和锁扣式结扎夹（如 Hem-o-lok 夹，Teleflex Medical，Research Triangle Park，NC）等与传统的缝合结扎具有相似的止血效果，可以安全地控制较大血管的出血量[28-30]。据报道，血管切割吻合器的故障发生率约为 1.7%，发生故障时可造成大量失血。为避免这种情况，应确保在激发切割吻合器时钉道上无钉夹。相反，可以将钛夹安置到钉线上。但是在一般情况下，在拟进行切割闭合的钉线区域中应谨慎使用钛夹（如肾门）。使用切割吻合器激发闭合前，应将需要闭合的血管或组织对齐并安置在钉床内，同时应在远离血管起点几毫米处使用切割吻合器，以便在发生故障时提供足够的残端。同样的规则也适用于血管夹。使用血管结扎夹控制大血管出血时，建议在血管的"近心端"放置 3 个结扎夹，在"标本"侧放置 1 个或 2 个结扎夹。

止血材料常通过促进局部凝血减少失血量，这是一种传统止血技术的辅助手段。临床中有许多止血材料，包括"止血凝胶""密封剂"和止血纱布等，不应仅依靠这些止血材料来减少显著的手术出血量。关于每种止血剂的详细

介绍不在本章的讨论范围中。由于缺乏对照试验研究，这些药物的效用仍然是不确定的。

术中过度牵拉组织容易误伤脾脏和肝脏，可以通过仔细分离粘连、轻柔游离或包裹保护这些器官，并且使其脱离手术区范围而避免损伤。根据已有研究结果，多达 2.6% 的腹膜后手术可发生脾损伤[31]。对于肝脏或脾脏的小裂口和包膜撕裂，可通过减少牵拉或轻微压迫止血进行治疗，并且同时应用止血剂。如果其他止血措施失败，可能需要进行脾切除术。术前患者应接受脑膜炎球菌、肺炎球菌和 b 型流感嗜血杆菌的免疫接种[32]。

手术结束时，应在降低气腹压后对手术区域进行检查。如果在低气腹压时出现大量血液积聚，应仔细检查术野以便发现并控制出血。冲洗手术部位后出现血液汇集点则有助于识别出血。因为穿刺器可能会压迫出血位置，所以应在低压下直视检查所有穿刺器通道，同时移除穿刺器以评估穿刺器通道的出血情况[24]。轻微出血可以通过电凝控制出血，出血较严重时可能需要直接缝合结扎止血或使用筋膜闭合装置（Carter-Thomason CloseSure® System，Inlet，Trumbull，CT）止血。

## 术后出血

患者在手术后的任何时间都可能出现出血征象和症状，包括低血压、心动过速、贫血、呼吸困难、精神状态改变、头晕、晕厥、低尿量、高排出量、瘀斑、腹痛和腹胀。手术引流液的性质和体积是术后出血的征象，但是引流液中无血液并不能排除出血的可能。应进行术后血常规检查，评估血红蛋白水平，判断有无贫血，必要时动态监测血红蛋白水平的变化。

诊断术后出血通常基于临床经验判断和特征性的症状、体征，同时可以利用 CT 扫描等影像学检查对术后出血进行辅助诊断。对于小血肿，可以保守治疗[33]；当出现大血肿时患者往往伴有剧烈疼痛和感染，可以选择血肿引流[34]。对于血流动力学稳定、疑似延迟出血的患者，

可以给予选择性血管栓塞术治疗；对于血流动力学不稳定的患者，应选择手术探查，机器人或腹腔镜手术等可以作为探查的方式。如果术后患者需要保留引流管，可以经引流口建立气腹，建议使用 10mm 吸引器吸出所有血块[35]。

手术后数周内发生的延迟出血可能由动静脉瘘或假性动脉瘤形成[36]。动静脉瘘或假性动脉瘤最常见于肾部分切除术后。根据已有研究的统计结果，肾部分切除术后假性动脉瘤的发生率为 0.4%，动静脉瘘的发生率为 12%[37]。静脉瘘也可能表现为术后血尿。对于动静脉瘘或假性动脉瘤患者，可以给予血管栓塞治疗。

## 血栓栓塞并发症

血栓栓塞性疾病包括深静脉血栓（deep vein thrombosis，DVT）和肺栓塞（pulmonary embolism，PE），两者是医源性死亡的最常见原因，可以预防[38]。尽管微创手术的出现降低了血栓栓塞事件的发生率，但是许多接受机器人泌尿外科手术的患者发生血栓栓塞并发症的概率仍然增加。发生血栓栓塞事件的危险因素包括癌症患者的高凝状态、盆腔手术、长时间制动、截石位、气腹和血管损伤等[39]。

有几种不同的方法可以预防这些危及生命的并发症，包括术后早期下床活动。压力梯度长袜和间歇式气动压缩装置等机械装置的作用原理是促进下肢静脉回流，减少肢体静脉血液淤滞，促进抗凝血因子释放。值得注意的是，如果发生髂外静脉损伤，间歇性气动压缩装置可能加重出血并抵消气腹的压迫止血作用，此时应当禁用。预防血栓的药物包括低剂量普通肝素（unfractionated heparin，UFH）、皮下注射低分子量肝素（low molecular weight heparin，LMWH）、口服华法林或新型抗凝剂。

在围手术期使用抗凝药物或抗血小板药物时应权衡出血的风险和血栓栓塞事件发生的风险。在一些特定的手术中，发生血栓栓塞并发症的风险远高于出血风险。一般来说，在手术后应尽早恢复使用抗凝药物或抗血小板药物[40]，但是目前关于降低术后出血风险的最佳给药时间间隔的证据依然有限。所有患者均应尽早下床活动以预防血栓栓塞事件的发生，并且根据患者的具体情况进行药物预防[41]。

（陈方敏　曾佑苗　译，顾朝辉　校）

## 参考文献

[1] Tewari A, Sooriakumaran P, Bloch D, et al. Positive surgical margin and perioperative complication rates of primary surgical treatments for prostate cancer: a systematic review and meta-analysis comparing retropubic, laparoscopic, and robotic prostatectomy. Eur Urol, 2012, 62:1–15.

[2] Bhoryul S, Vierra MA, Nezhat CR, et al. Trocar injuries in laparoscopic surgeries. J Am Coll Surg, 2001, 192:677–683.

[3] Champault G, Cazacu F, Taffinder N. Serious trocar incidents in laparoscopic surgery: a French study of 103,852 operations. Surg Laparosc Endosc, 1996, 6(5):367–370.

[4] Hashizume H, Sugimachi K. Study group of endoscopic surgery needle and trocar injury during laparoscopic surgery in Japan. Surg Endosc, 1997, 11:1198–1201.

[5] Hasson HM. Open laparoscopy: a retrocar of 150 cases. J Reprod Med, 1974, 12:234–238.

[6] Hasson HM. A modified instrument and method for laparoscopy. Am J Obstet Gynecol, 1971, 110:886–887.

[7] Collins S, Lehman DS, McDougall EM, et al. AUA BLUS handbook of laparoscopic and robotic fundamentals. Linthicum: American Urological Association, 2015.

[8] Bonjer JH, Hazebroek EJ, Kazemier GMC, et al. Open versus closed establishment of pneumoperitoneum in laparoscopic surgery. Br J Surg, 1997, 84:599–602.

[9] Hanney RM, Carmalt HL, Merrett N, et al. Use of Hasson cannula producing major vascular trauma at laparoscopy. Surg Endosc, 1999, 13:1238–1240.

[10] Wherry DC, Marohn MR, Malanoski MP, et al. An external audit of laparoscopic cholecystectomy in the steady state performed in a medical treatment facility of the Department of Defense. Ann Surg, 1996, 224:145–154.

[11] Pereira AJ, Gamarra QM, Leibar TA, et al. Incidencias y complicaciones en nuestras primeras 250 prostatectomias radicales roboticas. Actas Urol Esp, 2010, 34:428–439.

[12] Phillips PA, Amaral FA. Abdominal access complications in laparoscopic surgery. J Am Coll Surg, 2001, 192:525–536.

[13] Florio G, Silvestro C, Polito DS. Peri-umbilical Veress needle pneumoperitoneum: technique and results in 2126 cases. Chir Ital, 2003, 55(1):51–54.

[14] Agresta F, De Simone P, Ciardo LF, et al. Direct trocar insertion vs Veress needle in nonobese patients

undergoing laparoscopic procedure: a randomized prospective single-center study. Surg Endosc, 2004, 18(12):1778–1781.

[15] Azevedo J, Azevedo O, Miyahira S, et al. Injuries caused by Veress needle insertion for creation of pneumoperitoneum: a systematic literature review. Surg Endosc, 2009, 23:1428–1432.

[16] Larobina M, Nottle P. Complete evidence regarding major vascular injuries during laparoscopic access. Surg Laparosc Endosc Percutan Tech, 2005, 15(3):119–123.

[17] Vilos GA, Ternamian A, Dempster J, et al. Laparoscopic entry: a review of techniques, technologies, and complications. J Obstet Gynaecol Can, 2007, 29(5):433–465.

[18] Mirski MA, Lele AV, Fitzsimmons L, et al. Diagnosis and treatment of vascular air embolism. Anesthesiology, 2007, 106(1):164–177.

[19] Merlin T, Hiller J, Maddern G, et al. Systematic review of the safety and effective-ness of methods used to establish pneumoperitoneum in laparoscopic surgery. Br J Surg, 2003, 90:668–669.

[20] Thomas MA, Rha KH, Ong AM, et al. Optical access trocar injuries in urological laparoscopic surgery. J Urol, 2003, 170(1):61–63.

[21] Brown JA, Canal D, Sundaram CP. Optical-access visual obturator trocar entry into desufflated abdomen during laparoscopy: assessment after 96 cases. J Endourol, 2005, 19(7):853–855.

[22] Catarci M, Carlini M, Gentileschi P, et al. Major and minor injuries during the creation of pneumoperitoneum. A multicenter study of 12,919 cases. Surg Endosc, 2001, 15(6):566–569.

[23] Gill I, Kavoussi L, Clayman R, et al. Complications of laparoscopic nephrectomy in 185 patients: a multi-institutional review. J Urol, 1995, 154:479–483.

[24] Stolzenburg J, Truss M. Technique of laparoscopic (endoscopic) radical prostatectomy. BJU Int, 2003, 91:749–757.

[25] Siqueira T, Kuo R, Gardner T, et al. Major complications in 213 laparoscopic nephrectomy cases: the Indianapolis experience. J Urol, 2002, 168:1361–1365.

[26] Abreu A, Chopra S, Berger A, et al. Management of large median and lateral intravesical lobes during robot-assisted radical prostatectomy. J Endourol, 2013, 27:1389–1392.

[27] Nepple KG, Sandhu GS, Rogers CG, et al. Description of a multicenter safety checklist for intraoperative hemorrhage control while clamped during robotic partial nephrectomy. Patient Saf Surg, 2012, 6:8.

[28] Kerbl K, Chandhoke PS, Clayman RV, et al. Ligation of the renal pedicle during laparoscopic nephrectomy: a comparison of staples, clips and sutures. J Laparoendosc Surg, 1993, 3:9.

[29] Baldwin DD, Desai PJ, Baron PW, et al. Control of the renal artery and vein with the nonabsorbable polymer ligating clip in hand-assisted laparoscopic donor nephrectomy. Transplantation, 2005, 80(3):310–313.

[30] Kapoor R, Singh KJ, Suri A, et al. Hem-o-lok clips for vascular control during laparoscopic partial nephrectomy: a single center experience. J Endourol, 2006, 20(3):202–204.

[31] Biggs G, Hafron J, Feliciano J, et al. Treatment of splenic injury during laparoscopic nephrectomy with BioGlue, a surgical adhesive. Urology, 2005, 66:882.

[32] Legrand A, Bignon A, Borel M, et al. Perioperative manage-ment of asplenic patients. Ann Fr Anesth Reanim, 2005, 24:807.

[33] Shekarriz B, Upadhyay J, Wood D. Intraoperative, perioperative, and long-term complications of radical prostatectomy. Urol Clin North Am, 2001, 28:639–653.

[34] Dall'Oglio M, Srougi M, Pereira D, et al. Rupture of vesicourethral anastomosis following radical retropubic prostatectomy. Int Braz J Urol, 2003, 29:221–227.

[35] Stolzenburg J, Do M, Rabenalt R, et al. Endoscopic extraperitoneal radical prostatectomy. In: Stolzenburg J, Türk I, Liatsikos E, editors. Laparoscopic and robot-assisted surgery in urology. Berlin: Springer, 2007:121–133.

[36] Benway BM, Bhayni SB, Rogers CG, et al. Robot-assisted partial nephrectomy versus laparoscopic partial nephrectomy for renal tumors: a multi-institutional analysis of peri-operative outcomes. J Urol, 2009, 182:866.

[37] Gupta AD, Semins MJ, Marx JK, et al. Renal artery pseudoaneurysm after partial nephrectomy. J Urol, 2010, 183:2390.

[38] Maynard G. Preventing hospital-acquired venous thromboembolism: a guide for effective quality improvement. 2nd ed. Rockville: Agency for Healthcare Research and Quality; 2015. ARHQ Publication No. 16-0001-EF.

[39] Hirsh J, Hoak J. Management of deep vein thrombosis and pulmonary embolism. A statement for healthcare professionals. Council on thrombosis (in consultation with the council on cardiovascular radiology), American Heart Association. Circulation, 1996, 93(12):2212–2245.

[40] Culkin DJ, Exaire EJ, Green D, et al. Anticoagulation and antiplatelet therapy in urologic practice: ICUD and AUA review paper. J Urol, 2014, 192(4):1026–1034.

[41] Hariharan U, Shah SB. Venous thromboembolism and robotic surgery: need for prophylaxis and review of literature. J Hematol Thrombo Dis, 2015, 3:227.

# 第13章 内脏和胃肠道并发症

*Guillermo Velilla, Cristina Redondo, François Rozet, Rafael Sanchez-Salas, Xavier Cathelineau*

## 引 言

随着微创技术的广泛推广，机器人泌尿外科手术已在全球范围内得到广泛应用。尽管该技术具有很大的优势，但是也必须考虑相关的并发症。除血管损伤外，内脏和胃肠道病变也是最危险的并发症之一，因此识别这些并发症至关重要。虽然这些并发症并不常见，但是可能危及生命，因此早期诊断和处理至关重要[1]。

## 总体发病率

一项来自泌尿外科的关于腹腔镜和机器人手术的大型多中心研究结果显示，总体手术并发症发生率为 4.4%~16%[2]。关于胃肠道损伤方面，已报道的肠道损伤发生率约为 1.3‰[3]。

建立穿刺通道时引起的胃肠道损伤发生率为 0.13%，以小肠损伤最为常见，其发生率占41.8%。非建立穿刺通道时引起的肠道损伤发生率为 0.8%[3]。

在机器人辅助腹腔镜手术中，常见肠道并发症（包括肠梗阻、小肠梗阻及穿刺通道或切口疝）的总发生率为 0.85%~8.2%。

G. Velilla, MD • C. Redondo, MD • F. Rozet, MD
R. Sanchez-Salas, MD (✉) • X. Cathelineau
L'Institut Mutualiste Montsouris,
42 Boulevard Jourdan, 75014 Paris, France
e-mail: gvelilla10@gmail.com;
cristina.redondo.r@gmail.com;
francois.rozet@imm.fr; rafael.sanchez-salas@imm.fr;
xavier.cathelineau@imm.fr

© Springer International Publishing AG 2018
R. Sotelo et al. (eds.), *Complications in Robotic Urologic Surgery*,
DOI 10.1007/978-3-319-62277-4_13

## 对结果和管理的影响：Clavien-Dindo 和 Martin-Donat 分类

有研究已经评估泌尿外科中机器人辅助手术的并发症，但是许多研究因样本量较小且随访时间短和缺乏危险因素分析存在一定的局限性，此外在记录和报告这些并发症方面也缺乏一致性。这种一致性的缺乏可能导致数据不完整，从而无法进行准确的分析和比较[4]。

用于报告和分类的手术并发症标准化系统可以提供更加有用的信息，并且能够支持正确的辨别和处理方法。1992 年，首次提出 Clavien-Dindo 分类系统（表 13.1），其基于解决并发症所需干预措施的主要标准而建立[5-6]。来自泌尿外科的已发表文献显示，目前该分类系统的使用频率显著增加。越来越多的证据表明，该分类系统在全球泌尿外科手术的许多领域中均有效且适用，包括机器人辅助手术[7]。

鉴于目前尚缺乏手术并发症标准的相关研究，Martin 等已确定 10 项能够准确且全面报告并发症的关键要素：数据累积、门诊信息、随访时间、死亡率和发病率、并发症的定义、手术的特异性并发症、严重程度分级、住院时间和风险分层分析[8]。2007 年，Donat 提出了改良标准，将泌尿外科手术的特异性并发症囊括在内，如尿漏、淋巴囊肿形成、肠梗阻或意外内脏损伤[9]（表 13.2）。

使用这两种标准化分类有助于客观评估累积数据，并且有利于对已发表的文献进行可靠的比较。例如，根据 Martin-Donat 标准报道并发症，并使用 Clavien-Dindo 分类法对其进

表 13.1　手术并发症的 Clavien-Dindo 分级

| 级别 | 定义 |
|------|------|
| Ⅰ 级 | 出现轻微并发症但不需要任何药物治疗或手术、内镜和放射介入治疗<br>允许的治疗方案包括镇吐药、解热药、镇痛药、利尿剂、电解质和物理治疗<br>此分级还包括需要在床旁拆开的感染切口 |
| Ⅱ 级 | 需要使用除Ⅰ级并发症以外的药物进行治疗<br>还包括输血和全胃肠外营养治疗 |
| Ⅲ 级 | 需要手术、内镜或放射治疗 |
| Ⅲa 级 | 不需要在全身麻醉下治疗 |
| Ⅲb 级 | 需要在全身麻醉下治疗 |
| Ⅳ 级 | 危及生命的并发症（包括中枢神经系统并发症）[a]，需要 IC/ICU[b] 管理 |
| Ⅳa 级 | 单器官功能障碍（包括透析） |
| Ⅳb 级 | 多器官功能障碍 |
| Ⅴ 级 | 患者死亡 |
| 后缀 "d" | 如果患者在出院时承受并发症，则将后缀"d"（表示"残疾"）添加到相应的并发症等级中。该标识表明需要进行随访以全面评估并发症 |

经 Elsevier 许可引自 Mitropoulos 等[5]
a：中枢神经系统并发症，包括脑出血、缺血性脑卒中、蛛网膜下腔出血，但是不包括短暂性脑缺血发作
b：IC，中级护理；ICU，重症监护病房

表 13.2　Martin-Donat 并发症的报告标准

| 报告标准 | 标准定义 |
|----------|----------|
| 确定的数据累积方法 | 表明的前瞻性或回顾性数据累积 |
| 表明的随访时间 | 报道阐明了并发症的预期累积期，如 30d 或同一次住院 |
| 纳入的门诊信息 | 研究表明出院后首次发现的并发症被纳入分析中 |
| 提供的并发症定义 | 报道确定至少一种符合特定纳入标准的并发症 |
| 列出的死亡率和死亡原因 | 记录研究期间术后死亡的患者数量及死因原因 |
| 列举的发病率和总并发症 | 记录出现任何并发症的患者人数和并发症总数 |
| 纳入的手术特异性并发症 | 根治性肾切除术：出血 / 输血率、血管损伤、意外内脏损伤（胸膜、结肠、胰腺、脾脏）和肠梗阻<br>肾部分切除术：与根治性肾切除术相同的并发症 + 漏尿<br>根治性膀胱切除术：出血 / 输血率、肠梗阻、尿 / 肠漏、血栓栓塞事件、吻合口狭窄、瘘管、直肠损伤和血管损伤<br>根治性前列腺切除术：出血 / 输血率、意外内脏损伤（神经、直肠、输尿管）、尿漏和淋巴囊肿<br>腹膜后淋巴结清扫术：出血 / 输血率、血管损伤、淋巴漏 / 腹水、肺部（肺不张、ARDS[a]、肺炎）、意外内脏损伤（胸膜、结肠、肾、脾、胰腺、输尿管）和肠梗阻 |
| 所使用的严重程度等级 | 报道任何旨在阐明并发症严重程度的分级系统，包括"严重与轻微" |
| 住院时间数据 | 中位数或平均住院时间 |
| 分析结果中包含的风险因素 | 风险分层的证据和表明的使用方法 |

经 Elsevier 许可引自 Donat[9]
a：ARDS，急性呼吸窘迫综合征

行分层，Agarwal 等[4] 对 3 300 余例机器人辅助根治性前列腺切除术（robot-assisted radical prostatectomy，RARP）患者的临床资料进行分析。该研究者提供了此手术的安全概况，如果需要验证这些观察结果，则建议开展精心设计的随机对照、多中心协作和高质量的研究。

Rabbani 等[10] 回顾性分析了 4 592 例在单中心接受耻骨后和腹腔镜（包括机器人辅助）根治性前列腺切除术患者的临床资料。作者根据 Clavien-Dindo 分类将所有内科和外科手术并发症进行记录和分级，并使用 Martin 分类确定的标准对并发症进行综合研究。该研究者发现，此手术并发症的发生率比文献中描述的更高，其原因可能是该报道中的数据更为准确。在多变量分析中，除了严重的手术并发症在耻骨后入路手术中更为常见外，腹腔镜手术也与较高的并发症发生率相关。该研究者称，这一发现可能与腹腔镜组中更常见和更严重的合并症有关。因此，该研究者得出结论，基于标准化分类系统的并发症的准确报道可能会导致更高的并发症发生率，但是识别危险因素并与同类文献进行可靠对比是至关重要的。

正确分类的重要性在于能够正确识别并发症，并且确定其后续处理措施。

## 首个穿刺套管的放置

腹腔镜手术和机器人辅助腹腔镜手术是进入腹腔、腹膜后或腹膜外的微创技术。在腹部正确建立操作空间时注入二氧化碳是必要的。

建立首个穿刺通道时有三种方法可供选择：①通过气腹针采用闭合法进行盲穿刺；② Hasson 技术❶；③使用或不使用可视穿刺器直接建立操作通道[11-12]。

### 通过 Veress 气腹针盲穿建立通道法

通过 Veress 气腹针盲穿建立操作通道法

---

译者注：❶ Hasson 技术为开放小切口剖腹术。

是最早和最常用的建立气腹的方法[12]。气腹针的设计采用两层针芯和针鞘结构：内层针芯具有一个可伸缩的钝尖；外层针鞘边缘锋利，可在穿过腹壁层时提供触觉反馈[13]。

在放置气腹针后并开始注气前可以使用几种方法确认正确的定位（如通过抽吸排除血液或肠内容物、"滴水试验"和"推进试验"）。然后在腹腔注入二氧化碳，腹压应小于 9mmHg。这种小于 9mmHg 的低腹腔内压力表明气腹针的放置位置正确[13-14]。

为避免气腹针进入粘连组织或肠道等，应将气腹针放置在远离先前手术瘢痕的位置[11,13]。Bianchi 等研究结果显示，通过盲穿建立通道时发生小肠穿孔的概率为 0.33%[12]。

### Hasson 技术

1971 年，Hasson 技术被提出[15]，这是一种安全进入腹腔的方法。自此，许多开展腹腔镜和机器人手术的泌尿外科医生将开放式 Hasson 入路作为主要技术[16]。

首先，必须切开一个 12~15mm 的皮肤切口，然后逐层切开至腹直肌筋膜。接下来，切开筋膜，分离肌肉层，快速打开腹膜，然后外科医生用手指检查腹膜的正确开口以及附近是否存在粘连，最后将钝头的 Hasson 套管直接插入腹腔。在切开的筋膜两侧用缝合线固定穿刺套管，并且在手术结束时辅助缝合切口。

当患者曾做过腹部手术并且腹部粘连的风险较高时，建议使用此技术。采用腹膜后入路时通常也使用这种技术[11]。有研究结果显示，采用这种技术时发生肠穿孔的概率为 0.05%[12]。

### 直视下建立穿刺通道

可视穿刺器包含一圆锥形、无刀片的穿刺套管尖端，旁边含内部手柄系统（用于插入 10mm 摄像头）。直视下建立穿刺通道时需要用手或预先放置的布巾钳抬高前腹壁。切开皮肤后，将无刀片可视穿刺器放置在拟穿刺部位，可观察到不同层次的组织结构。将穿刺套管通过扭转动作在无充气的腹壁组织中前进，直至识别并进入腹膜腔。尽管通过可视穿刺器可以观察组织层次结构，但是仍然无法防止严重损伤的发生，因为缺乏气腹时很容易造成肠道或血管损伤[13]。尽管如此，Bianchi 等称该技术为最安全的通道技术之一[12]。

## 肠道准备

1977 年，Freiha 将最初为结直肠手术研发的机械性肠道准备（mechanical bowel preparation，MBP）应用于泌尿外科手术[17]。通过术前肠道准备可以试图减少肠腔中的细菌负荷，以预防肠道手术后发生并发症。术前肠道准备在历史上一直被认为是涉及肠道时结直肠和泌尿外科手术患者的标准护理方式[18]。

实施肠吻合术的外科医生应力求实现肠道功能的快速恢复、减少住院天数，并且避免发生感染、肠漏和吻合口裂开等并发症。

近年来，常规的术前肠道准备方式受到质疑。许多非随机和随机临床试验结果表明，这种准备可能无法有效减少术后并发症[19-21]。实际上，肠道准备具有潜在的营养失衡、住院时间长、患者筋疲力尽和不便护理等缺点[22-23]。

有文献表明，尚无证据表明肠道准备可以预防术后并发症的发生，因此在机器人辅助前列腺切除术[23]及联合回肠尿流改道的膀胱切除术中可以安全地省略 MBP[21-24]。

在泌尿外科手术中，进行肠道准备时使用口服抗生素的获益尚未得到证实，但是已有关于结直肠的文献提示其可减少感染并发症的发生[23]。

## 术前行影像学检查预防损伤

基于术前 CT 或 MRI 等影像学检查评估病例的复杂性和合理规划手术步骤与方法是必不可少的，可以预测和预判潜在的困难，从而实现更好的术中和术后结果及低并发症发生率。这些优点可以为手术创造更安全的环境[25]。

在外科医生视野外置入首个穿刺套管可能会引起内脏损伤（如肝脏或脾脏损伤）。为了避免发生这种情况，基于 CT 扫描的术前影像学检查对于检查器官增大非常重要，此方法有利于进行下腹部或脐部穿刺套管置入[3]。

在肾脏手术中，患者存在腹腔内粘连时应改变手术穿刺套管的入路，因此对于进行多次腹部手术的患者应考虑首先采用腹膜后入路。值得注意的是，经腹膜后入路和经腹腔入路的总体并发症发生率相同[26]。此外，在保留肾单位的手术中，描述肾脏肿块的特征以确定复杂性分组尤为重要，此有利于预估潜在的围手术期并发症。为达到此目的，目前已经建立了几种标准化的解剖学分类评分系统[27-28]，并且已证明该评分系统是评估术前计划与术后结果、并发症发生率切实相关的重要工具[29]。

关于前列腺外科手术，包括 MRI 检查在内的全面术前计划对于确保安全、成功的手术也很重要，即使在具有挑战性手术的病例中亦是如此[30]。MRI 检查可以提供有关前列腺和盆腔的解剖信息，预先获得信息可以使外科医生精确地进行前列腺解剖（如果存在保留神经血管束的指征），并且避免发生直肠穿孔等并发症[31]。

机器人辅助膀胱手术（特别是根治性膀胱切除术）的并发症包括与根治性前列腺切除术有关的并发症以及基于肠道的尿流改道所固有的并发症。CT 和 MRI 检查也是可用于评估局部进展的影像学技术，但是两者均只能区分肉眼可见的周围脂肪和邻近器官的侵犯以及上尿路受累（如果存在）[24]。因此，在计划手术和预防潜在并发症时，必须事先了解疾病的进展范围。实施机器人辅助膀胱手术后除发生胃肠道并发症（例如，直肠和肠道损伤或吻合口裂开）外，其他潜在的内脏并发症还包括输尿管损伤，可能发生于患有纤维化病变、既往行放射治疗或化学治疗等并发症的输尿管识别困难的患者中。为避免此问题,术中将吲哚菁绿(indocyanine green,ICG)逆行注入输尿管有助于识别输尿管。利用输尿管导管注入吲哚菁绿后可产生荧光,当使用达芬奇机器人系统(Intuitive Surgical,Sunnyvale,CA)[1]上的 Firefly 系统在红外成像下观察时可见亮绿色,将该方法用于肾脏和输尿管手术中也可能获益。

总之,在机器人泌尿外科手术前行影像学检查可能有助于减少肠道或内脏损伤的可能性,并且增加发生损伤时的辨别概率。

## 腹腔和盆腔内脏损伤

### 小 肠

与腹腔镜手术一样,在机器人泌尿外科手术过程中从建立通道到关闭腹腔的任何阶段均可能发生肠损伤,如果在手术过程中未及时发现和修补,可能会危及患者生命。van der Voort 等报道,在腹腔镜手术中胃肠道损伤的发生率为 0.13%[32]。其他学者报道,肠道损伤的发生率为 0.23%[12],甚至高达 0.6%[2]。小肠是最常见的肠道损伤部位,损伤的发生率为 41.8%。使用 Veress 气腹针或穿刺器穿刺并进入腹腔是这种并发症发生率较高的主要原因。大多数穿刺器引起的肠道损伤发生在置入第一个穿刺器时,该穿刺器常用于盲穿而未在直视下放置[3]。

与十二指肠漏相关的并发症发病率较高,十二指肠损伤是非常严重的并发症,可能发生在右侧腹部手术中,如根治性肾切除术、肾部分切除术和肾上腺切除术。

在腹腔镜手术和机器人手术中需要修复的肠损伤很少,发生在 0.1% 的病例中[33]。不幸的是,并非所有损伤都能被识别。如果在手术期间发现肠损伤,则所需的处理措施取决于严重程度。有时保守治疗很可能是其中一种选择,但也可能需要通过腹腔镜缝合技术来修补损伤[3]。在解剖过程中已明确发生的肠损伤与放置穿刺器时发生的损伤的处理方法类似[14]。

电凝造成的热损伤是术中发生肠道损伤的第二大常见原因,大多数此类损伤无法识别[32]。如果损伤由电凝导致,则必须评估其程度。如果电凝造成肠切开,则行一期修补前必须清除所有边缘。如果损伤区域发白,但是无明确的小肠道切开或仅有浅表损伤,则必须切除该区域,直至找到鲜活组织后才进行缝合[14]。一些作者认为,术中修复受损伤肠道是非常安全的,应将其用于每例因电凝造成肠损伤的患者中[34]。预防热损伤是强制性要求,术中应避免使用单极能量器械,同时必须主动观察可能损伤脏器的器械位置。

无论是尖锐还是圆钝的机械损伤,大多数发生在腹腔镜视野之外的非目标组织,并且由无触觉反馈的机械臂器械和腹腔镜器械引起。因此,所有的组织处理和将器械插入腹腔等操作均应在直视下进行[35]。在机器人手术中,当使用第四机械臂时,应将其放置在一个安全、可视的位置。

### 结 肠

术中发现结直肠损伤时必须立即修复。经验丰富的腹腔镜外科医生可以根据损伤的程度将其直接缝合,以避免行结肠造口术。应邀请普外科医生到手术室会诊,并且咨询相应的建议。在结直肠中最常见的损伤部位是直肠,如本节所述。

### 肝脏和脾脏

大多数脾脏损伤(0.3%)发生在左侧上尿路手术过程中游离脾脏、暴露腹膜后时[14]。如果存在粘连,则风险增加[36]。肝脏损伤并不常见,处理方法通常与脾脏损伤相似。轻微肝脏损伤通常不被报道,因此其实际发生率很难得到估计,仅加压压迫就足以解决肝脏和脾脏的轻微损伤[3]。如果出血难以控制,使用氩气刀(argon beam coagulator,ABC)将有所帮助[14]。虽然已有因严重损伤伴大量出血而进行脾脏切除术的报道，但是并不常见[37]。术前 CT 扫描有助于识别器官体积增大。

胆道损伤主要发生在右侧肾上腺切除术和肾上极部分切除术中。因为胆道损伤的进展缓慢，所以应完全听从普通外科医生的建议。

## 胰腺和胃

虽然胰腺损伤或胃损伤并不常见，但是其发病率可能相当高，通常发生在左侧肾上腺切除术或肾切除术（部分和根治性）中。因此，应非常仔细地解剖肾上极以避免在此水平造成损伤。德国一项关于 2 407 例泌尿科腹腔镜手术并发症的研究结果显示，胰腺损伤的发生率为 0.2%[38]。这些损伤通常于术后被发现，如果怀疑胰腺发生损伤，则应在左肾床放置腹腔内引流管，并且在术后检查引流液中淀粉酶的水平[3]。虽然大多数浅表胰腺损伤可以通过肠外营养、生长抑素和引流等措施进行保守治疗，但是发生严重损伤时可能需要通过开放手术和腹腔镜或机器人技术实施远端胰腺切除术。如果在术中发现胰腺或胃损伤，可以使用外科切割吻合器进行损伤修复[14]。

术前放置鼻胃管可减轻胃肠道扩张，避免在放置穿刺器及左肾解剖过程中发生胃损伤[33]。发生小穿孔时，可以通过腹腔镜直接进行缝合关闭，在修补区域应放置引流管[35]。

## 穿刺孔疝

在腹腔镜或机器人泌尿外科手术后，穿刺孔部位发生肠疝并不常见。1968 年，有妇科文献[39]首次报道了这种并发症。此后，许多关于穿刺孔疝的研究被发表，主要为关于普通外科临床资料的文献（发生率为 0.65%~2.8%[40]），也有关于泌尿外科的文献。

肥胖、糖尿病、高龄、营养不良、使用类固醇药物和伤口感染等因素，均已被证实可增加穿刺孔疝的风险[3,14]。

1994 年，Montz 等研究结果显示，在腹腔

镜妇科手术中 86.3% 的穿刺孔疝发生于 10mm 的穿刺切口，仅 2.7% 的穿刺孔疝发生于 5mm 的切口[41]。已有文献资料显示，闭合 12mm 穿刺孔可明显减少穿刺孔疝的发生[42]。一般认为，8mm 机器人穿刺套管的穿刺孔切口不需要缝合。尽管如此，最近仍然有关于机器人穿刺套管孔疝的报道[43]。

如果患者出现肠梗阻症状，应该怀疑发生穿刺孔疝，CT 扫描可能有助于最终诊断。如果患者存在肠绞窄、坏死和穿孔等风险，则必须进行急诊手术[3,14]。

## 直　肠

直肠损伤是根治性前列腺切除术中最常见的肠道并发症，也可能发生在根治性膀胱切除术中。在腹腔镜和机器人辅助根治性前列腺切除术中，直肠损伤的发生率为 0.17%~2.5%；在机器人辅助根治性膀胱切除术（robot-assisted radical cystectomy，RARC）中，其发生率为 1%[14]。直肠损伤是一种非常严重的并发症，可造成手术污染，增加感染并发症、腹膜炎、盆腔脓肿和直肠尿瘘的风险，甚至导致死亡[44]。

发生直肠损伤的危险因素包括放射治疗史、既往手术史或因感染遗留的瘢痕、前列腺体积大以及狭窄或较深骨盆。这一并发症常发生于从前列腺背侧面基底部至尖部的解剖过程中。外科医生可能误认为，游离迪氏筋膜（Denonvillier fascia）远侧组织结构是最后一个操作步骤，没有危险，并且所有较难操作的手术步骤均已完成[45]。因此，外科医生的临床经验是影响直肠损伤发生率的重要因素。近期一项关于 RARP 手术学习曲线的研究结果显示，对 50 例患者实施手术后可降低失血量和输血率，对 150~200 例患者实施手术后可减少其他较大的并发症（如肠道损伤等）[46]。

术中或术后术者均可对直肠损伤进行诊断。如果术中直接发现直肠损伤，则可用生理盐水或聚维酮碘彻底冲洗术区，然后完成前列

腺切除术。此后，应通过直肠指诊或金属探子明确损伤边缘。直肠黏膜和肌层具有个体化特征，可用 2 层或 3 层缝合线缝合直肠壁。检查修补效果时，可通过直肠导管向直肠注入空气，然后在充满生理盐水的盆腔中寻找气泡来确定是否完整修补。如果修补处无渗漏，则可以通过不透水的方法进行膀胱尿道吻合[45]。在手术结束时，一般放置两根引流管，并且应给予 7d 广谱抗生素进行预防治疗。既往在开放性根治性前列腺切除术（open radical prostatectomy，ORP）中发生直肠损伤时推荐行结肠造口术，但是目前的趋势仍建议进行一期缝合，此有利于避免行肠道造口。目前，结肠造口术仅适用于大量粪便溢出、既往放射治疗史或缝合时缝线张力过大的病例[3]。

如果直肠损伤的诊断被延误，则患者发生直肠损伤时术后早期临床症状为下腹痛、发热、白细胞计数异常和脓毒症。如果直肠损伤未被发现，则较大的直肠病变可发展为脓毒性腹膜炎，后期表现为直肠尿道瘘，通常无脓毒血症并发症，最常见的症状是数周后出现气尿和（或）粪尿。通过影像学检查（如肠道造影、逆行尿道造影、尿道膀胱镜检查或 CT 扫描）进行诊断可确认病变，这是术后急诊病例的主要检查手段。当确认诊断后，治疗时需要行肠道改道和漏口无张力缝合，对于发生瘘管的患者应延迟缝合[47]。

Wedmid 及其同事报道了关于 RARP 手术中发生直肠损伤的最重要队列研究之一，这是第一项由来自多中心的外科医生参与的研究[48]。该研究共纳入 6 个中心的 6 650 例患者，作者发现直肠损伤的总发生率为 0.17%，其中 72.7% 为术中发现，均为直肠全层撕裂伤，均通过术中直接可视被发现。治疗这些病例时可采用 2 层或 3 层缝合进行一期缝合，并且通过直肠充气测试密闭性，同时进行彻底的盆腔冲洗。所有患者均在围手术期使用抗生素，并且留置导尿管约 2 周，大多数患者的治疗效果很好。术中未发现直肠损伤患者出现直肠尿道瘘

的体征和症状，如果术后发生直肠出血或数周后出现气尿，则需要延迟行瘘管修补术。

相似地，Kheterpal 及其同事[49]开展了一项大型队列研究，共纳入 4 400 例接受 RARP 手术的患者，其中 10 例患者（0.2%）发生直肠损伤。所有病例均于术中被发现和处理，并且采用两层缝合线闭合，术后功能结果良好，此结论强调了直肠损伤的术中早期诊断及处理的重要性。

行延迟性直肠尿道瘘修补术时可采用不同的手术技术处理，其中最重要和应用最广泛的方法是 York-Mason 术。该术式于 1960 年首次被提出，是基于骶尾部经括约肌的入路[50]，手术切口在中线位置或改良的 2 点钟位置，术中可参照肛门括约肌进行配对缝线。然后暴露直肠壁时即可识别瘘管，用缝合线固定瘘口可方便进一步操作。下一个手术步骤是切除瘘管以及周围所有炎症组织，同时在直肠和膀胱壁之间建立一个良好的解剖平面。进一步缝合直肠壁前后侧，前壁行两层缝合，后壁行单层缝合。也可进行包括尿路在内的多层瘘口缝合，但是部分外科医生为了避免潜在的输尿管损伤并不进行此手术操作。最后缝合肛门括约肌，对所有病例放置皮下引流管。根据早期的临床经验，实施此干预措施时还可以联合结肠造口术，但是目前此方法尚未成为常规操作。

在手术中，直肠前壁入路清晰时可以充分暴露瘘管口。目前已证明，该技术是安全和有效的，并且在瘘管吸收和术后排便恢复方面取得了良好的效果[51]。

## 术中诊断

当在机器人手术中出现肠道或内脏损伤时，如果在手术过程中不能识别和修补，可能危及患者生命。

在手术早期，大多数与穿刺器相关的肠段或内脏损伤由首个穿刺器引起，因为插入首个穿刺器时未在直视引导下置入，所以在操作过

程中必须始终检查首个穿刺器周围以识别潜在的腹腔内损伤。

根据外科医生的经验，对于术中发现的肠损伤，应立即通过机器人或开放手术进行修补。多数由机械损伤（常发生于机器人手术视野外）引起的锐性和钝性损伤可以接受一期闭合。在电凝或电切损伤中，可能存在一个伴坏死和脱落的周围组织区域，在修补前必须切除大面积的坏死组织。有时经电灼后损伤的外观是一个无明显肠道破口的变白区域，必须切除该区域直至有活性组织的边缘。如果损伤广泛存在，则需要行肠切除术。在涉及结肠损伤时，对于需要节段性切除的大面积或多发性结肠损伤，应考虑行结肠造口术[14]。

关于胃损伤，当出现小穿孔时术中处理措施包括腹腔内缝合，同时放置鼻胃管和引流管。当发生十二指肠损伤时，建议请普通外科医生会诊，并立即实施开放手术进行损伤修补，有时也可能需要行十二指肠切除术和十二指肠空肠吻合术。

大多数的肝脏损伤和脾脏损伤是轻微的，可以通过简单的电凝、压迫或使用止血剂进行保守治疗。在出血难以控制的情况下，可能需要选择脾切除术或通过开放性肝脏手术修复。胆囊穿孔是一种罕见的并发症，治疗时一般需要行胆囊切除术。如果术中发现胰腺损伤，可以使用外科切割吻合器进行闭合。然而，如果存在大的胰腺管损伤，可以通过机器人或开放手术进行远端胰腺切除术[3]。

用于创伤外科的损伤评分量表仍然是评估术中腹部并发症的重要工具。Moore 等[52-53]提出了器官损伤分级，这为在手术室中处理这些并发症提供了理想的方法。

制订修复和使用技术的实际决策时必须根据术者的手术经验和患者的特殊情况来决定。如果有必要，应始终考虑中转手术。普通外科医生应该为手术室中发生的任何损伤提供处理建议。能够区分血肿和撕裂伤之间的关系以及损伤的实际范围，这也是非常重要的。

总之，在机器人手术中内脏或肠道并发症的早期识别和术中治疗是至关重要的，因为延迟发现可能危及患者生命。

## 术后诊断

如果术中并未发现肠道或其他实质性器官的损伤，则术后诊断的速度是至关重要的。多数此类患者的损伤将在难以诊断的情况下迅速发展，直至危及生命安全。

如果患者发生肠道损伤，通常术后几天即可观察到脓毒症和急性腹痛。其他体征和症状包括白细胞减少或增多、发热、穿刺器孔处疼痛、肠梗阻、恶心或呕吐[3]。如果高度怀疑发生肠道损伤，应将患者转移至手术室进行剖腹探查和损伤修补[14]。

如果诊断不明确，CT 扫描可以帮助发现损伤部位[33]。

## 结　论

尽管腹腔镜手术和机器人手术具有不可否认的优势，但是仍然有一些问题是所有泌尿外科医生在术前所必须知道的。这些问题包括进入腹腔的最常用方法，与穿刺器放置相关的主要风险，如何准备肠道，以及开始手术前完善术前影像学评估。同时，必须熟悉与腹腔镜手术和机器人手术相关的严重和轻微胃肠道损伤，并且必须立即诊断和处理，因为这种肠道损伤虽然不常见，但是可能危及患者生命。

（张永红　张少朋　译，顾朝辉　校）

## 参考文献

[1] Kaplan JR, Lee Z, Eun DD, et al. Complications of minimally invasive surgery and their management. Curr Urol Rep, 2016, 17(6):47.

[2] Soulie M, Salomon L, Seguin P, et al. Multi-institutional study of complications in 1085 laparoscopic urologic procedures. Urology, 2001, 58(6):899–903.

[3] Karadag MA, Cecen K, Demir A, et al. Gastrointestinal

complications of laparoscopic/robot-assisted urologic surgery and a review of the literature. J Clin Med Res, 2015, 7(4):203–210.

[4] Agarwal PK, Sammon J, Bhandari A, et al. Safety profile of robot-assisted radical prostatectomy: a standardized report of complications in 3317 patients. Eur Urol, 2011, 59(5):684–698.

[5] Mitropoulos D, Artibani W, Graefen M, et al. Reporting and grading of complications after urologic urgical procedures: an ad hoc EAU guidelines panel assessment and recommendations. Eur Urol, 2012, 61(2):341–349.

[6] Clavien PA, Sanabria JR, Strasberg SM. Proposed classification of complications of surgery with examples of utility in cholecystectomy. Surgery, 1992, 111:518–526.

[7] Clavien PA, Barkun J, de Oliveira ML, et al. The Clavien-Dindo classification of surgical complications: five-year experience. Ann Surg, 2009, 250:187–196.

[8] Martin RC II, Brennan MF, Jaques DP. Quality of complication reporting in the surgical literature. Ann Surg, 2002, 235:803–813.

[9] Donat SM. Standards for surgical complication reporting in urologic oncology: time for a change. Urology, 2007, 69:221–225.

[10] Rabbani F, Yunis LH, Pinochet R, et al. Comprehensive standardized report of complications of retropubic and laparoscopic radical prostatectomy. Eur Urol, 2010, 57(3):371–386.

[11] Pemberton RJ, Tolley DA, van Velthoven RF. Prevention and management of complications in urological laparoscopic port site placement. Eur Urol, 2006, 50(5):958–968.

[12] Bianchi G, Martorana E, Ghaith A, et al. Laparoscopic access overview: is there a safest entry method? Actas Urol Esp, 2016, 40(6):386–392.

[13] Gaunay GS, Elsamra SE, Richstone L. Trocars: site selection, instrumentation and overcoming complications. J Endourol, 2016, 30(8):833–843.

[14] Putman SS, Bishoff JT. Visceral and gastrointestinal complications of laparoscopic and robotic urologic surgery. In: Ghavamian R, editor. Complications of laparoscopic and robotic urologic surgery. New York: Springer, 2010:73–90.

[15] Hasson HM. A modified instrument and method for laparoscopy. Am J Obstet Gynecol, 1971, 110(6):886–887.

[16] Tan AF, Joyce A. Transperitoneal radical nephrectomy. In: de la Rosette J, Gill I, editors. Laparoscopic urologic surgery in malignancies. Berlin: Springer, 2005:19–28.

[17] Freiha FS. Preoperative bowel preparation in urologic surgery. J Urol, 1977, 118(6):955–956.

[18] Bucher P, Mermillod B, Gervaz P, et al. Mechanical bowel preparation for elective colorectal surgery: a meta-analysis. Arch Surg, 2004, 139(12):1359–1364.

[19] Guenaga KKFG, Matos D, Wille-Jorgensen P. Mechanical bowel preparation for elective colorectal surgery. Cochrane Database Syst Rev, 2011, 7(9): CD001544.

[20] Tabibi A, Simforoosh N, Basiri A, et al. Bowel preparation versus no preparation before ileal urinary diversion. Urology, 2007, 70(4):654–658.

[21] Shafii M, Murphy D, Donovan M, et al. Is mechanical bowel preparation necessary in patients undergoing cystectomy and urinary diversion? BJU Int, 2002, 89(9):879–881.

[22] Yang L, Chen HS, Welk B, et al. Does using comprehensive preoperative bowel preparation offer any advantage for urinary diversion using ileum? A meta-analysis. Int Urol Nephrol, 2013, 45(1):25–31.

[23] Chi A, McGuire B, Nadler R. Modern guidelines for bowel preparation and antimicrobial prophylaxis for open and laparoscopic urologic surgery. Urol Clin North Am, 2015, 42(4):429–440.

[24] Witjes JA, Comperat E, Cowan NC, et al. EAU guidelines on muscle-invasive and metastatic bladder cancer: summary of the 2013 guidelines. Eur Urol, 2014, 65(4):778–792.

[25] Lasser MS, Doscher M, Keehn A, et al. Virtual surgical planning: a novel aid to robot-assisted laparoscopic partial nephrectomy. J Endourol, 2012, 26(10):1372–1379.

[26] Schwartz MJ, Faiena I, Cinman N, et al. Laparoscopic bowel injury in retroperitoneal surgery: current incidence and outcomes. J Urol, 2010, 184(2):589–594.

[27] Kutikov A, Uzzo RG. The R.E.N.A.L. nephrometry score: a comprehensive standardized system for quantitating renal tumor size, location and depth. J Urol, 2009, 182(3):844–853.

[28] Ficarra V, Novara G, Secco S, et al. Preoperative aspects and dimensions used for an anatomical (PADUA) classification of renal tumours in patients who are candidates for nephron sparing surgery. Eur Urol, 2009, 56(5):786–793.

[29] Schiavina R, Novara G, Borghesi M, et al. PADUA and R.E.N.A.L. nephrometry scores correlate with perioperative outcomes of robot-assisted partial nephrectomy: analysis of the Vattikuti global quality initiative in robotic urologic surgery (GQI-RUS) database. BJU Int, 2016, 119:456. doi:10.1111/bju.13628.

[30] Tavukçu HH, Aytaç O, Balcı C, et al. The efficacy and utilisation of preoperative magnetic resonance imaging in robot-assisted radical prostatectomy: does it change the surgical dissection plan? A preliminary report. EMJ Urol, 2015, 3(3):45–49.

[31] Ou YC, Yang CK, Chang KS, et al. Prevention and management of complications during robotic-assisted laparoscopic radical prostatectomy following comprehensive planning: a large series involving a single surgeon. Anticancer Res, 2016, 36(4):1991–1998.

[32] van der Voort M, Heiknsdijk EA, Gouma DJ. Bowel injury as a complication of laparoscopy. Br J Surg, 2004, 91(10):1253–1258.

[33] Bishoff J, Allaf NE, Kirkels W, et al. Laparoscopic bowel injury: incidence and clinical presentation. J Urol, 1999, 161(3):887–890.

[34] Thompson BH, Wheeless CR Jr. Gastrointestinal complications of laparoscopy sterilization. Obstet Gynecol, 1973, 41(5):669–676.

[35] Venkatesh R, Landman J. Laparoscopic complications: gastrointestinal. Chapter 81. In: Gill IS, editor.

Textbook of laparoscopic urology. CRC Press, Informa Healthcare USA, New York: NY, 2006:911–922.

[36] Liakakos T, Thomakos N, Fine PM, et al. Peritoneal adhesions: etiology, pathophysiology, and clinical significance. Recent advances in prevention and management. Dig Surg, 2001, 18(4):260–273.

[37] Gill IS, Kavoussi LR, Clayman RV, et al. Complications of laparoscopic nephrectomy in 185 patients: a multiinstitutional review. J Urol, 1995, 154:479–483.

[38] Fahlenkamp D, Rassweiler J, Fornara P, et al. Complications of laparoscopic procedures in urology: experience with 2407 procedures and 4 german centers. J Urol, 1999, 162:765–770.

[39] Fear RE. Laparoscopy: a valuable aid in gynecologic diagnosis. Obstet Gynecol, 1968, 31(31):297–309.

[40] Bowrey DJ, Blom D, Crookes PF, et al. Risk factors and the prevalence of trocar site herniation after laparoscopic fundoplication. Surg Endosc, 2001, 15(7):663–666.

[41] Montz FJ, Holschneider CH, Munro MG. Incisional hernia following laparoscopy: a survey of the American Association of Gynecologic Laparoscopists. Obstet Gynecol, 1994, 84(5):881–884.

[42] Nezhat C, Nezhat F, Seidman DS, et al. Incisional hernias after operative laparoscopy. J Laparoendosc Adv Surg Tech A, 1997, 7(2):111–115.

[43] Seamon LG, Backes F, Resnick K, et al. Robotic trocar site small bowel evisceration after gynecologic cancer surgery. Obstet Gynecol, 2008, 112(2):462–464.

[44] Hung CF, Yang CK, Cheng CL, et al. Bowel complication during robotic-assisted laparoscopic radical prostatectomy. Anticancer Res, 2011, 31(10): 3497–3501.

[45] Guillonneau B, Gupta R, El Fettouh H, et al. Laparoscopic management of rectal injury during laparoscopic radical prostatectomy. J Urol, 2003, 169(5):1694–1696.

[46] Ou YC, Yang CR, Wang J, et al. The learning curve for reducing complications of robotic-assisted laparoscopic radical prostatectomy by a single surgeon. BJU Int, 2011, 108(3):420–425.

[47] Sotelo RJ, Haese A, Machuca V, et al. Safer surgery by learning from complications: a focus on robotic prostate surgery. Eur Urol, 2016, 69(2):334–344.

[48] Wedmid A, Mendoza P, Sharma S, et al. Rectal injury during robot-assisted radical prostatectomy: incidence and management. J Urol, 2011, 186(5):1928–1933.

[49] Kheterpal E, Bhandari A, Siddiqui S, et al. Management of rectal injury during robotic radical prostatectomy. Urology, 2011, 77(4):976–979.

[50] Cathelineau X, Sanchez-Salas R, Flamand V, et al. The York Mason operation. BJU Int, 2010, 106(3):436–447.

[51] Kasraeian A, Rozet F, Cathelineau X, et al. Modified York-Mason technique for repair of iatrogenic rectourinary fistula: the Montsouris experience. J Urol, 2009, 181(3):1178–1183.

[52] Moore EE, Shackford SR, Pachter HL, et al. Organ injury scaling: spleen, liver, and kidney. J Trauma, 1989, 29(12):1664–1666.

[53] Moore EE, Cogbill TH, Malangoni MA, et al. Organ injury scaling. II: pancreas, duodenum, small bowel, colon, and rectum. J Trauma, 1990, 30(11):1427–1429.

*Rick Catterwell, Emad Aziz Girgis, G. Blecher, P. Dasgupta*

## 引　言

术后视力丧失（postoperative visual loss，POVL）包括失明，是临床上罕见但后果极其严重的术后并发症，包括机器人泌尿外科手术在内的许多外科手术中均有相应的病例报道[1-2]。当接受眼科手术时患者对视力丧失的风险有一定的心理预期，然而非眼科手术后发生的视力丧失对患者、外科医生及麻醉医生而言均为灾难性事件[3]。虽然非眼科手术后发生的眼部并发症并不多见，但是已经受到了外科

R. Catterwell, MBBS, FRACS (Urol) (✉)
Guys & St Thomas' NHS Trust, Urology Department,
Great Maze Pond, London SE1 9RT, UK

King's College London, Mail via Guys & St Thomas'
NHS Trust, Urology Department,
Great Maze Pond, London SE1 9RT, UK

Guys & St Thomas' Trust/King's College Hospital,
Department of Urology, Great Maze Pond,
London SE1 9RT, UK
e-mail: rick.catterwell@gmail.com

E.A. Girgis, MBBS, FRCA
Guys & St Thomas' NHS Trust, Department of
Anaesthesia, Great Maze Pond, London SE1 9RT, UK
e-mail: dremadaziz@gmail.com

G. Blecher, MBBS, FRACS (Urol)
Guys & St Thomas' NHS Trust, Urology Department,
Great Maze Pond, London SE1 9RT, UK
e-mail: gidsblecher@gmail.com

P. Dasgupta, MSc, MD, FRCS (Urol), FEBU
King's College London, Mail via Guys & St Thomas'
NHS Trust, Urology Department,
Great Maze Pond, London SE1 9RT, UK
e-mail: prokarurol@gmail.com

© Springer International Publishing AG 2018
R. Sotelo et al. (eds.), *Complications in Robotic Urologic Surgery*,
DOI 10.1007/978-3-319-62277-4_14

学、麻醉学和神经眼科学的关注，同时这也是一个易引发诉讼的法医学事件。

术后眼部损伤包括多种类型，每种类型在病因、高危因素、临床表现、治疗方法及预后等方面均不相同[4]。在外科手术过程中长时间的 Trendelenburg 位（头低脚高位）、严重失血、血流动力学紊乱和长时间的气腹手术被认为是发生 POVL 的高危因素，也是术后进行视觉评估时需要考量的因素[5]。如果患者术后出现视力损伤的表现，应尽快请眼科医生会诊以明确病因[6]。初步眼科评估的重点在于通过直接眼部检查确定引起视觉损伤的病变位置，如果未发现明显的眼部损伤或者视网膜中央动脉阻塞（central retinal artery occlusion，CRAO），则建议行急诊脑部 MRI 检查[3]。

角膜擦伤是围手术期最常见的眼部并发症[7]。机器人辅助泌尿外科手术，尤其是与 Trendelenburg 位相关的泌尿外科手术，发生角膜擦伤的风险较高[7]。虽然角膜擦伤可对患者造成疼痛和焦虑，但是经相对简单的治疗后患者可很快恢复，并且不会留下后遗症[8]。与此相反，因其他原因导致 POVL 的患者的预后较差，并且缺乏有效的治疗方法[9]。虽然这些严重眼部并发症的发生率很低，但是一旦发生，则往往可导致患者出现完全性的单眼或双眼视力丧失，并且其中大多数患者的损害是永久性的。鉴于这些眼部并发症破坏性的影响和有效治疗方法的缺乏，预防就显得非常重要。

## 机器人手术后眼部损伤的原因

机器人手术后发生的眼部损伤可分为五种类

型，每一种类型均可能发生一定程度的 POVL。

- 眼表损伤（角膜擦伤）。
- 视网膜缺血。
- 缺血性视神经病变（ischaemic optic neuropathy，ION）。
- 皮质盲。
- 急性青光眼。

笔者将分别探讨这些并发症的病理生理机制、发病率、诊断方法和治疗措施。

## 眼表损伤

直接性角膜损伤可导致角膜的刺激性症状、擦伤或撕裂。角膜擦伤是围手术期最常见的眼部并发症。据报道，其发病率为 0.11%~4.4%[7,10-11]。Segal 等在一项纳入 78 000 余例接受麻醉手术患者的回顾性研究中发现，0.11% 的患者发生角膜擦伤[7]，多发生于机器人辅助前列腺切除术中。角膜擦伤的高危因素包括 Trendelenburg 位和俯卧位、手术时间长、术中预估出血量增加及全身麻醉。

在机器人手术中，角膜损伤可能由机器人手术器械的直接机械作用或胃液反流引起的化学性损伤造成。Trendelenburg 位可造成血压、上巩膜静脉压和眼压的升高，高眼压可导致角膜水肿。手术时间越长、难度越大，对角膜上皮细胞活力的影响也就越大，如此进一步增加了角膜上皮脱落及擦伤的风险[7,10]。

角膜擦伤主要表现为视物模糊、流泪、结膜红肿及眼部的异物感，行角膜荧光素染色后通过裂隙灯钴蓝光检查可以确诊。

发生角膜擦伤时可应用局部广谱抗生素治疗，大多数患者可以较快获得治疗效果。为预防角膜损伤，术中可在患者眼部贴胶带和在结膜囊涂眼膏以避免角膜干燥，配戴眼罩可防止机械性损伤[12-13]。

## 视网膜缺血：视网膜分支及中央动脉阻塞

CRAO 可导致整个视网膜的血供减少，

视网膜分支动脉阻塞（branch retinal artery occlusion，BRAO）则可导致区域性视网膜血供减少。围手术期视网膜动脉阻塞大多发生于单眼，由体位不当导致眼部受压所致[4,14]。眼部受压可导致眼压增高，高眼压超过一定程度时则可导致视网膜中央动脉的血液中断。已有的动物模型已经证实，CRAO 发生 20~60min 即可导致视网膜发生不可逆性损伤[15-16]。在解除眼部受压后，血液的再灌注可导致眼部组织水肿加剧，进而导致眶内压力继续增高，由此可造成眶腔综合征（orbital compartment syndrome，OCS）的发生，继而加重视网膜组织缺血缺氧和视网膜细胞损伤[4]（图 14.1）。尽管视网膜缺血主要与术中俯卧体位有关，但是术中任何未被及时发现的眼球长时间受压均可造成视网膜缺血[17]。目前为止，临床中尚无与机器人手术相关的视网膜缺血病例的报道。

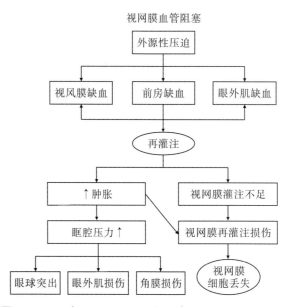

**图 14.1** 眼外压迫性损伤及其再灌注损伤的机制

CRAO 的其他较少见病因还包括：视网膜循环系统栓塞、全身血流灌注不足导致视网膜血流量减少、视网膜静脉引流受阻或凝血功能障碍[18]。

CRAO 的症状和体征包括：无痛性视力丧失、无光感、瞳孔传入障碍、眶周水肿、结膜水肿、眼球突出、眶上区上睑下垂合并感觉异常及角膜擦伤[19]。该诊断的主要依据是视力突然丧失，检眼镜下提示视网膜水肿、苍白，伴或不伴典型的黄斑区"樱桃红"样改变（图14.2）。

CRAO 的治疗较棘手，预后较差。如果患者发病时间在 90min 内，则推荐的治疗方法包括眼部冷敷、按摩以及吸氧诱发高碳酸血症进而扩张血管。前房穿刺和放出适量房水可以快速降低眼压，促进栓子向远端移动，并且将损伤范围局限化。总之，避免患者眼部处于压迫状态对预防 CRAO 的发生至关重要的。

BRAO 同样可导致永久性视网膜缺血损伤，表现为视野部分缺失。BRAO 主要由栓子栓塞引起。已报道的大部分病例与体外循环引起的栓塞有关。据报道，来自手术部位并经静脉系统传送通过未闭卵圆孔的栓子是围手术期脊柱手术患者发生视网膜血管阻塞的主要原因[20]。BRAO 表现为无痛性视野部分缺损，眼底镜检查时可见视网膜动脉分支供养区域内的视网膜苍白、水肿。

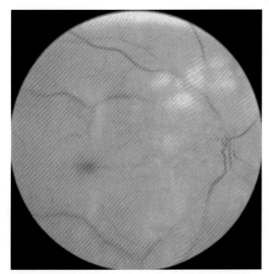

图 14.2 眼底照片：右眼非动脉炎性视网膜中央动脉阻塞，后极部"樱桃红"样改变和视网膜水肿（经 Springer Nature 出版社许可，引自 Hayreh, Sohan Singh. Ocular Vascular Occlusive Disorders. © Springer International Publishing, Switzerland 2015. Chapter 13, Central Retinal Artery Occlusion, 239）

## 缺血性视神经病变

ION 是视神经的缺血性损伤，分为动脉炎性和非动脉炎性两大类。动脉炎性缺血性视神经病变继发于血管的炎性病变，主要与巨细胞/颞动脉炎有关，对激素治疗敏感。非动脉炎性缺血性视神经病变继发于血管闭塞性疾病或其他非炎症性疾病。在人群中，非动脉炎性缺血性视神经病变是 50 岁以上患者突然失明的主要原因，在美国每年的发病率为 82/10 万人[21]。非动脉炎性缺血性视神经病变是导致 POVL 的主要原因，在许多外科手术后均有可能发生，最常见于心胸外科手术[18]、脊柱融合术[22]和头颈外科手术[23-24]，在妇科、泌尿科和普通外科手术中也有较多报道[25]。

根据视神经缺血的位置，可将 ION 分为前部缺血性视神经病变（anterior ischaemic optical neuropathy，AION）和后部缺血性视神经病变（posterior ischaemic optic neuropathy，PION）两类。这两类 ION 的发病率、病因和临床表现均不同。AION 主要发生在心胸外科手术后，而目前已报道的与机器人盆腔手术相关的 ION 及绝大多数脊柱手术后发生的 ION 均为 PION[1,25]。

目前，PION 和 AION 的发生机制尚存在争议，可能是多种因素共同作用的结果。PION 发生的部位在眼球后方，可能与眼压升高无关，与视神经的血液供应中断有关，因为视神经的血液供应来自软脑膜血管发出的微小动脉所形成的血管网（图 14.3）。相比之下，AION 是由营养视盘的睫状后动脉血液供应中断引起的，可能由血管自动调节功能受损（灌注压与眼压）所致。

有病例研究报道显示，患者大量补液（尤其是俯卧位状态下大量补液）可导致 AION 和 PION 的发生。液体输注过多可能导致眼压升高和（或）视神经内液体积聚。视网膜静脉从视神经穿出，水肿的视神经可抑止视网膜静脉中血液的流出，导致内部"隔间综合

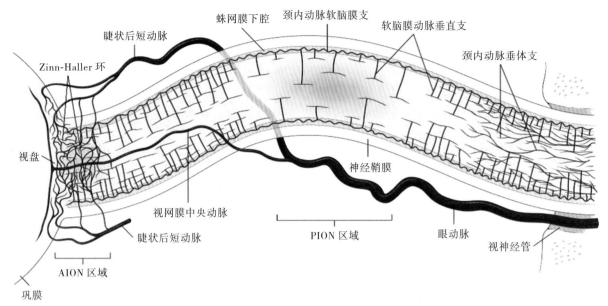

图 14.3　眶部视神经及动脉血供图。与缺血性视神经病变有关的区域用蓝色显示。与前部视神经相比，位于眼眶中间区域的视神经血液供应量少。这段只有软脑膜分支供给的区域是 PION 所涉及的区域。软脑膜分支的血管密度在视神经不同区域中有所不同，并且呈特殊的垂直 T 形走行——低压系统的特征表现。与视神经的管内段或球后段相比，眶中段的小动脉和毛细血管供应密度较低（AION：前部缺血性视神经病变；PION：后部缺血性视神经病变）

征"[4]。在美国麻醉学会（American Society of Anesthesiology，ASA）术后视力丧失登记表中的患者在术中平均输注 9.7L 的晶体液，这表明大量补液可能导致 ION 的发生[26]。

围手术期发生 ION 的关键因素包括长时间的俯卧位或 Trendelenburg 位、手术时间过长及术中大量失血，可能涉及的术中血流动力学因素包括全身血容量下降、贫血、血液稀释、高比例的晶体液和胶体液替代及静脉充血。视神经和视盘的结构特点也可能导致 ION 的发生，如脑脊液流量减少、血管自动调节功能失调、血管的解剖变异及较小的视神经杯盘比。潜在的全身性危险因素包括高血压、糖尿病、动脉硬化、高脂血症、吸烟史及血液高凝状态[4,14,18,26-27]。尽可能减少这些潜在的危险因素是预防 ION 发生的基础。

一般情况下，PION 导致的视力丧失多发生于手术后 24h 以内，约 2/3 由 AION 导致视力丧失的病例发生在术后 24h 以后。首发症状表现为不完全性视力丧失。与 AION（52%）

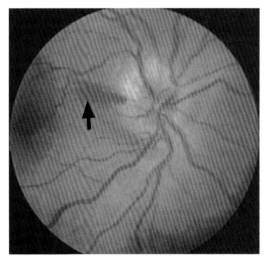

图 14.4　急性非动脉炎性前部缺血性视神经病变的眼底检查结果提示视盘水肿、充血，视盘旁视网膜处可见片状出血（箭头所示）

相比，PION（63%）的双眼视力丧失更常见。眼底检查时可见几乎所有 AION 患者均有视盘水肿和（或）苍白（图 14.4），92% 的 PION 患者的眼底检查结果提示视盘正常[4,14]。

目前，尚无针对 ION 的有效治疗方法，仅约 30% 的 AION 或 PION 患者经治疗后可改善。因此，防治 ION 的关键在于预防。

## 皮质盲

皮质盲的发生由大脑后动脉分支对枕叶皮质的血液灌注减少所致，其病因是血液灌注不足或血管栓塞。这是一种可发生 POVL 的非常罕见的类型，通常与心脏手术相关[4,28]。

由于保留了视束和放射线，皮质盲患者的瞳孔光反射正常，眼底视网膜检查正常。单侧枕叶皮质受累时，视野检查结果可表现为对侧同向偏盲；双侧枕叶受累时，周边视力可丧失或完全失明[28]。单侧和双侧的枕叶受损均需要通过钆对比剂增强 MRI 成像确诊。

皮质盲常伴有顶枕部急性卒中的表现。患者经常表现为失认症（无法解释感觉刺激）和空间知觉受损。局部神经系统体征明显也提示脑卒中可能加重。

治疗皮质盲的目的是防止脑梗死的扩大。预防措施主要包括减少心脏手术中栓塞的发生，但是对机器人手术而言，主要的预防措施是维持全脑灌注。恢复皮质盲患者的视力通常需要较长的时间，并且效果欠佳[4,14]。

## 急性青光眼

全身麻醉后患者很少出现急性闭角型青光眼。闭角型青光眼急性发作的患者一般具有遗传性眼部解剖的异常因素，表现为前房深度较浅，晶状体较厚。青光眼急性发作时，患者表现为眼部疼痛、结膜充血、视力下降，多伴有头痛、恶心和呕吐，瞳孔中度散大并伴瞳孔阻滞。急性青光眼应该与角膜擦伤相鉴别，角膜擦伤也可表现为眼痛，但是无视乳头改变、高眼压或头痛等体征。

急性闭角型青光眼为眼科急症，长时间的高眼压可损害视神经，造成青光眼性视神经损害，需要立即局部给予 α 受体激动剂、β 受体拮抗剂、胆碱能激动剂和类固醇激素等药物进行治疗。

## 围手术期视力丧失患者的处理

尽管外科医生已经学习了相关背景知识，但是相关问题依然存在。对从全身麻醉手术中苏醒并抱怨视力下降的患者，该如何处理？

所有接受高风险手术（包括机器人盆腔手术），尤其是长时间呈 Trendelenburg 位、大量失血、输血或术中血流动力学不稳定的患者，术后均应及早进行视力评估。如果发现患者存在视力损害，应立即联系眼科医生会诊，首先应排除眼部本身的病变。排除角膜擦伤或视网膜中央动脉闭塞后，应急诊进行神经影像学检查。钆对比剂增强 MRI 扫描是评估颅内病变（如枕叶梗死）的首选。如果神经影像学检查结果无异常，则可能提示 ION。进一步行眼底检查，如果眼底结果无异常，则可能性最大的病因为 PION。处理措施包括优化血红蛋白水平、血流动力学状态和动脉氧合，但是几乎无证据表明干预措施对 ION 有效。

## 结　论

机器人泌尿外科手术是所有外科手术中角膜擦伤发生率最高的手术之一。机器人手术后视力丧失是一种罕见且灾难性的并发症，其原因包括 AION、PION、皮质盲、视网膜缺血和急性青光眼。绝大多数 POVL 病例与 PION 相关。ION 的确切风险因素和病理生理机制尚不清楚，可能由多种因素共同作用造成。

鉴于目前尚缺乏有效的治疗方法，因此预防 POVL 的发生及减轻 POVL 的视力损害至关重要。在机器人盆腔手术中，应尽可能地减少引起 POVL 的高风险因素，缩短 Trendelenburg 位的持续时间和手术时间，降低失血量，这些可能具有预防 POVL 发生的作用。

（宫卫锋　译，李福祯　顾朝辉　校）

# 参考文献

[1] Olympio M. Postoperative visual loss after robotic pelvic surgery. BJU Int, 2013, 112(8):1060–1061.

[2] Pinkney TD, King AJ, Walter C, et al. Raised intraocular pressure (IOP) and perioperative visual loss in laparoscopic colorectal surgery: a catastrophe waiting to happen? A systematic review of evidence from other surgical specialities. Tech Coloproctol, 2012, 16(5):331–335.

[3] Newman N. Perioperative visual loss after nonocular surgeries. Am J Ophthalmol, 2008, 145(5):604–610.

[4] Roth S. Postoperative visual loss. In: Miller RD, editor. Miller's anesthesia. 8th ed. New York: Elsevier, 2014:3011–3032.

[5] American Society of Anesthesiologists Task Force on Perioperative Blindness. Practice advisory for perioperative visual loss associated with spine surgery: a report by the American Society of Anesthesiologists Task Force on perioperative blindness. Anesthesiology, 2006, 104:1319–1328.

[6] Nickels TJ, Manlapaz MR, Farag E. Perioperative visual loss after spine surgery. World J Orthop, 2014, 5(2):100–106. doi:10.5312/wjo.v5.i2.100.

[7] Segal KL, Fleischut PM, Kim C, et al. Evaluation and treatment of perioperative corneal abrasions. J Ophthal, 2014, 2014:79–84.

[8] Fraser S. Corneal abrasion. Clin Ophthal, 2010, 4:387–390.

[9] American Society of Anesthesiologists Task Force on Perioperative Visual Loss. Practice advisory for perioperative visual loss associated with spine surgery: an updated report by the American Society of Anesthesiologists Task Force on perioperative visual loss. Anesthesiology, 2012, 116:274–285.

[10] White E, Crosse MM. The aetiology and prevention of peri-operative corneal abrasions. Anaesthesia, 1998, 53(2):157–161.

[11] Roth S, Thisted RA, Erickson JP, et al. Eye injuries after nonocular surgery: a study of 60,965 anesthetics from 1988 to 1992. Anesthesiology, 1996, 85(5):1020–1027.

[12] Stambough JL, Dolan D, Werner R, et al. Ophthalmologic complications associated with prone positioning in spine surgery. J Am Acad Orthop Surg, 2007, 15:156–165.

[13] Grover VK, Kumar KV, Sharma S, et al. Comparison of methods of eye protection under general anaesthesia.

Can J Anaesth, 1998, 45:575–577.

[14] Roth S. Perioperative visual loss: what do we know, what can we do? Br J Anaesth, 2009, 103(1):i31–40.

[15] Ettaiche M, Heurteaux C, Blondeau N, et al. ATP-sensitive potassium in the retina: a key role in delayed ischaemic tolerance. Brain Res, 2001, 890:118–129.

[16] Hollenhorst RW, Svien HJ, Benoit CF. Unilateral blindness occurring during anesthesia for neurosurgical operations. AMA Arch Ophthalmol, 1954, 52(6):819–830.

[17] Leibovitch I, Casson R, Laforest C, et al. Ischemic orbital compartment syndrome as a complication of spinal surgery in the prone position. Ophthalmology, 2006, 113(1):105–108.

[18] Grover V, Jangra K. Perioperative vision loss: a complication to watch out. J Anaesthesiol Clin Pharmacol, 2012, 28(1):11–16.

[19] Kumar N, Jivan S, Topping N, et al. Blindness and rectus muscle damage following spinal surgery. Am J Ophthalmol, 2004, 138(5):889–891.

[20] Katz DA, Karlin LI. Visual field defect after posterior spine fusion. Spine, 2005, 30:83–85.

[21] Lee MS, Grossman D, Arnold AC, et al. Incidence of nonarteritic anterior ischemic optic neuropathy: increased risk among diabetic patients. Ophthalmology, 2011, 118(5):959–963.

[22] Ho VT, Newman NJ, Song S, et al. Ischemic optic neuropathy following spine surgery. J Neurosurg Anesthesiol, 2005, 17(1):38–44.

[23] Kirkali P, Kansu T. A case of unilateral posterior ischemic optic neuropathy after radical neck dissection. Ann Ophthalmol, 1990, 22(8):297–298.

[24] Schobel GA, Schmidbauer M, Millesi W, et al. Posterior ischemic optic neuropathy following bilateral radical neck dissection. Int J Oral Maxillofac Surg, 1995, 24(4):283–287.

[25] Lee LA. Visual loss, venous congestion and robotic prostatectomies. ASA Newsl, 2011, 75:26–27.

[26] The Postoperative Visual Loss Study Group. Risk factors associated with ischemic optic neuropathy and spinal fusion surgery. Anesthesiology, 2012, 116:15–24.

[27] Dunker S, Hsu HY, Sebag J, et al. Perioperative risk factors for posterior ischemic optic neuropathy. J Am Coll Surg, 2002, 194(6):705–710.

[28] Roth S, Gillesberg I. Injuries to the visual system and other sense organs. In: Benumof JL, Saidman LJ, editors. Anaesthesia and perioperative complications. St Loius: Mosby, 1999:377–408.

第 **3** 篇

上尿路机器人手术
特殊并发症

# 第15章 肾上腺切除术

*Fabio C.M. Torricelli, Rafael F. Coelho*

## 引 言

Piazza 等在 1999 年报道了第一例机器人辅助腹腔镜肾上腺切除术（robot-assisted laparoscopic adrenalectomy，RALA）[1]，此后陆续发表的几篇论文证明了此手术的安全性和可行性[2-4]。该术式不仅具有腹腔镜手术的多项微创优点，如术后疼痛更轻、患者恢复更快及伤口更美观[5]，而且具有达芬奇机器人系统的优点，如三维成像、震颤过滤和 7 个自由度（EndoWrist 器械腕技术）[6]。一项系统回顾和 meta 分析结果表明，尽管腹腔镜和机器人辅助肾上腺切除术具有相似的中转率（OR=0.82，95%CI 0.39~1.75，$P$=0.61）和手术时间，但是 RALA 手术的住院时间更短，出血量更低[7]。

目前，RALA 的适应证包括大于 4cm 的无功能肿瘤、原发性醛固酮增多症、嗜铬细胞瘤、功能性腺瘤、转移性病变、肾上腺皮质癌及罕见感染性疾病。机器人辅助肾上腺部分切除术也是可行的，特别是在处理遗传性嗜铬细胞瘤的治疗方面可能更具有前景[8]。该手术的相对禁忌证包括巨大肿瘤（>12cm）、侵犯邻近器官、血管受侵、下腔静脉血栓和转移性疾病。

中转手术和围手术期并发症在 RALA 术中很少见，但是也有少量的文献报道。本章的主要目的是回顾并讨论这些不良事件。

## 并发症

### 中转手术

中转手术的定义指使用与最初计划不同的手术方式。因此，任何最终未经机器人完成的手术均为中转手术。有文献报道，RALA 手术的中转率为 0~40%[9]，但是绝大多数文献报道的中转率非常低。一项比较机器人和腹腔镜辅助肾上腺切除术、包含 9 项研究共 600 例患者的 meta 分析结果显示，机器人手术的中转率仅为 4.4%[7]。使手术医生中止机器人辅助腹腔镜肾上腺切除术的原因可能有许多种，包括因既往腹腔手术史或肿瘤浸润导致的严重腹腔内粘连、血管损伤引起的意外出血或器官损伤以及血流动力学改变（如嗜铬细胞瘤）。虽然中转手术的原因可能各种各样，但是大多数与外科医生的机器人手术经验不足有关。正如 Morino 等所报道，该研究者所开展的 10 例手术中 4 例患者中转手术，但是 3 例患者的中转发生在前 5 例手术中[10]。因此，该研究者指出，随着术者手术经验的增加，手术中转率将大大降低。

### 轻微并发症（Clavien Ⅰ～Ⅱ级）

患者在 RALA 手术后发生的并发症主要为 Clavien Ⅰ级或Ⅱ级，包括发热、水电解质紊乱、恶心、呕吐、切口感染、尿路感染、肺炎和输血。

F.C.M. Torricelli, MD • R.F. Coelho, MD (✉)
University of Sao Paulo Medical School,
Department of Surgery, Division of Urology,
São Paulo, SP, Brazil
e-mail: fctorricelli@yahoo.com.br;
coelhouro@yahoo.com.br

© Springer International Publishing AG 2018
R. Sotelo et al. (eds.), *Complications in Robotic Urologic Surgery*,
DOI 10.1007/978-3-319-62277-4_15

有文献报道，RALA 手术的总体并发症发生率为 0~20%[9]。最近，一篇文献报道了 RALA 手术的主要步骤，并且分享了关于 30 例手术的经验，其总体并发症发生率为 20%[11]。在 6 例并发症中，5 例患者的症状较轻微，包括低钠血症、一过性恶心和呕吐、术后出血且需要输血、伤口感染和心房颤动。一项系统回顾和 meta 分析比较了机器人和腹腔镜辅助肾上腺切除术并发症的发生率，腹腔镜组的并发症发生率更高（6.8% vs. 3.6%），但是差异无显著统计学意义（OR=0.04，95%CI −0.07~−0.00，P=0.05）[7]。

## 严重并发症（Clavien Ⅲ ~ Ⅴ级）

患者在 RALA 手术后极少出现严重并发症，发生率不到 5%。有 meta 分析对腹腔镜和机器人辅助肾上腺切除术进行了比较，根据 Clavien 并发症分级系统可知，腹腔镜组的并发症更为严重，包括 3 例死亡患者（Clavien Ⅴ级），其中 2 例患者因严重肺动脉高压导致呼吸衰竭[3,12]，1 例患者发生心脏停搏[13]。You 等报道，腹腔镜组患者发生两种Ⅳ级并发症（急性肾衰竭和脑梗死），需要收入重症监护病房治疗[14]。在机器人组中，两项研究中仅 1 例患者

发生Ⅲ级并发症[3,15]。Brandão 等报道，在 30 例接受 RALA 手术的患者中仅 1 例发生术后广泛出血的严重并发症（Clavien Ⅲ级），需要在全身麻醉下接受手术干预[11]。Asher 等在一项研究中纳入了 15 例机器人辅助腹腔镜部分肾上腺切除术的嗜铬细胞瘤患者，虽然该疾病具有较高的围手术期并发症发生率，但是仅 1 例患者发生严重并发症[16]。该例患者因严重的肝粘连和反复的下腔静脉损伤，由最初的机器人手术修补改为需要行开放手术修补，因此将机器人辅助肾上腺部分切除术中转为开放性肾上腺部分切除术。该患者术后出现胆漏，引流 5d。

RALA 手术后发生的大多数并发症似乎与患者的病理（嗜铬细胞瘤和肾上腺皮质癌）和术前身体状况（严重的全身性疾病）有关，而非手术本身[9]。表 15.1 总结了 RALA 手术的中转率和术后并发症的发生率。

## 中转手术和并发症的危险因素

- 缺乏有手术经验的外科医生。
- 腹部手术史（粘连）。
- 严重疾病（肺部或心脏病）。
- 嗜铬细胞瘤或肾上腺皮质癌。
- 巨大肾上腺肿瘤。

表 15.1 围手术期并发症

| 研究 | 年份 | 例数 | 手术时间( min ) | 估计出血量（mL） | 中转手术(例,%) | 术后并发症(例,%) |
|---|---|---|---|---|---|---|
| Agcaoglu 等[17] | 2012 | 24 | 159.4 ± 13.4 | 83.6 ± 59.4 | 1（4.1） | 0 |
| Agcaoglu 等[18] | 2012 | 31 | 163.2 ± 10.1 | 25.3 ± 10.3 | NA | 0 |
| Aksoy 等[3] | 2013 | 42 | 186.1 ± 12.1 | 50.3 ± 24.3 | 0 | 1（2.4） |
| Aliyev 等[13] | 2013 | 25 | 149 ± 14 | 26 ± 12 | 1（4.0） | 0 |
| Brandão 等[11] | 2014 | 30 | 120 ± 33 | 50 ± 50 | 0 | 6（20） |
| Brunaud 等[15] | 2008 | 50 | 189 ± 43.7 | 49 | 4（8.0） | 5（10） |
| Karabulut 等[12] | 2012 | 50 | 166 ± 7.0 | 41 ± 10 | 1（2.0） | 1（2.0） |
| Morino 等[10] | 2004 | 10 | 169 ± 19.7 | NA | 4（40） | 0 |
| Pineda-Solis 等[19] | 2013 | 30 | 189.6 ± 32.7 | 30 ± 5 | 0 | 0 |
| You 等[14] | 2013 | 15 | 183.1 ± 48.7 | NA | 0 | 2（13.3） |

NA：数据不可用

## 并发症的预防

　　为避免并发症的发生，患者和医生需要做好充分的手术准备。在行肾上腺切除术前，应对患者的所有合并症进行充分评估和适当治疗。醛固酮瘤可导致低钾血症，此时患者需要进行补钾或使用保钾利尿剂治疗。同时嗜铬细胞瘤患者在术前应接受高血压治疗，术前 2 周应使用 α 肾上腺素能受体阻滞剂。对于心动过速的患者，同时使用 β 受体阻滞剂可能会受益，或者可以使用选择性 α1 受体阻滞剂，如哌唑嗪或多沙唑嗪。术中可以使用硝普钠或短效 β 受体阻滞剂（如艾司洛尔）控制高血压。在切除肿瘤后嗜铬细胞瘤患者可能出现血管收缩功能丧失，从而导致低血压，此时术前扩容对于预防低血压非常重要。对于库欣综合征患者，术前需要纠正电解质紊乱和高血糖。这些患者也可能受益于肾上腺皮质激素类似物（如米托坦或氨鲁米特）的使用。

　　除非为复杂手术（巨大肿瘤或严重的腹腔内粘连），否则术前不需要常规进行肠道准备。腹膜后手术患者则不需要行肠道准备。所有患者术前均应接受适当的抗生素治疗，并且留置鼻胃管或口胃管减压，同时必须留置导尿管以监测尿量和降低膀胱压力。

　　外科医生必须熟悉机器人系统，如果外科医生对机器人辅助肾上腺切除术的技术不熟悉，强烈建议在有经验医生的指导下手术。

　　患者体位、穿刺孔位置、穿刺孔大小的设计是手术中非常重要的步骤，因此需要仔细完成。患者取 60° 的侧卧位，并且将腰部适当弯曲。穿刺孔的位置如图 15.1 所示。对于巨大肿瘤患者，可以选择完全侧卧位，将两肩部轴线与手术台呈 90° 角。将机器人手术系统放置在患者的肩上位置，使其轴线与患者的轴线呈钝角。手术室的布局如图 15.2 所示。

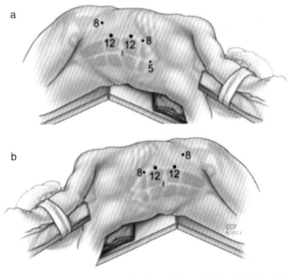

图 15.1　患者的体位和穿刺孔布局。（a）右肾上腺切除术。（b）左肾上腺切除术（经允许引自 Elsevier）

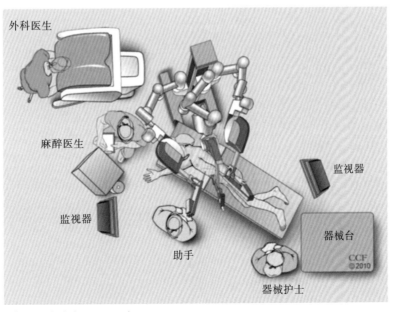

图 15.2　手术室布局（经允许引自 Elsevier）

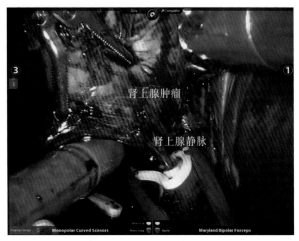

图 15.3　术中图像

　　手术开始时，首先应游离脾脏、肠道和胰腺以暴露左肾上腺。手术过程中必须注意胰腺尾部，其可能被误认为肾上腺。游离右侧肾上腺时，必须游离肝、结肠和十二指肠以暴露下腔静脉和右肾上腺（图 15.3）。下一步是肾上腺静脉的识别和控制，左肾上腺静脉是左肾静脉的分支，而右肾上腺静脉是下腔静脉短而斜的分支。仔细解剖、结扎夹夹闭和离断是确保手术安全、不出血的重要步骤。控制肾上腺静脉后，紧贴肾上极、横膈和腰大肌，沿四周将肾上腺切除，并且将切除标本放入标本袋中取出。最后，通过降低气腹压可检查组织是否出血，并且在直视下拔除穿刺套管。在遵循这些手术原则的基础上，可以降低术中或术后并发症。

（张胜威　周乃春　译，许长宝　顾朝辉　校）

## 参考文献

[1] Piazza L, Caragliano P, Scardilli M, et al. Laparoscopic robot-assisted right adrenalectomy and left ovariectomy (case reports). Chir Ital, 1999, 51:465–466.

[2] Desai MM, Gill IS, Kaouk JH, et al. Robotic-assisted laparoscopic adrenalectomy. Urology, 2002, 60:1104–1107.

[3] Aksoy E, Taskin HE, Aliyev S, et al. Robotic versus laparoscopic adrenalectomy in obese patients. Surg Endosc, 2013, 27:1233–1236.

[4] Taskin HE, Berber E. Robotic adrenalectomy. Cancer J, 2013, 19:162–166.

[5] Ariyan C, Strong VE. The current status of laparoscopic adrenalectomy. Adv Surg, 2007, 41:133–153.

[6] Hyams ES, Stifelman MD. The role of robotics for adrenal pathology. Curr Opin Urol, 2009, 19:89–96.

[7] Brandao LF, Autorino R, Laydner H, et al. Robotic versus laparoscopic adrenalectomy: a systematic review and meta-analysis. Eur Urol, 2014, 65:1154–1161.

[8] Yiannakopoulou E. Robotic assisted adrenalectomy: surgical techniques, feasibility, indications, oncological outcome and safety. Int J Surg, 2016, 28:169–172.

[9] Tang K, Li H, Xia D, et al. Robot-assisted versus laparoscopic adrenalectomy: a systematic review and meta-analysis. J Laparoendosc Adv Surg Tech A, 2015, 25:187–195.

[10] Morino M, Beninca G, Giraudo G, et al. Robot-assisted vs laparoscopic adrenalectomy: a prospective randomized controlled trial. Surg Endosc, 2004, 18:1742–1746.

[11] Brandão LF, Autorino R, Zargar H, et al. Robot-assisted laparoscopic adrenalectomy: step-by-step technique and comparative outcomes. Eur Urol, 2014, 66:898–905.

[12] Karabulut K, Agcaoglu O, Aliyev S, et al. Comparison of intraoperative time use and perioperative outcomes for robotic versus laparoscopic drenalectomy. Surgery, 2012, 151:537–542.

[13] Aliyev S, Karabulut K, Agcaoglu O, et al. Robotic versus laparoscopic adrenalectomy for pheochromocytoma. Ann Surg Oncol, 2013, 20:4190–4194.

[14] You JY, Lee HY, Son GS, et al. Comparison of robotic adrenalectomy with traditional laparoscopic adrenalectomy with a lateral ransperitoneal approach: a single-surgeon experience. Int J Med Robot, 2013, 9:345–350.

[15] Brunaud L, Bresler L, Ayav A, et al. Robotic-assisted adrenalectomy: what advantages compared to lateral transperitoneal laparoscopic adrenalectomy? Am J Surg, 2008, 195:433–438.

[16] Asher KP, Gupta GN, Boris RS, et al. Robot-assisted laparoscopic partial adrenalectomy for pheochromocytoma: the National Cancer Institute technique. Eur Urol, 2011, 60:118–124.

[17] Agcaoglu O, Aliyev S, Karabulut K, et al. Robotic versus laparoscopic resection of large adrenal tumors. Ann Surg Oncol, 2012, 19:2288–2294.

[18] Agcaoglu O, Aliyev S, Karabulut K, et al. Robotic vs laparoscopic posterior retroperitoneal adrenalectomy. Arch Surg, 2012, 147:272–275.

[19] Pineda-Solis K, Medina-Franco H, Heslin MJ. Robotic versus laparoscopic adrenalectomy: a comparative study in a high-volume center. Surg Endosc, 2013, 27:599–602.

# 第16章 肾切除术

*Benjamin T. Waldorf, David Canes*

## 引 言

自 1969 年 Robson、Churchill 和 Anderson 首次描述了根治性肾切除术的主要方法以来，肾脏手术（尤其是肾切除术）取得了极大的进步[1]。两个不同方面的重大技术进一步推动了流行病学、手术技术，以及最终与肾切除术相关的发病率和死亡率的变化。以 CT 扫描和 MRI 检查为代表的横断面成像在肾细胞癌（renal cell carcinoma，RCC）的诊断中得到广泛应用，这导致了 RCC 总体发病率的增加，同时也发现了分期更早、体积更小且局限性的 RCC[2]。早期 RCC 发现数量的增加也提高了肾癌患者的生存率。2004—2013 年，肾细胞癌的发病率每年平均上升 1.1%，同时死亡率每年下降 0.7%[3]。随着 RCC 检出率的增加，外科医生逐渐认识到最大限度地保留正常肾实质的必要性[4-5]。尽管肾部分切除术曾经被视为一个根治性的手段，但是目前已经成为治疗 T1a 期肾癌的标准方法[6-7]。

改变肾脏切除方法的第二个驱动因素是泌尿外科的执业医生接受了微创手术技术的培训。1991 年 Clayman 等首次报道了腹腔镜肾切除术[8]，2005 年 Klingler 等首次报道了机器人辅助根治性肾切除术[9]，这两种手术方法已经成为除复杂情况外所有单纯和根治性肾切除术的标准手术治疗方法。随着手术方式的转变，与肾切除术相关的并发症发生率和类型也发生了变化。在本章中，作者将讨论机器人辅助肾切除术的相关并发症，并且重点介绍微创手术所特有的问题，以及所有考虑行肾脏切除手术的医生可能面临的问题。

## 背 景

虽然很少有文献仅报道机器人辅助肾切除术的并发症，但是可以从在大型医学中心接受腹腔镜肾切除术的大样本患者出现的并发症中进行推论。Permpongkosol 等报道了 1993—2005 年在约翰霍普金斯医院接受腹腔镜手术的 2 775 例患者的并发症[10]。腹腔镜根治性肾切除术亚组的并发症发生率为 20%，最常见的并发症为邻近器官损伤（2.37%）。按照 Clavien 分级标准进行分类，可将大多数并发症（76%）分为 Clavien Ⅰ 或 Clavien Ⅱ。Pareek 等对 1995—2004 年发表的 56 篇相关文章进行 meta 分析，结果显示腹腔镜根治性肾切除术的总体并发症发生率为 10.7%，最常见的并发症为动静脉出血（1.8%）[11]。Asimakopoulos 等对 2000—2013 年发表的关于机器人辅助根治性肾切除术的文献进行系统综述，最终纳入 10 篇文章，每篇文章均报道了手术并发症，结果显示最常见的并发症为切口感染或破裂[12]。

B.T. Waldorf (✉)
Department of Urology, Temple University Hospital,
3509 N. Broad Street, 6th Floor, Boyer Pavilion,
Philadelphia, PA 19140, USA
e-mail: Benjamin.Waldorf@tuhs.temple.edu

D. Canes
Department of Urology, Lahey Hospital and Medical
Center, 41 Mall Road, Burlington, MA 01805, USA
e-mail: dcanes@gmail.com

© Springer International Publishing AG 2018
R. Sotelo et al. (eds.), *Complications in Robotic Urologic Surgery*,
DOI 10.1007/978-3-319-62277-4_16

## 术前注意事项和术前评估

尽管术中采用了微创方法，但是机器人辅助肾切除术仍然是一类手术操作难度较大的外科手术。在进行手术前，必须对患者的整体身体状况进行彻底评估。2016 年，美国肾细胞癌患者的初诊年龄为 64 岁，许多 80 余岁的肾细胞癌患者仍然可以接受手术治疗[13]。此外，与许多疾病一样，吸烟和肥胖是 RCC 的唯一已知且可控的危险因素。在考虑机器人辅助肾切除术时，应特别注意以下患者人群。

### 心肺疾病

对于考虑开展机器人辅助肾脏切除术的泌尿外科医生而言，如果患者存在任何慢性肺部疾病，应立即对心肺系统进行评估，并且降低转诊标准，由相应学科专家进行术前评估。由于各种原因的存在，机器人辅助肾切除术可能对心肺系统造成很大影响。

像任何腹腔镜手术一样，行机器人辅助肾切除术时也需要用二氧化碳建立人工气腹，二氧化碳可被吸收到体循环中。慢性阻塞性肺疾病（chronic obstructive pulmonary disease, COPD）等引起的通气功能障碍可导致很危险的高碳酸血症，患者在行机器人辅助肾切除术时采用的侧卧体位使得术中情况变得更复杂。这种体位可引起患侧膈肌收缩幅度减小，从而导致相邻肺的通气量和氧合效率降低。基于这些原因，术前应对肺部进行最优化处理。如果可能，戒烟是至关重要的。

在美国，心血管疾病是主要的死亡原因，大多数 60 岁以上的美国人至少有两项心血管疾病的危险因素[14]。气腹和侧卧位使得下腔静脉和腹主动脉承受着明显的压力，分别降低了心脏前负荷和增加了后负荷，其最终结果是心输出量减少。如果术前血管循环系统已受损，心输出量减少可导致终末器官缺血。此外，机器人辅助肾切除术造成大出血的风险并不小。鉴于此类患者群体会频繁接受机器人辅助肾切除术，术前行心脏评估时通常应谨慎。如果需要，可以推迟因良性疾病甚至某些恶性肿瘤所实施的肾切除术，并且进行必要的心脏血运重建手术。

### 肥　胖

大多数美国人（2016 年估计为 69%）处于超重或肥胖状态[14]。肥胖不仅是 RCC 和心肺疾病的危险因素，而且还为考虑实施机器人辅助肾切除术的外科医生带来了一些技术方面的思考和风险。关于机器人辅助肾部分切除术的大量研究结果表明，在肥胖患者中实施该手术是可行的，特别是在大型的机器人手术中心[15-17]。鉴于机器人辅助肾切除术通常比机器人辅助肾部分切除术更简单，笔者可以推断肥胖患者行机器人辅助肾切除术是安全的。然而，与体重指数（body mass index，BMI）正常的患者相比，肥胖患者在围手术期发生并发症的风险增加，包括伤口并发症和横纹肌溶解[18-19]。

### 实验室和影像学评估

术前实验室评估项目至少应包括血清尿素氮和肌酐水平（评估患者的肾功能），以及血红蛋白和（或）血细胞比容水平。在笔者所在的医院，另外还常规检查血清电解质水平、血小板计数和尿液分析。对于慢性肾功能不全，应由肾内科医生评估。如果已知存在出血性病史、既往手术中有异常出血或使用抗凝药物的病史，应及时评估凝血酶原时间和部分凝血活酶时间。在笔者所在的医院，在行肾切除术前通常还应进行血型鉴定及配型。

术前应获得 CT 扫描或 MRI 检查等高质量横断面成像，并且可携带至手术室供外科医生随时查阅。放射性同位素肾图对于在对侧肾脏萎缩或其他异常出现的情况下拟定手术计划特别有益。如果怀疑肿瘤癌栓累及肾静脉，则应采用钆类对比剂的腹部 MRI 检查评估癌栓的最上部。

## 手术预防性抗菌疗法

笔者的做法是，遵循 2008 年美国泌尿外科学会（American Urological Association，AUA）关于预防性抗生素应用的最佳实践策略。该策略建议在进行不进入泌尿生殖道或胃肠道的腹腔镜手术时，手术开始前应立即静脉注射第一代头孢菌素[20]。有一种情况例外，即在有严重泌尿感染病史和极有可能进入泌尿道时应进行机器人辅助单纯肾切除术。此时除皮肤菌群外，还应根据先前的尿培养结果调整抗生素。

为预防静脉血栓栓塞，所有患者均应接受皮下注射单剂量肝素治疗，除非既往有过敏反应史或肝素诱导的血小板减少症。同时，双侧下肢气动加压装置也是标准配置。

## 围手术期的注意事项、损伤和处理

### 患者体位

机器人辅助肾切除术可以经腹腔或经后腹腔方式进行。在笔者的医院，当采用这两种入路方式时，笔者分别将患者置于改良侧卧位（呈 45°）和完全侧卧位。在机器人辅助肾切除术中采取侧卧位时必须格外谨慎，其可能增加压疮性溃疡、皮肤破裂和横纹肌溶解发生的风险[21-24]。由于拉伸和压缩的原因，神经损伤也是该体位的主要风险[25]。

笔者的最佳选择是将患者的髂嵴正对手术床的折叠处。如果可能的话，可以将手术床最大化折叠。然而对于肥胖患者而言，为获得适当的暴露，充分屈曲往往是必要的。笔者未使用腰垫或腰桥。由于侧卧位可能引起臂丛神经损伤风险增加，因此可在对侧腋窝下放置一条圆轴衬垫[26]。通常，该圆轴衬垫由表面覆盖有保护性衬垫的 1L 生理盐水瓶构成，但是在体型较小的患者中，通常用圆柱形的软泡沫代替。填充物以泡沫垫或布卷的形式沿患者的背部放置，并且通过手术台上的定位器固定体位。将

健侧腿弯曲、患侧腿伸直、枕头垫放在两腿之间，将健侧臂固定到带衬垫的臂板上。在胸部、臀部和下肢上粘贴胶带时，务必注意不要过分束紧约束物，因为这可能会增加皮肤和肌肉损伤的风险。可以将患侧臂放置在一个带垫的托架中或放在患者的旁边。患者的体位放置如图 16.1 所示。

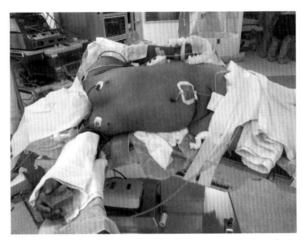

图 16.1　在行机器人辅助肾切除术前，患者取改良侧卧位。将上臂伸出并用托架托起，或者如本例患者将上臂放在体侧（图片由 Daniel D. Eun 博士提供）

### 建立气腹、注气和放置穿刺套管

在进入腹腔并建立气腹前，分别用 Foley 导尿管和胃管对膀胱和胃进行减压，以减少意外损伤的风险。可以通过以下两种方法进入腹腔：放置 Veress 气腹针或在直视下采用小切口剖腹术（Hasson 技术）。最近，Ahmad 等发表一篇 meta 分析，纳入了 28 项随机对照试验共 4 860 例患者，研究结果显示无一项建立气腹的技术在大血管或内脏并发症方面显示出明显的优势[27]。第二篇综述则主要关注 Veress 气腹针法导致的损伤，共纳入 38 项研究和 696 502 例腹腔镜手术，研究结果显示共 1 575 例患者发生损伤（损伤率为 0.23%）[28]。将 Veress 气腹针法用于侧卧位时，脐周穿刺可实现从皮肤到腹腔的最短距离穿刺。笔者的感受是，选择何种方法建立气腹最终应基于外科医生的经验和判断力。

一旦进入腹腔，可通过向腹腔内注入二氧化碳气体形成气腹。应避免过分加压，因为这可导致迷走神经牵拉引起反射性心动过缓。放置好内窥镜头穿刺套管后，在直视下建立其余的操作孔和辅助孔，注意避开腹壁下血管。已发表的文献中，已有研究总结了各种不同的上尿路机器人手术穿刺套管的放置布局[29-31]。有关笔者用于经腹机器人辅助肾切除术的典型套管布局的详细信息请参见图16.2。在上尿路手术中，笔者一直使用第四个机械臂，因为该机械臂器械允许外科医生在牵拉和暴露肾门的同时通过双手解剖肾门。在肥胖患者中，为改善术中操作空间和视野，笔者经常将机器人机械臂的穿刺孔和辅助孔的位置向外侧和头侧略微移动，从而使其远离患者的血管丰富区域。

## 术中并发症

### 结肠和小肠损伤

从进入腹腔到关闭腹部切口，肠道意外损伤是外科医生进行机器人辅助肾切除术的潜在风险。肠道损伤是一种相对少见的并发症，几项大型的关于微创泌尿外科手术的回顾性研究结果显示，其发生率为0.1%~0.75%[32-35]。然而，当外科医生术中未识别相应的损伤时，其后果是非常严重的。既往腹部手术史伴腹腔内粘连

可增加微创手术时肠道损伤的风险[36-37]。关于损伤，常见的机制包括两种，即直接创伤性损伤或无意中电灼热损伤。外科医生必须对肠道损伤保持高度警惕，特别是电灼性损伤，因为术中很可能不易识别电灼性损伤。在金属器械或套管附近激发电灼器械时应格外小心，因为存在很高的热传导和组织意外损伤的风险。如果手术操作范围内存在结肠和（或）小肠粘连，应尽量将电刀能量降低至最小。

在经腹机器人辅助肾切除术中，暴露Gerota筋膜和肾门结构时需要游离升结肠或降结肠，此取决于手术类型是右肾切除术还是左肾切除术。最常见的方法是切开Toldt白线，使结肠沿着结肠系膜和Gerota筋膜之间的无血管平面向内侧游离。在此操作过程中，如果将结肠和（或）结肠系膜向内侧过度牵拉和暴露，并且随意使用电灼术，则存在意外损伤结肠的危险。在该手术平面通常可以通过钝性方式分离组织，尤其是在既往无同侧腹膜后或结肠手术史的患者中，从而可以避免大量使用电灼。此外，使用第四机械臂将肾脏向后外侧回牵可以减少结肠牵拉损伤的风险。有报道结果显示，采用一种经腹腔与经肠系膜的肾脏入路可以避免游离结肠[38]。然而，在西方人群中丰富的肠系膜脂肪可导致腹膜后结构不清楚，因此这种方法往往仅限于成年人。

对于任何可疑的结肠或小肠损伤，应及时

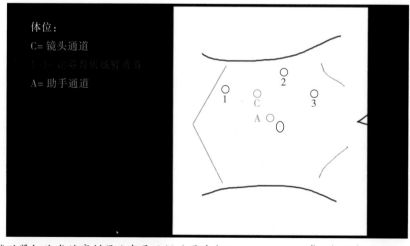

图16.2 机器人辅助肾切除术的穿刺器孔布局示例（图片由Daniel D. Eun博士提供）

修补。根据损伤的程度和原因，修补方法包括从单纯组织修复到肠道切除和粪便改道。普外科或结直肠外科医生应尽早干预和治疗损伤，此非常有必要。使用机器人或腹腔镜手术还是中转开放手术进行肠道修复取决于损伤的程度，以及参与手术的外科医生操作微创技术的熟练程度。对于未突破肠道浆肌层的锐性损伤，可以进行单纯修补；而对于全层的结肠或小肠锐性损伤，则需要进行两层修复[37]。修复肠道损伤时应使用 3-0 可吸收缝线。对于小的热损伤，通常可以通过可吸收线进行锁边包埋来缝合和加强损伤。然而，发生广泛的热损伤时通常需要行肠段切除术和一期吻合[39-40]。发生血肿时应切开引流，并且检查下层组织是否损伤。对于术后因漏诊未及时发现的肠道损伤应保持高度警惕，因为这些患者可表现出多种不同的症状。典型的症状和体征，如发热、白细胞增多和体格检查时发现的腹膜炎表现（如腹痛）并非常见[41]。一旦怀疑发生隐匿性肠道损伤，应紧急评估病情，处理措施包括口服造影剂的 CT 检查和请普外科或结直肠外科医生会诊。一旦证实患者存在损伤或有明显的腹膜炎体征，应立即进行急诊外科手术。

## 十二指肠损伤

十二指肠损伤主要在机器人辅助右肾切除术中可见，此时通常需要从 Gerota 筋膜和下腔静脉前内侧面分离十二指肠降部以暴露右肾门结构。术中应采用钝性和锐性分离相结合的 Kocher 手法进行游离（图 16.3），尽量减少单极剪刀的使用。在左侧肾切除术中，将结肠和小肠向内侧游离时在 Treitz 韧带近端偶尔可见十二指肠升部。当需要向内侧广泛游离肠道时尤其如此，例如，在行较大的左侧肾肿瘤和左肾切除术时进行腹膜后淋巴结清扫术。

在肾脏手术中，十二指肠损伤较罕见，很少有相关的文献报道。Meraney 等在纳入 404 例行后腹腔镜肾和肾上腺手术的研究中报道了

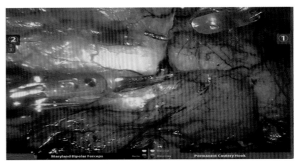

图 16.3　游离十二指肠的 Kocher 手法。通过左机械臂不能直接抓取十二指肠，取而代之的是对周围结缔组织施加张力（图片由 Daniel D. Eun 博士提供）

1 例需要行浆膜修补的十二指肠损伤患者[42]。Ono 等[43] 和 Joshi 等[44] 分别报道 1 例因腹腔镜肾切除术引起的十二指肠损伤患者。这两例患者均出现广泛性损伤，需要行剖腹探查和十二指肠空肠吻合术。

行十二指肠损伤修补时应采用与上述小肠或结肠损伤类似的方法。对于轻度的电灼伤或局限于浆膜的损伤，可以采用可吸收线缝合；对于全层损伤，修补时需要采用两层缝合。网膜补片可用于辅助十二指肠修补。广泛的损伤，特别是在电灼的情况下，可能需要行肠切除术和十二指肠空肠造口吻合术，并且需要普外科医生团队的协助。

## 血管损伤

在正常生理条件下，肾脏可接受 20% 的心输出量，在女性中相当于平均约 982mL/min，在男性中相当于平均约 1 209mL/min[45]。如此丰富的血量可能引起灾难性出血。每侧肾脏通常由一根肾动脉供血、一根肾静脉回流。然而，约 25% 的患者存在多支肾动脉，多见于左侧。这些动脉可进入肾门或直接进入肾实质。副肾动脉是终末动脉，离断这些血管可导致部分肾脏缺血[46]。副肾静脉较少见，可见于约 1% 的患者。右肾静脉通常无分支汇入，但是左肾静脉可有左肾上腺静脉、生殖静脉和腰静脉汇入，这些血管均为肾切除术中出血的常见来源。

由于腹腔镜的出现和广泛使用，与肾切除术

相关的失血量正在逐渐减少。在纳入 549 例腹腔镜肾癌根治术和 186 例腹腔镜单纯肾切除术的大型回顾性研究中，血管损伤的比例分别为 2.2% 和 1.6%[10]。在该患者人群中，行腹腔镜根治性肾切除术和腹腔镜单纯性肾切除术患者的输血比例分别为 1.3% 和 0.54%，因出血而中转为开放手术患者的比例分别为 0.36% 和 1.08%。相比之下，另一项纳入 668 例开放性根治性肾切除术患者的研究报道，其输血率为 15%[47]。

在根治性肾切除术中，仔细解剖肾门是避免血管损伤的关键。笔者偏好于在解剖肾动静脉前牵拉肾门，此时关键的操作包括分离出输尿管和腰大肌之间的一个平面，并且将机器人第四机械臂的抓钳放置在肾下极和输尿管下，然后将肾脏向前内侧提起。在右肾切除术中将生殖静脉在靠向肾脏之前先向内游离，而在左肾切除术中将生殖静脉随肾脏抬高，然后分离肾门周围的脂肪和淋巴组织以暴露肾门。如果可触及腰静脉和腰动脉时，应使用 Hem-o-lok 结扎夹（Weck Closure Systems, Research Triangle Park, NC）夹闭，因为这些血管可能是严重出血的来源。应充分解剖、游离肾动脉和肾静脉的周围，完全电灼肾动脉鞘周围附着组织时要小心，可以使用 Hem-o-lok结扎夹（Weck Closure Systems, Research Triangle Park, NC）、手术切割吻合器或不可吸收缝线结扎肾动脉。如果暴露肾动脉困难，可以先分离肾静脉，再结扎和横断肾动脉。切割吻合器联合肾动静脉结扎是在紧急情况下的一种处理方式。一项回顾性研究纳入了 90 例行切割吻合器联合结扎和离断肾动静脉的患者，在术后平均 34 个月的随访中未发现动静脉瘘[48]。

机器人手术的一项明显优势是可以通过一种较方便的方式（器械腕）修补大小不同的血管损伤。与传统腹腔镜相比，机器人可以实现更快速、更精确的缝合，并且更容易放置血管夹。在任何涉及肾门或肾门附近解剖的外科手术中，笔者所在的医院通常配备一套专用的器械包、血管缝合线和结扎夹、止血材料，以备发生血管损伤时使用。

包括主控制台的主刀外科医生和手术助手在内的手术团队对出血的快速识别和定位是处理血管损伤的首要步骤。如果发现明显的出血源，位于主控制台的主刀外科医生可以使用马里兰双极抓钳抓住出血点。发生静脉出血时可以通过增加气腹压力得到完全或部分缓解。在大出血得到控制前，短时间内将气腹压力调整到 25mmHg 是可以接受的[41]。使用吸水海绵和（或）止血材料（速即纱，Ethicon, Somerville, NJ）直接压迫出血部位通常可以有效地止血。将出血暂时控制后，即可以尽快解决永久性出血的原因。对于肾静脉主干和分支（节段、肾上腺、生殖、腰）或小口径动脉，通常可以使用 Hem-o-lok 夹（Weck Closure Systems, Research Triangle Park, NC）处理。发生肾静脉或动脉、下腔静脉或腹主动脉撕裂时，需要使用 4-0 Prolene 线❶（Ethicon, Somerville, NJ）进行缝合和修复。根据损伤的大小，可以使用 "8" 字缝合或连续缝合（图 16.4）。作者通常备用一根短的 4-0 Prolene 线（Ethicon, Somerville, NJ），一端是圆形的血管针，另一端有固定的 Hem-o-lok 夹（Weck Closure Systems, Research Triangle Park, NC）。在缝线的末端将结扎夹用一个外科结固定。一旦发生严重的血管损伤，可用缝线缝合出血血管，在结扎夹上施加张力可用于压迫出血。无论出血来源如何，如果大出血不能得到迅速控制，则术中必须中转为开放手术。在行机器人辅助肾切除术期间，手术室内应随时配备可用的开放手术器械包。

## 肝脏和胆道损伤

在机器人辅助肾切除术中，肝脏损伤主要发生在置入气腹针和腹腔镜穿刺器的过程中，以及行右侧肾切除术时向上牵拉肝脏的过程中。总

---

译者注：❶ Prolene 线是一种非生物性降解性聚丙烯缝线。

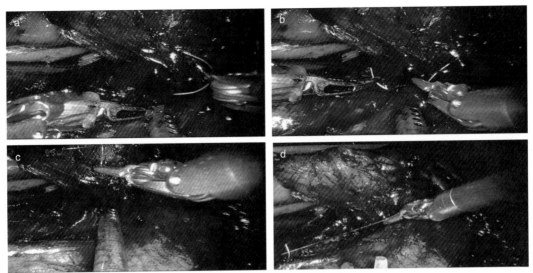

图 16.4　修复下腔静脉小破口的步骤。（a）确认血管破裂后，用马里兰双极抓钳抓住血管破口以减少出血。（b）使用带圆针的血管缝线来修补缺损。（c）拉紧缝线的每一端，确保在完成"8"字缝合前关闭破口。（d）将修复缝线拉紧并打结（图片由 Daniel D. Eun 博士提供）

体而言，在微创肾切除术中肝脏撕裂是罕见的，并且在几个大规模的关于微创性泌尿外科手术研究中均未单独提及肝脏损伤[10,32,49]。在一项大型的回顾性研究中，894 例患者接受腹腔镜泌尿外科手术，其中 313 例患者行活体供肾切取术，142 例患者行根治性肾切除术，87 例患者行单纯性肾切除术，仅 1 例发生肝损伤[50]，但是术中需要行微小干预的肝损伤可能并未记录。伴胆囊炎和（或）胆囊切除术史的患者尤其容易发生肝胆损伤，因为常伴有右肝叶、胆总管或胆囊附近的炎性粘连。将肝脏从后腹膜分离前应锐性松解所有粘连，以免发生肝脏撕裂。

　　肝脏微小撕裂通常可以通过电凝处理，必要时可以采用氩激光凝固。对于深部实质撕裂，通常需要采用止血材料填充，如速即纱（Ethicon，Somerville，NJ），可以将其制成支撑物并置于伤口中。如果不能直接压迫止血，则可以将肝实质和被膜通过 2-0 丝线或 1 号铬线进行褥式缝合以覆盖支撑物[51]。发生深部实质撕裂伴大出血或胆漏时，应立即请肝胆外科医生会诊。

　　与肝脏损伤类似，胆管和胆囊损伤也较少见，并且具有相似的危险因素，特别是在患者既往有肝胆炎症和（或）手术史的情况下。

Canes 等报道了 2 例在泌尿外科腹腔镜手术中发生胆总管损伤的病例，其中 1 例发生在腹腔镜右肾部分切除术中[52]。该患者为一位 63 岁的男性，既往有胆囊切除史，术中需要松解肝下粘连以暴露右肾。为控制出血，在十二指肠前方放置金属夹后又发现胆液漏出，并且可见胆总管处有针孔样损伤。请普外科医生会诊后，在腹腔镜下通过 5-0 可吸收缝线缝合破损，并且在胆管附近留置引流管，术后行内镜逆行胰胆管造影术（endoscopic retrograde cholangiopancreatography，ERCP）并插管，但未成功。随后该患者接受经皮肝穿刺胆道造影检查，结果提示胆管无渗漏，胆总管远端狭窄，可能是由先前的 ERCP 术所致。行顺行性胆管支架植入术后，患者好转，出院。

## 胰腺和脾脏损伤

　　脾脏、胰尾和左肾上极与左上腹关系密切，将这些组织结构与左肾上极和肾上腺分离是机器人辅助左肾切除术的重要步骤。因此，脾脏、胰尾和位于胰腺下方的脾静脉均存在损伤的风险，仔细解剖至关重要。

　　虽然胰腺损伤很少见，但是其在左肾和肾

上腺手术中是公认的常见并发症。Varkarakis等报道了1999—2004年接受腹腔镜泌尿外科手术的890例患者的临床资料，4例患者发生胰腺损伤，发生率为0.4%[53]，并且均发生在左侧腹膜后手术中，其中2例发生在腹腔镜左侧肾根治术中，2例发生在腹腔镜左侧肾上腺切除术中。1例患者术中发生胰尾实质撕裂，但是并未见明显的胰管损伤。术后留置引流管，监测血清淀粉酶、脂肪酶和白细胞计数，维持鼻胃管引流并静脉注射生长抑素。当血清白细胞和胰酶水平恢复正常且排液量<40mL/24h时，患者可恢复进食。另外3例患者均在术后诊断为胰腺损伤，其中2例出现胰腺炎的临床症状且白细胞和胰酶水平升高（1例患者自行缓解），1例患者在术区出现积液，行积液引流后形成胰瘘。最后1例患者的病理标本分析结果提示可见胰腺组织，但是无胰腺损伤的临床症状。

为预防发生胰腺损伤，行左侧机器人辅助肾切除术时应在正确的外科解剖层面小心地解剖和分离组织。在既往无手术史或炎症病史的情况下主要采用钝性解剖，谨慎地使用电凝和电极弯剪刀通常可以在胰尾和Gerota筋膜之间游离并建立一个解剖层面。避免使用主刀外科医生的左侧机械臂大力牵拉胰腺、脾静脉，勿直接使用机械臂钳夹胰腺、脾静脉。使用第四机械臂对肾脏进行对抗牵拉有利于分离Gerota筋膜内容物、胰腺和脾静脉。

如果术中发现胰腺损伤，处理方法取决于损伤的严重程度。发生轻微的胰腺实质性损伤时可以借助网膜缝合和加固。发现胰腺导管受累时应立即请普外科或肝胆外科医生会诊。发生严重的胰管损伤时可能需要行远端胰切除术，可根据普外科医生的偏好采用微创手术或开放手术。术后应监测血清淀粉酶、脂肪酶和白细胞计数，缓慢恢复肠内营养并降低肠外营养的应用标准。一旦出现胰腺炎的临床体征和（或）症状，如发热、恶心、呕吐和腹痛，应立即进行CT扫描，同时查看是否存在胰漏引

起的积液。应将积液经皮肤引流，然后检查胰酶和甘油三酯的水平，再进行细菌培养。如果既往无手术经验，可请普外科医生、肝胆外科医生和胃肠外科医生会诊。

左肾切除术是引起脾脏损伤的主要原因之一。一些有关开放性肾切除术的研究结果显示，左肾切除术是导致患者需要接受医源性脾切除术的第二或第三大原因[54]。然而，在微创泌尿外科手术中，脾脏损伤的总体发生率仍然很低，为0~3.2%[10-11,49-50]。Chung等对2000—2008年在两所医院接受腹腔镜泌尿外科手术的2 260例患者进行了一项大型回顾性分析研究，结果发现14例患者发生脾脏损伤[55]，并且均发生在左肾和肾上腺手术中，其中包括6例肾切除术、4例肾部分切除术和2例供肾切除术。在发生脾脏损伤的14例患者中，13例接受经腹手术，12例在术中发现损伤并接受修补术。8例患者发生长度小于1cm的轻度损伤，4例患者发生长度大于1cm的损伤。所有损伤均使用氩束凝固、速即纱（Ethicon，Somerville，NJ）和止血蛋白凝胶（FloSeal，Baxter，Deerfield，IL）联合修复。2例患者在术中未发生损伤，均为因术后血流动力学不稳定而行探查术和脾切除术。

在机器人辅助肾切除术中，发生脾脏损伤的原因通常包括两类，即牵引损伤导致的脾包膜撕裂、器械直接刺穿和撕裂导致的脾实质损伤。预防脾脏损伤时首要应充分游离脾脏周围结构。切开脾肾和脾结肠韧带是从肾上极游离脾脏和附着胰尾的重要步骤。如果存在脾脏与网膜间的粘连，也有必要对其进行松解。与游离胰尾一样，使用左机械臂小心牵拉组织和暴露视野是防止脾脏损伤的关键。主刀外科医生或助手不能直接钳抓脾包膜，相反地，可以使用张开的分离钳对脾脏施加轻柔的压力，并且保证手术器械的尖部远离脾脏。在脾脏下方放置一块腹腔镜专用纱布块或不透X线的海绵可以缓冲牵拉力量。当将脾脏从肾脏和肾上腺分离后，可见其与横膈膜的附着韧带。必须从左肾上腺和肾上极处分离与切断附着韧带才能充

分游离脾脏，但是毫无根据的切开和离断可能导致膈肌损伤。

在机器人辅助肾切除术中，发生脾脏损伤时多数可以通过电凝和止血剂处理。Chung 等提出了一种处理原则，发生活动性出血时首先可以通过速即纱片覆盖伤口，如果继续出血，则依次采用止血蛋白凝胶、更多的速即纱片和氩光束进行凝固止血。使用这些材料后如果仍持续出血，则应请普外科医生会诊，其他止血材料也可用于处理脾脏损伤。Canby-Hagino 等[56]和 Biggs 等[57]分别采用纤维蛋白黏合剂（fibrin sealant，FS）和生物胶（BioGlue，CryoLife International，Kennesaw，GA）成功处理了在左肾切除术中出现的轻微脾脏损伤。有时也可使用止血纱布联合或不联合脾脏修补术，或者使用连续结扎夹拉紧缝线以防止进一步损伤实质[58]。在上述方法失败后外科医生可作出关键决策，必要时可进行脾切除术。脾切除术可以通过机器人、腹腔镜或开放手术完成。在发生严重出血的情况下，中转开放手术可能是必要的。

完成手术后，所有行脾脏损伤修复的患者均应密切监测生命体征，并且连续测量血红蛋白和血细胞比容的水平，以检查可能的脾脏复发性出血。如果患者的血流动力学不稳定，则应紧急重返手术室。对于无血流动力学不稳定的迟发性出血，通常可以通过 CT 扫描诊断，并且在密切监测下进行非手术处理。如果行脾切除术，则需要对潜在微生物进行适当的术后免疫治疗。具体而言，行疫苗接种时应覆盖 b 型流感嗜血杆菌（脑膜炎和肺炎）、肺炎链球菌（肺炎）和脑膜炎奈瑟菌[59]。由于患继发性细菌性肺炎的风险增加，还必须强制此类患者每年接种流感疫苗。

## 乳糜性腹水

行微创肾切除术后发生乳糜性腹水是由淋巴液或乳糜液在腹腔内积聚造成的，与手术过程中腹膜后淋巴管的破坏直接相关。目前，许多已发表的研究结果提示，这一并发症主要基于腹腔镜活体供肾切取术患者。在这些研究中，乳糜性腹水的发生率很低，为 0.013%~3.8%[60-62]。行左侧肾切除术后乳糜性腹水的发生率明显较高，这是通过研究活体供者移植肾切除术发现的。行活体供者移植肾切除术时通常选择在左侧腹部，需要对左肾静脉和腹主动脉附近的淋巴组织进行更广泛的解剖游离。然而，乳糜池位于左侧腹膜后腹主动脉旁，因此任何左肾手术均有发生乳糜漏的风险。Kim 等[62]的一项研究纳入 622 例经腹腹腔镜肾切除术、270 例腹腔镜根治性肾切除术、146 例腹腔镜供肾切取术、90 例腹腔镜单纯性肾切除术，其中乳糜性腹水在左侧肾切除术中的发生率为 7.3%，而在右侧肾切除术中仅为 2.5%（P=0.010）。当存在可疑的区域淋巴结肿大或高危肾肿瘤时，通常将广泛腹膜后淋巴结清扫术与根治性肾切除术同时进行，这也是乳糜漏和腹水发生的危险因素。Kim 等发现，接受腹腔镜肾切除术联合淋巴结清扫术的患者发生乳糜性腹水的风险（13.9%）明显高于未接受淋巴结清扫术的患者（4.0%）（P=0.027）。与腹腔镜肾部分切除术和单纯肾切除术相比，腹腔镜根治性肾切除术和供肾切除术中乳糜性腹水的发生率明显更高，这可能由术中淋巴管破坏增加所致。

预防乳糜性腹水的前提是在肾切除术中仔细解剖和夹闭腹膜后淋巴管。对观察到的淋巴管，特别是腹主动脉外侧左肾门附近的淋巴管，应使用手术结扎夹夹闭（图 16.5）。应充分电灼纤维脂肪组织，以降低隐形小淋巴管渗漏的发生率。Kim 等发现，当使用结扎夹而非电凝阻断淋巴管时，乳糜性腹水的发生率显著下降。

乳糜性腹水的症状是非特异性的，诊断时必须保持高度怀疑，腹胀、饱腹和不适是常见症状。如果持续时间较长，则淋巴引流液中蛋白质的丢失可导致营养不良。发生腹水时可以通过 CT 检查等横断面成像进行诊断，但是诊断

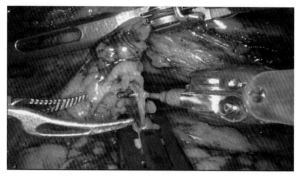

图 16.5 夹闭肾门淋巴管有助于防止乳糜性腹水的形成（图片由 Daniel D. Eun 博士提供）

乳糜性腹水时需要分析腹水中甘油三酯的浓度。

大多数乳糜性腹水患者可以行非手术治疗。通常从调整上述饮食开始，患者接受高蛋白、低脂、中链甘油三酯饮食可以减少淋巴液排出。通常将生长抑素或其类似物奥曲肽与这种饮食一起服用，其剂量可增加到 200mg/d，但是确切的作用机制尚不清楚[63-65]。如果饮食治疗成功，应在腹水消退后继续维持数月。虽然腹腔穿刺术的反复操作和长时间的腹腔内引流术可导致感染风险增加，但是腹腔穿刺术和腹腔内引流术仍然兼具治疗和诊断价值。二线治疗通常包括全肠外营养（total parenteral nutrition，TPN）。当每天引流量达 50mL 或更少时，可以拔除引流管[65]。如果保守治疗 4 周仍然失败，或每天引流量超过 1 000mL，则需要行手术探查和淋巴管结扎。

（曹琪 肖行远 译，顾朝辉 校）

## 参考文献

[1] Robson CJ, Churchill RM, Anderson W. The results of radical nephrectomy for renal cell carcinoma. J Urol, 1969, 101(3):297–301.

[2] Chow WH, Devesa SS, Warren JL, et al. Rising incidence of renal cell cancer in the United States. JAMA, 1999, 281(17):1628–1631.

[3] SEER stat fact sheets: kidney and renal pelvis cancer. Available at: https://seer.cancer.gov/statfacts/html/kidrp.html.

[4] Huang WC, Elkin EB, Levey AS, et al. Partial nephrectomy versus radical nephrectomy in patients with small renal tumors—is there a difference in mortality and cardiovascular outcomes? J Urol, 2009, 181(1):55–61.

[5] Zini L, Perrotte P, Capitanio U, et al. Radical versus partial nephrectomy: effect on overall and noncancer mortality. Cancer, 2009, 115(7):1465–1471.

[6] Novick A, Campbell S, Belldegrun A, et al. Guideline for management of the clinical stage 1 renal mass. American Urological Association website. Available at: https://www.auanet.org/common/pdf/education/clinicalguidance/Renal-Mass.pdf.

[7] Ljungberg B, Bensalah K, Bex A, et al. European Association of Urology guidelines for renal cell carcinoma. EAU Website. Available at: https://uroweb.org/guideline/renal-cell-carcinoma/.

[8] Clayman RV, Kavoussi LR, Soper NJ, et al. Laparoscopic nephrectomy. N Engl J Med, 1991, 324(19):1370–1371.

[9] Kingler DW, Hemstreet GP, Balaji KC. Feasibility of robotic radical nephrectomy—initial results of single-institution pilot study. Urology, 2005, 65(6):1086–1089.

[10] Permpongkosol S, Link RE, Su L, et al. Complications of 2,775 urological laparoscopic procedures: 1993 to 2005. J Urol, 2007, 177:580–585.

[11] Pareek G, Hedican SP, Gee JR, et al. Meta-analysis of the complications of laparoscopic renal surgery: comparison of procedures and techniques. J Urol, 2006, 175(4):1208–1213.

[12] Asimakopoulos AD, Miano R, Annino F, et al. Robotic radical nephrectomy for renal cell carcinoma: a systematic review. BMC Urol, 2014, 14:75.

[13] Motzer RJ, Jonasch E, Agarwal N, et al. NCCN clinical practice guidelines in oncology for kidney cancer. NCCN website. Available at: https://www.nccn.org/professionals/physician_gls/pdf/kidney.pdf.

[14] Mozaffarian D, Benjamin EJ, Go AS, et al. American Heart Association Heart Disease and Stroke Statistics 2016 Update. AHA website. Available at: https://www.heart.org/idc/groups/ahamah-public/@wcm/@sop/@smd/documents/downloadable/ucm_480110.pdf.

[15] Malkoc E, Maurice MJ, Kara O, et al. Robot-assisted approach approves surgical outcomes in obese patients undergoing partial nephrectomy. BJU Int, 2016. [Epub ahead of print].

[16] Abdullah N, Dalela D, Barod R, et al. Robotic partial nephrectomy for renal tumors in obese patients: perioperative outcomes in a multi-institutional analysis. Can Urol Assoc J, 2015, 9:E859–862.

[17] Ioffe E, Hakimi AA, Oh SK, et al. Effect of visceral obesity on minimally invasive partial nephrectomy. Urology, 2013, 82(3):612–618.

[18] Rogde AJ, Gudbrandsdottir G, Hjelle KM, et al. Obesity is associated with an improved cancer-specific survival, but an increased rate of post-operative complications after surgery for renal cell carcinoma. Scand J Urol Nephrol, 2012, 46(5):348–357.

[19] Pariser JJ, Pearce SM, Patel SG, et al. Rhabdomyolysis after major urologic surgery: epidemiology, risk factors and outcomes. Urology, 2015, 85(6):1328–1332.

[20] Wolf JS, Bennett CJ, Dmochowski RR, et al. Best practice policy statement on urologic surgery antimicrobial prophylaxis (2008). AUA website. Available at: https://www.auanet.org/common/pdf/education/clinical-guidance/Antimicrobial-Prophylaxis.pdf.

[21] Stevens J, Nichelson E, Linehan WM, et al. Risk factors for skin breakdown after renal and adrenal surgery. Urology, 2004, 64(2):246–249.

[22] Deane LA, Lee HJ, Box GN, et al. Third place: flank position is associated with higher skin-to-surface interface pressures in men versus women: implications for laparoscopic renal surgery and the risk of rhabdomyolysis. J Endourol, 2008, 22(6):1147–1151.

[23] Targa L, Droghetti L, Caggese G, et al. Rhabdomyolysis and operating position. Anaesthesia, 1991, 46(2):141–143.

[24] Glassman DT, Merriam WG, Trabulsi EJ, et al. Rhabdomyolysis after laparoscopic nephrectomy. JSLS, 2007, 11(4):432–437.

[25] Sukhu T, Krupiski TL. Patient positioning and prevention of injuries in patients undergoing laparoscopic urologic procedures. Curr Urol Rep, 2014, 15(4):398.

[26] Wolf JS Jr, Marcovich R, Gill IS, et al. Survey of neuromuscular injuries to the patient and surgeon during urologic laparoscopic surgery. Urology, 2000, 55(6):831–836.

[27] Ahmad G, Gent G, Henderson D, et al. Laparoscopic entry techniques. Cochrane Database Syst Rev, 2015, 8:CD006583. doi:10.1002/14651858.CD006583.pub4. Review.

[28] Azevedo JL, Azevedo OC, Miyahira SA, et al. Injuries caused by Veress needle insertion for creation of pneumoperitoneum: a systematic literature review. Surg Endosc, 2009, 23(7):1428–1432.

[29] Lee Z, Cadillo-Chavez R, Lee DI, et al. The technique of single stage pure robotic nephroureterectomy. J Endourol, 2013, 27(2):189–195.

[30] Eun D, Bhandari A, Boris R, et al. Concurrent upper and lower tract robotic surgery: strategies for success. BJU Int, 2007, 100(5):1121–1125.

[31] Rogers CG, Laungani R, Bhandari A, et al. Maximizing console surgeon independence during robot-assisted renal surgery by using the fourth arm and TilePro. J Endourol, 2009, 23(1):115–121.

[32] Colombo JR Jr, Haber GP, Fergany A, et al. Complications of laparoscopic surgery for urological cancer: a single institution study. J Urol, 2007, 178(3 Pt 1):786–791.

[33] Schwartz MJ, Faiena I, Cinman N, et al. Laparoscopic bowel injury in retroperitoneal surgery: current incidence and outcomes. J Urol, 2010, 184(2):589–594.

[34] Bishoff JT, Allaf ME, Kirkels W, et al. Laparoscopic bowel injury: incidence and clinical presentation. J Urol, 1999, 161(3):887–890.

[35] Meraney AM, Samee AA, Gill IS. Vascular and bowel complications during retroperitoneal laparoscopic surgery. J Urol, 2002, 168(5):191–194.

[36] Franko J, O'Connell BG, Mehall JR, et al. The influence of prior abdominal operations on conversion and complication rates in laparoscopic colorectal surgery. JSLS, 2006, 10(2):169–175.

[37] Van der Voort M, Heijnsdijk EA, Gouma DJ. Bowel injury as a complication of laparoscopy. Br J Surg, 2004, 91(10):1253–1258.

[38] Zacchero M, Volpe A, Billia M, et al. Transmesenteric approach for left transperitoneal renal surgery: technique and experience. J Laparoendosc Adv Surg Tech A, 2012, 22(2):176–179.

[39] Hegde CV. Management of large bowel injury during laparoscopic surgery. J Obstet Gynaecol India, 2012, 62(5):501–503.

[40] Reich H, McGlynn F, Budin R. Laparoscopic repair of full-thickness bowel injury. J Laparoendosc Surg, 1991, 1(2):119–122.

[41] Kaplan JR, Lee Z, Eun DD, et al. Complications of minimally invasive surgery and their management. Curr Urol Rep, 2016, 17(6):47.

[42] Meraney AM, Samee AA, Gill IS. Vascular and bowel complications during retroperitoneal laparoscopic surgery. J Urol, 2002, 168(5):1941–1944.

[43] Ono Y, Katoh N, Kinukawa T, et al. Laparoscopic radical nephrectomy: the Nagoya experience. J Urol, 1997, 158(3 pt 1):719–723.

[44] Joshi SS, Sundaram CP. Small bowel injury during laparoendoscopic single-site surgery for simple nephrectomy. JSLS, 2013, 17(1):167–169.

[45] Shoskes DA, McMahon AW. Renal physiology and pathophysiology. In: Campbell-Walsh Urology. 10th ed. Philadelphia: Elsevier, 2012.

[46] Anderson JK, Cadeddu JA. Surgical anatomy of the retroperitoneum, adrenals, kidneys, and ureters. In: Campbell-Walsh Urology. 10th ed. Philadelphia: Elsevier, 2012.

[47] Stephenson AJ, Hakimi AA, Snyder ME, et al. Complications of radical and partial nephrectomy in a large contemporary cohort. J Urol, 2004, 171(1):130–134.

[48] Kouba E, Smith AM, Derksen JE, et al. Efficacy and safety of en bloc ligation of renal hilum during laparoscopic nephrectomy. Urology, 2007, 69(2):226–229.

[49] Soulie M, Salomon L, Sequin P, et al. Multi-institutional study of complications in 1085 laparoscopic urologic procedures. Urology, 2001, 58(6):889–903.

[50] Parsons JK, Varkarakis I, Rha KH, et al. Complications of abdominal urologic laparoscopy: longitudinal five-year analysis. Urology, 2004, 63(1):27–32.

[51] Nelson EC, Evans CP. Complications of nephrectomy. In: Complications of urologic surgery. 5th ed. Philadelphia: Elseiver, 2010.

[52] Canes D, Aron M, Nguyen MM, et al. Common bile duct injury during urologic laparoscopy. J Endourol, 2008, 22(7):1483–1484.

[53] Varkarakis IM, Allaf ME, Bhayani SB, et al. Pancreatic injuries during laparoscopic urologic surgery. Urology, 2004, 64(6):1089–1093.

[54] Cooper CS, Cohen MB, Donovan JF Jr. Splenectomy complicating left nephrectomy. J Urol, 1996, 155(1):30–36.

[55] Chung BI, Desai MM, Gill IS. Management of intraoperative splenic injury during laparoscopic urological surgery. BJU Int, 2011, 108(4):572–576.

[56] Canby-Hagino ED, Morey AF, Jatoi I, et al. Fibrin sealant treatment of splenic injury during open and laparoscopic left radical nephrectomy. J Urol, 2000, 164(6):2004–2005.

[57] Biggs G, Hafron J, Feliciano J, et al. Treatment of splenic injury during laparoscopic nephrectomy with BioGlue, a surgical adhesive. Urology, 2005, 66(4):882.

[58] Giri SK, Abdelrahman M, Flood HD. Experience with sliding-clip splenorrhaphy for splenic injury during radical nephrectomy. Can Urol Assoc J, 2015, 9(7–8):E476–479.

[59] Pasternack MS. Preventing severe infection after splenectomy, beyond the basics. In: Up To Date, Waltham. Accessed 4 Nov 2016.

[60] Capocasale E, Iaria M, Vistoli F, et al. Incidence, diagnosis, and treatment of chylous leakage after laparoscopic live donor nephrectomy. Transplantation, 2012, 93(1):82–86.

[61] Tiong HY, Goel RK, White WM, et al. Chylous ascites after laparoscopic donor nephrectomy. Asian J Endosc Surg, 2015, 8(1):34–39.

[62] Kim BS, Yoo ES, Kim TH, et al. Chylous ascites as a complication of laparoscopic nephrectomy. J Urol, 2010, 184(2):570–574.

[63] Kobayashi M, Kambara T, Kamai T. A rare complication of chylous leakage after open partial nephrectomy successfully resolved by somatostatin analogue. Urol Case Rep, 2015, 3(6):195–197.

[64] Nishizawa K, Ito N, Yamamoto S, et al. Successful laparoscopic management of chylous ascites following laparoscopic radical nephrectomy. Int J Urol, 2006, 13(5):619–621.

[65] Jairath A, Singh A, Ganpule A, et al. Management protocol for chylous ascites after laparoscopic nephrectomy. Urology, 2015, 86(3):532–528.

# 第17章 肾输尿管切除术和膀胱袖状切除术

*Weil R. Lai, Raju Thomas*

## 引 言

在美国，上尿路尿路上皮癌是一种发病率较低的泌尿系恶性肿瘤，占全部尿路上皮肿瘤的 5%~10%[1]。在高级别尿路上皮癌和（或）肿瘤不符合行内镜、激光或电灼等微创切除手术适应证的情况下，开放性肾输尿管切除术和膀胱袖状切除术是治疗此类肿瘤的金标准。所采用的手术技术因外科医生的偏好、经验以及患者的体型（如病态肥胖）等而异。通常通过两个独立的长切口完成开放手术，一个切口用于肾切除术，另一个切口用于输尿管远端和膀胱袖状切除术，每个切口均可伴发相关的并发症。随着腹腔镜和机器人手术的发展，肾输尿管切除术可以通过微创的形式完成，肿瘤控制结果相似、并发症发生率更低[2]。本章中，笔者将针对肾输尿管切除术的微创技术进行总结，并且重点讨论其并发症，特别是与输尿管远端切除术和膀胱袖状切除术相关的并发症。

W.R. Lai, MD
Tulane University School of Medicine, Department of Urology (8642), New Orleans, LA, USA
e-mail: wlai@tulane.edu

R. Thomas, MD, FACS, MHA (✉)
Department of Urology (8642), Tulane University School of Medicine, 1430 Tulane Avenue, New Orleans, LA 70112, USA
e-mail: rthomas@tulane.edu

© Springer International Publishing AG 2018
R. Sotelo et al. (eds.), *Complications in Robotic Urologic Surgery*,
DOI 10.1007/978-3-319-62277-4_17

译者注：❶ Gibson 切口是下腹部外侧的弯曲斜行切口；
❷ Pfannenstiel 切口是耻骨上两横指的浅弧形切口。

## 技术原因

一般而言，肾输尿管切除术是涉及腹腔和盆腔两个不同部位的两次手术，即肾切除术和输尿管远端及膀胱袖状切除术。泌尿外科医生很熟悉肾切除术的步骤，并且通过腹腔镜和机器人技术很容易实施。穿刺器的放置和布局取决于如何处理输尿管远端、腹腔镜或机器人设备的类型及患者的体型（体重指数）。输尿管远端和膀胱袖状切除方式的选择取决于外科医生的个人偏好和微创技术的经验。在开放手术中，该手术是通过髂部吉布森切口（Gibson 切口❶）、普芬南施蒂尔切口（Pfannenstiel 切口❷）或腹部正中切口完成的。为尽量减少尿液溢出到手术区，推荐在顺行手术时采用膀胱外途径作为经典术式。如果担心存在输尿管口肿瘤或伴随的膀胱肿瘤，行膀胱切开术时可在直视下观察输尿管口，并且可双向游离输尿管远端。

在机器人手术系统得到普及前，许多早期的腹腔镜手术通过"拔除"技术（"pluck" technique）进行输尿管远端和膀胱袖状切除术。这种技术得到推广的原因是，将输尿管远端和膀胱顺行袖状切除后，通过腹腔镜缝合膀胱缺损时对术者腹腔镜的经验和技巧有着较高的要求。行"拔除"技术时，需要经尿道电切同侧输尿管口周围的组织，并且将输尿管远端与膀胱及其周围的脂肪分离，然后通过腹腔镜轻柔地将输尿管从膀胱中"拔除"。在腹腔镜手术中，常用的经尿道电切技术包括 Collins 电切刀[3]、丝状电极[4]、双极等离子"纽扣"电极[5]，以及输尿管口周围的激光切除[6]。为最大限度地减少癌细胞从输尿管中溢出的可能性，相关文献描述了各种不同的技术，例如缝扎[7]、电灼输尿管腔口[7]、球囊闭塞[8]、输尿管腔内纤维蛋白栓塞[9]等内镜下输尿管封闭技术。

尽管具有经尿道切除术经验的泌尿外科医生已经对"拔除"技术很熟练，但是该技术仍然存在缺点，主要是膀胱周围脂肪存在肿瘤细胞种植的风险，原因是实施该技术时未闭合膀胱缺损，而是通过延长尿管引流时间来促进缺损愈合。实施"拔除"技术后无法即刻行膀胱灌注治疗以降低膀胱内肿瘤复发率的可能性，因为灌注药物可能会流入腹腔和腹膜后腔。此外，实施这项技术时通常要求患者首先在接受膀胱镜检查时处于截石位，然后在肾切除术时更换体位并重新进行手术准备。

为降低腹腔镜下缝合的难度，不同的研究团队在腹腔镜下行输尿管远端和膀胱袖状切除术时采用了不同的方法。早期 McDougall 等对10例患者使用钛钉类切割吻合器将输尿管远端与输尿管膀胱连接处离断[10]。尽管与接受开放性肾输尿管切除术的患者相比，两者的肿瘤结局差异无统计学意义[11]，但是在另一项研究中对输尿管远端行切割吻合器技术后手术切缘的阳性率（29%）明显高于其他处理输尿管远端的技术（"拔除"技术、开放性输尿管远端切除术和手助式腹腔镜膀胱外输尿管远端切除术），后者的手术切缘阳性率低于10%[12]。

结扎速血管闭合系统（LigaSure Atlas，Medtronic，Minneapolis，MN，USA）[13]是一种可替代钛钉类切割吻合器行膀胱袖状切除术的方法。与切割吻合器技术相似，采用结扎速血管闭合系统可封闭膀胱缺损，并且不会发生尿液溢出到手术区的情况。根据已有报道，虽然这种方法具有良好的结局，并且平均随访11.6个月后无局部复发的报道，但是在行膀胱袖状切除前不能观察输尿管口。另一个研究团队的报道结果显示，在接受该术式的22例患者中，4例需要行额外的膀胱吻合术以解决膀胱吻合口漏尿的问题[14]，其中1例患者在接受

膀胱镜检查时发现存在同侧输尿管口残留，在行经尿道切除术后未发现肿瘤细胞残留。

Cho 等描述了擅长腹腔镜缝合的泌尿外科医生的技术，即在膀胱袖上放置一个弯曲的哈巴狗血管钳，将袖状膀胱组织分离至血管钳近端，在移除哈巴狗血管钳之前对膀胱黏膜进行腹腔内缝合[15]。虽然这项技术可以防止尿液外溢，并且在肉眼下可观察到输尿管口的情况，但是行膀胱双层缝合术时确实需要通过高级的腹腔镜技术完成。

随着机器人手术系统的普及，微创手术（如肾输尿管切除术）的学习曲线已经缩短，并且三维视觉和机械臂器械腕有利于在小的操作空间中进行输尿管解剖游离和体内缝合。Hemal 等发表了在不改变患者体位、不重新调整患者床旁机械臂系统位置的情况下完成所有机器人辅助肾输尿管切除手术步骤的经验，所有手术通过达芬奇机器人 S、Si 及 Xi 系统（Intuitive Surgical，Sunnyvale，CA，USA）完成[16-17]。研究者将达芬奇机器人 S 和 Si 系统的机械臂呈 T 型排列，在穿刺器布局空间的中间放置内窥镜头的穿刺器[16]。完成肾切除术后，将摄像头位置向骨盆倾斜以利于切除输尿管远端。应将达芬奇机器人 Xi 系统的4个机械臂穿刺器呈直线放置在腹直肌旁线的上方，并且可以根据患者的体型向中间或外侧移动[17]。当达芬奇机器人 Xi 系统的摄像头穿过 8mm 的机器人穿刺器时，可以根据需要将摄像头从一个机器人穿刺器移动到另一个穿刺器，以便在切除输尿管远端时提供更好的视野。

另外，Darwiche 等建议在输尿管远端切除术中将机器人 Xi 系统的穿刺器放置成一条倾斜的直线，并且将摄像头换到脚侧第二个机器人穿刺器内[18]。近期 Argun 等主张将机器人 Xi 系统的穿刺器呈 T 型放置[19]，类似于 Hemal 等[16]在前几代机器人中报道的布局。

与腹腔镜技术相比，使用机器人顺行解剖输尿管远端的难度要小得多。为减少潜在的癌细胞从输尿管种植至膀胱的情况，应在上尿路肿瘤位置夹闭输尿管远端。

## 肾输尿管切除术的并发症

根治性肾输尿管切除术（radical nephrou-reterectomy，RNU）的并发症与解剖位置和所涉及的器官有关，因为行肾输尿管切除术时解剖区域的范围为从腹部上象限的顶端到盆腔的远端。本章所描述的肾切除术中发生的并发症与根治性肾切除术和肾部分切除术中发生的并发症相同。根治性肾切除术的并发症在本书其他章节中已有描述。以下内容将详细说明 RNU 手术中输尿管远端切除的相关并发症。

### 与体位相关的并发症

RNU 的体位相关并发症与根治性肾切除术相似。由于 RNU 手术较根治性肾切除术的手术时间更长，患者长时间处于侧卧位使横纹肌溶解和肺部并发症的发生风险更高。一项多中心病例队列研究共纳入 43 例行 RNU 手术患者，其中 2 例患者发生横纹肌溶解，2 例患者发生肺部感染[20]。在横纹肌溶解病例中，2 例患者为病态肥胖，其中 1 例需要临时行血液透析。因为 2 例患者均未出现骨筋膜隔室综合征，所以在未接受其他外科手术干预的情况下均康复。

### 膀胱袖状切除术的处理

输尿管远端及膀胱袖状切除术的并发症取决于所采用的技术。在"拔除"技术中，所产生的膀胱缺损未达到完全闭合，可通过延长 Foley 导尿管的引流时间促进愈合，这使得膀胱周围的脂肪和腹膜面临肿瘤细胞从输尿管转移并种植到膀胱的风险。在一项多中心的回顾性研究中，2 681 例患者在 1987—2007 年接受开放性肾输尿管切除术（80.9%）或腹腔镜肾输尿管切除术（19.1%），接受"拔除"技术患者的膀胱内复发率（5 年内为 58%）稍高于选用经膀胱技术（42%）或膀胱外技术（49%）的患者[21]，平均随访时间为 57.5 个月。在不同的输尿管远端处理技术中整体肿瘤的无复发

存活率、肿瘤特异性生存率和总生存率无明显差异。腹腔镜手术与膀胱内复发率较高有关，尽管在这项研究中大多数接受腹腔镜手术的患者同时也接受了"拔除"技术。其他类似的研究包括 Miyazaki 等[22]，均未发现腹腔镜手术与膀胱内复发、局部复发或远处转移有关。

为降低肾输尿管切除术后膀胱内复发的风险，建议在术后早期给予单剂量膀胱内灌注化疗。在 ODMIT-C 试验（前瞻性、随机和非盲试验）中，患者在取出尿管前（术后至少 1 周）接受单剂量丝裂霉素 C（膀胱内灌注）或者不包含丝裂霉素 C 治疗的标准术后护理。这项研究同时包括开放手术和腹腔镜技术[23]，在灌注丝裂霉素 C 前不需要预先行影像学检查。手术后 1 年，丝裂霉素 C 组和标准治疗组的膀胱内复发率分别为 17% 和 27%，未报道严重不良事件。在 9 例患者中，只有 1 例需要通过治疗预防膀胱肿瘤复发。

虽然目前"拔除"技术在 RNU 手术中不常用，但是作者建议采用双层缝合法来闭合膀胱缺损，密闭的防水性缝合可方便泌尿外科医生在术后早期使用丝裂霉素 C，另一种选择是在手术时灌注丝裂霉素 C。在 Moriarty 等的一项回顾性研究中[24]，在手术开始时将丝裂霉素 C 或多柔比星（当丝裂霉素 C 供应不足时）灌注到膀胱中，灌注 1~2h 后排出（即作为肾切除术的一部分）。采用膀胱外或膀胱内技术处理输尿管远端，未发生直接由丝裂霉素 C 或多柔比星引起的术后并发症。

在膀胱外技术中，非常重要的一点是确保膀胱袖状切除术的手术范围未扩大至膀胱三角区，因为这会使对侧输尿管口面临组织分离或缝合膀胱缺损时造成医源性损伤的风险。对侧输尿管口梗阻表现为无尿、少尿或腰痛。排除其他病因（如膀胱内血块堵塞、对侧输尿管口水肿、输尿管结石堵塞）后，暂时行经皮肾造口术置管可能是最佳选择，然后再行彻底治疗（如输尿管膀胱再吻合术）。如果担心术中出现对侧输尿管口损伤，笔者建议在肾输尿管切除术前立即放置一根 5Fr 输尿管导管。

如果输尿管远端因在膀胱外切开术中过度牵引而断裂，可以考虑采用膀胱内技术，逆行游离输尿管口和袖状膀胱组织，切除输尿管残端，然后缝合膀胱切口。在该方案中，由于输尿管梗阻，在同侧输尿管内应留置输尿管支架管（为使新辅助化疗时梗阻肾脏的肾功能最大化），笔者的偏好是在输尿管远端和支架管远端放置一个手术结扎夹，并且将标本连同输尿管支架管一起完整取出。

## 膀胱缝合术的并发症

在进行膀胱切开术和随后的膀胱袖状切除术时，通常需要牵引输尿管远端。这将伴随着一个公认的问题，膀胱切开后膀胱壁回缩可造成膀胱切开后缝合困难。为了方便实施膀胱缝合术，作者建议在膀胱切开术前于同侧输尿管口各个面留置缝合线，因为将膀胱袖状切开后膀胱黏膜会回缩至膀胱腔内。尤其应注意的是，输尿管口和三角区位于盆腔深处且靠近前列腺，这些推荐的留置缝合线用于方便观察逼尿肌和膀胱黏膜，并且可以确保膀胱切开后缝合的双层密封性。应将袖状膀胱组织逐层部分切开，以便直视下确认切除标本中包含同侧输尿管口。这也可以使标本向摄像头牵拉，以利于缝合膀胱黏膜。留置的缝线也可用作双层缝合的一部分。笔者也建议采用 Foley 导尿管灌洗法测试膀胱吻合口处以确保密闭且不漏水，同时确定留置导尿的时间以及术后是否需要行膀胱造影检查。如果已经放置引流管，可以根据手术引流管的引流量和引流液的肌酐水平评估膀胱引流的充分性与膀胱闭合的效果。

如果随后的膀胱造影检查结果提示造影剂外渗，建议进一步使用 Foley 导尿管引流膀胱中液体。

## 邻近器官的损伤

在解剖和游离输尿管的过程中，毗邻输尿管远端周围的其他器官也可存在损伤的危险。

当从髂血管处游离输尿管时，应注意避免直接电灼接触或直接在血管上电灼。发生静脉损伤出血时，可由手术助手用吸引器的前端施加轻柔的压力，并且暂时增加腹腔内气腹压力。在未缝合静脉损伤前，应该指导手术助手尽量减少吸引次数并且尽量将压迫止血效果最大化。在准备缝合损伤的静脉时，建议使用其他措施，如采用临时性止血海绵或小的腹腔纱垫。然后可以用聚丙烯缝线缝合静脉破损处，用 Lapra-Ty 夹（Ethicon，Somerville，NJ，USA）固定末端，或者使用 3-0 带锥形针的多股薇乔聚乳酸缝合线，该缝合线可用于方便、快速地打结，以避免单乔缝线所具有的恢复自身弹性的特点。

此外，应特别留意右侧盲肠和小肠及左侧乙状结肠发生损伤。

对于未行子宫切除术的女性患者，应注意避免损伤子宫血管和附件。预防该处损伤的关键是充分解剖游离，并且使解剖标志保持清晰可见。

## 盆腔淋巴结清扫术的并发症

如果肿瘤位于输尿管远端，也可以进行盆腔淋巴结清扫术（pelvic lymph node dissection，PLND），尤其是高级别肿瘤。在肾输尿管切除术中盆腔淋巴结清扫术的并发症与机器人辅助前列腺切除和膀胱切除术中盆腔淋巴结清扫术的并发症相似。机器人外科医生需要熟悉预防盆腔淋巴结清扫术并发症的技术。更多详细的内容已在本书中有关机器人辅助前列腺切除术 / 膀胱切除术的章节中描述。

## 其他思考

### 输尿管夹闭的时机

为防止肿瘤细胞的外溢，许多外科医生建议在集合系统内肿瘤远端结扎输尿管[25]。首选时机是在夹闭和离断肾动脉后，然后再夹闭输尿管。如果过早地夹住输尿管而延迟游离肾门，则肾脏会继续产生尿液。鉴于尿液量和肾动脉夹闭时间的不同，两者有可能导致不同程度的肾盂积水。如果肾盂积水很严重，那么随后过度的输尿管积水将使切除输尿管远端变得困难。因此，建议在恰当的时间点夹闭输尿管。

### 需要额外的穿刺器

为使再次对接床旁机械臂系统浪费的时间和必要性最小化，外科医生可能会先放置穿刺器。但是为了安全、快速地进行输尿管远端切除，外科医生应该准备额外的穿刺器。这些额外的穿刺器可以提高临床医生的工作效率，从而直接提高机器人手术的技术水平。

为了尽量减少床旁机械臂系统重新对接的次数和时间，虽然可以从放置穿刺器时开始，但是应准备将额外的穿刺器放置好并暂时不连接床旁机械臂系统，以便采用安全和迅速的方式进行输尿管远端切除术。这种额外的穿刺器可以提高手术助手医生的效率，从而直接提高机器人手术的技术水平。

## 结　论

由于上尿路尿路上皮癌的发病率较低，肾输尿管切除术是一种不常见的手术。与开放手术相比，微创技术可以将切口和术后并发症的发生率降到最低。机器人手术系统允许泌尿科医生在肿瘤效果安全的方式下实施 RNU 手术，特别是对输尿管远端和袖状膀胱进行顺行处理时。为减少肾输尿管切除术的并发症，当将输尿管从邻近器官上游离、行膀胱袖状切除及缝合膀胱时需要特别小心。鉴于尿路上皮癌在膀胱中有复发的倾向，建议在手术时或术后早期进行膀胱内灌注治疗。如果无机器人手术系统，可选择腹腔镜肾输尿管切除术。在这种情况下，笔者的首选是经膀胱外入路游离和解剖输尿管远端，并且在腹腔镜下缝合膀胱切口，以便在手术时或术后立即安全地进行膀胱内即刻灌注治疗。此外，这有利于膀胱切口的早期闭合和愈合。

（王淼　译，顾朝辉　校）

## 参考文献

[1] Siegel RL, Miller KD, Jemal A. Cancer statistics, 2016. CA Cancer J Clin, 2016, 66(1):7–30.

[2] Clayman RV, Kavoussi LR, Figenshau RS, et al. Laparoscopic nephroureterectomy: initial clinical case report. J Laparoendosc Surg, 1991, 1(6):343–349.

[3] Agarwal DK, Khaira HS, Clarke D, et al. Modified transurethral technique for the management of distal ureter during laparoscopic assisted nephroureterectomy. Urology, 2008, 71(4):740–743.

[4] Vardi IY, Stern JA, Gonzalez CM, et al. Novel technique for management of distal ureter and en block resection of bladder cuff during hand-assisted laparoscopic nephroureterectomy. Urology, 2006, 67(1):89–92.

[5] Geavlete P, Multescu R, Geavlete B, et al. Bipolar plasma vaporization-an innovative intramural ureter detachment method during nephroureterectomy. J Med Life, 2012, 5(2):153–156.

[6] Guo G, Yang Y, Dong J, et al. A new 2-micrometer continuous wave laser method for management of the distal ureter in retroperitoneal laparoscopic nephroureterectomy. J Endourol, 2015, 29(4):430–434.

[7] Gill IS, Soble JJ, Miller SD, et al. A novel technique for management of the en bloc bladder cuff and distal ureter during laparoscopic nephroureterectomy. J Urol, 1999, 161(2):430–434.

[8] Cormio L, Selvaggio O, Di Fino G, et al. Transurethral distal ureter balloon occlusion and detachment: a simple means of managing the distal ureter during radical nephroureterectomy. J Endourol, 2013, 27(2):139–142.

[9] Mueller TJ, DaJusta DG, Cha DY, et al. Ureteral fibrin sealant injection of the distal ureter during laparoscopic nephroureterectomy-a novel and simple modification of the pluck technique. Urology, 2010, 75(1):187–192.

[10] McDougall EM, Clayman RV, Elashry O. Laparoscopic nephroureterectomy for upper tract transitional cell cancer: the Washington University experience. J Urol, 1995, 154(3):975–979; discussion 979–980.

[11] Shalhav AL, Dunn MD, Portis AJ, et al. Laparoscopic nephroureterectomy for upper tract transitional cell cancer: the Washington University experience. J Urol, 2000, 163(4):1100–1104.

[12] Brown JA, Strup SE, Chenven E, et al. Hand-assisted laparoscopic nephroureterectomy: analysis of distal ureterectomy technique, margin status, and surgical outcomes. Urology, 2005, 66(6):1192–1196.

[13] Tsivian A, Benjamin S, Sidi AA. A sealed laparoscopic nephroureterectomy: a new technique. Eur Urol, 2007, 52(4):1015–1019.

[14] Lambert EH, Schachter LR, Altamar HO, et al. A sealed bladder cuff technique during laparoscopic nephroure-terectomy utilizing the LigaSure electrosurgical device: laboratory and clinical experience. J Endourol, 2010, 24(3):327–332.

[15] Cho HJ, Kim SJ, Yoon BI, et al. A novel bulldog clamp technique for management of a distal ureter and bladder cuff during laparoscopic nephroureterectomy. J Endourol, 2010, 24(11):1719–1720.

[16] Hemal AK, Stansel I, Babbar P, et al. Robotic-assisted nephroureterectomy and bladder cuff excision without intraoperative repositioning. Urology, 2011, 78(2):357–364.

[17] Patel MN, Aboumohamed A, Hemal A. Does transition from the da Vinci Si((R)) to xi robotic platform impact single-docking technique for robot-assisted laparoscopic nephroureterectomy? BJU Int, 2015, 116(6):990–994.

[18] Darwiche F, Swain S, Kallingal G, et al. Operative technique and early experience for robotic-assisted laparoscopic nephroureterectomy (RALNU) using da Vinci xi. Spring, 2015, 4:298.

[19] Argun OB, Mourmouris P, Tufek I, et al. Radical nephroureterectomy without patient or port repositioning using the da Vinci xi robotic system: initial experience. Urology, 2016, 92:136–139.

[20] Pugh J, Parekattil S, Willis D, et al. Perioperative outcomes of robot-assisted nephroureterectomy for upper urinary tract urothelial carcinoma: a multi-institutional series. BJU Int, 2013, 112(4):E295–300.

[21] Xylinas E, Rink M, Cha EK, et al. Impact of distal ureter management on oncologic outcomes following radical nephroureterectomy for upper tract urothelial carcinoma. Eur Urol, 2014, 65(1):210–217.

[22] Miyazaki J, Nishiyama H, Fujimoto H, et al. Laparoscopic versus open nephroureterectomy in muscle-invasive upper tract urothelial carcinoma: subanalysis of the multi-institutional National Database of the Japanese Urological Association. J Endourol, 2016, 30(5):520–525.

[23] O'Brien T, Ray E, Singh R, et al. Prevention of bladder tumours after nephroureterectomy for primary upper urinary tract urothelial carcinoma: a prospective, multicentre, randomised clinical trial of a single postoperative intravesical dose of mitomycin C (the ODMIT-C trial). Eur Urol, 2011, 60(4):703–710.

[24] Moriarty MA, Uhlman MA, Bing MT, et al. Evaluating the safety of intraoperative instillation of intravesical chemotherapy at the time of nephroureterectomy. BMC Urol, 2015, 15:45.

[25] Tan BJ, Ost MC, Lee BR. Laparoscopic nephroureterectomy with bladder-cuff resection: techniques and outcomes. J Endourol, 2005, 19(6):664–676.

# 第 18 章 肾部分切除术

*Andre Luis de Castro Abreu, Giovanni Cacciamani, Inderbir S. Gill*

推荐将肾部分切除术作为符合保留肾单位条件的小体积肾肿瘤患者的标准手术治疗方案。肾部分切除术与根治性肾切除术具有相似的长期肿瘤控制效果，并且有益于保留最终影响患者生活质量和生存期的肾脏功能[1]。肾部分切除术可以通过开放手术（开放性肾部分切除术）、腹腔镜（腹腔镜肾部分切除术）或机器人（机器人辅助肾部分切除术）方式进行[1]。在过去的几年中，机器人辅助肾部分切除术（robot-assisted partial nephrectomy，RPN）已经逐渐取代开放

A.L. de Castro Abreu, MD
Section of Robotic & Laparoscopic Surgery,
Catherine & Joseph Aresty Department of Urology,
USC Institute of Urology, University of Southern
California, Los Angeles, CA 90033, USA

Clinical Urology, Keck School of Medicine
of University of Southern California,
Los Angeles, CA 90033, USA
e-mail: andreluisabru@gmail.com

G. Cacciamani, MD
Department of Urology, University of Verona,
Azienda Universitaria Integrata, Verona, Italy

Keck School of Medicine of University of Southern
California, Los Angeles, CA 90033, USA

Section of Robotic & Laparoscopic Surgery,
Catherine & Joseph Aresty Department of Urology,
USC Institute of Urology, University of Southern
California, Los Angeles, CA 90033, USA
e-mail: giovanni.cacciamani@gmail.com

I.S. Gill, MD (✉)
Section of Robotic & Laparoscopic Surgery,
Catherine & Joseph Aresty Department of Urology,
USC Institute of Urology, University of Southern
California, Los Angeles, CA 90033, USA
e-mail: gillindy@gmail.com

© Springer International Publishing AG 2018
R. Sotelo et al. (eds.), *Complications in Robotic Urologic Surgery*,
DOI 10.1007/978-3-319-62277-4_18

性肾部分切除术和腹腔镜肾部分切除术，因为 RPN 手术具有许多优势，包括更少的失血量、患者恢复得更快、并发症更少以及类似的肿瘤控制效果和肾功能保留能力[2]。自 2012 年以来，RPN 手术成为肾部分切除术中最常用的手术方式。目前，在美国约 66% 的肾部分切除术通过机器人平台完成（引自 Giovanni Cacciaman 和 Inderbir S. Gill 尚未发表的数据）。如今，在具备熟练专业技能的医学中心，RPN 手术的适应证与开放性肾部分切除术相同，此外 RPN 手术的禁忌证与外科医生和患者的相关性更高，而非肿瘤本身。因此，假定医学中心具备熟练的机器人手术专业技能，在 2017 年如果认为一例患者适合接受开放性肾部分切除术，那么该患者通常也适合接受 RPN 手术，并且可以从微创手术中获得巨大益处。机器人手术系统的独特优势包括具备三维可视化系统、高放大倍数的高清视野以及能够提供模拟 7 个自由度的高度灵巧的机械臂器械腕，其灵巧度甚至可以超越人类手腕的功能。

虽然肾部分切除术属于难度较大的手术，但是其并发症发生率并不显著（表 18.1）。在本章中，作者描述了与肾部分切除术相关的特定并发症以及预防措施和处理技巧[19]。关于肾部分切除术的非特定并发症，笔者已经在本书其他章节中进行描述，例如患者体位、穿刺器布局、器械插入或非手术问题的并发症，所以这些内容均不在本章讨论范围之内。本章中，笔者将该手术的并发症分为术中和术后两种类型（图 18.1），并且为 RPN 手术中出现的实际问题提出了解决方案。

总体而言，预防并发症时应从详细识别重

表 18.1　文献中报道的并发症

| 作者 | 发表年份 | 总病例数 | 并发症（例，%） | 发生时间 | | 出血（例，%） | 尿漏（例，%） | 其他 |
|---|---|---|---|---|---|---|---|---|
| | | | | 术中 | 术后 | | | |
| Gettman[3] | 2004 | 13 | 2（8） | 0 | 1 | 0 | 0 | 1 |
| Caruso[4] | 2006 | 10 | 3（30） | 2 | 1 | 2（20） | 0 | 2 |
| Kaul[5] | 2007 | 10 | 2（20） | N/A | N/A | 1（10） | 1（10） | 0 |
| Aron[6] | 2008 | 12 | 4（33） | 1 | 3 | 0 | 0 | 4 |
| Deane[7] | 2008 | 11 | 1（9） | 0 | 1 | 1（9） | 0 | 0 |
| Rogers[8] | 2008 | 11 | 2（18） | 0 | 2 | 0 | 2（18） | 0 |
| Rogers[9] | 2008 | 148 | 9（6.1） | 0 | 9 | 1（0.6） | 2（1.2） | 6 |
| Wang[10] | 2009 | 40 | 8（20） | N/A | N/A | 3（7.5） | 1（2.5） | 4 |
| Michli[11] | 2009 | 20 | 3（15） | 1 | 2 | 0 | 0 | 0 |
| Ho[12] | 2009 | 20 | 0 | 0 | 0 | 0 | 0 | 0 |
| Benway[13] | 2010 | 129 | 11（8.5） | N/A | N/A | 4（3） | 3（2.3） | 4 |
| Patel[14] | 2010 | 71 | 10（14） | 1 | 9 | 4（5.6） | 2（3） | 4 |
| Scoll[15] | 2010 | 100 | 5（5） | N/A | N/A | 0 | 2（2） | 3 |
| Petros[16] | 2012 | 83 | 5（8） | 0 | 5 | 1（1.2） | 2（2.4） | 2 |
| Ficarra[17] | 2012 | 49 | 15（26） | 2 | 13 | N/A | N/A | N/A |
| Gupta[18] | 2013 | 17 | 1（6） | 0 | 1 | 0 | 1 | 0 |

N/A：不适用

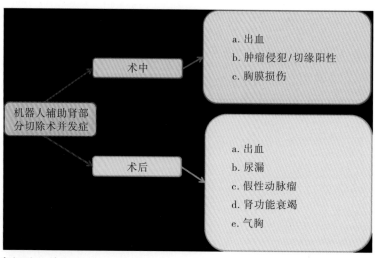

图 18.1　当代队列研究报道的并发症

要解剖标志和精心设计手术方案开始，此最好由外科医生通过 CT 扫描评估肾脏、肿瘤和肾血管解剖学实现。在本章中，笔者认为，通过肾脏 CT 扫描所提供的图像质量优于 MRI 检查。笔者所在的医院使用 0.5~1mm 厚度薄层 CT 扫描图像，并且通过口服和静脉途径注射对比剂。动脉期、实质期、静脉期和排泄期（延迟期）的 CT 扫描结果可用于评估病变。关于影像图片的详细解读，建议咨询专业的泌尿放射科医生。如果条件允许，对肿瘤、肾内动脉树和肾脏进行三维（3-Dimensional，3D）重建及 3D 打印模型的构建可以更好地辅助理解 3D 解剖结构[20-21]。

肾部分切除术的重要信息如下：

• 患者特征：身体体型、体重指数（body mass index，BMI）、肾周脂肪评估及粘连程度。

• 肾血管：动脉和静脉的数量、动脉分支、肿瘤的滋养动脉、肿瘤与肾动脉和肾静脉的关系。

• 肿瘤：大小、临床分期、位置（前面、后面和外侧缘）与极线的关系（上极、中极或下极）、内生性肿瘤/外生性肿瘤的比值、与肾门的间距、与集合系统的关系，以及肿瘤接触表面积。

• 集合系统：输尿管走形和肾盂的内生性/外生性肿瘤的比值。

• 认识肾脏及其脉管系统与以下脏器的关系：在实施右侧 RPN 手术时，与十二指肠、下腔静脉、肝-十二指肠韧带和肝脏的关系；在实施左侧 RPN 手术时，与主动脉、腰静脉、肾静脉属支（肾上腺和性腺静脉）、肠系膜上动脉、脾血管、脾脏、胰腺和胃的关系。

肾脏肿瘤评分系统，例如 R.E.N.A.L 评分[22]、PADUA 评分[23]、肾肿瘤接触表面积[24]、C-指数[25]、肾周脂肪粘连评分[26]和肾盂评分[27]，均是用于精准认识解剖并在复杂肾部分切除术前规划方案的有用工具，这些有助于预测并尽量减少肾部分切除术的相关并发症（表 18.2），也可以通过在线列线图进行预测（http://lbs.fccc.edu/nomograms/main.php?nav=3&audience=1）。

## 术中出血和血管损伤

术中出血可能源于肾部分切除术的切除部位、肾门血管和腰静脉，极少来自下腔静脉或腹主动脉。

表 18.2　肾肿瘤评分系统和并发症发生率

| 肾肿瘤评分 | 参数 | 分级 | 总并发症发生率 |
|---|---|---|---|
| R.E.N.A.L.[22,28] | 肿瘤半径（最大直径，以 cm 为单位），外生/内生特性，集合系统比邻结构（前/后），相对于极线的位置 | 低复杂性 | 3.4% |
| | | 中复杂性 | 5.4% |
| | | 高复杂性 | 15.9% |
| P.A.D.U.A.[23] | 半径（最大直径，以 cm 为单位）<br>外生/内生特性<br>位置，肾窦线<br>肾内外缘<br>肾窦<br>集合系统 | 前面低分级（6~7 分） | 2.0% |
| | | 前面中分级（8~9 分） | 40.0% |
| | | 前面高分级（≥ 10 分） | 50.0% |
| | | 后面低分级（6~7 分） | 5.6% |
| | | 后面中分级（8~9 分） | 32.0% |
| | | 后面高分级（≥ 10 分） | 61.5% |
| C-指数[25,29] | 肿瘤中心性 | 低（评分 ≥ 2.5 分） | 14.7% |
| | | 高（评分 <2.5 分） | 29.0% |
| 接触表面积[24] | 肿瘤实质接触表面积 | <20cm² | 19.2% |
| | | ≥ 20cm² | 34.5% |
| 肾周脂肪粘连评分[26] | 存在肾周脂肪粘连 | 无粘连（0 分） | N/A |
| | | 中度粘连（2 分） | N/A |
| | | 高度粘连（3 分） | N/A |
| 肾盂评分[27] | 肾盂形态 | 实质内 | 75%（尿漏） |
| | | 实质外 | 6.5%（尿漏） |

N/A：不适用

## 如何预防术中肾血管出血

如前所述，理解肿瘤与肾血管解剖学之间的相互关系对于安全实施 RPN 手术至关重要。首先，必须充分游离结肠至腹内侧（患者出现右侧肿瘤时游离范围包括十二指肠）以完全暴露肾脏，并且必须识别肾动脉和静脉及其分支（出现右侧肿瘤时游离范围包括下腔静脉）。然后识别输尿管，使用机器人的第四机械臂将其向侧方牵拉，并且在其后方识别腰大肌。接下来，将输尿管和肾脏向侧面牵拉。将肾门从远端至近端分离，解剖肾静脉和肾动脉后应用血管阻断夹夹闭，建议认真逐层解剖组织。

## 如何处理术中肾血管出血

术中保持冷静并与手术团队和麻醉医生充分沟通是很重要的，此有利于在任何时候均可寻求必要的帮助。术前应确保已进行血型鉴定和配型，并且做好备血准备，必要时可输血。外科医生需要迅速判断自己是否具有在机器人辅助手术中随时控制出血的技术水平和经验，或者是否需要中转为开放手术。应谨记的是，中转开放手术绝不代表着外科手术的"失败"，这是一项明智且负责任的决定，可以确保患者的安全，同时也可以始终作为最重要的考虑因素。增加气腹压力至 20mmHg 并置入小纱条（4 英寸 ×18 英寸，1 英寸 ≈ 2.54 厘米）可以压迫出血部位。使用吸引器将手术视野吸取干净是明智的操作，并且有利于压迫出血部位。如果有必要，请尽快更换抓钳和（或）持针器，也可以增加辅助孔。确定出血部位后，可以通过使用 Weck 结扎夹或缝合控制出血，关键的操作在于始终在手术台上备好"抢救缝线"以便迅速处理出血。"抢救缝线"为带 CT-1 针、长 15cm（6 英寸）的 2-0 薇乔（Vicryl®）缝线，其末端固定有 Hem-o-lok 夹[30]。使用这种缝针时缝合组织很容易，因为其具有延展性（无"记忆性"），通过拉紧固定在末端的 Hem-o-lok 夹即可实现未打结时控制出血。

## 如何预防肾部分切除术中切除床出血

影响肾部分切除术中切除部位出血的不同因素包括肿块直径、肿块侵入肾实质的深度和肿瘤接触表面积[31]。为防止此类并发症的发生，重要的关注点是：

• 对前文提及的肾脏肿瘤特征有足够的了解。

• 对肾脏血管可控，最好备有血管阻断带以便（重新）夹闭肾血管。

• 适当调整游离肾脏的活动度。在实施肾部分切除术中，"游离肾脏移动的程度总是比外科医生想象的范围要大一些"，尤其是背侧或上极肿瘤。

• 首先阻断肾动脉，然后阻断肾静脉。

• 考虑使用红外线"萤火虫"技术（infrared "Firefly" technology）以确认在选择性 / 超选择性阻断的情况下肾脏或目标区域的血流灌注缺乏[32]。

• 保持视野清晰，以便在肿瘤切除过程中获得良好的手术视野。因此，如果遇到来自肾窦的较大血管，可以在切除前将其钳夹。

• 在重建 / 止血过程中开始缝合肾部分切除术中所切除的内层，这一步非常重要，可防止将肾血管阻断并再松开后引起的深层切除部位出血。缝合肾部分切除术中切除床的方法有许多，作者更偏向于采用水平褥式缝合技术。该技术可以用于压迫肾部分切除术中手术床以止血而不将其夹闭，从而可以使肾部分切除术中整个切除床获得极佳的手术视野。通常在松开肾血管阻断带前应采用褥式缝合（1~2 层）进行止血。

• "早期松开"技术（early-unclamping technique）：除具有减少热缺血时间的优势外，通过"早期松开"技术（首先为肾静脉，其次为肾动脉）可以直接观察到任何残留的出血点，然后可以精确地缝合以控制出血。

• 为从根本上清除肾部分切除术中切除床上的所有血块并识别任何潜在的实质性出血，笔者建议进行强力冲洗而非抽吸。后者可能引起实质擦伤，导致额外渗出。

- 如果有必要，可使用止血基质密封胶，例如纤维蛋白凝胶（Floasel®）和速即纱（Surgicel®）[33]。
- 使用滑动夹技术完成肾脏重建修补术可以提供极佳的闭合张力。
- 降低气腹压力并评估肾脏出血。
- 放置一个引流管。

## 如何处理肾部分切除术中切除床出血

如果在肿瘤切除过程中切除床持续出血，可采取的措施包括：

- 如前所述，冲洗比抽吸更合适。
- 检查哈巴狗钳是否正确钳夹组织，或在动脉上增加一个额外的血管阻断夹。
- 如果未预先夹紧静脉，请先夹闭静脉；反之，如果已经预先将静脉夹紧，请取下肾静脉夹以允许静脉回流畅通无阻。
- 进一步解剖以寻找可能遗漏的副肾动脉。
- 如果按照上述方法进行精细的肾脏重建修补术后肾脏缺损依然持续出血，请重新夹闭肾门，并且应用额外的缝线和止血材料以闭合肾实质缺损。如果松开阻断组织后出血继续存在，则可能需要行肾脏切除术。
- 基本原则：在实现完全止血前，切记勿结束手术，即使存在极少量的渗血也是不可接受的。

## 肠系膜上动脉损伤

肠系膜上动脉的走行靠近左肾动脉，因此在左肾手术期间将其横断可产生潜在的灾难性并发症。肠系膜上动脉损伤很少见，常发生于大肿瘤或巨大肾门淋巴结肿大，可被视作因左肾动脉误扎引起。如果无法识别且不能立即修复肠系膜上动脉，则可导致肠缺血和死亡。发生肠系膜上动脉损伤后应即刻评估患者体征或由肠缺血引起的症状。

## 如何处理肠系膜上动脉损伤

为避免发生肠系膜上动脉损伤，牢记肾动脉直接位于肾静脉后方非常重要。因此，在经腹左侧 RPN 手术中解剖肾门期间，位于肾静脉前部的任何动脉均可能是肠系膜上动脉。在行左侧 RPN 手术前，应确定该动脉确实为供应左肾的血管。如果术中发现肠系膜上动脉发生损伤，应立即修复并咨询血管外科医生。

# 术后出血

## 如何预防术后出血

用于预防术中出血的措施和恰当的手术技术也同样适用于术后出血。特别重要的是，应避免使用缝针时缝得"过深"，并且在缝合肾脏时应始终"根据缝针的弧度出针"。此操作对于避免实质内看不见的血管撕裂、产生实质的撕裂线以及随后从高张力撕裂的动脉流到肾实质的出血至关重要。这些血管撕裂可能导致肾动脉假性动脉瘤的形成，并且可以延迟术后出血。

## 如何处理早期术后出血

尽管目前作者所在单位所实施的肾部分切除术的出血发生率为 1%~2%，但是据报道，高达 8.1% 的 RPN 患者术后可出现即刻或早期出血 [34]。肾部分切除术后出血是一项危及生命的重要事件，因此应及时识别和处理。血流动力学不稳定、血细胞比容降低、尿量减少和腹胀等体征均预示术后可能发生出血。大量的血性引流物则提示出血的可能性更大。通常出血来源主要为肾部分切除术的切除床，但是也可能来自其他区域，包括肾门、肾上腺、腰静脉、腹壁下血管或其他部位。

一旦怀疑发生术后出血，应优先考虑血流动力学的稳定性和液体复苏。笔者建议行肾血管造影（图 18.2），并且在出血部位进行选择性血管栓塞作为复苏后的关键初始步骤。将该患者转移到重症监护病房进行监护和输血非常

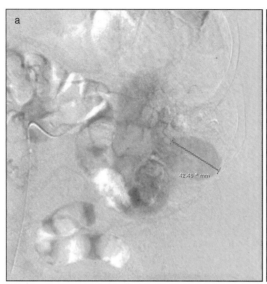
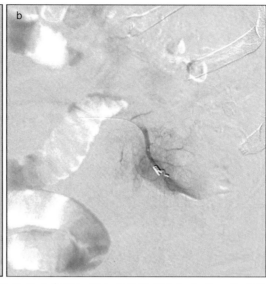

图 18.2　患者男性，88 岁，因左肾中极背侧偶发 6cm 肿块接受常规机器人辅助肾部分切除术，术后第 12 天因血块淤堵重新入院。膀胱镜检查结果提示左输尿管口存在活动性出血，MRI 检查结果提示左肾存在一个直径为 5cm 的囊性病变。（a）左肾血管造影结果提示左肾中极存在一个单根动脉起源的外生性假性动脉瘤（>4cm）。（b）应用微弹簧圈超选择性栓塞供应左肾假性动脉瘤的动脉分支，栓塞后血管造影结果提示假性动脉瘤未进一步扩大

重要，如果患者对初始处理有反应，并且生命体征和血细胞比容稳定、尿量恢复，则继续在重症监护病房中进行监护。通常，进行血管栓塞可以明确控制肾出血。如果患者持续存在血流动力学不稳定，则需要进行外科手术探查，通常开放性剖腹探查手术可用来清理血块和控制出血。如果出血来自肾部分切除术的切除床且无法控制，则可能需要切除肾脏。对于某些病例，根据外科医生的经验，可以尝试进行机器人或腹腔镜辅助再探查术。

### 如何处理延迟的术后出血

某些病例在肾部分切除术后几天或几周内即可发生出血，此可能表示肾动脉假性动脉瘤的形成。实际上，肾动脉假性动脉瘤是一种罕见的并发症。有研究结果显示，腹腔镜肾部分切除术后假性动脉瘤的发生率约为 1.7%。通常，此类患者在肾部分切除术后 15d 或更长时间可出现肉眼血尿、腰痛和血细胞比容降低。对于大多数病例而言，诊断此疾病时应采用 CT 扫描，治疗此疾病时应采用经皮血管栓塞[35]。

## 术中肿瘤侵犯切缘

### 如何预防肿瘤侵犯切缘

- 适当地游离肾脏和清除肾脏脂肪是必要的。实际上，清除肾脏包膜外的脂肪可能具有挑战性和较高的要求[26]。然而，保留覆盖在肿瘤上的脂肪并且仅清理肾脏中非肿瘤部分的脂肪是必要的。这不仅对于 pT3a 期患者行完整切除术时获得阴性的肿瘤切缘非常重要，而且覆盖在肿瘤周围的脂肪也为从肾部分切除术的切除床提起肿瘤提供了很好的牵引，从而在技术上达到实质上的肿瘤切除。

- 术中腹腔镜超声探头对于实时获取有关肾脏肿块的重要信息非常必要，如肿块大小、肾内深度和边缘、血供及其与周围结构的关系。

- 应在超声引导和机器人手术系统可视化下对肿瘤进行评分，并且保留足够的切缘。应保留覆盖在肾脏肿块表面的脂肪以方便完整切除肿块[36]。

- 尽量在最小限度手术范围内轻柔、小心地处理肾脏肿块，仅抓持保留在肿瘤表面的脂肪。

• 仔细切开肾实质，保留肿瘤周围正常实质的边缘以减少切缘阳性的风险。

• 通过适当抽吸或冲洗保持手术视野清洁，并且始终使用蒸馏水进行冲洗。

• 当缓慢切除肿瘤时，切记不断评估和再评估肿瘤切缘。切除肿瘤时应缓缓、精细，并且始终寻找任何可能存在的肿瘤侵犯。

• 有时术中采用红外线荧光成像可能会为术者提供一些信息，以区分肾脏肿瘤与周围的正常实质[37]。

### 如何处理肿瘤侵犯

如果在肿瘤切除过程中发现小的肿瘤侵犯，则应立即评估肿瘤切缘和基底，并且进行更深、更广泛的癌灶切除。如果发生广泛的肿瘤侵犯，并且在肾部分切除术的切除床上广泛扩散，则可能需要行根治性肾切除术并彻底切除肾周内容物，包括肾周脂肪、侧壁脂肪、腰大肌筋膜和腹膜。如果肾部分切除术是绝对适应证，则考虑通过中转开放手术挽救肾脏。应用蒸馏水冲洗肾窝，然后考虑使用蘸有稀释聚维酮碘的小海绵对该区域进行消毒，并且直接严格应用于肾窝。请注意，聚维酮碘与肠浆膜接触可能导致化学性腹膜炎，因此需要格外小心。如果在快速冰冻切片过程中或病理科医生术中评估时发现阳性切缘，则应考虑更深或更广泛的切除范围。总体而言，肾部分切除术中发生肿瘤侵犯应该是一件罕见的事件。

## 术后尿漏

尿漏是 RPN 手术的常见并发症之一，发生率为 1.2%~18%。尿漏的定义是每天尿液引流量大于 50mL，持续 1 周以上，并且引流液体与尿液的性质一致[38]。肿瘤侵犯和肾脏集合系统修复不完全可能导致术后尿漏。

### 如何预防尿漏

认识肾肿瘤与肾盂肾盏系统的关系，评估肾盂解剖结构和肾脏测量评分，这些有助于识别术后尿漏风险增加的患者[27,39]。对于这类患者，在 RPN 手术前可以通过膀胱镜放置一个末端开口的 5F 输尿管导管，并且应将该导管固定到尿道 Foley 导尿管上。

如果观察到切除时集合系统破坏的病例，则应使用带 SH 针的 4-0 薇乔线进行缝合和修复。通过输尿管导管逆行注射高度稀释的亚甲蓝有助于识别集合系统的损伤，并且可以确认集合系统修复后的不透水性[40]。将输尿管导管与 Foley 导尿管一起保持在适当位置，可以确保从集合系统中低压引流尿液，通常在术后第 2 天拔出输尿管导管。

将一个 19F 引流管放置于肾部分切除术的手术区周围，并且固定在皮肤上。当引流量较少且引流液中的肌酐水平与血清类似时，即可拔出引流管。重要的操作是，在切除过程中使用热能器械时应避免靠近集合系统和输尿管。如果在术中发现输尿管损伤，应采用带 SH 针的 4-0 薇乔线进行修补，并且放置双 "J" 管。

### 如何处理尿漏

• 术后，当正确放置引流管时，可以通过以下方法处理尿漏：

◆ 将引流管置于重力作用下，切勿抽吸，并且小心地将引流管拔出几厘米。如果引流管中正在持续发生尿漏，这些操作十分有效。

◆ 放置双 "J" 管和 Foley 导尿管以加速尿液从集合系统排出并形成低压系统，此可能会促进漏尿部位的愈合。

• 如果未放置引流管，并且术后影像学检查结果提示集合系统发生损伤，则应通过影像介入方法将 "猪尾" 管经皮放置在集合系统中。如果尿漏持续存在，还应考虑放置双 "J" 管和 Foley 导尿管。

## 机器人辅助肾部分切除术中发生的胸腔并发症

RPN 手术期间可能会偶然发生胸腔积气，

即气胸、纵隔积气或心包积气，这可能代表已发生重大问题。胸部并发症主要由先天性原因或术中胸膜损伤所致。

## 先天性缺陷

在经腹 RPN 手术期间，腹腔气体可通过膈肌缺损（如渗透性胸膜腹膜管或膈肌的较薄区域）逸入胸腔，从而使 $CO_2$ 进入胸膜腔[41-42]。

## 术中胸膜损伤

胸膜损伤可能发生于置入穿刺器时或切除组织期间。游离肾、肝或脾脏时可能错误切开胸膜。在大多数情况下，右侧气胸的发生由挑肝时使用抓钳造成，此时可能误抓膈肌，从而造成小的膈肌损伤，最终由高压气腹导致 $CO_2$ 泄漏至胸部。在左侧腹部游离脾脏和肾脏上极期间可能发生膈肌损伤[43]。尽管腹中线穿刺器的放置与 RPN 手术结局无直接关系，但是可能会导致术中或术后气胸。

## 如何预防胸腔并发症

设置适当的气腹压力，挑肝时避免通过抓钳暴力抓持膈肌。

## 处理方法

如果术中发现胸膜或膈肌损伤，应立即通知麻醉医生调整通气参数，以利于外科医生完成手术并修复胸膜或膈肌缺损。严格的术后监测是必要的[43]。如果在术后发现血流动力学变化较大的症状性气胸，则通常选择置入猪尾型胸腔引流管作为首选治疗方法。

## 机器人辅助肾部分切除术后肾功能衰竭和三连胜

行 RPN 手术的目的是保留肾脏功能。为防止 RAPN 手术后发生肾衰竭，外科手术医生必须考虑可控和不可控的因素（表 18.3）。最新的一个理念支持机器人或腹腔镜辅助肾部分切除术后的三连胜结果[38]，该结果包括肿瘤边缘阴性、肾功能降低最少和无泌尿系并发。在整个病例队列研究中，总的切缘阳性发生率均较低，并且无论病例的复杂程度（包括肿瘤特征和患者合并症）如何，相应的并发症均得到改善。肾功能降低是机器人辅助肾部分切除术取得三连胜的主要促进因素。在肾功能保护方面存在一些可控制和不可控制的因素，在这些可控制因素中，包括更短的阻断时间在内的

表 18.3　机器人辅助肾部分切除术后与肾功能下降有关的可控和不可控因素

| 可控因素 | 不可控因素 |
| --- | --- |
| 尽可能多地保留肾脏实质 | 基线肾功能 |
| 尽可能进行最小边缘的肾部分切除术，在肿瘤上保留一小层正常肾实质，从而将其与直接沿肿瘤包膜表面进行的直接摘除区别 | 合并症（高血压、糖尿病和动脉硬化） |
| 如果可能，实施早期未夹闭或未阻断的机器人辅助肾部分切除术 | 肿瘤的大小和位置可影响保留肾功能的程度 |
| 减少缺血时间，但是不能以精细的肿瘤切除和精细的肾脏重建为代价，后两个关键点优先于缺血时间 | |
| 缩短手术时间 | |
| 实施如前所述的缝合技术以避免减少肾脏实质的血运 | |

外科手术技术可能会消除影响术后肾功能的一些主要因素。如果避免发生术中缺血，则可以解决这一关键问题。

事实表明，在同一医学中心可划分四个不同的时代，即探索时代、传统的肾门阻断时代、早期未夹闭时代、零缺血时代。三连胜结果的取得可能更多出现在零缺血时代，在四个阶段中其发生概率分别为45%、44%、62%和68%[38]。

（阮海龙 译，蒋国松 顾朝辉 校）

# 参考文献

[1] Gill IS, Aron M, Gervais DA, et al. Clinical practice. Small renal mass. N Engl J Med, 2010, 362(7):624–634.

[2] Xia L, Wang X, Xu T, et al. Systematic review and meta-analysis of comparative studies reporting perioperative outcomes of robot-assisted partial nephrectomy versus open partial nephrectomy. J Endourol, 2017, 31(9):893–909.

[3] Gettman MT, Blute ML, Chow GK, et al. Robotic-assisted laparoscopic partial nephrectomy: technique and initial clinical experience with DaVinci robotic system. Urology, 2004, 64(5):914–918.

[4] Caruso RP, Phillips CK, Kau E, et al. Robot assisted laparoscopic partial nephrectomy: initial experience. J Urol, 2006, 176(1):36–39.

[5] Kaul S, Laungani R, Sarle R, et al. da Vinci-assisted robotic partial nephrectomy: technique and results at a mean of 15 months of follow-up. Eur Urol, 2007, 51(1):186–191; discussion 191-192.

[6] Aron M, Koenig P, Kaouk JH, et al. Robotic and laparoscopic partial nephrectomy: a matched-pair comparison from a high-volume centre. BJU Int, 2008, 102(1):86–92.

[7] Deane LA, Lee HJ, Box GN, et al. Robotic versus standard laparoscopic partial/wedge nephrectomy: a comparison of intraoperative and perioperative results from a single institution. J Endourol, 2008, 22(5):947–952.

[8] Rogers CG, Menon M, Weise ES, et al. Robotic partial nephrectomy: a multi-institutional analysis. J Robot Surg, 2008, 2(3):141–143.

[9] Rogers CG, Metwalli A, Blatt AM, et al. Robotic partial nephrectomy for renal hilar tumors: a multi-institutional analysis. J Urol, 2008, 180(6):2353–2356; discussion 2356.

[10] Wang AJ, Bhayani SB. Robotic partial nephrectomy versus laparoscopic partial nephrectomy for renal cell carcinoma: single-surgeon analysis of >100 consecutive procedures. Urology, 2009, 73(2):306–310.

[11] Michli EE, Parra RO. Robotic-assisted laparoscopic partial nephrectomy: initial clinical experience. Urology, 2009, 73(2):302–305.

[12] Ho H, Schwentner C, Neururer R, et al. Robotic-assisted laparoscopic partial nephrectomy: surgical technique and clinical outcomes at 1 year. BJU Int, 2009, 103(5):663–668.

[13] Benway BM, Bhayani SB. Robot-assisted partial nephrectomy: evolution and recent advances. Curr Opin Urol, 2010, 20(2):119–124.

[14] Patel MN, Krane LS, Bhandari A, et al. Robotic partial nephrectomy for renal tumors larger than 4 cm. Eur Urol, 2010, 57(2):310–316.

[15] Scoll BJ, Uzzo RG, Chen DY, et al. Robot-assisted partial nephrectomy: a large single-institutional experience. Urology, 2010, 75(6):1328–1334.

[16] Petros F, Sukumar S, Haber GP, et al. Multi-institutional analysis of robot-assisted partial nephrectomy for renal tumors >4 cm versus ≤4 cm in 445 consecutive patients. J Endourol, 2012, 26(6):642–646.

[17] Ficarra V, Bhayani S, Porter J, et al. Robot-assisted partial nephrectomy for renal tumors larger than 4 cm: results of a multicenter, international series. World J Urol, 2012, 30(5):665–670.

[18] Gupta GN, Boris R, Chung P, et al. Robot-assisted laparoscopic partial nephrectomy for tumors greater than 4 cm and high nephrometry score: feasibility, renal functional, and oncological outcomes with minimum 1 year follow-up. Urol Oncol, 2013, 31(1):51–56.

[19] Nguyen MM, Gill IS. Halving ischemia time during laparoscopic partial nephrectomy. J Urol, 2008, 179(2):627–632; discussion 632.

[20] Bernhard JC, Isotani S, Matsugasumi T, et al. Personalized 3D printed model of kidney and tumor anatomy: a useful tool for patient education. World J Urol, 2016, 34(3):337–345.

[21] Ukimura O, Nakamoto M, Gill IS. Three-dimensional reconstruction of renovascular-tumor anatomy to facilitate zero-ischemia partial nephrectomy. Eur Urol, 2012, 61(1):211–217.

[22] Kutikov A, Uzzo RG. The R.E.N.A.L. nephrometry score: a comprehensive standardized system for quantitating renal tumor size, location and depth. J Urol, 2009, 182(3):844–853.

[23] Ficarra V, Novara G, Secco S, et al. Preoperative aspects and dimensions used for an anatomical (PADUA) classification of renal tumours in patients who are candidates for nephron-sparing surgery. Eur Urol, 2009, 56(5):786–793.

[24] Leslie S, Gill IS, de Castro Abreu AL, et al. Renal tumor contact surface area: a novel parameter for predicting complexity and outcomes of partial nephrectomy. Eur Urol, 2014, 66(5):884–893.

[25] Simmons MN, Ching CB, Samplaski MK, et al. Kidney tumor location measurement using the C index method. J Urol, 2010, 183(5):1708–1713.

[26] Davidiuk AJ, Parker AS, Thomas CS, et al. Mayo adhesive probability score: an accurate image-based scoring system to predict adherent perinephric fat in partial nephrectomy. Eur Urol, 2014, 66(6):1165–1171.

[27] Tomaszewski JJ, Smaldone MC, Cung B, et al. Internal validation of the renal pelvic score: a novel marker of renal pelvic anatomy that predicts urine leak after

partial nephrectomy. Urology, 2014, 84(2):351–357.

[28] Schmit GD, Thompson RH, Kurup AN, et al. Usefulness of R.E.N.A.L. nephrometry scoring system for predicting outcomes and complications of percutaneous ablation of 751 renal tumors. J Urol, 2013, 189(1):30–35.

[29] Chang X, Liu T, Zhang F, et al. The comparison of R.E.N.A.L., PADUA and centrality index score in predicting perioperative outcomes and complications after laparoscopic radio frequency ablation of renal tumors. J Urol, 2015, 194(4):897–902.

[30] Abreu AL, Chopra S, Berger AK, et al. Management of large median and lateral intravesical lobes during robot-assisted radical prostatectomy. J Endourol, 2013, 27(11):1389–1392.

[31] Hassouna HA, Manikandan R. Hemostasis in laparoscopic renal surgery. Indian J Urol, 2012, 28(1): 3–8.

[32] Desai MM, de Castro Abreu AL, Leslie S, et al. Robotic partial nephrectomy with superselective versus main artery clamping: a retrospective comparison. Eur Urol, 2014, 66(4):713–719.

[33] Gill IS, Ramani AP, Spaliviero M, et al. Improved hemostasis during laparoscopic partial nephrectomy using gelatin matrix thrombin sealant. Urology, 2005, 65(3):463–466.

[34] Novick AC, Campbell S, Belldegrun A, et al. Guidelines for management of the clinical stage I renal mass [Internet]. Linthicum: American Urological Association Education and Research Inc.; 2009. [cited 2012 Nov10]. Available from: https://www.auanet.org/common/pdf/education/clinical-guidance/Renal-Mass.pdf.

[35] Jung S, Min GE, Chung BI, et al. Risk factors for postoperative hemorrhage after partial nephrectomy. Korean J Urol, 2014, 55(1):17–22.

[36] Satkunasivam R, Tsai S, Syan S, et al. Robotic unclamped "minimal-margin" partial nephrectomy: ongoing refinement of the anatomic zero-ischemia concept. Eur Urol, 2015, 68(4):705–712.

[37] Tobis S, Knopf J, Silvers C, et al. Near infrared fluorescence imaging with robotic assisted laparoscopic partial nephrectomy: initial clinical experience for renal cortical tumors. J Urol, 2011, 186(1):47–52.

[38] Hung AJ, Cai J, Simmons MN, et al. "Trifecta" in partial nephrectomy. J Urol, 2013, 189(1):36–42.

[39] Bruner B, Breau RH, Lohse CM, et al. Renal nephrometry score is associated with urine leak after partial nephrectomy. BJU Int, 2011, 108(1):67–72.

[40] Zargar H, Khalifeh A, Autorino R, et al. Urine leak in minimally invasive partial nephrectomy: analysis of risk factors and role of intraoperative ureteral catheterization. Int Braz J Urol, 2014, 40(6):763–771.

[41] Ng CS, Gill IS, Sung GT, et al. Retroperitoneoscopic surgery is not associated with increased carbon dioxide absorption. J Urol, 1999, 162(4):1268–1272.

[42] Wolf JS Jr, Stoller ML. The physiology of laparoscopy: basic principles, complications and other considerations. J Urol, 1994, 152(2 Pt 1):294–302.

[43] Abreu SC, Sharp DS, Ramani AP, et al. Thoracic complications during urological laparoscopy. J Urol, 2004, 171(4): 1451–1455.

## 第 *19* 章　机器人辅助活体供肾切取术

*Arvind P. Ganpule, Ankush Jairath*

## 引　言

　　"Primum Non Nocere"的意思是"首先，切勿伤害病人"，这一句话恰当地描述了供肾切除术的原则和惯例。近十年来，世界各国对腹腔镜活体供肾切取术技术的发展产生了极大的兴趣。腹腔镜活体供肾切取术是一种独特的手术，外科医生在一个整洁环境中对一个事实上并非患者而是出于利他主义动机捐献的个体进行手术。腹腔镜活体供肾切取术也是一项独特、"零失误"的手术，否则移植物、供体和受体的安全可能同时受到威胁。因此，作为"零失误"的手术，腹腔镜活体供肾切取术的步骤、原则和实践至关重要。

　　在讨论并发症及其预防处理方案前，笔者将所涉及的并发症分类如下[1-8]（表19.1）。

## 肾上极分离和右侧特殊损伤

　　在进行右肾上极分离或牵拉肝脏时，肝脏是机器人辅助肾切除术中最常见的损伤器官[1]。

A.P. Ganpule, DNB Urology, MNAMS (Urology) (✉)
Muljibhai Patel Urology Hospital, Department of
Urology, Dr. Varendra Desai Road, Nadiad,
Gujarat 387001, India
e-mail: doctorarvind1@gmail.com

A. Jairath, MS Surgery, DNB Urology
Muljhibhai Patel Urological Hospital, Nadiad, India
e-mail: ankushjairath@gmail.com

© Springer International Publishing AG 2018
R. Sotelo et al. (eds.), *Complications in Robotic Urologic Surgery*,
DOI 10.1007/978-3-319-62277-4_19

## 预　防

　　• 在直视下通过5mm穿刺器用自持式抓钳将肝脏托起并固定在横隔膜或侧壁上，从而提升肝脏的位置。

## 治　疗

　　如果发生肝裂伤，其在大多数情况下是自限性的，可以使用简单的电灼、单独填塞或止血材料进行治疗。然而，对于较深的裂伤，有时可能需要缝合（水平褥式缝合）。

　　将结肠向内侧游离后可能会损伤十二指肠，外科医生应避免使用电灼法游离十二指肠内侧。如果发生十二指肠损伤，则应进行一期缝合并插入鼻胃管。术后应密切观察患者，并且禁食至胃肠功能恢复正常[1]。

## 左肾上极游离和左侧特殊损伤

　　在左侧活体供肾切取术中，进行肾上极游离时最常见的术中并发症是脾损伤[1]。

## 原　因

　　• 完全离断前过度牵引脾肾韧带。

## 治　疗

　　发生轻度损伤（轻至中度裂伤）时可以采用速即纱、止血胶（纤维蛋白黏合剂）和（或）脾脏缝合术进行相对保守的治疗。对于严重脾

表 19.1　机器人辅助活体供肾切取术并发症的分类

| 右侧机器人辅助活体供肾切取术的并发症 | 左侧机器人辅助活体供肾切取术的并发症 |
|---|---|
| 肝脏 | 脾脏 |
| 十二指肠 | 胰腺 |

**非特异性并发症**

肾上腺损伤或切除

胸膜损伤

膈肌损伤

肠损伤及其肠系膜损伤

主要血管损伤，如肾动脉、肾静脉、下腔静脉和腹主动脉

轻微血管损伤，如肾上腺静脉、生殖静脉和腰静脉

血管切割吻合器和 Hem-o-lok 夹故障

腰肌鞘膜血肿

输尿管狭窄和坏死

取出移植物过程中发生的损伤，如膀胱损伤和移植物本身的损伤

淋巴损伤与乳糜性腹水

其他，如伤口感染、睾丸炎、附睾炎及大腿内侧皮肤感觉异常（生殖股神经压迫）

损伤（因严重失血导致血流动力学不稳定或需要输血），应首选脾切除术。

在分离左肾门和左肾内侧面时容易发生胰尾损伤，术后可表现为急性胰腺炎和麻痹性肠梗阻。当未发生严重并发症时，应保守治疗。如果术中发现撕裂伤，建议请胃肠外科医生会诊，注意排除胰管的任何损伤，同时应使用不可吸收缝线修补实质性损伤。

## 肾上极游离和与侧别无关的特异性并发症 [1-3]

机器人辅助活体供肾切取术是一种保留肾上腺的手术，术中可使用单极或双极能量器械将肾上腺从肾脏的上极分离以达到止血的目的。肾上腺和肾上腺中央静脉也是手术中常见的出血部位。由于右肾上腺静脉的长度较短，并且直接汇入下腔静脉，因此更容易受损。肾

上腺损伤的严重程度不同，从轻度出血（可通过简单的电灼或夹闭出血组织控制）到严重损伤（需要行同侧肾上腺切除术）不等。

### 预　防

左侧：
- 应确定肾静脉边缘及其与肾上腺中央静脉的交汇位置。
- 解剖和游离肾上腺中央静脉侧时应延伸至肾上腺处。
- 应使用结扎夹夹闭肾上腺中央静脉。
- 肾静脉侧的中央静脉残端应保留较长。

在解剖肾上极或背侧面过程中发生的胸膜损伤并不少见，可导致气胸。胸膜损伤可通过在手术视野中膈肌呈弓形鉴别，也可通过要求麻醉医生协助过度扩张肺部来检测，同时外科医生在膈肌附近冲洗以测试有无气泡。发生小损伤时可以使用 4-0 铬制羊肠线修复。当发生较大损伤并形成低气腹压时，可以使用 10 号婴儿鼻饲管从气胸中排出空气，并且采用荷包式缝合修复损伤部位。当麻醉医生过度扩张肺时，应取下婴儿鼻饲管并收紧荷包线。

肠损伤也常发生于从肾脏上极表面向内侧游离反折肠道时。

### 治　疗

避免不慎牵引和电灼，正确识别肾筋膜外层面，这些措施可避免此类并发症的发生。

肠系膜撕裂可发生在游离肠道时，发生此类情况时应进行修补以防止发生肠内疝。

## 腰静脉解剖及相关并发症 [1-3]

腰静脉是常见的出血来源，通常起源于腰椎管并汇入肾静脉。

### 原　因

- 无法定位和识别其解剖位置。

- 分离腰静脉时过于靠近其与肾静脉的汇合处。
- 在解剖腰静脉周围时损伤腰静脉后壁。

## 预 防

在 CT 检查平台上可以确定腰静脉的确切位置。当外科医生在 CT 控制台上观察腰静脉的数量和空间分布时，则可以描绘出腰静脉的数量和空间分布。无论在任何情况下，腰静脉均从后方汇入肾静脉。一旦确定腰静脉的位置，即可探查到紧靠腰静脉后方的肾动脉（图 19.1a~d）。

解剖肾上极后应明确腰静脉的位置，以降低发生并发症的风险。如果这些血管发生损伤和出血，外科医生应迅速夹闭腰静脉并取出移植物。

术中可以使用互锁的钛夹和 Hem-o-lok 夹夹闭腰静脉。争论的焦点是应该使用互锁的钛夹还是 Hem-o-lok 夹。互锁的钛夹可以在结扎血管的背侧被轻松移除，夹闭时应该通过靠近静脉处保留一残端来安全固定腰静脉。

## 治 疗

治疗腰静脉损伤的关键和措施取决于：
是否已将肾脏上极游离？
是否已将肾动脉解剖游离？
是否已准备好将移植物取出？

如果未充分解剖肾动脉，并且未游离肾上极，则应该尽一切努力控制出血。如果患者的血流动力学不稳定，挽救移植物受到威胁，应考虑中转为开放手术。

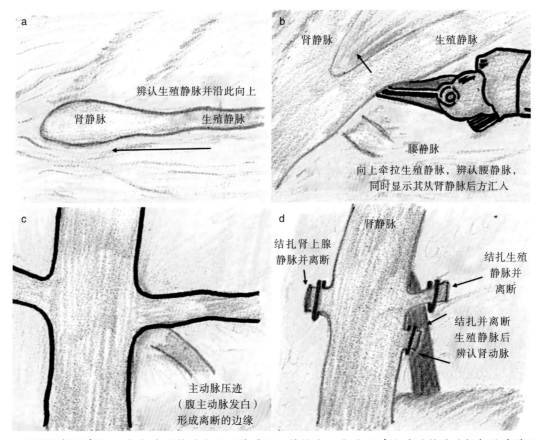

图 19.1　腰静脉解剖步骤。（a）生殖静脉向上延伸并汇入肾静脉。（b）只有当生殖静脉被提起时外科医生才能辨认出腰静脉，后者汇入肾静脉后方。（c）强调识别腹主动脉（作为深部/后缘的解剖边缘标志）上白花样亮白层的重要性以防止大血管损伤。（d）只有在结扎腰静脉（如有）后，外科医生才能准确识别并解剖位于其后方的肾动脉

## 肾门解剖相关并发症

为控制血管而进行肾门解剖所导致的出血相关并发症的发生率最高。通常沿生殖静脉向上可识别肾静脉，可通过分离生殖静脉识别肾动脉，腰静脉（如果有）通常位于肾静脉的后下方，最好只解剖和处理肾动脉的近端以防止不必要的血管痉挛。为最大限度延长左侧肾静脉的长度，应在腹主动脉下腔静脉间区进行游离，并且游离至腹主动脉右外侧缘。在进行腹主动脉或肾静脉周围游离时必须格外小心，为最大限度减少血管并发症，游离的范围应限于腹主动脉左侧外侧缘。在解剖过程中，可以使用腔内连发施夹器钛夹夹闭或双极电凝结扎小血管，也可使用血管切割吻合器或 Hem-o-lok 夹夹闭大血管。如果肾内存在多根血管，游离肾动静脉时应慎重。图 19.2 显示外科医生在解剖肾静脉时无意中离断肾上极血管的根部。最好在离断后将血管部分剪开，以检查剩余残端是否存在活动性出血。

### 血管切割吻合器故障 [1-5]

通常使用 GIA™ 切割吻合器和 TA™ 切割吻合器分别闭合肾动脉和肾静脉的残端。在右侧活体供肾切取术中，为获得足够长度的肾静脉，可更多地使用切割吻合器。手术成本是限制切割吻合器使用的主要因素。使用血管切割吻合器时最常见的故障是切割吻合器被激发后变形或无闭合钉线，其次是切割吻合器被锁住导致无法从组织中松开，以及激发时吻合器手柄发生断裂。Endo-GIA 切割吻合器的工作原理是放置六列并排的吻合钉，并且在中线切割，每边有三排闭合钉。因此有必要去除移植物一侧的闭合钉，原因是这些闭合钉可导致损失约 1cm 长度的血管长度。然而，使用 Endo-TA 切割吻合器后组织上（无关节，非切割）不会留下横向的吻合钉，因此相比之下可增加 0.5~1cm 的组织长度。同时，由于此为一种不含切割功能的切割吻合器，因此用剪刀局部剪断肾动脉血管后可以确定动脉已被完全结扎 [4]。

### 预　防

- 在激发前检查切割吻合器。
- 小心使用结扎夹，以免干扰切割吻合器的后续正常激发。
- 不可在任何已放置结扎夹或存在吻合钉的位置上使用切割吻合器。
- 结扎和离断小血管（如肾上腺静脉）时应使用双极钳，以免使用结扎夹时影响切割吻合器的使用。
- 使用时切勿超过切割吻合器的切割范围。
- 如果使用切割吻合器，应了解该器械的故障排除方法。
- 在使用血管切割吻合器前，应检查是否有钉仓。
- 使需要切割闭合的组织获得恰当的可视化暴露。
- 在切割和闭合大血管前，应建立近端控制和暂停确认（"后退"）。
- 如果已将切割吻合器锁住，应避免强行游离组织。

在处理这种情况时，体内缝合技术至关重要。一把 Satinsky 无损伤钳和一根抢救缝线（配带 CT1 针且末端固定一枚 Hem-o-lok™ 夹的缝合线，在 Hem-o-lok™ 夹上打一个结以防止滑

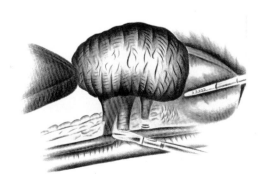

**图 19.2** 将肾血管夹闭后离断时若有多根肾动静脉，应格外小心。图示离断肾静脉时上极肾动脉基部不慎被剪开

脱）是急救无菌器械包中的关键器械。在处理这种情况时，术者应该参考行中转开放手术的较低标准。

有些外科医生特意部分闭合左肾静脉（占总宽度的 2/3 ），此可避免在 Endo-GIA 切割吻合器出现故障时离断的左肾静脉完全回缩。因为肠系膜上动脉靠近左肾静脉，采用此类术式还可以最大限度地减少肠系膜上动脉的损伤。

## Hem-o-lok 夹及相关并发症[1-5]

大多数与使用 Hem-o-lok 结扎夹相关的并发症是由术者缺乏正确使用结扎夹的知识储备导致的，因此大多数相关并发症是可以预防的。

### 原　因
● 在使用 Hem-o-lok 结扎夹时未遵循基本规则。

### 预　防
● 在使用 Hem-o-lok 结扎夹前应遵循基本规则。

● 在使用 Hem-o-lok 结扎夹前应充分解剖相关血管的周围组织，以避免额外组织影响结扎夹的闭合。

● 激发结扎夹后可听到夹闭时的"咔嗒"声。

● 使用结扎夹前务必检查结扎夹的锁扣。

● 始终在患者近心端使用两枚结扎夹，而在移植物侧不使用结扎夹。

● 在两枚结扎夹之间留出 1mm 的间隙，并且始终将结扎夹垂直地夹在血管上。

● 在结扎夹的切割端预留至少 2mm 的袖口样残端组织，以防止结扎夹滑脱。

● 如果静脉直径较宽，在使用结扎夹前可利用血管阻断带减小直径。

● 使用 Hem-o-lok 施夹钳取出 Hem-o-lok 夹，或使用超声刀切开 Hem-o-lok 结扎夹。

## 输尿管游离及相关并发症[1,6]

术中可能不会直接损伤输尿管，但是通常可破坏其血供。输尿管损伤主要发生在游离输尿管与生殖静脉相连的筋膜时，在游离肾下极或最后离断输尿管时可引起远端缺血，从而导致输尿管狭窄。

### 原　因

● 无法辨认输尿管与生殖静脉的确切位置。

● 在不经意间于输尿管和生殖静脉之间进行解剖，并且剥离输尿管周围的脂肪组织。

● 在解剖或离断输尿管时过度使用电灼。

● 游离肾动脉时太靠近输尿管。

### 预　防

在提起输尿管及生殖静脉束状组织前，应先确定生殖静脉和输尿管的确切位置（通过观察蠕动），避免在生殖静脉和输尿管间进行分离或使用电灼，将输尿管和生殖静脉作为一个整体提起以保持输尿管的正常血供。避免并发症的最好方法是辨认生殖静脉，而输尿管始终在生殖血管下方（"小桥流水"一词有助于记忆）。

应避免过度牵引输尿管与生殖静脉间的束状组织，并将输尿管周围组织（完整的输尿管鞘、外膜及大量的输尿管周围脂肪组织）游离至髂血管水平，同时在其跨越输尿管处离断生殖静脉，在最终离断输尿管远端时避免使用电灼。

解剖肾动脉时应避免过于靠近肾门处，因为通常肾动脉会发出供应输尿管上部的输尿管分支，过度游离可能导致供应区域的血流减少[3]。

## 腰肌鞘膜血肿[1]

在大多数情况下，当外科医生不小心将腰大肌鞘膜和输尿管及生殖静脉一起提起时，则会发生腰肌鞘膜血肿。

术中可以通过逐层解剖预防此并发症。在提起输尿管与生殖血管组织时应避免夹持太深，并且应识别不应与输尿管和生殖血管组织一起被提起的腰大肌上的亮白色鞘膜层。

## 在取出移植物过程中发生的损伤[1-3]

在结扎和离断肾血管与输尿管后，外科医生的目标是尽快从腹腔中取出游离移植物，并且尽可能快地将其放入冰屑中进行再灌注。在笔者所在的医学中心，通常将肾脏从预先切开的普芬南施蒂尔切口（Pfannenstiel 切口）或髂窝切口取出（切口的选择因患者而异）。

### 膀胱损伤

#### 原 因

• 采用 Pfannenstiel 切口时无法辨认膀胱。

• 在切开 Pfannenstiel 切口时膀胱处于完全或部分充盈中（患者未留置导尿管或导尿管堵塞）。

• 将 Pfannenstiel 切口用于非常肥胖或既往有手术史的供体。

#### 预 防

• 坚持在结扎肾血管前（最好在手术开始时）采用 Pfannenstiel 切口。

• 应在气腹和直视情况下进行仔细解剖。

• 外科医生可通过腹腔镜实时观察术中情况。

• 对于极度肥胖患者或既往有盆腔手术史的患者，应首选髂窝切口[7]。

### 移植物损伤

可将移植物通过腔内取物袋或手助式经 Pfannenstiel 切口或髂窝切口取出。移植物发生损伤的程度不同，从浅表 / 包膜撕裂到 IV 级撕裂不等。

#### 原 因

• 用于取出肾脏的切口长度不足。

• 在取出肾脏前不能将肾脏从周围组织中完全游离下来（主要是后面或上极）。

• 当肾脏卡在标本袋覆膜边缘和内袋固定环之间时，腔内取物袋可直接损伤肾脏。

• 腹腔内无法找到移植物或移植物发生移位（实施手助技术期间）。

#### 预 防

• 在取出移植物前确保肾脏无任何附着点。

• 在腹腔镜直视下取出肾脏。

• 保留一些肾周脂肪，用抓钳抓取肾周脂肪并固定肾脏，直至在手助式取肾技术中用手固定（图 19.3）。

• 切开一足够长度的取肾切口。

## 淋巴损伤与乳糜性腹水[8]

乳糜性腹水是指乳糜液积聚在腹腔内，在

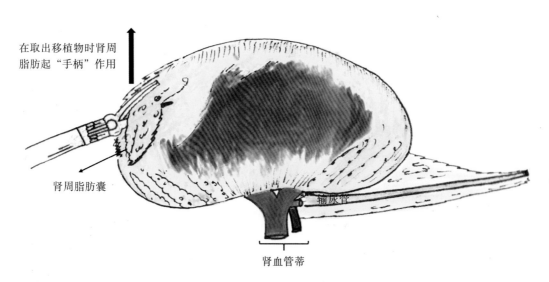

在取出移植物时肾周脂肪起"手柄"作用

肾周脂肪囊

输尿管

肾血管蒂

图 19.3 保存肾周脂肪重要性的示意图。肾周脂肪可以作为取出移植物时的固定"手柄"

不同研究中接受供体肾切取术后患者发生此并发症的概率有所不同（0.6%~5.9%）。高危患者是指为获得最大长度的肾血管在大血管（腹主动脉或下腔静脉）上进行广泛解剖的患者，其最常见的临床表现是腹胀伴食欲下降，从肾切除术到出现症状的平均时间约为 4 周 [8]。

## 原　因

- 在大血管和肾血管周围解剖时未能结扎所有淋巴管。
- 广泛使用单极电灼清除肾血管周围的纤维脂肪组织。

## 预　防

- 术中出现渗出性淋巴管时应用 Weck 结扎夹将其结扎。
- 应结扎大血管和肾血管周围的纤维脂肪组织。
- 在分离淋巴管组织过程中使用切割和夹闭技术。
- 使用带 CT1 针的薇乔缝线进行缝合时可采用止血凝胶（Flowseal）和速即纱（Surgicel）辅助以结扎所有渗出的淋巴管。

对于高危人群（肥胖供体、手术中存在明显的淋巴管渗漏证据、接受广泛淋巴清扫术的供体），应在手术结束时进行腹腔镜检查，并且放置引流管。

## 降低风险的策略

最后，在腹腔镜活体供肾切取术中，作者采用了一套严格的手术方案和降低风险的策略。

- 经腹腔途径进行手术。
- 穿刺通道布局的合理规划。
- 在游离肠道过程中向内翻肠道时应保证正确的手术平面，包括脾肾韧带和肾结肠韧带的离断。
- 在生殖静脉与输尿管交叉处识别输尿管，注意不要破坏输尿管和生殖静脉之间的平面。
- 首先处理肾上腺静脉和肾脏上极，最后解剖和游离拟保留的腰静脉近心端。
- 在肾门及其周围尽量使用能量器械。
- 手助式取出肾脏。

（王振迪　译，蒋国松　顾朝辉　校）

## 参考文献

[1] Wedmid A, Palese MA. Complications of laparoscopic donor nephrectomy. In: Ghavamian R, editor. Complications of laparoscopic and robotic urologic surgery. New York: Springer, 2010:127–142.

[2] Gill IBS, Kaouk JH, Stoller ML. Donor nephrectomy and autotransplantation. In: Tips and tricks in laparoscopic urology. London: Springer; 2007:47–55.

[3] Tzvetanov IG, Spaggiari M, Oberholzer J, et al. Robotic donor nephrectomy: hand-assisted technique. In: Abaza R, editor. Robotic renal surgery. New York: Springer, 2013:33–49.

[4] Hsi RS, Ojogho ON, Baldwin DD. Analysis of techniques to secure the renal hilum during laparoscopic donor nephrectomy: review of the FDA database. Urology, 2009, 74:142–147.

[5] Kurukkal SN. Techniques to secure renal hilum in laparoscopic donor nephrectomy. World J Lap Surg, 2012, 5:21–26.

[6] Aliasgari M, Shakhssalim N, Dadkhah F, et al. Donor nephrectomy with and without preservation of gonadal vein while dissecting the ureter. Urol J, 2008, 5:168–172.

[7] Amer T, Biju RD, Hutton R, et al. Laparoscopic nephrectomy-Pfannenstiel or expanded port site specimen extraction: a systematic review and meta-analysis. Cent European J Urol, 2015, 68:322.

[8] Jairath A, Singh A, Ganpule A, et al. Management protocol for chylous ascites after laparoscopic nephrectomy. Urology, 2015, 86:521–528.

# 第20章 机器人辅助肾移植术

*Rajesh Ahlawat, Sohrab Arora*

自从临床中开始实施肾移植手术以来，该项技术的变化很小，Carrel 创立的血管吻合术已经持续应用一个世纪[1]。近几十年来，该技术的手术并发症发生率保持恒定。微创外科技术在肾移植术中开辟了一个新的应用领域，并且正在快速发展，我们对微创肾移植手术的理论优势和初步结果充满希望。在本章中，笔者通过回顾文献重点关注机器人辅助肾移植术（robot-assisted kidney transplant，RKT）的并发症。

## 关于机器人辅助肾移植术的创新、研发、探索、评估和长期随访（IDEAL 理念）的简要总结

2012 年，美国底特律市亨利福特医院（Henry Ford Hospital）的 Vattikuti 泌尿外科研究所和印度的梅占塔医院（Medanta Hospital）共同提出在局部低温下行 RKT 手术的概念。在无局部低温的情况下，以前很少尝试使用腹腔镜或机器人手术系统进行微创受体手术，腹腔镜器械的固有技术限制以及缺血时间导致的移植物功能恢复缓慢

等限制了受体手术中采用微创技术，此情况一直延续到成功创建具备局部低温条件的 RKT 手术。Balliol 联盟推荐，开展新技术（包括 RKT 术）时应遵循 IDEAL 理念，即创建新概念、研究发展、探索改进、评估反馈及长期随访观察效果[2]。

Vattikuti 泌尿外科研究所提出，在 IDEAL 理念的 0 期研究阶段首先应将局部低温技术用于机器人辅助前列腺切除术模型的研究。有研究结果表明，使用冰泥覆盖肾周及体外切口区域可以使肾周环境的温度显著下降，并且未对身体中心体温造成明显影响[3]。随后开展的 0 期研究则应基于新鲜尸体的 RKT 试验，以便使 RKT 技术得到标准化[4]。主要的改良方法包括合理摆放患者体位（与标准的前列腺切除术的体位相同）和机器人泊车位置等，经脐置入单孔 gelPOINT™ 操作套管以利于置入摄像头与辅助通道，术中于肾表面缝合腹膜瓣以使肾脏固定在髂窝并降低扭转风险，同时方便后续进行移植肾活检。采用脐部通道开展手术也有利于术者将手术器械伸入腹腔并放置用于局部低温的冰及移植物。这一阶段的研究确定了如何标准化使用手术相关器械和血管阻断钳等。术中所采用的缝合线为 GoreTex 聚四氟乙烯缝线（CV-6），相较于聚丙烯缝合线，该缝线具有更低的摩擦系数、无记忆性和足够高的强度（供机器人机械臂器械牵拉）等特点。在 1 期研究阶段，经过医院科学技术委员会审核批准后，梅占塔医院对 7 例患者成功进行 RKT 手术[4]。在 2a 期研究阶段，43 例患者接受了 RKT 手术，并且术者进一步细化了手术操作步骤[5]。目前，RKT 技术已进入 3 期研究阶段，并且临床中将开展与开放性肾移植手术进行对比的前瞻性研究。

R. Ahlawat (✉)
Urology and Kidney Transplantation – Fortis Escorts Kidney and Urology Institute, Okhla Road, New Friends Colony, New Delhi 110025, India
e-mail: rajesh.ahlawat@gmail.com

S. Arora
Minimally Invasive Urology, Fortis Escorts Kidney and Urology Institute, Okhla Road, New Friends Colony, New Delhi 110025, India
e-mail: sohrab.arora@gmail.com

© Springer International Publishing AG 2018
R. Sotelo et al. (eds.), *Complications in Robotic Urologic Surgery*, DOI 10.1007/978-3-319-62277-4_20

## 概　论

与大多数开放性手术相比，微创技术（包括机器人和腹腔镜外科手术）已展现出较好的手术效果。在理论上，微创手术具有切口小、失血量少，以及患者术后疼痛减轻、术后无须镇痛、康复快等优点。由于基础疾病较多及免疫抑制的使用，术后肾移植受者的并发症发生率较高，此类患者最适合通过微创技术接受肾移植。围手术期并发症的发生不仅影响患者的短期恢复，而且影响移植肾的长期存活率。

## 微创手术的优势

### 术后疼痛和镇痛药的使用

数十年来，实施肾移植手术时采用的标准切口一直是一条长的吉布森切口（Gibson 切口），但是实施 RKT 手术时切口长度显著缩小（6.1cm *vs.* 15.6cm，$P$=0.001，图 20.1）。

来自 IDEAL 理念的 2b/3 期研究阶段的前瞻性非随机对照研究的未发表结果提示，与开放性肾移植术相比，RKT 手术具有更低的疼痛评分，并且相应的术后镇痛药需用量显著减少。

### 失　血

与开放手术相比，微创手术的失血量显著

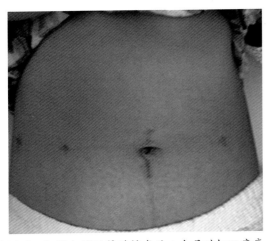

图 20.1　机器人辅助肾移植术后 1 个月时切口瘢痕

减少，原因在于手术切口小、术中气腹可减少静脉出血，并且血管并发症减少。笔者根据临床经验可知，RKT 手术的平均失血量为 151.7mL，而开放性肾移植手术的失血量为 296.8mL（$P \leq 0.001$）。减少术中血管并发症和失血量的处理措施将在本章的后续内容中进行讨论。

### 肾脏功能和预后指标

随着效果更好的免疫抑制剂的不断使用和围手术期护理程序的加强，开放性肾移植手术的临床效果得到显著改善。笔者最近对符合适应证的患者（125 例 RKT 手术和 543 例开放性肾移植术）进行超过 3 年的对比研究，结果显示术后患者的血清肌酐值下降不明显，并且术后 3 个月和 6 个月也无差异。在 RKT 组中 1.6%（2/125）的患者可观察到延迟的移植功能衰竭，在开放性肾移植术组中患者为 3.13%（17/543，$P$>0.05）。将 RKT 组与开放性肾移植术组的数据进行比较后可知，两组患者的移植物存活率和生存率均无显著差异。

## 机器人辅助肾移植术中失血及血管并发症的预防

肾移植术后发生失血和血管并发症是移植失败的重要原因。三维放大视觉效果和机器人器械的灵巧性为应用机器人平台进行极简单的血管吻合提供了机会。已有报道显示，在开放性肾移植术中血管并发症的发生率为 2.6%。在 RKT 手术期间血管并发症的预防应始于仔细的术前评估，认真解剖供体血管同等重要。一般而言，在所有参数相同的情况下，左侧供体肾切取术优于右侧供体肾切取术，因为左肾静脉较长。实施修肾手术时术者需要重新评估供肾的血管解剖，观察是否存在遗漏的动脉粥样硬化、内膜瓣或副肾动脉。在此阶段，可对供肾血管进行任何有利于最小化受体血管吻合的重建，并且需要结扎所有小的肾门处动脉或静脉分支。修肾时仔细准备工作台是预防 RKT

手术中开放血流时吻合口和肾门出血的重要措施。为防止 RKT 手术中出血和血管并发症的发生，笔者推荐严格遵循如下操作步骤。

（1）从供体取出移植肾后，将其用一个纱布制成的肾袋进行包裹，然后在肾周放一些冰泥。肾袋上的洞则有利于暴露肾血管。将一根长的丝线固定在肾上极，以便在将移植物放置在腹腔时正确定位移植物。肾袋有助于保持体内低温，并且能够无创地固定和移动移植物。通过肾袋也可以牵拉肾门脂肪，此有助于血管吻合。

（2）在放置修好的供肾并开始吻合血管前，应将一些冰块放在盆腔的膀胱区域。这些冰泥可以使盆腔内的局部温度降低至 20℃ 左右，但是对人体的中心体温并无显著影响 [5]。这样做的目的是防止对移植物产生任何缺血性损伤，因为在 RKT 手术期间腹腔内肾脏的周围温度较高（约 32℃），而在开放性肾移植术时移植肾直接处于显著低的手术室环境中（22℃）。维持气腹时需要恒定的热气流，此可能有助于迅速提高移植物的温度。

（3）将髂外静脉充分游离后，用血管阻断钳分别在近端和远端进行阻断，将肾静脉与髂外静脉以端侧吻合的方式进行吻合。吻合完毕后阻断移植肾静脉，首先移除近端血管阻断夹以恢复髂外静脉的通畅性，观察是否出现渗血，最后移除远端血管夹。在进行动脉吻合术前，可以在该部位包裹一条小纱布包或一块速即纱。将夹闭髂外静脉的哈巴狗血管钳松开后可以将其用于阻断解剖后的动脉末端。

（4）使用机器人机械臂器械 Snapfit® 或 Pott 剪刀于髂外动脉处切开一小切口，使用 3.6mm 血管打孔器做一所需的圆形开口。将肾动脉与髂外动脉行端侧吻合，将一个小号的哈巴狗钳放置在肾动脉上。从髂外动脉移除远端哈巴狗钳后检查吻合口的完整性，此时可以处理动脉吻合术中出现的任何小出血点，然后用移植肾灌注液灌注移植物，从肾静脉和肾动脉处移除血管阻断钳，但是仍然保留髂外动脉上的近端阻断钳。接下来慢慢松开近端血管钳，同时观察任何快速

出血或异常充血。最后，可以将一把血管阻断钳应用于近端髂外动脉处以便减少出血量，并且通过加压包扎、电凝或额外缝合线进行处理，同时将移植物仍通过静脉从远端反向进行灌注。也可以在近端和远端夹住髂动脉以控制大量出血，尤其是修补肾门大动脉时。

（5）于肾门近端和远端处剪开移植肾袋，移除肾袋后暴露移植肾，观察移植肾的颜色、是否肿胀。此时如果出现小的出血点，可以通过双击电凝处理。

（6）将重建血管的移植肾由盆腔翻转并放置到右髂窝，此时围绕外髂骨翻转 180° 左右。用准备肾窝时预留的近端和远端腹膜瓣将移植物固定在一起，在进行输尿管膀胱再植术前可以再次检查髂外血管和两个吻合口。

（7）将患者转移至移植重症监护病房前，在手术台上即时进行血管彩色多普勒检查以确认移植肾的血供良好。

## 血　肿

血红蛋白下降或引流量增多说明存在血肿。RKT 手术后发生的出血血肿位于腹腔内，与开放性肾移植手术后的腹膜外出血血肿不同。从理论上讲，腹膜内的大空间有利于减少对移植肾的压力影响，因此对肾血流或输尿管压迫的影响最小。另一方面，术中需要高度警惕血肿的发生。在 RKT 技术发展期间的 IDEAL 第 1 阶段（Clavien-Dindo 等级 3b）中，因为引流液的增加，目前已报道一个需要重新探查的病例。该患者近期已完成冠状动脉血管成形术，并且正在服用抗血小板药物（如阿司匹林或氯吡格雷）。探查时可见血管吻合完好，仅发现不太明显的出血，该病例采用局部止血剂和输血治疗。

## 移植肾动脉狭窄

移植肾动脉狭窄（transplant renal artery stenosis，TRAS）最常见于肾移植后 3 个月 ~2 年。该并发

症可能因多普勒超声检查、难治性高血压或移植物功能障碍被偶然发现[6]。

诊断 TRAS 时，多普勒超声检查是恰当的筛查方法。收缩期峰值血流速度 >2.5m/s，伴下游湍流和频谱增宽，这些提示 TRAS 的存在。低阻力指数并肾内早期收缩峰的变平缓也同样提示 TRAS。虽然多普勒超声检查可以非常准确地诊断 TRAS，但是其诊断的准确性更依赖于 B 超医生的临床经验。CT 血管成像术或增强 MRI 检查也是较好的诊断方法，但是传统的对比剂血管造影技术是诊断 TRAS 的金标准。

继发于 TRAS 的高血压是可以治疗的，首选方法是经皮腔内血管成形术，其成功率超过 80%。对于不能选择经皮腔内血管成形术的患者，可以进行手术处理，包括切除狭窄段并重新吻合、大隐静脉替代或切除移植肾后等待二次肾移植。

发生 TRAS 的外科原因包括吻合口狭窄或血管扭曲，通常在移植后 6 个月内确诊。在开放性肾移植手术的研究中，TRAS 的发生率为 1%~23%[7-8]。在 RKT 手术中尚未观察到 TRAS 的发生，中位随访时间为 19.1 个月。

## 血栓形成

开放性肾移植术的肾动脉或静脉血栓的发生率为 2%[9]。该并发症的临床表现为尿量减少或移植肾功能不良。临床上发现移植肾动脉或静脉存在血栓形成时往往已太迟，肾功能已受到影响并难于挽救。导致血栓形成的因素主要包括三个方面的相互作用，即动脉血流减慢、高凝状态和血管内皮细胞损伤。肾移植后动脉血液不畅在很大程度上是外科技术本身的问题，这是可以预防的。其他原因可能包括内膜或内膜瓣受损，以及继发于心输出量减少和血容量不足的低血流量。急性血管性排斥反应和急性肾小管坏死也可导致血栓形成。

内皮功能障碍和血栓形成等不可改变的因素已超出本章讨论的范围。因外科手术技术引起血栓的因素包括血管修整过程中发生的内膜损伤、吻合技术不佳、吻合口扭曲以及肾脏摆放位置不当或旋转不正确等。目前为止，尚无关于 RKT 手术中发生动脉或静脉血栓的报道。

## 淋巴囊肿

在理论上，RKT 手术对减少淋巴囊肿的发生率具有很大优势。在开放性肾移植手术中，将髂动脉周围的淋巴管离断后，由于腹膜外空间的限制，这些淋巴管渗漏的淋巴液可聚集在腹膜外并形成淋巴囊肿。淋巴液的另一个来源可能是移植肾本身的淋巴渗漏。在开放性肾移植术中，处理淋巴囊肿的外科方法主要包括囊肿去顶术或开窗引流入腹腔。另一方面，经腹腔途径完成 RKT 手术后，腹膜松散地覆盖于移植肾表面，在技术上已经达到"去顶化"腹膜外空间。关于开放性肾移植手术的队列研究结果显示，超声检查提示约 20% 的病例存在淋巴囊肿[10]，约 2.5% 的病例存在症状性淋巴囊肿。目前为止，关于 RKT 手术并发症的研究尚未报道发生淋巴囊肿的病例。

## 深静脉血栓

除非发生类似于淋巴囊肿的盆腔并发症，肾移植受者术后发生深静脉血栓的风险与普通人群在大型手术后的风险相似。因此，对患者进行预防深静脉血栓的需求取决于相关的危险因素，如肥胖或糖尿病。在 RKT 手术期间患者采取的半截石位、大倾斜度的 Trendelenburg 位（头低脚高位）可能增加深静脉血栓的风险，但是作为新一代达芬奇机器人系统的常规仰卧位，机器人平台通过手术床侧面对接，不需要再采用截石位并将机器人的机械臂平台停泊在双腿之间进行对接。在任何盆腔手术过程中，可使用与深静脉血栓泵相连的下肢压力袜等预防措施。术后应鼓励患者于手术当天开始下肢活动，并且及早下床活动。

## 其他外科并发症

### 切口并发症

关于开放性肾移植术的研究报道已描述切口并发症的不同发生率。有研究结果显示，手术部位感染的发生率约为15%，其中53%为深切口或肾周感染[11]。在病态肥胖患者和患有外周血管疾病的患者中，此发病率甚至更高。在RKT手术中术者通常采用短的腹中线切口，与开放性肾移植术中的长Gibson切口相比，RKT手术中伤口相关并发症的发生率有望更低。

目前为止，Menon等开展的关于RKT手术IDEAL 2期研究中未发表的关于外科切口感染或伤口的并发症[5]。Oberholzer等对拒绝开放性肾移植术的病态肥胖患者实施RKT手术，研究结果显示切口并发症的发生率也显著降低[12]。

### 输尿管尿漏 / 梗阻

移植肾的输尿管血供依赖于吻合后的肾动脉。输尿管越长，其血供越少，因此术中应避免输尿管过长。另外，行输尿管膀胱吻合时必须确保无张力吻合。同时，在行供体肾切取术时应避免过多剥离输尿管周围的组织，保留输尿管和肾下极之间称为经典"金三角"的三角区[13]，并且必须保留该三角区域内的肾周脂肪组织。早期尿漏的典型临床表现是尿量突然减少，并伴有引流液增多，通过检测引流液的肌酐值可确诊。在拔除引流管或迟发性移植物功能恢复的情况下，延迟性尿漏的临床表现可能更不典型，并且可能表现为尿量减少、移植肾周围积液或移植肾功能障碍。诊断方法可能包括肾动态扫描或膀胱造影。如果输尿管支架管未发生移位，可延长导尿管留置时间并在拔除支架管前行CT膀胱成像。如果输尿管中未出现支架管移位，则可能需要进行经皮肾造瘘术，然后实施顺行支架管植入术或必要时行手术修补。逆行放置输尿管支架管在技术上具有挑战

性，但是可能是可行的。对于行保守治疗后不能愈合的尿漏，应怀疑发生输尿管坏死，此时应进行手术治疗。手术方法包括切除坏死输尿管至正常输尿管后进行再植术、膀胱瓣（Boari flap）腰大肌悬吊术或膀胱瓣输尿管成形术。

输尿管梗阻的原因可能是输尿管本身的因素，也可能是输尿管外的因素。外部常见的压迫原因是血肿或淋巴囊肿。输尿管本身的因素包括血液供应差所导致的输尿管狭窄、输尿管乳头坏死或输尿管结石。通过内镜治疗通常可以获得良好的临床疗效，再次狭窄者可以通过手术治疗。

在关于开放性肾移植术的研究中，输尿管并发症的发生率为1%~3%[13]。关于RKT手术IDEAL的2b/3期研究结果显示，仅1例患者于术后4个月出现输尿管并发症，表现为渐进性输尿管积水。输尿管膀胱吻合口梗阻通过早期行经皮肾造瘘术可以获得成功治疗，后期可行输尿管膀胱再植术治疗。

## 结  论

与开放性肾移植术相比，RKT手术的发展与减少术后并发症的趋势相关。图20.2概括了在IDEAL的2b/3期研究中关于RKT手术与开放性肾移植术之间并发症的Clavien-Dindo分级比较。

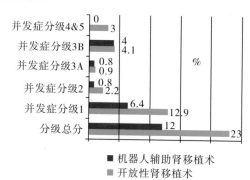

图20.2　在IDEAL 2b/3期研究中机器人辅助肾移植术（n=79）与开放性肾移植术（n=350）并发症的Clavien-Dindo分级比较

（廖贵益　杜凯旋　译，顾朝辉　校）

# 参考文献

[1] Anon: Alexis Carrel-Nobel lecture: suture of blood-vessels and transplantation of organs. Available at: http://www.nobelprize.org/nobel_prizes/medicine/laureates/1912/carrel-lecture.html.

[2] McCulloch P, Altman DG, Campbell WB, et al. No surgical innovation without evaluation: the IDEAL recommendations. Lancet, 2009, 374:1105–1112.

[3] Jeong W, Sood A, Ghani KR, et al. Bimanual examination of the retrieved specimen and regional hypothermia during robot-assisted radical prostatectomy: a novel technique for reducing positive surgical margin and achieving pelvic cooling. BJU Int, 2014, 114:955–957. Available at: http://www.ncbi.nlm.nih.gov/pubmed/24238369.

[4] Menon M, Abaza R, Sood A, et al. Robotic kidney transplantation with regional hypothermia: evolution of a novel procedure utilizing the IDEAL guidelines (IDEAL phase 0 and 1). Eur Urol, 2014, 65:1001–1009. Available at: http://www.ncbi.nlm.nih.gov/pubmed/24287316.

[5] Menon M, Sood A, Bhandari M, et al. Robotic kidney transplantation with regional hypothermia: a step-by-step description of the Vattikuti Urology Institute-Medanta technique (IDEAL phase 2a). Eur Urol, 2014, 65:991–1000. Available at: http://www.ncbi.nlm.nih.gov/pubmed/24388099.

[6] Chen W, Kayler LK, Zand MS, et al. Transplant renal artery stenosis: clinical manifestations, diagnosis and therapy. Clin Kidney J, 2015, 8:71–78.

[7] Patel NH, Jindal RM, Wilkin T, et al. Renal arterial stenosis in renal allografts: retrospective study of predisposing factors and outcome after percutaneous transluminal angioplasty. Radiology, 2001, 219:663–667. Available at: http://www.ncbi.nlm.nih.gov/pubmed/11376251.

[8] Fervenza FC, Lafayette RA, Alfrey EJ, et al. Renal artery stenosis in kidney transplants. Am J Kidney Dis, 1998, 31:142–148. Available at: http://www.ncbi.nlm.nih.gov/pubmed/9428466.

[9] Orlic P, Vukas D, Drescik I, et al. Vascular complications after 725 kidney transplantations during 3 decades. Transplant Proc, 2003, 35:1381–1384.

[10] O'Neill WC, Baumgarten DA. Ultrasonography in renal transplantation. Am J Kidney Dis, 2002, 39:663–678.

[11] Harris AD, Fleming B, Bromberg JS, et al. Surgical site infection after renal transplantation. Infect Control Hosp Epidemiol, 2015, 36:417–423. Available at: http://login.ezproxy.library.ualberta.ca/login?url=http://search.ebscohost.com/login.aspx?direct=true&db=rzh&AN=103775331&site=ehost-live&scope=site.

[12] Oberholzer J, Giulianotti P, Danielson KK, et al. Minimally invasive robotic kidney transplantation for obese patients previously denied access to transplantation. Am J Transplant, 2013, 13:721–728. Available at: http://www.ncbi.nlm.nih.gov/pubmed/23437881.

[13] Shoskes D, Jiménez JA. Chapter 29–Urological complications after kidney transplantation. In: Kidney transplantation–principles and practice. New York:Elsevier Saunders, 2014:464–471.

# 第21章　肾盂成形术

*Igor Sorokin, Jeffrey A. Cadeddu*

## 概　述

目前，微创肾盂成形术作为治疗肾盂输尿管连接部梗阻的确切方法正在日益得到普及[1]。1999年，首例机器人辅助肾盂成形术（robot-assisted laparoscopic pyeloplasty，RALP）在猪模型上完成[2]。2002年，Gettman报道了首例人体相关试验[3]。随着临床经验的积累，RALP手术已逐渐成为治疗成人和儿童肾盂输尿管连接部梗阻的首选术式。事实上，在小儿泌尿外科领域中，RALP手术是最为常见的机器人辅助手术方式[4]，其仍然是腹腔镜单孔手术（laparoendoscopic single-site surgery，LESS）的理想手术方式之一，原因是该手术不需要多个切口，并且多用于对美容学效果更感兴趣的年轻患者群体[5-6]。

一项对比成人患者RALP手术和传统腹腔镜肾盂成形术（conventional laparoscopic pyeloplasty，CLP）的meta分析共纳入8项研究，其结果提示两种手术在术后漏尿、二次住院和手术成功率方面相当[7]。但是这篇文献的证据等级不高，原因是未纳入随机对照研究。尽管如此，机器人辅助手术的开展使得肾盂成形术更易于重复，并且更容易使外科医生掌握手术技巧[8]。

为了改善肾盂成形术后的美容学效果，并且减轻患者的疼痛、加快患者恢复，有学者提出了传统腹腔镜单孔手术（conventional laparoen-doscopic single-site surgery，C-LESS）。该术式缺少操作三角空间，因此交叉手操作和术中缝合等操作的难度加大。一项队列研究纳入的病例均接受由具有早期外科手术经验的医生所实施的C-LESS手术，结果显示手术并发症的发生率约为50%[9]。这种术式的学习曲线约为10例手术，在此期间外科医生将面对各种不同的并发症。一项纳入5项对比C-LESS手术和CLP手术的meta分析结果显示，C-LESS组的术后并发症更高，但是缺乏统计学意义（C-LESS 10%，CLP 8.5%，$P=0.22$）[10]。

机器人手术系统可以降低C-LESS手术存在的一些局限性和术后并发症。在机器人辅助单孔腹腔镜手术（robot-assisted laparoen-doscopic single-site surgery，R-LESS）中，机器人主控制台可以最大限度地在单孔内增加机械臂的移动幅度[11]，这仅仅是机器人手术系统优于传统腹腔镜的其中一个方面。如表21.1所示，采用R-LESS手术后不仅可以降低手术失败率，而且可减少Clavien 3级手术并发症。在某项队列研究中，该术式的手术时间为170~247min，平均手术时间约为209.8 ± 32.8min。无一例患者中转为开放手术，仅几例患者由于机器人手

I. Sorokin, MD
UT Southwestern Medical Center, 5323 Harry Hines Boulevard, Dallas, TX 75390, USA
e-mail: Igor.Sorokin@utsouthwestern.edu

J.A. Cadeddu, MD (✉)
UT Southwestern Medical Center, 5323 Harry Hines Boulevard, Dallas, TX 75390, USA

University of Texas Southwestern Medical Center, Department of Urology, 5323 Harry Hines Boulevard, J8.106, Dallas, TX 75390-9110, USA
e-mail: Jeffrey.Cadeddu@utsouthwestern.edu

© Springer International Publishing AG 2018
R. Sotelo et al. (eds.), *Complications in Robotic Urologic Surgery*, DOI 10.1007/978-3-319-62277-4_21

术系统发生故障、患者解剖复杂、机械臂碰撞或输尿管吻合术困难中转为 RALP 术、CLP 术或 C-LESS 术。

RALP 手术既可以经腹途径也可以经腹膜后途径完成。因为通过经腹途径更容易正确辨别解剖标志，所以绝大多数病例采取此手术路径，而行经腹膜后腹腔镜手术时辨别解剖标志较困难。经腹膜后途径手术的优势在于直达解剖手术部位，不易伤及腹腔内器官，特别适合于肥胖体型患者[16]。经腹膜后入路手术对腹部广泛手术史的患者是安全的，其缺点在于操作空间有限、潜在学习曲线较陡峭[17]。Cestari 等开展了一项比较 RALP 手术经腹膜后入路和经腹入路效果的非随机对照研究[16]，结果显示两种手术方式的术后并发症无显著差异，但是经腹膜后入路手术组中 2 例患者手术失败，经腹入路手术组中无患者手术失败。最终结论是，恰当手术入路的选择取决于外科医生的舒适度和偏好。

机器人手术中常见的并发症包括肠道和其他内脏损伤、血管损伤、伤口感染、脓肿、腔镜通道切口疝、肺栓塞、深静脉血栓及其他，这些也经常发生在 RALP 手术中。在本章中，笔者重点关注 RALP 手术所特有的并发症（如尿漏、支架管移位），并且讨论手术的危险因素，以及相关并发症的预防措施、诊断和治疗。

## 预防措施和危险因素

恰当的术前计划和精细的术中操作是预防并发症的关键。所有患者应于术前完善超声、MRI 或 CT 检查。轴位面成像有利于辨识肾门区潜在的交叉血管或异位血管。另外一种方法是术中采用超声检查扫描异常血管[18]。术前行逆行肾盂造影或 CT 尿路成像不仅可以明确肾盂输尿管连接部狭窄的特征和程度，也可证实远端输尿管是否正常。在罕见病例中，行逆行肾盂造影可以发现类似肾盂输尿管连接部梗阻表现的纤维上皮息肉。机械性肠道准备（mechanical bowel preparation，MBP）有助于增加术中操作空间，并且改善视野的暴露程度。尤其对机器人外科医生初学者而言，术前或术中放置支架或肾造瘘管不利于进行手术，可导致难以辨认输尿管梗阻的特殊位置和狭窄长度，并且造成减压后肾盂重建困难。

处于 RALP 手术学习曲线早期的外科医生应慎重进行继发性肾盂输尿管连接部狭窄再次手术。二次手术时由于手术时间显著延长和既往手术区域的炎症组织和纤维化，可导致预计失血量增加，并且止血非常困难[19-20]。然而，具有丰富经验的外科医生使用机器人手术系统行二次肾盂成形术后，手术成功率和术后并发

表 21.1 机器人辅助单孔腹腔镜肾盂成形术

| | Buffi 等[12] | Khanna 等[5] | Law 等[13] | Olweny 等[14] | Tobis 等[15] |
|---|---|---|---|---|---|
| 手术例数 | 30 | 7 | 16 | 10 | 8 |
| 平均手术时间（min） | 170 | 247 | 225 | 226 | 181 |
| 失败率 | 2（6.7%） | 0 | 1（6.3%） | 0 | 0 |
| 并发症发生率 | 8（26.7%） | 2（28.6%） | 5（31.3%） | 1（10%） | 1（12.5%） |
| 术中 | 0 | 0 | 0 | 0 | 0 |
| 术后 | 8（26.7%） | 2（28.6%） | 5（31.3%） | 1（10%） | 1（12.5%） |
| 中转手术率（腹腔镜/机器人） | 2（6.7%） | 2（28.6%） | 0 | 0 | 0 |
| 尿漏 | 1（3.3%） | 0 | 0 | 1（10%） | 0 |
| Clavien 1 级 | 4（13.3%） | 1（14.3%） | 0 | 0 | 0 |
| Clavien 2 级 | 3（10%） | 1（14.3%） | 5（31.3%） | 0 | 0 |
| Clavien 3 级 | 1（3.3%） | 0 | 0 | 1（10%） | 1（12.5%） |

症发生率与初次手术相当[20]。实际上使用机器人手术系统进行二次成形手术具有明显的优势，其原因在于，当存在严重手术瘢痕组织时机器人手术系统可以提供较好的可视化效果并暴露组织层面。与初次手术不同的是，二次手术时放置支架管有利于术者术中识别输尿管[21]。二次手术前必须进行逆行肾盂造影检查，以确定狭窄段的位置、范围和程度。术中在肾盂输尿管连接部周围进行解剖时应谨慎，因为在22.2%的二次 RALP 手术中可发现遗漏的肾下极血管（来自既往肾盂成形术患者的资料）[22]。

RALP 手术是一类精细的手术，包括几项关键步骤。在大多数经腹入路手术中，可将结肠和肠系膜向内侧游离反折以暴露肾脏、肾盂和输尿管，从周围组织中游离肾盂和输尿管时应小心谨慎，避免损伤输尿管本身，并且务必保留输尿管周围的血供。一旦将输尿管裁剪成铲形后，可以保留病变狭窄残端作为牵引手柄以避免接触正常的输尿管（图 21.1）。一旦剪开肾盂，应该彻底间歇式冲洗以免形成血凝块而造成术后早期的血管堵塞[23]。完成所有手术操作后应在腹腔内放置引流管。

机器人手术系统可以帮助外科医生克服腹腔镜技术中最具挑战性的操作（即缝合）。缝线材料本身也可造成吻合口狭窄。近期，临床

中已开始使用带倒刺的自缝线，其可以在整个吻合过程中均匀分布张力，并且克服腹腔镜缝合中打结的技术挑战[24-25]。然而，一项研究结果显示，具有丰富腹腔镜手术经验的外科医生对 6 例患者使用 4-0 Quill™（Angiotech，Vancouver，British Columbia）倒刺线后，仅术后 1 个月即有 5 例患者出现肾盂输尿管连接部狭窄成形失败的情况[26]。另一方面，接受 RALP 手术的病例在使用 4-0 V-Loc™（Covidien，Mansfield，MA）倒刺线后吻合效果令人满意[27-28]。有研究人员据此设想，Quill 线导致吻合口狭窄的原因可能在于，双向倒刺设计较单向倒刺 V-Loc 线可以导致更大程度的纤维化[27]。

输尿管支架管在最小化尿漏和术后失败率方面发挥了重要的作用，术者在导丝的引导下很容易顺行放置支架管（图 21.2~ 图 21.3）。笔者推荐，放置支架管前应先夹闭导尿管以充盈膀胱。如果仍然担心无法顺利完成此操作，可以行膀胱软镜镜检或患者清醒前行肾、输尿管及膀胱（kidney ureter bladder，KUB）平片检查。Stravodimos 等报道 1 例术后 1d 行 KUB 复查时发现输尿管支架管顺行通过吻合口后方未置入膀胱而发生移位的病例（图 21.4）[29]。该研究者在回顾自己的术中视频时，将并发症

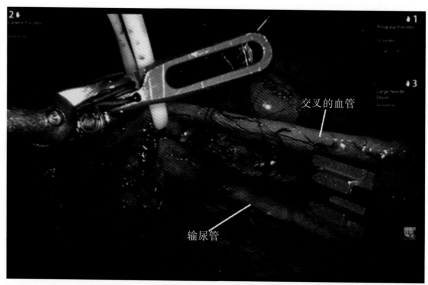

交叉的血管

输尿管

图 21.1 将需要裁剪的狭窄断端缝合 1 针作为标记

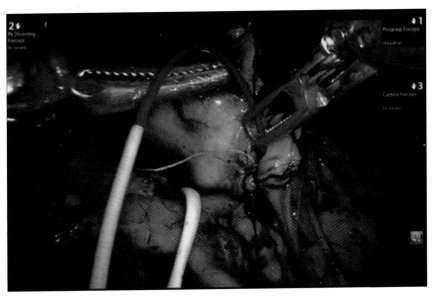

图 21.2　缓慢顺行放置导丝

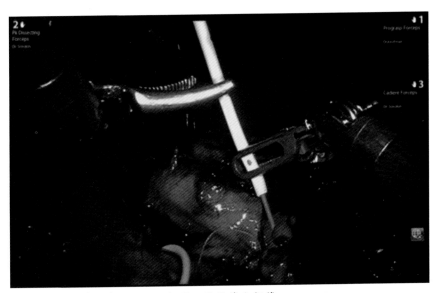

图 21.3　在将导丝伸进膀胱足够长度后，再顺行置入输尿管支架管

归咎于缺乏恰当的可视化手术暴露视野、对支架管放置过于自信以及术中缺乏触觉反馈。

　　与 CLP 手术相比，行 RALP 手术时通过器械顺行放置输尿管支架管更为容易。然而，顺行放置输尿管支架管时发生的移位率与逆行放置时相似。正确或者失误地使用更长而非更短的支架管可以减少支架管移位的发生[23]。

　　准备成功进行 R-LESS 手术时，需要考虑多项技术的关键点。尽量将机械臂系统平台停泊在靠近患者头侧，以便于内窥镜头对准肾盂输尿管连接部。使机械臂移动幅度最大化是停泊的关键，此时需要轻轻地错开放置机械臂和

摄像头臂通道，也可以考虑将 30° 摄像头转成向上的方向使镜头位于机械臂下方[15]。利用 Joseph 等描述的"筷子"技术可增加机械臂的移动范围，对交叉器械进行重新编程后再进行直观操作控制，从而可以通过右手操控器操纵左侧机械臂，反之亦然。保证摄像头与机械臂在同轴方向同步运动，在条件允许的情况下，操纵机械臂时应尽量缩小与摄像头之间的偏移程度。在手术操作过程中充分止血非常重要，由于手术床旁的空间限制，手术助手仅能提供非常有限的帮助。

　　可以通过单一筋膜切口采用 GelPort 装置

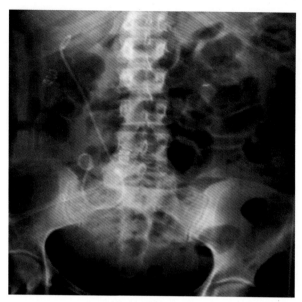

图 21.4  KUB 平片检查结果显示双 J 管置入后发生移位（经允许引自 Konstantinos Stravodimos[29]）

（Applied Medical，Rancho Santa Margarita，CA）或直观外科单孔套管（Intuitive Surgical，Sunnyvale，CA）放置穿刺套管。使用 GelPort 装置的优势在于可以减少漏气，为放置穿刺套管提供较大的体外空间，穿刺套管的位置更加灵活且具有较小的手术助手操作通道[30]。放置 Gelport 装置可能需要稍大的手术切口，较大切口有利于外科医生术后取出标本。

## 诊　断

应记录所有 RALP 手术操作的视频，并且便于检索和回放。如果术中未能识别手术并发症，术后回放视频时也许可以发现关键性错误。当通过体格检查和临床诊断无法评估患者的病情时（如疼痛、发热、白细胞增多和血细胞比容降低），则应行 CT 检查[31]。当患者血细胞比容持续性下降时，应尽快行 CT 检查以明确出血部位。实施开放手术后患者容易出现腹胀，但是机器人手术后 24~48h 若患者存在腹胀，应警惕内脏损伤的可能[31]。

刚开始使用机器人手术平台的外科医生并不具有丰富的临床经验，常见的术后并发症包括尿漏和输尿管堵塞。已发表的关于 RALP

手术的队列研究结果显示，尿漏的发生率为 1.4%~8.8%（表 21.2）。虽然已报道的关于 R-LESS 手术的尿漏发生率较少，但是需要考虑到手术病例数较少及医生经验较丰富等因素。尿漏常表现为术后早期引流液持续增多，应通过检测引流液的血清肌酐水平行辅助诊断。若引流液中肌酐水平比血清中肌酐水平高，则需要进一步补充增强 CT 扫描以确诊。值得注意的是，尿漏与未来的肾盂成形术失败有关，应紧急处理。

腰痛可能提示输尿管支架管堵塞或移位后引起的输尿管梗阻。支架管堵塞的原因包括血块或吻合口水肿。一旦出现这种情况，建议行 CT 扫描以排除存在肾积水的可能。这两种情况均可能导致吻合口尿漏，引流量增多同样是尿漏的证据。

虽然建议术后应常规放置输尿管支架管 4~6 周，但是近期一项前瞻性随机对照研究结果显示，仅放置 1 周也可以取得良好效果[37]。将支架管拔除 6~8 周后，通常行利尿肾图检查。已发表文献报道的失败率差别较大，主要是因为手术失败定义的严格程度不同。一些学者将手术成功严格定义为，利尿肾图中半衰期时间小于 10min 且患者术前症状得到缓解，疼痛模拟评分不大于 2 分[32]。有学者推荐，拔出输尿管支架管时应进行利尿肾图检查和逆行肾盂造影，以确保吻合口良好[26]。需谨记，利尿肾图受患者位置、集合系统大小和顺应性、对利尿剂反应的影响。肾盂成形术后若怀疑无症状患者存在问题，应进行一系列影像学检查。值得注意的是，手术失败常出现在随访早期（12~18 个月），后期失败的情况很少见[16]。

## 治　疗

血肿形成比较常见，可以采取保守措施处理。考虑到接受肾盂输尿管连接部成形术的患者群体大多为年轻人，因此出现术后血流动力学不稳定需要手术干预的患者非常少见。出血后流入集合系统的病例很少见，即使发生，也可以保守处理，但是有一篇文献报道了因出血、血肿并发症造成手术失败的病例[35]。若肾盂中

表 21.2　机器人辅助肾盂成形术

| | Etafy 等 [32] | Gupta 等 [33] | Hopf 等 [34] | Mufarraij 等 [23] | Niver 等 [20] | Schwentner 等 [35] | Sivaraman 等 [36] |
|---|---|---|---|---|---|---|---|
| 手术量 | 57 | 86 | 129 | 140 | 117 | 92 | 168 |
| 平均手术时间（min） | 335 | 121 | 245 | 217 | 218.5 | 108.3 | 134.9 |
| 失败率 | 11（19%） | 3（3.5%） | 4（3.1%） | 6（4.3%） | 4/93（4.3%）[a] | 3（3.3%） | 4（2.4%） |
| 并发症发生率 [b] | 7（12.3%） | 7（8.1%） | 19（15%） | 14（10%） | 17（14.5%） | 3（3.3%） | 11（6.6%） |
| 术中 | 0 | 0 | 5（3.9%） | 1（0.7%） | — | 0 | 0 |
| 术后 | 7（12.3%） | 7（8.1%） | 18（13.9%） | 13（9.3%） | — | 3（3.3%） | 11（6.6%） |
| 中转手术率（开放 / 腹腔镜） | 0 | 2（2.3%） | 1（0.8%） | 0 | 0 | 0 | 0 |
| 尿漏 | 5（8.8%） | 5（5.8%） | 9（6.9%） | 2（1.4%） | — | 2（2.2%） | 3（1.8%） |
| 需要二次肾盂输尿管连接部手术（内镜下肾盂切开术、再次肾盂成形术、肾切除术） | 8（14%） | 2（2.3%） | 2（1.6%） | 6（4.3%） | 4（3.4%） | 2（2.2%） | 4（2.4%） |
| Clavien 1 级 | 3（5.3%） | 0 | 3（2.3%） | 0 | 2（1.7%） | 0 | 0 |
| Clavien 2 级 | 2（3.5%）[c] | 2（2.3%） | 5（3.9%） | 3（2.1%） | 2（1.7%） | 0 | 11（6.6%） |
| Clavien 3 级 | 3（5.3%）[c] | 5（5.8%） | 10（7.8%） | 10（7.1%） | 14（12%） | 3（3.3%） | 6（3.6%） |

a：基于可获得的影像学数据；b：根据患者并发症发生率计算；c：一例患者有 2 种并发症（Clavien 2+3）

出现血凝块，则易导致支架管堵塞、症状性梗阻及吻合口尿漏。在这种情况下，应立即进行经皮肾造瘘术以避免过早拔除支架管，此不利于保持吻合口的完整性。

若发现支架管移位，则可以考虑在输尿管镜下更换支架管[20]。如果支架管移位至吻合口下方后，术者发现得较迟，则可能需要对狭窄段行二次手术[38]。

如果出现尿漏，可以重新留置导尿管以保守处理，同时应保障腹腔引流管通畅直至尿液不再从引流管流出。尽管在输尿管周围和（或）导尿管处长时间引流足够以保守的方式处理吻合口尿漏，但是这两种技术均不能确保完全引流。吻合口周围组织长期暴露在外渗的尿液中容易诱发组织纤维化，进而影响手术效果。笔者推荐通过即刻行经皮肾造瘘术放置肾造瘘管来更积极地处理此类并发症，长期随访结果显示该方法可成功维持肾盂成形术后的效果[39]。根据笔者的经验，在放置肾造瘘管后所有病例的尿漏均可停止，因此可在48h内拔出外科引流管。若顺行肾盂造影检查结果显示患者手术并发症已消失，并且在夹闭肾造瘘管12~24h后无明显症状，则可拔除肾造瘘管[39]。

因为RALP手术后行二次肾盂输尿管连接部手术的临床病例很少，所以该手术的失败率非常低。早期的肾盂输尿管连接部再狭窄可通过更换输尿管支架管解决，但是这不是一个长期的解决方案。已获得成功效果的长期处理方式包括激光和球囊下肾盂内切开术。如果患者的对侧肾脏功能正常，即使患侧手术失败且肾功能较差，术者也应该考虑行肾切除术。

（程功　译，顾朝辉　校）

# 参考文献

[1] Seideman CA, Bagrodia A, Gahan J, et al. Robotic-assisted pyeloplasty: recent developments in efficacy, outcomes, and new techniques. Curr Urol Rep, 2013, 14:37.

[2] Sung GT, Gill IS, Hsu TH. Robotic-assisted laparoscopic pyeloplasty: a pilot study. Urology, 1999, 53:1099.

[3] Gettman MT, Neururer R, Bartsch G, et al. Anderson-Hynes dismembered pyeloplasty performed using the da Vinci robotic system. Urology, 2002, 60:509.

[4] Van Batavia JP, Casale P. Robotic surgery in pediatric urology. Curr Urol Rep, 2014, 15:402.

[5] Khanna R, Stein RJ, White MA, et al. Single institution experience with robot-assisted laparoendoscopic single-site renal procedures. J Endourol, 2012, 26:230.

[6] Merseburger AS, Herrmann TR, Shariat SF, et al. EAU guidelines on robotic and single-site surgery in urology. Eur Urol, 2013, 64:277.

[7] Braga LH, Pace K, DeMaria J, et al. Systematic review and meta-analysis of robotic-assisted versus conventional laparoscopic pyeloplasty for patients with ureteropelvic junction obstruction: effect on operative time, length of hospital stay, postoperative complications, and success rate. Eur Urol, 2009, 56:848.

[8] Uberoi J, Disick GI, Munver R. Minimally invasive surgical management of pelvic-ureteric junction obstruction: update on the current status of robotic-assisted pyeloplasty. BJU Int, 2009, 104:1722.

[9] Best SL, Donnally C, Mir SA, et al. Complications during the initial experience with laparoendoscopic single-site pyeloplasty. BJU Int, 2011, 108:1326.

[10] Brandao LF, Laydner H, Zargar H, et al. Laparoendoscopic single site surgery versus conventional laparoscopy for transperitoneal pyeloplasty: a systematic review and meta-analysis. Urol Ann, 2015, 7:289.

[11] Joseph RA, Goh AC, Cuevas SP, et al. "Chopstick" surgery: a novel technique improves surgeon performance and eliminates arm collision in robotic single-incision laparoscopic surgery. Surg Endosc, 2010, 24:1331.

[12] Buffi NM, Lughezzani G, Fossati N, et al. Robot-assisted, single-site, dismembered pyeloplasty for ureteropelvic junction obstruction with the new da Vinci platform: a stage 2a study. Eur Urol, 2015, 67:151.

[13] Law J, Rowe N, Archambault J, et al. First Canadian experience with robotic single-incision pyeloplasty: comparison with multi-incision technique. Can Urol Assoc J, 2016, 10:83.

[14] Olweny EO, Park SK, Tan YK, et al. Perioperative comparison of robotic assisted laparoendoscopic single-site (LESS) pyeloplasty versus conventional LESS pyeloplasty. Eur Urol, 2012, 61:410.

[15] Tobis S, Houman J, Thomer M, et al. Robot-assisted transumbilical laparoendoscopic single-site pyeloplasty: technique and perioperative outcomes from a single institution. J Laparoendosc Adv Surg Tech A, 2013, 23:702.

[16] Cestari A, Buffi NM, Lista G, et al. Retroperitoneal and transperitoneal robot-assisted pyeloplasty in adults: techniques and results. Eur Urol, 2010, 58:711.

[17] Viterbo R, Greenberg RE, Al-Saleem T, et al. Prior abdominal surgery and radiation do not complicate the retroperitoneoscopic approach to the kidney or adrenal gland. J Urol, 2005, 174:446.

[18] Hyams ES, Kanofsky JA, Stifelman MD. Laparoscopic

Doppler technology: applications in laparoscopic pyeloplasty and radical and partial nephrectomy. Urology, 2008, 71:952.

[19] Atug F, Burgess SV, Castle EP, et al. Role of robotics in the management of secondary ureteropelvic junction obstruction. Int J Clin Pract, 2006, 60:9.

[20] Niver BE, Agalliu I, Bareket R, et al. Analysis of robotic-assisted laparoscopic pyleloplasty for primary versus secondary repair in 119 consecutive cases. Urology, 2012, 79:689.

[21] Thiel DD. Navigating the difficult robotic assisted pyeloplasty. ISRN Urol, 2012, 291235:2012.

[22] Hemal AK, Mishra S, Mukharjee S, et al. Robot assisted laparoscopic pyeloplasty in patients of ureteropelvic junction obstruction with previously failed open surgical repair. Int J Urol, 2008, 15:744.

[23] Mufarrij PW, Woods M, Shah OD, et al. Robotic dismembered pyeloplasty: a 6-year, multi-institutional experience. J Urol, 2008, 180:1391.

[24] Tewari AK, Srivastava A, Sooriakumaran P, et al. Use of a novel absorbable barbed plastic surgical suture enables a "self-cinching" technique of vesicourethral anastomosis during robot-assisted prostatectomy and improves anastomotic times. J Endourol, 2010, 24:1645.

[25] Weld KJ, Ames CD, Hruby G, et al. Evaluation of a novel knotless self-anchoring suture material for urinary tract reconstruction. Urology, 2006, 67:1133.

[26] Liatsikos E, Knoll T, Kyriazis I, et al. Unfavorable outcomes of laparoscopic pyeloplasty using barbed sutures: a multi-center experience. World J Urol, 2013, 31:1441.

[27] Sorokin I, O'Malley RL, McCandless BK, et al. Successful outcomes in robot-assisted laparoscopic pyeloplasty using a unidirectional barbed suture. J Endourol, 2016, 30:660.

[28] Shah HN, Nayyar R, Rajamahanty S, et al. Prospective evaluation of unidirectional barbed suture for various indications in surgeon-controlled robotic reconstructive urologic surgery: Wake Forest University experience. Int Urol Nephrol, 2012, 44:775.

[29] Stravodimos K, Katafigiotis I, Fragkiadis E, et al. Correcting and sharing our complications. Misplacement of pigtail catheter, during a Robot Assisted Pyeloplasty. Clinical findings, diagnosis, possible causes and endoscopic treatment. Arch Ital Urol Androl, 2015, 87:165.

[30] Stein RJ, White WM, Goel RK, et al. Robotic laparoendoscopic single-site surgery using GelPort as the access platform. Eur Urol, 2010, 57:132.

[31] Cadeddu JA, Regan F, Kavoussi LR, et al. The role of computerized tomography in the evaluation of complications after laparoscopic urological surgery. J Urol, 1997, 158:1349.

[32] Etafy M, Pick D, Said S, et al. Robotic pyeloplasty: the University of California-Irvine experience. J Urol, 2011, 185:2196.

[33] Gupta NP, Nayyar R, Hemal AK, et al. Outcome analysis of robotic pyeloplasty: a large single-centre experience. BJU Int, 2010, 105:980.

[34] Hopf HL, Bahler CD, Sundaram CP. Long-term outcomes of robot-assisted laparoscopic pyeloplasty for ureteropelvic junction obstruction. Urology, 2016, 90:106.

[35] Schwentner C, Pelzer A, Neururer R, et al. Robotic Anderson-Hynes pyeloplasty: 5-year experience of one centre. BJU Int, 2007, 100:880.

[36] Sivaraman A, Leveillee RJ, Patel MB, et al. Robot-assisted laparoscopic dismembered pyeloplasty for ureteropelvic junction obstruction: a multi-institutional experience. Urology, 2012, 79:351.

[37] Danuser H, Germann C, Pelzer N, et al. One- vs 4-week stent placement after laparoscopic and robot-assisted pyeloplasty: results of a prospective randomised single-centre study. BJU Int, 2014, 113:931.

[38] Soulie M, Salomon L, Patard JJ, et al. Extraperitoneal laparoscopic pyeloplasty: a multicenter study of 55 procedures. J Urol, 2001, 166:48.

[39] Ozayar A, Morgan MS, Friedlander JI, et al. Prompt management of anastomotic leak or acute obstruction after minimally invasive pyeloplasty with percutaneous nephrostomy preserves outcomes. J Urol, 2014,192:1716.

# 第22章 输尿管重建手术

*Jatin Gupta, Ronney Abaza*

## 引 言

自从开展基于达芬奇机器人手术系统（Intuitive Surgical, Sunnyvale，California）的手术以来，机器人手术在泌尿外科领域中已得到广泛推广，机器人技术目前已成为某些手术（如前列腺切除术）的标准方法。随着机器人技术的普及，机器人外科手术技术的应用也越来越广泛，特别是在治疗输尿管上段和下段病变方面。尽管一些外科医生仍然使用传统腹腔镜治疗此类疾病，但是学习曲线短、缝合时具有七个自由度及高清晰度的三维视图使得机器人技术成为许多泌尿外科医生的首选平台[1-2]。尽管如此，血管或肠道损伤、尿漏和支架管移位等并发症仍然可能发生，认识到这些危险因素和处理方法对于确保机器人技术在输尿管重建手术中的持续成功是至关重要的。

## 输尿管上段疾病的机器人手术

机器人手术在输尿管重建手术中已显示出极强的多功能性。目前所进行的各种手术可以根据病变位于上段输尿管和下段输尿管进行划分。

常见的上段输尿管疾病包括肾盂输尿管连

J. Gupta, DO, MS (✉) • R. Abaza, MD, FACS
Robotic Surgery, OhioHealth Dublin Methodist
Hospital, 7450 Hospital Dr, #300, Dublin,
OH 43016, USA
e-mail: Jatin.Gupta@ohiohealth.com;
Ronney.Abaza@ohiohealth.com

© Springer International Publishing AG 2018
R. Sotelo et al. (eds.), *Complications in Robotic Urologic Surgery*,
DOI 10.1007/978-3-319-62277-4_22

接部梗阻、输尿管近端狭窄和输尿管中段疾病（即下腔静脉后输尿管、腹膜后纤维化或输尿管中段狭窄）。另外，肾盂输尿管连接部可存在异常，如重复集合系统伴上极或下极部分梗阻、异位重复集合系统伴上极发育不良。然而，无论涉及的肾盂输尿管连接部、输尿管近端和输尿管中段的疾病谱如何，目前机器人技术在此类疾病中的应用包括：①机器人离断式肾盂成形术；②机器人辅助肾盏输尿管吻合术；③机器人辅助输尿管输尿管吻合术；④其他不太常用的手术，如输尿管切开取石术、息肉切除术和腹膜后纤维化输尿管的松解术。

## 机器人辅助肾盂成形术

### 手术步骤说明

传统上治疗肾盂输尿管连接部梗阻的方法有多种，包括腔内肾盂切开术、开放性肾盂成形术和腹腔镜肾盂成形术。然而，随着微创技术的日益普及，腹腔镜肾盂成形术仍然存在一定的挑战性，这使得其在临床中的推广具有一定的难度，如体内缝合。大量研究结果表明，机器人手术平台的使用在缩短吻合时间方面具有明显的优势[3-4]。

目前已确定肾盂成形术的适应证，该手术可以用于治疗所有肾盂输尿管连接部梗阻。肾盂成形术的主要适应证是肾盂积水加重、肾功能恶化、梗阻继发的复发性尿路感染和梗阻相关症状[如肋腹痛、恶心或呕吐、迪特尔危象（Dietl'crisis）][5]。虽然患者存在某些具有挑战性的病变（如肾内小肾盂和较长的输尿管狭窄）时可能会影响机器人辅助肾盂成形术的应用，但是机器人技术的众多功能允许术者在诸如此类情况下选择替代手术，如机器人辅助肾盏输尿管吻合术。

所有机器人辅助输尿管上段重建手术的定位和方法均相似。机器人辅助肾盂成形术（robot-assisted laparoscopic pyeloplasty，RALP）主要经腹腔入路进行，但是也可采用腹膜后入路，特别是患者既往有广泛性腹部手术史时。经腹腔入路手术的适应证包括既往接受肾脏手术、骨盆宽（>6cm）、存在较大或多发的肾结石、盆腔肾/马蹄肾和存在交叉血管[6]。患者取改良的侧卧位，患侧朝上。术者将床旁机械臂停放在患者后方，放置 2~3 个机器人穿刺套管[2]，也可以放置额外的 5mm 辅助穿刺套管进行牵拉或抽吸。根据是否存在交叉血管或多余的肾盂和高位输尿管附着，可分别采用 Anderson-Hynes 离断式肾盂成形术或 Y-V 成形术进行重建[4,7]。如果术前影像学结果提示存在肾结石，可使用膀胱软镜或肾镜通过镍钛合金取石网篮取出结石。

术中应采用薇乔或单乔缝线以连续或间断方式进行吻合，有时还可以采用倒刺线缝合。输尿管支架管可以通过机器人顺行放置，也可以通过膀胱镜逆行置入。如果患者接受成形术后切口未出现渗液，术者可以放置或省略引流管。输尿管支架管取出术通常在术后 4~6 周进行，然后在 3~4 个月后重新进行影像学评估。

## 机器人辅助肾盂成形术的并发症

由于机器人手术中某些优势的存在，RALP 手术后并发症的发生率普遍较低，包括所有机器人手术中常见的并发症，诸如与解剖局部结构有关的并发症。RALP 手术特有的并发症包括尿漏和复发性狭窄，其本质上可能属于技术性问题（如后壁缝合），但是通常与缺血或继发尿漏和随后的炎症反应有关（图 22.1）。

Sivaraman 等报道了迄今为止最大的一项队列研究，结果显示来自三个医学中心的 168 例患者在 6 年随访时间内的总体并发症发生率为 6.6%。11 例患者（6.6%）共发生 17 类并发症。最常见的并发症是术后肠梗阻，其次是出血量较大且需要输血。在需要输血的 3 例出血患者中，1 例发生肝裂伤。1 例患者发展为肾盂肾炎，需要使用肠外抗生素治疗。3 例患者发生术后吻合口尿漏，行长时间留置导尿管和引流管处理。术后发生尿漏的 3 例患者均需要随后进行逆行激光内切开术[8]。

Hopf 等对来自单中心的 129 例患者进行回顾性分析，进一步评估 RALP 手术的长期疗效，发现 5 例患者（3.9%）发生术中并发症，18 例（13.9%）发生术后并发症。术中并发症包括 2 例肠浆膜损伤、1 例胆囊热损伤，1 例因插管导致气道出血，1 例发生无法恢复的机器人故障（需要转换为标准的腹腔镜手术）。术后并发症包括 9 例吻合口尿漏、5 例尿路感

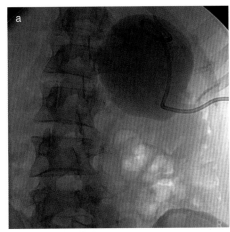
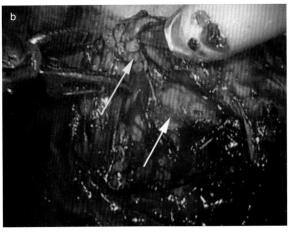

**图 22.1** 既往肾盂成形术失败后再次行肾盂成形术。（a）顺行肾盂造影结果显示先前吻合处完全闭塞。（b）术中显示肾盂输尿管连接部狭窄（黄色箭头）和先前异位交叉血管（白色箭头）及周围纤维化

染和 4 例其他未分类的并发症。据观察，与进行支架管手术的患者相比，未使用支架管患者的术后尿漏率显著增加。在一项长期随访的分析研究中，共 4 例患者失败，其中 2 例需要行同侧肾切除术，1 例需要长期留置输尿管支架管，1 例需要长期使用抗生素预防感染。值得注意的是，在成形手术失败的 4 例患者中，3 例为未放置输尿管支架管的患者[9]。

Lucas 等回顾性总结了可能影响机器人和腹腔镜肾盂成形术疗效的因素，研究结果显示先前的肾盂内切开术和术中存在交叉血管与较高的二次手术率有关。有趣的是，该研究者发现，术前放置输尿管支架管并未影响肾盂成形术的疗效，也与较高的二次手术率无关[10]。

## 机器人辅助肾盏输尿管吻合术

### 手术步骤的概述

虽然大部分肾盂输尿管连接部梗阻病例可以通过 RALP 手术治疗，但是也有一些病例（如肾盂输尿管连接部梗阻合并小肾盏、肾盂输尿管连接部梗阻合并肾内肾盂、马蹄肾梗阻及先前肾盂成形术失败等）已证实行肾盏输尿管吻合术是合理的[11-12]。Korets 等报道了第一例机器人辅助肾盏输尿管吻合术[13]。

机器人穿刺套管的定位和放置与 RALP 手术相似。与 RALP 手术不同的是，在切除肾下极时肾血管被解剖并暂时性阻断夹闭。超声检查可用于识别下极肾盏。可以在腹腔镜下用哈巴狗钳阻断肾动脉（如肾部分切除术中），再切除下极以进入肾盏并缝合血管，然后松开肾动脉。行肾盏输尿管吻合术时可采用可吸收缝线间断或连续缝合，并且在完成手术前顺行放置支架管，最后缝合和结扎输尿管近端残端[11-14]。

### 机器人辅助肾盏输尿管吻合术的并发症

机器人辅助肾盏输尿管吻合术并不如 RALP 手术一样常用，因为该术式通常仅用于

罕见的情况，在技术上更具挑战性。Chhabra 等报道了迄今为止规模最大的研究，仅包括 5 例患者，其中 3 例患者术后发生并发症，包括术后发热 2 例和手术失败 1 例[11]。

为了确定可信的并发症发生率，还需要进一步开展临床实践，预计该手术的并发症包括肾盂成形术的一些潜在并发症和肾部分切除术的一些并发症，例如尿漏、狭窄（失败），以及肾部分切除术中可能发生的出血、假性动脉瘤和动静脉畸形。如果切除较厚部分的下极肾组织，则这种情况更有可能发生。相反的是，当慢性梗阻导致更多的肾皮质变薄而需要切除较少的肾实质时，实施肾盏输尿管吻合术可能使患者获得更理想的疗效，并且可能更容易获得手术成功。

## 机器人辅助输尿管输尿管吻合术

### 手术步骤的概述

当输尿管近端或中段发生较短部位的狭窄时，机器人辅助输尿管输尿管吻合术对术者是一种很有吸引力的选择，因为该技术的原理与机器人辅助肾盂成形术相似。

如果无法确认明显的狭窄部位，可采用以下多种方案用于确定狭窄位置[15]。例如，通过逆行肾盂造影检查将末端开口的球囊导管插入输尿管狭窄处，然后固定在膀胱内的 Foley 导尿管上。如果在机器人手术的定位过程中尿道保持通畅，可使用逆行软性输尿管镜来确定狭窄，也可以通过腹部穿刺套管放置软性输尿管镜进行顺行输尿管镜检，同时通过输尿管切开术确定狭窄部位。

患者在此手术中所采取的体位类似于机器人辅助肾盂成形术，可根据狭窄的位置轻微调整穿刺套管的放置位置。在输尿管狭窄的近端和远端将一段长度的输尿管松解，松解这段长度有利于无张力吻合，而又不致于因过度松解而可能影响血液供应。然后横断和切除输尿管的病变部分，剪开正常的输尿管末端呈铲形，用可吸收缝线进行间断或连续吻合，并且在完成吻合前放置输尿管支架管。

### 机器人辅助输尿管输尿管吻合术的并发症

目前，已报道的机器人辅助输尿管输尿管吻合术的并发症有限，因为该手术还未被广泛应用。Marien 等回顾性分析 250 例接受各种机器人辅助上尿路重建术的患者，其中 8 例患者专门选择机器人辅助输尿管输尿管吻合术[16]。2 例患者术后出现并发症，但是未详细说明。Buffi 等回顾性分析在 4 家大型医学中心实施机器人辅助肾盂成形术（n=145）、机器人辅助输尿管输尿管吻合术（n=17）或机器人辅助输尿管再植术（n=21）的 183 例患者。在选择机器人辅助输尿管输尿管吻合术的 17 例患者中，3 例术后出现并发症，但是仅为 Clavien-Dindo 1 级或 2 级[17]。尽管如此，机器人辅助输尿管输尿管吻合术的预期并发症包括任何机器人手术的并发症及输尿管输尿管吻合术的并发症，如尿漏、狭窄或支架管并发症。

## 输尿管下段疾病及其他输尿管疾病的机器人手术

适用于输尿管上段疾病的机器人辅助手术的原理同样适用于输尿管远端的情况。输尿管远端疾病可以是良性或恶性。良性输尿管远端疾病包括特发性、先天性或医源性（如妇科手术）的远端输尿管狭窄。此外，如果在妇科手术后输尿管并发症未得到诊断，则可能导致输尿管阴道瘘。

尿路上皮癌曾被称为移行细胞癌，行输尿管远端切除术后也可行输尿管远端重建。当出现输尿管和膀胱较大缺损时，可能需要行腰肌悬吊术或膀胱瓣成形术，通常也可以通过机器人辅助完成手术。

### 机器人辅助远端输尿管再植术

#### 手术步骤的概述

接受机器人辅助远端输尿管再植术的患者应置于低背截石位，穿刺器的定位与机器人辅助前列腺切除术中常用的定位非常相似[2]。疾病部位的定位与机器人辅助输尿管输尿管吻合术的定位相似[15]。如果远端输尿管未被切除（即良性疾病），在病变部位上方横断输尿管后应在远侧端放置一个结扎夹。在可能的情况下，根据外科医生的判断，可以按照反流或抗反流的方式将其与膀胱穹顶进行直接吻合（图 22.2）。

必要时可以通过游离膀胱并离断对侧膀胱血管蒂进行膀胱腰大肌悬吊术。在将膀胱后壁缝合到腰大肌前，进行膀胱腰大肌悬吊术时识别和避免生殖股神经发生损伤很重要[18]。

如果需要一块膀胱瓣来补充膀胱与被横断输尿管的正常侧断端之间的缺损，则从膀胱颈附近开始设计一个宽基底的膀胱瓣，基底部为膀胱穹窿，以达到与输尿管的无张力管状吻合。通过膀胱内导尿管将生理盐水注满膀胱，检查完成或未完成膀胱瓣腰大肌悬吊的再植术后或膀胱瓣输尿管成形术后患者是否存在尿漏。

如果对远端输尿管的移行细胞癌进行远端输尿管切除术，除袖状切除剩余的输尿管残端外膀胱外，上述手术的步骤是相同的。

### 机器人辅助输尿管远端手术的并发症

Musch 等回顾性分析了 16 例接受机器人辅助输尿管远端重建手术且术中无并发症的患者，其中 1 例患者因曾行胰腺切除术造成严重的腹膜粘连而转为开放性手术。在 16 例患者中，12 例出现术后并发症，其中 10 例为轻微并发症（Clavien 1~2 级），2 例为严重并发症（Clavien 3b 级和 4a 级）。6 例为术后尿路感染，1 例为角膜擦伤，1 例为股神经损伤后出现暂时性腿部无力，1 例为无症状心肌梗死。1 例患者出现长期的吻合口漏，而另 1 例患者发生漏尿并随后出现腹膜炎。存在长期吻合口漏的患者由于吻合口狭窄发展为无症状的肾盂积水。

### 其他机器人辅助输尿管手术

#### 机器人辅助输尿管切开取石术

当内镜处理和碎石术失败或需要多次行复杂手术时，输尿管切开取石术是一个不错的选

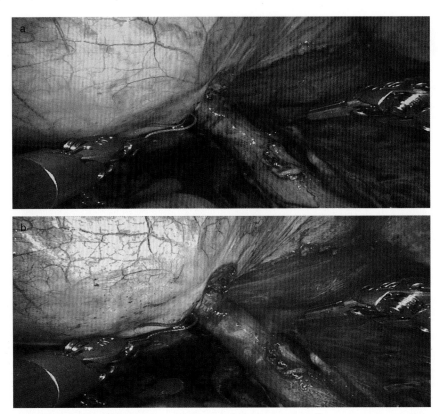

图22.2　（a）完成机器人辅助输尿管再植术。（b）通过荧光确认血流正常

择[19]。Dogra 等报道了接受机器人辅助输尿管切开取石术的 16 例患者，术中在输尿管下段可见直径大于 2cm 的嵌顿结石。患者的体位与机器人辅助前列腺切除术中所采取的体位相似。首先进行输尿管切开术，然后将取出的结石放入一个小的取物袋中。如前所述放置输尿管支架管，并且将输尿管切口以连续缝合的方式进行缝合。Dogra 等报道了一项迄今为止规模最大的机器人辅助输尿管切开取石术的队列研究，术中或术后未发生并发症（图 22.3）。

随着外科医生在多中心应用机器人技术开展上尿路重建手术中获得的经验越来越多，近期正在提出新的设想来改善预后，如颊黏膜移植输尿管成形术和使用吲哚菁绿的近红外荧光成像[16]（图 22.4）。Marien 等完成了 2 例颊黏膜移植输尿管成形术，这些患者因输尿管近端的长狭窄段（1.5~3.0cm）不适合行一期输尿管输尿管吻合术，并且已证实未出现任何术中或术后并发症。

此外，Marien 等描述了在机器人辅助输尿管手术中使用近红外荧光成像和吲哚菁绿来评估组织血液灌注（图 22.5）。将吲哚菁绿通过静脉内途径给药，达芬奇主控制台（Si 或 Xi 系统）拥有的近红外荧光成像检查功能可使得灌注良好的组织处发出亮绿色荧光，灌注不足的组织呈暗色，并且该技术可用于鉴别需要切除的输尿管病变部分，在进行吻合后应确保吻合口得到充分的血液灌注。此有利于减少术后并发症，如吻合失败和尿漏或狭窄。

## 机器人辅助输尿管手术的常见并发症

### 血管损伤

因为输尿管具有特殊的解剖位置，并且与重要血管结构毗邻，如下腔静脉、髂总血管和髂外血管，所以血管损伤一直是该手术中一种潜在的并发症。可能增加血管损伤的危险因素包括粘连、腹膜后纤维化和腔静脉后输尿管。

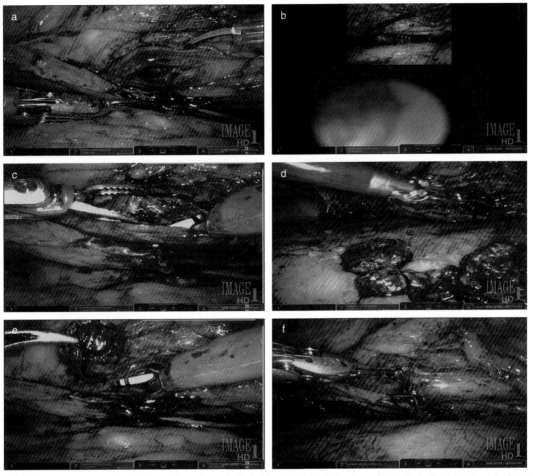

图 22.3　（a）机器人辅助输尿管切开取石术，在最大结石上端进行切开。（b）取出嵌顿结石。（c）可见预先放置的支架管。（d）通过输尿管镜经输尿管切口取出额外的结石。（e）取出所有结石后。（f）横向缝合输尿管切口以防止狭窄

与其他手术一样，合理的术前影像学检查有助于确定解剖关系。

尽管已经设计周密的手术计划，但是血管损伤等术中并发症仍然可能发生，在这种情况下，坚持基本的手术原则是有益的。如果位于主控制台的外科医生可以观察到出血来源，应使用机器人器械施加压力或钳夹血管（就像使用血管阻断钳一样控制出血），直至采取确定性的措施为止。增加气腹压力有助于减少静脉出血。尽管已采取以上述措施，但是如果手术部位仍然持续出血，手术助手可以额外地置入止血海绵，并且用抽吸吸引器施加压力。一旦出血得到初步控制，损伤部位被完全暴露，则可以用不可吸收的缝合线缝合血管。如果采取上述措施后手术部位仍然持续出血，则可能需要行中转开放手术进行干预。

## 尿漏／尿性囊肿

输尿管重建手术的一项潜在风险是可能发生尿漏和可能发展为尿性囊肿。随着机器人技术的应用，已报道的尿漏发生率一直很低。Sivaraman 等证实，与腹腔镜肾盂成形术的尿漏发生率（10%）相比，RALP 手术的尿漏发生率为 1.7%[8,20]。可能增加机器人辅助输尿管手术后尿漏风险的因素包括未达到水密性缝合、未置入支架管，以及感染或缺血造成的吻合口破裂。任何输尿管重建手术均应遵循不透水性、无张力吻合的原则。此外，重要的是，在完成吻合前应放置支架管并确保位置正确。

患者可能出现腹痛、恶心、呕吐或感染等症状。这些症状通常由肠梗阻导致，因为尿液对肠道具有极大的刺激性，尿性囊肿可能会引

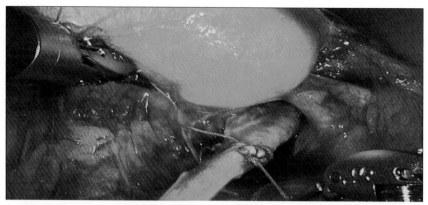

图 22.4 通过近红外荧光成像评估已完成的肾盂成形术，并确认吻合口处组织的血液灌注

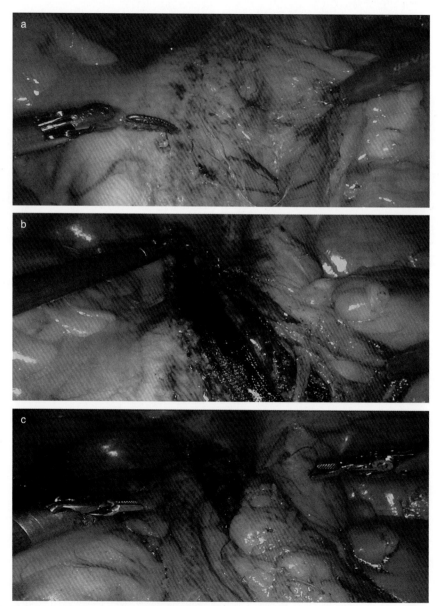

图 22.5 机器人辅助输尿管松解术用于治疗腹膜后纤维化。（a）原始病变视图。（b）完成输尿管松解术后在输尿管下方放置止血材料（即速即纱）。（c）将网膜包裹后防止复发

发感染而导致腹膜炎或败血症。

如果术中放置一根杰克逊 - 普拉特（Jackson-Pratt）引流管，则引流管中出现引流液即可提示患者存在尿漏。引流液成分中的肌酐水平可明显高于血清肌酐值，但是血清肌酐水平也可能由于腹膜重吸收升高。当怀疑发生尿漏时，通过 CT 尿路造影检查可以观察造影剂是否外渗。

大多数的尿漏可以通过充分的引流进行保守治疗，相应措施可能包括放置输尿管支架管、留置膀胱导尿管和腹腔引流，在更严重的情况下可以采取肾造瘘术。此外，如果患者出现尿性囊肿，还建议对积液进行经皮引流。如果术者怀疑存在技术错误而考虑再次手术时，应在原手术后立即进行，否则炎症和瘢痕组织将降低成功的可能性。

## 输尿管再狭窄

输尿管重建手术的一个远期并发症是继发性输尿管狭窄。输尿管狭窄通常可经 CT 尿路造影、肾功能核素动态扫描或逆行肾盂造影检查获得诊断。如果输尿管重建手术后患者出现持续性肾盂积水伴对比剂排空延迟或肾功能恶化，则高度提示输尿管狭窄疾病。尽管患者存在慢性梗阻时肾盂积水可能无法消失，但是不应仅怀疑存在梗阻。

继发性再狭窄通常难以得到轻松处理，肾盂积水的治疗指征可能包括短期内镜下切开术或球囊扩张术、长期置入和更换支架管或再次手术。不幸的是，关于继发性狭窄远期疗效的数据有限，处理手段通常取决于狭窄的位置和长度。

## 支架管移位或堵塞

在输尿管重建手术中，为保护吻合口修复和提供引流，术者通常在术中放置支架管，但是这些支架管可能会出现移位或错位。通过辅助穿刺通道引入导丝时可以放置支架管，以减少支架管错位的风险。支架管的位置可以通过术后腹部 X 线检查确定。

此外，支架管可能会被血凝块堵塞，并且产生类似的结果。可能提示支架管移位或堵塞的常见体征和症状包括引流量增加、肾积水增加、肋腹疼痛、腹痛或尿漏引起的肠梗阻。如果出现这些体征和症状，应进一步行影像学检查。

处理支架管移位或堵塞时有时可能需要先行肾造瘘术引流以减轻集合系统的压力，随后重新留置支架管。

## 神经损伤

进行膀胱腰大肌悬吊术时存在神经损伤的相关风险，特别是靠近腰大肌的生殖股神经和股神经时。生殖股神经分布于腰大肌的前表面。生殖器分支和股分支支配大腿上部、阴囊前皮肤以及女性阴阜的感觉。因此，生殖股神经的损伤可导致腹股沟疼痛、感觉异常或下腹和大腿内侧的烧灼感，也可能引起男性阴囊和女性大阴唇 / 阴阜的感觉异常[21]。

股神经走行于腰大肌的下外侧，并且在腰大肌和髂肌之间穿出[22]。在解剖学上，股神经在到达大腿之前靠近髂外动脉，为大腿前部提供运动和感觉神经支配，并且负责小腿内侧的感觉[21]。股神经损伤可导致大腿前内侧麻木、同侧下肢无力以及不能进行髋关节屈曲 / 内收和膝关节伸展。

目前，在膀胱腰大肌悬吊术中使用的缝合线类型被认为是短期和长期神经损伤的危险因素。最后，建议在膀胱腰大肌悬吊术中使用可吸收缝线以防止出现神经损伤[22]。如果怀疑存在神经损伤，通常采用物理方法进行保守治疗，此将有助于缓解患者症状。但是，如果结扎导致完全去神经支配，则可能需要通过再次手术移除缝合线以确保恢复[22]。

然而，预防这类并发症的最佳方法是基本熟悉生殖股神经和股神经的解剖结构，以便能够小心缝合并避免缝扎神经。Maldonado 等[21]指出，70% 以上的患者缺失腰大肌小肌腱，因此将膀胱腰大肌悬吊术的缝线直接缝合在腰大肌中可增加神经损伤的风险。该研究者进一步提到，如果将缝线穿过腰大肌，应该采用浅层缝合（深度不超过 3mm）的方法，将膀胱固定在髂总动脉分叉水平或以上的腰大肌上。

## 结　论

随着机器人技术在各种输尿管疾病治疗中的持续应用，了解各种并发症的风险及其处理方案对确保手术成功至关重要。虽然关于机器人辅助输尿管手术具体并发症的数据仍然有限，但是输尿管重建手术的主要并发症也可能发生在开放或腹腔镜手术中。了解发生这些并发症的原因以及如何处理这些并发症的基本原则，可最终降低这些手术并发症的发生率。

（张晖　杜凯旋　译，顾朝辉　校）

## 参考文献

[1] Hubert J, Wiklund P. Robotic urology. 2nd ed. Berlin: Springer, 2013.

[2] Hemal AK, Nayyar R, Gupta NP, et al. Experience with robotic assisted laparoscopic surgery for upper and lower benign and malignant ureteral pathologies. Urology, 2010, 76:1387–1394.

[3] Sivaraman AA, Leveille RJ, Patel MB, et al. Robot assisted laparoscopic dismembered pyeloplasty for ureteropelvic junction obstruction: a multi-institutional experience. Urology, 2012, 79:351–355.

[4] Gettman MT, Peschel R, Neururer R, et al. A comparison of laparoscopic pyeloplasty performed with the daVinci robotic system versus standard laparoscopic techniques: initial clinical results. Eur Urol, 2002, 42:453–457.

[5] Tasian GE, Casale P. The robotic-assisted laparoscopic pyeloplasty: gateway to advanced reconstruction. Urol Clin North Am, 2015, 42:89–97.

[6] Autorino R, Eden C, El-Ghoneimi A, et al. Robot assisted and laparoscopic repair of ureteropelvic junction obstruction: a systematic review and meta-analysis. Eur Urol, 2014, 65:430–452.

[7] Inagaki T, Rha KH, Ong AM, et al. Laparoscopic pyeloplasty: current status. BJU Int, 2005, 95(Suppl 2):102–105.

[8] Sivaraman A, Leveillee RJ, Patel MB, et al. Robot-assisted laparoscopic dismembered pyeloplasty for ureteropelvic junction obstruction: a multi-institutional experience. Urology, 2012, 79(2):351–355. ISSN 0090-4295

[9] Hopf HL, Bahler CD, Sundaram CP. Long-term outcomes of robot-assisted laparoscopic pyeloplasty for ureteropelvic junction obstruction. Urology, 2016, 90:106–111. ISSN 0090-4295

[10] Lucas SM, Sundaram CP, Wolf JS Jr, et al. Factors that impact the outcome of minimally invasive pyeloplasty: results of the Multi-institutional Laparoscopic and Robotic Pyeloplasty Collaborative Group. The Journal of Urology, 2012, 187(2):522–527. ISSN 0022-5347

[11] Chhabra J, Balaji S, Sudharsan B, et al. Robot assisted ureterocalicostomy: a single centre contempary experience. Arab J Urol, 2016, 14:25–30.

[12] Osman T, Eltahawy I, Fawaz K, et al. Ureterocalicostomy for treatment of complex cases of ureteropelvic junction obstruction in adults. Urology, 2011, 78(1):202–207. ISSN 0090-4295

[13] Korets R, Hyams ES, Shah OD, et al. Robotic-assisted laparoscopic ureterocalicostomy. Urology, 2007, 70(2):366–369. ISSN 0090-4295

[14] Nakada S. Chapter 49. Campbell Walsh urology, 11th ed.

[15] Abaza R. Techniques for laparoscopic and robotic localization of intraluminal ureteral pathology. Urology, 2009, 73(3):582–585.

[16] Marien T, Bjurlin MA, Wynia B, et al. Outcomes of robotic-assisted laparoscopic upper urinary tract reconstruction: 250 consecutive patients. BJU Int, 2015, 116:604–611. doi:10.1111/bju.13086.

[17] Buffi NM, Lughezzani G, Hurle R, et al. Robot-assisted surgery for benign ureteral strictures: experience and outcomes from four Tertiary Care Institutions. Eur Urol. Available online 26 July 2016. ISSN 0302-2838.

[18] Mufarrij P, Shah OD, Berger AD, et al. Robotic reconstruction of the upper urinary tract. J Urol, 2007, 178:2002–2005.

[19] Humphreys MR. The emerging role of robotics and laparoscopy in stone disease. Urol Clin North Am, 2013, 40(1):115–128. ISSN 0094-0143

[20] Szydełko T, Kasprzak J, Apoznański W, et al. Clavien classification of complications after 150 laparoscopic pyeloplasties. Urology, 2011, 77(6):1359–1364. ISSN 0090-4295

[21] Maldonado PA, Slocum PD, Chin K, et al. Anatomic relationships of psoas muscle: clinical applications to psoas hitch ureteral reimplantation. Am J Obstet Gynecol, 2014, 211(5):563.e1–6. ISSN 0002-9378

[22] Kowalczyk JJ, Keating MA, Ehrlich RM. Femoral nerve neuropathy after the psoas hitch procedure. Urology, 1996, 47(4):563–565. ISSN 0090-4295

# 第23章 机器人辅助腹膜后淋巴结清扫术

Haidar M. Abdul-Muhsin, James O. L'esperance,
Michael E. Woods, Erik P. Castle

## 引 言

机器人辅助腹膜后淋巴结清扫术（robot-assisted retroperitoneal lymph node dissection，RARPLND）是一项具有挑战性的手术，预知潜在的并发症可以帮助外科医生避免并发症的发生。该术式涉及经腹建立到达腹膜后间隙的入路及对数个重要的腹膜后器官的操作，如大血管及其分支、肾脏、输尿管、主要的淋巴结（lymph node，LN）及胃肠道的腹膜后部分。腹膜后的淋巴组织通常呈纤维化，并且与邻近组织粘连，尤其是经化学治疗后的患者。缺乏临床经验的外科医生需要长期的积累才能完成此手术，并且在这个过程中常常会发生手术并发症。在进行此类手术时，需要考虑到对手术有影响的所有因素。

RARPLND 手术是近期开展的可用于睾丸癌患者腹膜后淋巴结转移治疗的手术。关于该手术围手术期结局及并发症的早期研究均为随访期较短的小样本量病例研究。然而，最近两年也报道了关于围手术期结局和并发症进展的大样本病例研究（表 23.1）[1-4]。

本章的目的是阐述潜在的手术并发症，强调相关危险因素，介绍每一类潜在并发症的预防和处理措施，同时根据并发症可能出现的先后顺序逐步阐述，在介绍每个并发症前先对手术过程进行简要概述。

## 术前注意事项

### 麻醉风险与术前评估

接受该手术的大部分患者比较年轻且身体健康，可进行常规术前麻醉评估。然而，需要特别注意曾接受包括博来霉素在内的化学治疗的患者。虽然症状性肺纤维化最常发生在接受此类化学治疗的老年患者，但是相对年轻的患者也可能存在轻微的亚临床改变。博来霉素可导致间质性肺炎及细胞外基质蛋白沉积在肺泡壁，从而引起限制性肺疾病。博来霉素的作用呈剂量依赖性，其在有其他肺部危险因素（例如吸烟、石棉暴露史等）患者中的作用被放大。博来霉素的肺毒性症状包括咳嗽、呼吸短促、发绀和发热。然而，仅通过这些症状筛查博来霉素的肺毒性是不够的，因为多数患者无症状。重要的是，要认识到仅有 20% 的患者表现出博来霉素的肺毒性症状，因此应高度警惕。肺功能测定对于术前肺功能评估是必要的[5-7]。具体参数包括二氧化碳扩散能力或动脉氧分压，这些参数是预测麻醉并发症和死亡的重要指标。目前普遍认为，

H.M. Abdul-Muhsin, MBChB
E.P. Castle, MD, FACS (✉)
Department of Urology, Mayo Clinic,
5779 E. Mayo Blvd, Phoenix, AZ 85054, USA
e-mail: Abdul-Muhsin.Haidar@mayo.edu;
Castle.Erik@mayo.edu

J.O. L'esperance, MD
Department of Urology, Naval Medical Center
San Diego, 34800 Bob Wilson Dr #200, San Diego,
CA 92134, USA
e-mail: james.o.lesperance.mil@mail.mil

M.E. Woods, MD
Department of Urology, UNC Chapel Hill,
170 Manning Drive, Chapel Hill, NC 27514, USA
e-mail: Michael_woods@med.unc.edu

© Springer International Publishing AG 2018
R. Sotelo et al. (eds.), *Complications in Robotic Urologic Surgery*,
DOI 10.1007/978-3-319-62277-4_23

表 23.1　大样本 RARPLND 病例报道研究的并发症

| 系列研究 | 出版年限 | 病例数 | 初次与二次 RARPLND | 轻微并发症（Clavien 分级 <3） | 严重并发症（Clavien 分级 ≥ 3） |
|---|---|---|---|---|---|
| Cheney 等 [1] | 2015 | 18 | 两者均有 | 17% | 0 |
| Harris 等 [2] | 2015 | 16 | 初次 | 0 | 6.3% |
| Stepanian 等 [3] | 2016 | 20 | 两者均有 | 未列出 | 5% |
| Pearce 等 [4] | 2016 | 42 | 初次 | 4.7% | 4.7% |

RARPLND：机器人辅助腹膜后淋巴结清扫术

死亡由成人呼吸窘迫综合征导致，而成人呼吸窘迫综合征继发于麻醉过程中的氧中毒和液体过载。在术中，应尽可能使用最低、最合适的氧浓度维持可耐受的氧合，因为这些患者对氧气引起的肺毒性更敏感 [8]。此外，应将术中补液量维持在最低限度以避免肺水肿，而肺水肿经常通过增加供氧被错误地处理，此可导致肺毒性。补液时最好交替补充胶体液与晶体液。

## 出血与血栓形成的风险

任何用于抗凝治疗的长效抗凝药物均应适当停止。术前应常规行血型鉴定，交叉配型仅用于出血可能性较大时，例如，术前影像学结果提示腹膜后较大肿块或化学治疗后患者 [9]。建议术前行标准的机械和药物深静脉血栓预防措施，因为这些患者存在发生深静脉血栓的多种危险因素，包括肿瘤的存在、需行血管游离及延长气腹时间，可通过皮下注射 5 000IU 肝素或 30~40mg 依诺肝素以及使用平膝弹力长袜和连续间断充气加压装置进行预防。该预防措施需要在住院期间持续进行，在某些情况下可适当延长至术后 [10]。

## 肠道准备

笔者并未常规行肠道准备，除非患者发生肠道损伤的可能性很高。根据外科医生的偏好，可使用一瓶柠檬酸镁及要求患者在术前 1d 坚持清流质饮食进行肠道准备。出于同样的目的，可在手术开始时插入口或鼻胃管，手术结束时取出。虽然术后长时间的肠梗阻在行机器人手术病例中很少见，但是如果术前使用 μ 阿片受体拮

抗剂（阿维莫泮），则可明显缩短肠梗阻时间。虽然肠道准备并非笔者们在腹膜后淋巴结清扫术（retroperitoneal lymph node dissection，RPLND）前的常规准备，但是对预防长时间肠梗阻有潜在帮助。

## 预防性使用抗生素

除非意外发生肠道或泌尿系统损伤，RARPLND 手术切口最终均为 I 类（清洁）切口。可于皮肤切开前 30min 给予标准肠外广谱抗生素（如头孢唑啉），并且根据手术时间的长短重复给药 [11]，术后无须常规使用抗生素。

## 血管意外损伤的准备

虽然在 RARPLND 手术中，血管意外并不常见，但是整个手术团队应做好紧急中转开放手术的准备，手术室中需要配备可使用的开放手术器械包，特别是对于经验不足的医生。可立即使用的开放手术器械包中应包括一套血管包和合适的牵引器。应将主控制台置于手术室内，而非手术室外的偏远位置，从而确保手术团队中医务人员之间可以直接、清楚地沟通。如有必要，位于主控制台的外科医生应当做好中转腹腔镜或开放手术的准备。血管意外损伤的预防和处理措施将在本章后续内容中进行详细讨论。

# 体位相关并发症

合理且安全的患者体位在 RARPLND 手术中极其重要。在大多数情况下，患者处于非生

理体位，有时需要很长的手术时间，尤其是已行化学治疗的患者。患者取低截石位、最大倾斜度 Trendelenburg 位（头低脚高位），并且有些患者的左肩向左略微倾斜（约 30°），如图 23.1 所示。患者采取该体位可使肠道自然下垂至左上腹，有利于暴露术野。使用 3 英寸（1 英寸 ≈ 2.54 厘米）束缚带绕过胸部，将患者固定于手术床上。所有潜在的受压点均需要填充衬垫物。将头部固定于中间位置、头枕放置在左侧，以避免患者倾斜时引起颈部屈曲。将双臂收于两侧，并且将双腿张开后固定。由于腓神经易受压迫，手术团队应尽量使双腿相对伸展，而非完全伸展。在大多数情况下，标准的头低脚高位是实施所有机器人盆腔手术时所采取的体位。神经失用是任何极端体位手术后最常见的并发症之一，该症状通常是自限性的，通过保守治疗和物理治疗可以得到解决[12]。经验不足的医生完成手术时所需时间可能很长，注意患者处于极端体位的时间是至关重要的。当患者处于极端体位超过 4~6h 时，需要重点关注横纹肌溶解等并发症。一旦患者完全苏醒，临床医生应于恢复室中立即评估，并对肢体进行警惕性的神经血管检查。早期发现和治疗缺血对于预防这种并发症的发生很重要。术后立即行实验室检查、体格检查及尿量检查可发现横纹肌溶解的证据，并且可通过积极的水化治疗进行治疗[13]。如果怀疑发生横纹肌溶解，则需要评估骨筋膜室压力，并且请骨科或整形外科医生会诊。

## 穿刺通道的相关并发症

对于任何腹腔镜手术，在建立通道或穿刺器穿刺过程中均可能发生内脏损伤，术中应采取标准方法操作以避免发生此类损伤[14]。在 RARPLND 手术中，如果预测既往手术史可能导致患者存在腹腔内粘连，可用 Veress 气腹针技术或 Hasson 技术建立气腹，此时患者取中立位。但是通过穿刺器穿刺时最好将患者转换为 Trendelenburg 位以利于肠道向头侧移开，从而尽量降低损伤的可能性。应优先依据手术的不同选择穿刺点的位置，目前已经根据解剖结构的不同对多种入路进行总结。当计划需要进行双侧入路时，笔者常使用以下手术布局（图 23.2）。因摄像孔位于中线的脐下，在置入穿刺器前应使用导尿管尽量排空膀胱。

## 肠道牵拉和悬吊缝线

术前应插入胃管彻底排空胃，并插入尿管以监测尿量及排空膀胱。如前所述，应积极排空膀胱。在改进这项手术的过程中，最有益

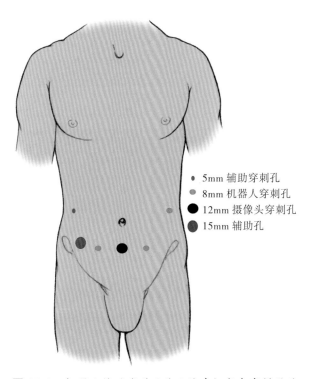

- ● 5mm 辅助穿刺孔
- ● 8mm 机器人穿刺孔
- ● 12mm 摄像头穿刺孔
- ● 15mm 辅助孔

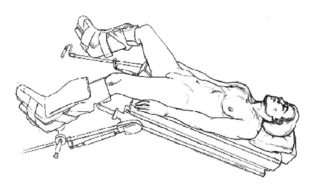

图 23.1　患者体位。请注意，左腿的位置应比右腿稍低且较右腿伸直，以避免与机械臂碰撞

图 23.2　机器人辅助腹膜后淋巴结清扫术中穿刺器的布局

的操作之一即肠道牵拉缝合。一旦将床旁机械臂系统停泊后对接，肠道即坠向上腹部，此时应在大血管分叉下方的后腹膜处切开一个宽切口。这个切口与开放性 RPLND 手术的切口一致，起于盲肠和阑尾的尾部，向内侧延伸至小肠系膜的根部。将腹膜从下面的大血管处提起，尽可能地分离出间隙。用左手提起腹膜，右手使用单极剪刀的背面进行钝性分离。需要注意的是，在年轻患者中，如果腹主动脉旁容易分离，那么肠系膜下动脉（inferior mesenteric artery，IMA）处也可获得无损分离，并且不会发生任何并发症。对于已接受化学治疗的患者，为进行充分的腹主动脉旁分离，通常行肠系膜

下动脉结扎，这极大地促进了腹膜的活动，并且有利于牵拉、暴露肠和肠系膜[15]。将游离的腹膜边缘通过带有 0 号聚乳酸缝合线的弯针从多个位置缝于前腹壁（图 23.3）。这有助于将肠道保持在牵拉于上腹部的位置，以免在后续的解剖过程中落入手术视野（图 23.4）。缝合时应注意避免损伤肠道和腹壁血管，放入一小块腹垫，此用于包裹十二指肠所处的后腹腔最上部，以避免牵拉时损伤十二指肠。这是一个很重要的步骤，因为将十二指肠后部向前牵拉可以防止浆膜损伤。十二指肠很容易受到轻微牵拉的损伤，在解剖周围组织时只能采用锐性分离。

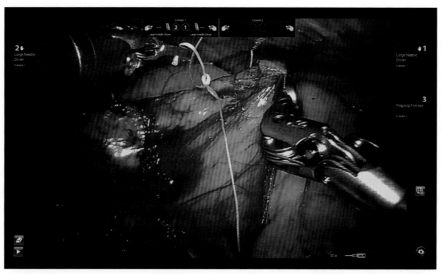

图 23.3 悬吊缝线的悬吊位置

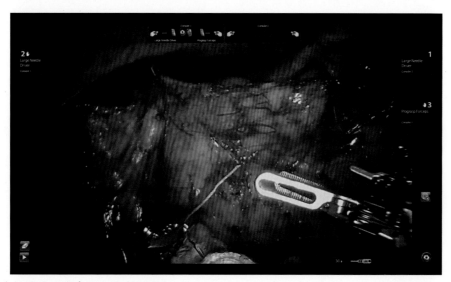

图 23.4 使用多根悬吊缝线牵拉和暴露腹膜后

肠道损伤是一种严重的并发症，虽然并非常见的并发症，但是仍然可能发生。在腹膜附近和视野外使用电凝时要格外小心，因为电凝时能量传递可能导致延迟性肠损伤。在持续时间长的手术中，肠道经常可滑入左下腹，无论何时再次发生这种情况，外科医生应确保肠道已充分牵拉和暴露。肠道牵拉或悬吊缝线有助于预防这些并发症。

## 血管游离

术前详细的横断面影像学检查对于确保是否存在先天性血管或泌尿系统异常（如副肾血管或重复尿路畸形）很重要。最常见的血管异常包括肾下极副肾血管。在计划清扫淋巴结或肿块时，应考虑其所在腹膜后的位置和大小。应该意识到，行化学治疗后RARPLND手术中发生的血管损伤（尤其是静脉损伤）并不少见，外科医生应具备通过机器人操作控制血管出血的能力。此外，处理需要中转开腹手术的患者时，有一位经验丰富的腹腔镜外科医生临时协助和控制出血对手术将会大有益处。最常见的出血部位是小静脉，大多是可控的。根据笔者的经验，最常见的出血部位是腰静脉和一支通常起源于下腔静脉（inferior vena cava，IVC）分叉上方前表面的小静脉。在游离血管的所有

步骤中，应尽早考虑使用一根血管阻断带控制血管近端和远端，以便出血时迅速得到控制。一旦下腔静脉被环形游离和松解，可用血管阻断带环绕其两圈，并且将Hem-o-lok®夹夹在血管阻断带的游离端。此操作的目的是，可以在适当的位置固定血管阻断带。如果该血管出血，可用血管阻断带控制。此方法最常用于下腔静脉暴露时，可用于牵拉下腔静脉，暴露后方的组织结构（图23.5）。

如前所述，通常有一根来自下腔静脉分支上方的小静脉汇入相关的淋巴结群。缝合该血管时，可以使用一把血管吻合器或一根5-0带3/8弧长13mm血管缝针的聚丙烯缝线。这种缝针和缝线非常精细，对于处理小血管非常有用，并且可以预防针孔出血。

### 游离下腔静脉

确保实现完全淋巴结清扫的关键步骤之一是充分游离下腔静脉。这将有利于彻底清扫下腔静脉后方可能存在癌转移的淋巴组织，也可清扫交感神经干和节后纤维（在保留神经手术时需要保留这些神经）。向前牵拉下腔静脉时应格外小心，因为此可能导致腰动、静脉撕裂。正如前面所述，一旦血管近段和远端的出血得到控制（血管阻断带），应小心游离腔静脉，

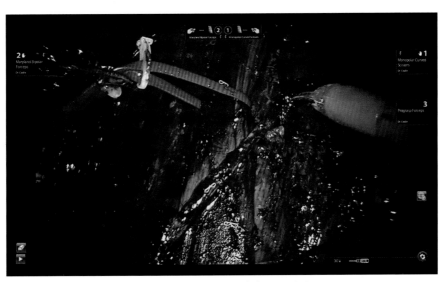

图23.5　通过血管阻断带牵拉下腔静脉。请注意右生殖动脉横跨下腔静脉

并且识别、离断和游离所有腰静脉。虽然可以通过各种方法控制腰静脉（包括血管夹），但是笔者强烈推荐，离断腰静脉的最佳方法是使用游离的丝线结扎（如同开放手术一样），或者如果型号合适，可使用机器人血管切割吻合器，这些方法可以避免血管夹发生无意中的移位或阻断静脉时发生延迟出血。此外，游离腰静脉有助于识别节后交感神经纤维（图 23.6a，b）。当进行保留神经的手术时，在肠系膜下动脉下方的腹主动脉–下腔静脉间隙中识别远端节后纤维可预防交感神经损伤。在分离淋巴组织的过程中，外科医生可以通过识别这一区域并观察神经纤维的走行避免不经意的离断。

## 在主动脉–下腔静脉间隙进行淋巴结清扫

在此步骤中，从腹主动脉分叉进行清扫为完全式清扫，从肠系膜下动脉进行清扫为改良式。如果计划进行保留神经手术，外科医生应注意在此步骤中避免损伤任何遇到的神经结构，并且应避免过度的电凝操作。在主动脉–下腔静脉间隙中向头侧操作时，应注意右生殖动脉，该动脉起始于腹主动脉，然后穿过主动脉–下腔静脉间隙区域并朝向内环口走形（图 23.5），继续向上分离至右肾动脉水平。在主动脉–下腔静脉间隙向头侧分离时，外科医生要注意右肾动脉的血

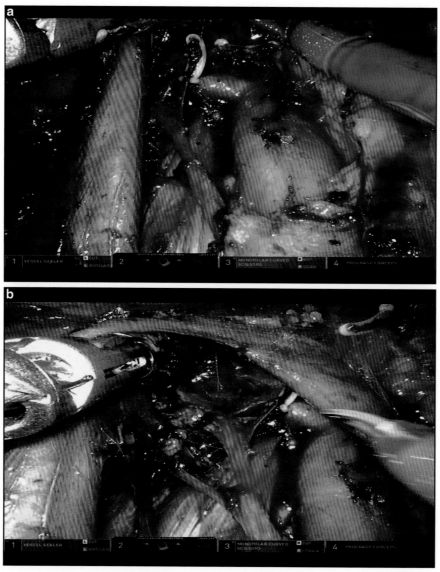

图 23.6　将下腔静脉完全游离后暴露交感神经丛

液供应情况。在某些病例中，于腹主动脉内侧识别右肾动脉的起始部有助于避免发生神经损伤。

在切除这一区域最上部的淋巴结组织时，使用结扎夹夹闭淋巴结断端以预防乳糜性腹水很重要。在此区域放置结扎夹时，应由位于机器人控制台的医生使用机械臂施夹器进行操作。安全夹闭淋巴管的同时，小心、精细地放置结扎夹对于避免损伤右肾动脉及周围神经组织至关重要（图 23.7a，b）。

## 腹主动脉旁淋巴结清扫

以左侧输尿管为外侧边界，围绕腹主动脉上方和内侧清扫，以游离腹主动脉后方的任何剩余淋巴结组织。在腹主动脉、下腔静脉及左肾动脉的起始位置识别、追踪和暴露生殖血管，适当的时候可将其结扎。在此步骤中，分离的上界是左肾门。但是重要的是，有研究结果显示，在开放或腹腔镜手术中分离左肾动脉及左腰静脉后方并不够充分。因此，精细地结扎和分离左腰静脉并清除此区域中所有淋巴结组织至关重要。结扎夹夹闭也可以很好地用于夹闭淋巴管和任何大的乳糜池。

## 血管损伤的处理

即使使用上述所有措施，血管损伤仍然可能是潜在的并发症。如果发生静脉损伤，通常无

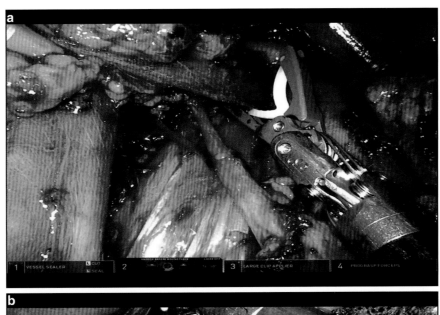

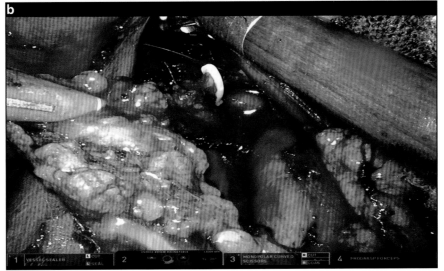

图 23.7 使用机械臂施夹钳放置结扎夹以减少主要淋巴管漏的发生。（a）放置前。（b）放置后

须中转为开放手术即可成功修补[16]。当发生静脉损伤时，通过下面的步骤可以帮助控制出血。

- 气腹压力升高至20mmHg可以减少出血，并且有利于外科医生能够观察到损伤点及修补损伤。

- 如果已经控制血管的远端和近段，收紧血管阻断带可显著减少出血量。

- 塞入一个小号纱垫并且用第三臂施加压力可减少出血量。

- 在这些情况下，手术助手充当着重要的角色。为了避免腹壁塌陷和气腹完全丧失，需要使用间断吸引而非持续吸引。

- 如前所述，修补血管时可使用5-0号6英寸长的聚丙烯缝合线，并且应按照连续缝合的方式进行缝合，同时应格外小心操作以避免缝合时发生血管壁撕裂。

- 在低气腹压下检查修补结束后发生损伤的血管非常重要。

## 输尿管与集合系统损伤

术中应小心操作输尿管，尽量避免过度分离输尿管周围组织，因为此操作可引起缺血性损伤。如果术中确认已发生损伤，应首先修补输尿管，然后置入输尿管支架管。有时，这些损伤可继发于缺血和延迟性肾积水而延迟出现。如果出现这种情况，应按照输尿管损伤的位置和解剖结构不同进行处理。

## 术后自主神经功能紊乱

术后自主神经功能紊乱并不少见，特别是在不保留神经的RARPLND手术中，其可能导致与术后低血容量继发的心动过速相混淆[17]。这种情况通常独立出现且无其他容量不足的症状。术后自主神经功能紊乱通常为短暂性和自限性的，仅需要采用对症支持护理。需要注意的是，当出现这种并发症时，因为患者可能会因自主神经功能紊乱感到头晕，所以辅助行走以避免跌倒非常重要。在病情严重的病例中，可以使用控制心率的药物进行治疗。

## 乳糜性腹水

乳糜性腹水是RPLND手术后发生的潜在并发症[9,18-19]。左升淋巴干流入位于腹主动脉后方L1~L2椎体水平的乳糜池，随后依次流入胸导管。任何一处主要淋巴结构的损伤均可能导致术后乳糜漏和腹水。与血清相比，漏出液的典型外观呈乳白色，蛋白质含量低，胆固醇、甘油三酯和乳酸脱氢酶含量高。作为报道此并发症的最大样本量的病例研究之一，Evans等对329例经化学治疗的患者进行回顾性研究，结果提示乳糜性腹水的总体发病率为7%[20]。接受较多术前化学治疗的患者和在围手术期输血的患者发生乳糜性腹水的风险较高。所有的患者均表现为腹部胀满和膨胀。大多数患者（77%）仅采取保守治疗即可成功解决此问题。其他患者采用腹膜–静脉分流术后的治疗结果并不令人满意，仍然需要较长时间来吸收腹水。

术中可能有助于识别淋巴管的措施之一是术前几日给予富含长链甘油三酯的脂肪餐，以利于术中解剖时识别和钳夹淋巴管。术中打开一根淋巴管时，可见淋巴液像乳白色的液体。如果术后出现乳糜性腹水，处理时通常从保守的饮食开始，包括高蛋白、含有中链甘油三酯的低脂饮食[21]。中链甘油三酯被吸收到肠肝循环后，不像短链和长链甘油三酯那样通过淋巴通道运输。如果这些治疗措施无效，奥曲肽或生长抑素可作为二线治疗药物，通常有效[22]。手术治疗可以作为最后的治疗方案，但是通常并不需要进行手术治疗。

## 现　状

当前报道的病例研究均为小样本量研究，但是已经报道了一些关于RARPLND手术的并发症[1-4]。这些研究在患者人群（初次化学治疗后）、清扫范围和方式（经典与改良）、手术入路（侧方入路与改良截石位）方面存在异质性，但是均提示该技术具有安全性和可行性，并且患者的疗效和恢复效果良好。关于腹腔镜

RPLND 手术的主要争议在于，最初患者接受该术式的目的是活检而非治疗，许多患者在术后需要接受辅助化学治疗。然而，在 RPLND 手术中事实并非如此，因为接受 RPLND 手术后患者行化学治疗的概率很低。

笔者最近发表了一项来自 4 家三级中心的大型多中心病例研究的结果[23]。在这项病例研究中，103 例患者接受 RARPLND 手术治疗，平均年龄 29.6±9.7 岁，平均体重指数（body mass index，BMI）为 26.4±5.1kg/m²。65 例患者（63.1%）行双侧完全清扫术，36 例患者（35%）行改良清扫术，68 例患者尝试行保留神经术式（66%）。与先前接受过化学治疗的 33 例患者（32%）相比，70 例患者（68%）初发时即直接接受 RARPLND 手术，6 例（5.8%）中转为开放 RPLND 手术。术后共有 28 例患者发生并发症（Clavien 1 级 22 例，

Clavien 2 级 5 例，Clavien 3b 级 1 例）。关于这些并发症的详细描述见表 23.2。从肿瘤学角度分析，平均淋巴结数量为 24.1±10.8 枚，淋巴结阳性患者为 35 例（33.9%）。早期开展 RARPLND 手术时，在接受辅助化学治疗患者中 pⅡA 占 21.4%（3/14），pⅡB 占 50%（3/6），pⅡC 占 50%。在平均 26.9±22.4 个月的随访中，5 例患者（4.8%）出现肺部复发。行化学治疗后患者的并发症发生率与初发 RPLND 患者相当（表 23.3~ 表 23.4）。

## 总 结

RARPLND 手术是一项复杂的手术，需要考虑其潜在的并发症。一般情况下，由于手术性质的原因，开放性 RPLND 手术的并发症与机器人手术相同。外科医生必须了解微创手术

表 23.2 大型多中心中腹膜后淋巴结清扫术病例研究的特殊并发症

| 并发症类型 | Clavien 分级 | 次数（n） | 发生率（%） |
|---|---|---|---|
| 水肿 | 1 | 4 | 3.9 |
| 伤口感染（需要抗生素） | 2 | 1 | 0.9 |
| 伤口脓肿（床边引流） | 1 | 1 | 0.9 |
| 背部疼痛 | 1 | 1 | 0.9 |
| 腹泻 | 1 | 1 | 0.9 |
| 感觉异常 | 1 | 5 | 4.8 |
| 术后发热 | 1 | 5 | 4.8 |
| 需要修补的切口疝 | 3b | 1 | 0.9 |
| 淋巴囊肿 | 1 | 1 | 0.9 |
| 输血 | 2 | 1 | 0.9 |
| 胰腺炎 | 2 | 1 | 0.9 |
| 急性肾功能不全 | 2 | 1 | 0.9 |
| 切口血肿 | 1 | 1 | 0.9 |
| 恶心和呕吐 | 1 | 1 | 0.9 |
| 肠梗阻 | 1 | 1 | 0.9 |
| 肾盂输尿管连接部梗阻需行肾盂成形术 | 3b | 1 | 0.9 |
| 腹水 | 1 | 2 | 1.8 |
| 自主神经功能紊乱 | 1 | 1 | 0.9 |
| 双侧肾积水需行支架管置入术 | 3b | 1 | 0.9 |
| 合计 | — | 31 | — |

表23.3 大型多中心病例研究中早期腹膜后淋巴结清扫术后并发症

| 分级 | 次数（n） | 发生率 |
|------|-----------|--------|
| 1 级 | 24 | 23.3% |
| 2 级 | 4 | 3.8% |
| 3b 级 | 3 | 2.9% |
| 合计 | 31 | 30% |

表23.4 大型多中心病例研究中化学治疗后腹膜后淋巴结清扫术后并发症

| 分级 | 次数（n） | 发生率 |
|------|-----------|--------|
| 1 级 | 6 | 18% |
| 2 级 | 2 | 6% |
| 3b 级 | 1 | 3% |
| 合计 | 9 | 27% |

固有的风险，包括切口并发症、长时间的极端体位和周围组织损伤。然而，较短的住院时间、较少的开放式肠道操作和整体的微创方法等优势，必然有利于该术式在拥有泌尿外科肿瘤学专家的医疗诊疗中心中继续开展。

（郑福鑫　骆永博　译，顾朝辉　校）

# 参考文献

[1] Cheney SM, Andrews PE, Leibovich BC, et al. Robot-assisted retroperitoneal lymph node dissection: technique and initial case series of 18 patients. BJU Int, 2015, 115(1):114–120.

[2] Harris KT, Gorin MA, Ball MW, et al. A comparative analysis of robotic vs laparoscopic retroperitoneal lymph node dissection for testicular cancer. BJU Int, 2015, 116(6):920–923.

[3] Stepanian S, Patel M, Porter J. Robot-assisted laparoscopic retroperitoneal lymph node dissection for testicular cancer: evolution of the technique. Eur Urol, 2016, 5(16):00385–00387.

[4] Pearce SM, Golan S, Gorin MA, et al. Safety and early oncologic effectiveness of primary robotic retroperitoneal lymph node dissection for nonseminomatous germ cell testicular cancer. Eur Urol, 2016, 24(16):30181–30186.

[5] Lauritsen J, Kier MG, Bandak M, et al. Pulmonary function in patients with germ cell cancer treated with bleomycin, etoposide, and cisplatin. J Clin Oncol, 2016, 34(13):1492–1499.

[6] Necchi A, Miceli R, Oualla K, et al. Effect of bleomycin administration on the development of pulmonary toxicity in patients with metastatic germ cell tumors receiving first-line chemotherapy: a meta-analysis of randomized studies. Clin Genitourin Cancer, 2016, 8(16):30255.

[7] Roncolato FT, Chatfield M, Houghton B, et al. The effect of pulmonary function testing on bleomycin dosing in germ cell tumours. Intern Med J, 2016, 46(8):893–898.

[8] Jackson RM. Pulmonary oxygen toxicity. Chest, 1985, 88(6):900–905.

[9] Subramanian VS, Nguyen CT, Stephenson AJ, et al. Complications of open primary and post-chemotherapy retroperitoneal lymph node dissection for testicular cancer. Urol Oncol, 2010, 28(5):504–509.

[10] Forrest JB, Clemens JQ, Finamore P, et al. AUA best practice statement for the prevention of deep vein thrombosis in patients undergoing urologic surgery. J Urol, 2009, 181(3):1170–1177.

[11] Wolf JS Jr, Bennett CJ, Dmochowski RR, et al. Best practice policy statement on urologic surgery antimicrobial prophylaxis. J Urol, 2008, 179(4):1379–1390.

[12] Akhavan A, Gainsburg DM, Stock JA. Complications associated with patient positioning in urologic surgery. Urology, 2010, 76(6):1309–1316.

[13] Pariser JJ, Pearce SM, Patel SG, et al. Rhabdomyolysis after major urologic surgery: epidemiology, risk factors, and outcomes. Urology, 2015, 85(6):1328–1332.

[14] Pemberton RJ, Tolley DA, van Velthoven RF. Prevention and management of complications in urological laparoscopic port site placement. Eur Urol, 2006, 50(5):958–968.

[15] Abdul-Muhsin HM, L'Esperance JO, Fischer K, et al. Robot-assisted retroperitoneal lymph node dissection in testicular cancer. J Surg Oncol, 2015, 112(7):736–740.

[16] Thiel R, Adams JB, Schulam PG, et al. Venous dissection injuries during laparoscopic urological surgery. J Urol, 1996, 155(6):1874–1876.

[17] Bahnson RR, Andriole GL, Clayman RV, et al. Catecholamine excess: probable cause of postoperative tachycardia following retroperitoneal lymph node dissection (RPLND) for testicular carcinoma. J Surg Oncol, 1989, 42(2):132–135.

[18] Kenney PA, Tuerk IA. Complications of laparoscopic retroperitoneal lymph node dissection in testicular cancer. World J Urol, 2008, 26(6):561–569.

[19] Williams SB, McDermott DW, Winston D, et al. Morbidity of open retroperitoneal lymph node dissection for testicular cancer: contemporary perioperative data. BJU Int, 2010, 105(7):918–921.

[20] Evans JG, Spiess PE, Kamat AM, et al. Chylous ascites after post-chemotherapy retroperitoneal lymph node dissection: review of the M. D. Anderson experience. J Urol, 2006, 176(4 Pt 1):1463–1467.

[21] Baniel J, Foster RS, Rowland RG, et al. Management of chylous ascites after retroperitoneal lymph node dissection for testicular cancer. J Urol, 1993, 150(5 Pt 1):1422–1424.

[22] Al-Busafi SA, Ghali P, Deschenes M, et al. Chylous ascites: evaluation and management. ISRN Hepatol, 2014, 3:240473.

[23] Abdul-Muhsin H, Marshall M, Stroup S, et al. MP81-16 perioperative and early oncological outcomes following robot assisted retroperitoneal lymph node dissection for testicular cancer: a multi-institutional study. J Urol, 195, (4):e1059.

第 **4** 篇

下尿路机器人手术
特殊并发症

# 第24章 机器人辅助单纯前列腺切除术

*René J. Sotelo, Raed A. Azhar, Oscar D. Martín*

## 概 述

目前，治疗良性前列腺增生的外科手术方法包括内镜手术，如单极或双极经尿道前列腺电切术、激光手术、开放性手术，以及腹腔镜和机器人微创手术[1]。机器人辅助单纯前列腺切除术是一种不断发展和进步的外科手术方式[1]，特别适用于不适合内镜手术的前列腺体积较大的患者。在过去十年中，机器人手术因其安全和有效的特点得到快速普及，运用该术式在可控范围内可以切除更多组织，并且出血量更小，需要留置导尿管的天数更少[2]，住院时间也更短[3]，同时可以达到与传统术式相同的疗效。然而，机器人手术并非没有并发症。因此，熟知机器人手术潜在的并发症及其相关的危险因素，同时懂得如何避免及处理各种并发症至关重要。

手术技术 最初，腹腔镜技术由 Mirandolino

于 2002 年开展并加以推广，2008 年 Sotelo 以同样的方式使大家熟知机器人技术这一概念。与内镜和开放手术相比，机器人手术除拥有微创手术的优势外，如减轻疼痛、更短的住院时间和恢复时间，还可以减少出血量，但是这些均以更长的学习曲线和更高的成本为代价[2]。机器人手术入路可以采用腹膜外或经腹腔入路，在前列腺包膜、膀胱或膀胱前列腺交界处选择切口。Aron 团队采用改良的传统手术方式进行前列腺手术，包括经膀胱途径（即在膀胱后方切口）[4]。Coelho 等对膀胱尿道吻合术也进行了探索[3]，相较于经典的膀胱颈"三角化"吻合方式（即切除腺瘤后直接缝合前列腺包膜），作者提出了三步法，即首先将前列腺包膜后壁展开，然后采用改良的单结连续缝合技术进行膀胱-尿道吻合术（van Velthoven 术）以连续吻合膀胱和尿道，最后将前列腺包膜前壁缝合到膀胱前壁。Castillo 等[4] 介绍了一种双针倒刺缝合线，该缝合线适合于使用 van Velthoven 术对后尿道和膀胱进行吻合。需要注意的是，不要误将输尿管口缝合进去，应将膀胱颈后壁和尿道按照 3 点钟和 9 点钟方向对合，这样有助于形成非连续性膀胱尿道吻合口。筋膜内手术相关技巧如图 24.1 所示。

筋膜内前列腺切除术最初用于治疗低风险的前列腺癌患者，术中将前列腺腺体从前列腺包膜与前列腺筋膜之间剥除，通过保留神经血管束和盆内筋膜有效促进患者术后尿控和性功能的恢复[5]。随后，在包括保留精囊腺、腹膜会阴筋膜（迪氏筋膜）和尿道内口至精阜的基础上，已将机器人辅助筋膜内单纯前

R.J. Sotelo (✉)
USC Institute of Urology, University of Southern
California, Los Angeles, CA 90089, USA
e-mail: rene.sotelo@med.usc.edu

R.A. Azhar
USC Institute of Urology, Keck School of Medicine,
University of Southern California,
Los Angeles, CA 90089, USA

Urology Department, King Abdulaziz University,
Jeddah, Saudi Arabia
e-mail: raedazhar@gmail.com

O.D. Martín
Universidad Cooperativa de Colombia- Facultad de
Medicina. Servicio Urología-Clínica Cooperativa de
Colombia, Villavicencio, Colombia
e-mail: oscar.marting@campusucc.edu.co

© Springer International Publishing AG 2018
R. Sotelo et al. (eds.), *Complications in Robotic Urologic Surgery*,
DOI 10.1007/978-3-319-62277-4_24

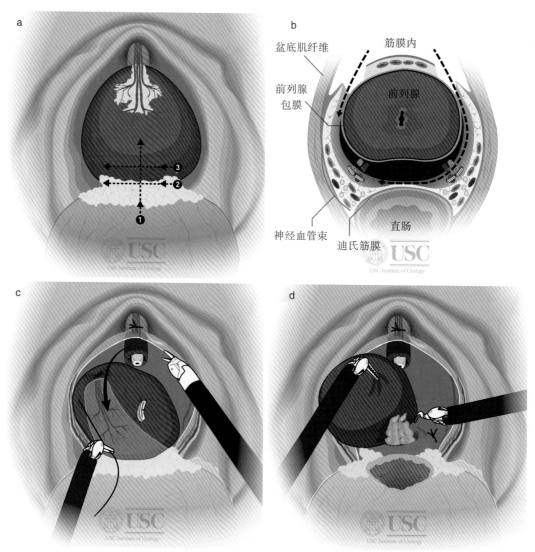

图 24.1 （a）前列腺包膜的切口与膀胱外膜呈垂直方向（见①方向），与膀胱前列腺交界呈水平方向（见②方向），或与前列腺包膜呈水平方向（见③方向）。（b~d）机器人辅助筋膜内单纯前列腺切除术：（b）正视图；（c）俯视图，用类似"渔夫"的手法牵引前列腺；（d）俯视图：保留精囊

列腺切除术（robot-assisted intrafascial simple prostatectomy，IF-RSP）应用到良性前列腺增生引起的梗阻性下尿路疾病的治疗中，并且取得良好的效果[6]。机器人技术将根治性手术的概念应用于良性手术中，这一做法饱受争议，但是该术式可以提高对解剖学知识的熟悉度，提供更高的手术精度和更恰当的学习曲线，这一结论在 Martin Garzon 等的研究中已得到证实[7]。机器人手术可以达到更高的瘤体切除率，改善患者最大尿流率（Qmax），降低国际前列腺症状评分（international prostate symptom score，I-PSS），并且省去膀胱冲洗的过程。在出血率、

输血率、术后 1 年尿控和性功能恢复等方面，IF-RSP 可以达到与腹腔镜单纯前列腺切除术和机器人辅助单纯前列腺切除术等相当的效果，但是 IF-RSP 可以将前列腺癌和高级别上皮内瘤变的检出率分别提高 26% 和 12%，而其他术式的检出率为 5.06%~6.09% 和 0[7]。

## 并发症

在过去的 4 年中，美国和欧洲的机器人手术数量有所增加。自 2007 年以来，全球范围内实施的机器人手术量从 80 000 例增加到

205 000 例，增长 2 倍余。达芬奇手术机器人是目前全球领先的机器人辅助操作系统。根据达芬奇机器人制造商提供的数据，2007—2009年，达芬奇手术机器人在美国医院的安装数量增长约 75%，从近 800 台增加到 1 400 台左右，在其他国家中安装数量也增加一倍，从 200 台增加到近 400 台 [8]。机器人操作平台也越来越多地应用于治疗良性前列腺疾病中，这就要求泌尿外科医生应更好地理解机器人手术相关并发症的预防措施、诊断依据和处理方法。

单纯前列腺切除术的总体并发症发生率为 10.6%~33%[9-12]。根据并发症发生的时间与手术时间的关系，可分为术中和术后的早期并发症以及术后的晚期并发症（表 24.1）。

表 24.1　机器人辅助单纯前列腺切除术和筋膜内单纯前列腺切除术文献综述的回顾

| 作者 / 发表时间 | 例数 | 超声检查测量前列腺平均体积（mL） | 腺体平均重量（g） | 平均出血量（mL） | 平均住院天数(d) | 术中并发症（%） | 术后并发症（Clavien） |
|---|---|---|---|---|---|---|---|
| Sotelo 2008[13] | 7 | 77.66 | 50.48 | 298 | 1.4 | 0 | 2 级：14% |
| Yuh 2008[12] | 3 | 323 | 301 | 558 | 1.3 | 0 | 3 级：33.3% |
| John 2009[14] | 13 | 100 | 82 | 500 | 6 | 0 | 3 级：7.7% |
| Uffort 2010[15] | 15 | 70.85 | 46.4 | 139 | 2.5 | 0 | 6.7% |
| Coelho 2011[3] | 6 | 157 | 145 | 208 | 1 | 0 | 0 |
| Sutherland 2011[11] | 9 | 137 | 112 | 206 | 1.3 | 0 | 0 |
| Matei 2012[16] | 35 | 107 | 87 | 121 | 3.2 | NR | NR |
| Vora 2012[17] | 13 | 163 | 127 | 219 | 2.7 | 0 | 2 级：7.7% |
| Clavijo 2013[6] | 10 | 81 | 81 | 375 | 1 | 0 | 2 级：20% |
| Nething 2014[18] | 5 | 132.89 | 89.8 | 440 | 1.8 | 0 | 0 |
| Banapour 2014[19] | 16 | 94.2 | 93 | 197 | 1 | 0 | 12.5% |
| Leslie 2014[20] | 25 | 150 | 88 | 143 | 4 | 0 | 2 级：8% 3 级：8% 3b 级：4% |
| Elsamra 2014[21] | 15 | 157 | 110 | 290 | 2.4 | 6.6 | 1 级：6.6% 2 级：6.6% |
| Hoy 2015[22] | 4 | 239 | 123.6 | 218 | 2.25 | 0 | 0 |
| Autorino 2015[9] | 487 | 75 | 110 | 200 | 2 | 3.2 | 1 级：6.5% 2 级：8% 3a 级：2% 4 级：0.2% 5 级：0.2% |
| Pokorny 2015[23] | 67 | 129 | 84 | 200 | 4 | 0 | 1 级：15% 2 级：6% 3a 级：4.5% 3b 级：4.5% |
| Martin Garzon 2016[7] | 79/75 | 80.3/70.5 | 68.5/74.5 | 390/535 | NR | 4.9/3.8 | 2 级：10.6%/6.3% 3a 级：2.6% 3b 级：1.3% |

NR：未报道

## 术中和术后早期并发症

术中和术后早期并发症最常见，并且均发生在手术后第 1 个月内。这些并发症包括血管并发症、感染、泌尿系统或消化系统损伤，以及心血管或血栓栓塞事件（表 24.1）。

### 血管损伤

血管损伤是术中最常见的并发症。大血管和小血管都可能会发生损伤，从而导致术中和术后出血，甚至需要输血或行再次手术修补。据报道，0~33% 的病例需要输血[12,19]。因血管损伤出血需要立即再次手术的情况很少见，占所有病例的 1%~3.7%[24]。

预　防　术中出血风险最大的部位是切开前列腺包膜后显露的背深血管复合体及切除腺瘤时位于腺体与前列腺包膜之间的侧支和微血管。在整个手术过程中，避免出血的最佳方法是进行彻底的组织分离，并且持续夹闭血管，特别是在这三处部位（图 24.2）。

术中避免大中型血管损伤的最好方法是具备充分的解剖学知识，通过精细的手术操作并始终在直视下仔细分离血管附近的组织。

在手术结束时，有必要在低气腹压力（<5mmHg）下再次检查手术区域，以确保没有出血并清除两侧区域（4~5 点钟和 7~8 点钟）的血凝块。虽然与机器人辅助单纯前列腺切除术相关血管损伤的文献尚未发表，但是充分了解血管损伤很重要，因为随时可能发生出

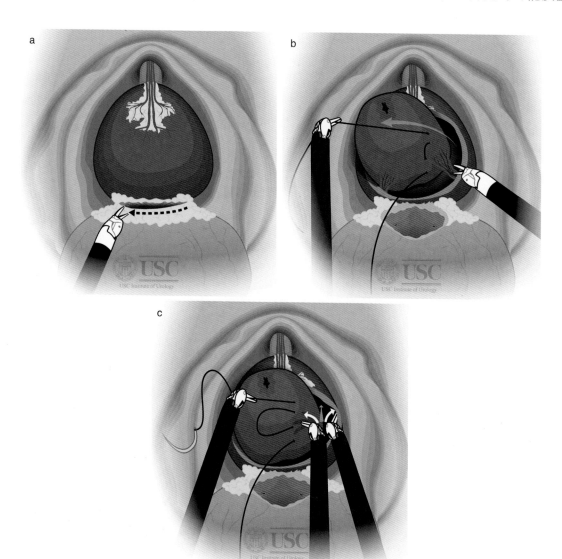

图 24.2　（a）膀胱前列腺交界侧切开术（包膜切开术）。（b）前列腺神经血管束切除和结扎术。（c）腺瘤剥离

血。据报道，在微创手术中血管损伤的发生率为 0.03%~2.7%[25]。血管损伤主要发生在进入腹腔[26-27]或在置入穿刺器、Veress 气腹针或插入任何机械臂器械时[28-29]。

危险因素 对于大、中、小血管损伤，尚未纳入明确的危险因素。术中和术后出血的危险因素包括肥胖、既往有经直肠穿刺活检和前列腺内镜手术病史。这些因素可促进前列腺周围血管网的增生以及组织的黏附和纤维化，从而导致出血的发生和输血的可能。

诊断和鉴别 大多数血管损伤在发生后可以立即被判断出来，但是由于气腹压力的影响，有时可能无法观察到某些静脉或口径很小血管的出血。上述情况通常在手术后 48h 内可以通过间接体征进行诊断，如血红蛋白和红细胞压积下降，或腹腔引流液或尿液中出现血液。在某些情况下，可以使用带或不带对比剂的 CT 扫描来评估出血的位置和体积。

当发生持续性血尿的时间超过一周时，一般需要进行膀胱镜检查。这是一项诊断性的检查手段，一方面有助于明确出血性质从而决定是否需要其他治疗方法，另一方面也可以清除膀胱内的血块。

治疗与处理 可用于控制前列腺包膜出血的方法如下。

内镜技术 这是用于控制出血的第一种方法。直接电凝前列腺包膜的出血区域可以有效控制出血。

外侧神经血管束的处理 前列腺两侧静脉丛通常位于手术视野 4~5 点钟和 7~8 点钟方向。在切除腺瘤之前，可以通过横向缝合前列腺外侧控制出血。在切除腺瘤过程中，可通过使用单极或双极电凝血管丛或当切除腺瘤后直接在前列腺包膜内缝合血管丛控制出血（图 24.2b，图 24.3）。

结扎背深血管复合体 前列腺的另一个重要血管是背深血管复合体，外科医生可以在前列腺远端将背深血管复合体结扎，或在近端有选择性地结扎活动性出血的血管（图 24.3a）。

结扎/夹闭髂内动脉 在持续出血的情况下，一种选择是结扎髂内动脉。这种极端措施极有可能控制出血，但是结扎髂内动脉也可带来组织缺氧和继发坏死病变的风险。Sergi 团队[30]建议在切除腺瘤过程中可以考虑夹闭双侧髂内动脉 12min 以控制出血。已证实，在盆腔手术中短暂夹闭髂内动脉是减少出血的有效方法。控制出血的另一种方法是通过介入放射进行髂内动脉栓塞术。当发生大血管损伤时，必须立即直接压迫血管破损处以控制出血。此外，应将气腹压力立即升至 20mmHg，并且必须决定应通过机器人辅助手术、腹腔镜手术还

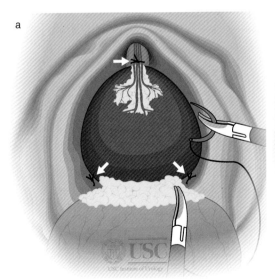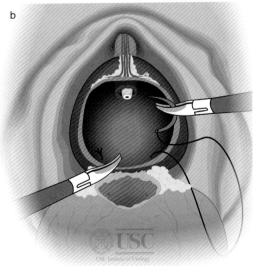

图 24.3 控制出血。（a）外部缝合，前列腺包膜和背深血管复合体。（b）缝线在前列腺包膜内的进出针方向

是开放手术对患者的损伤进行修复。

如果通过直接压迫控制出血后决定继续进行微创手术，则必须进一步解剖损伤血管的远端和近端，以便用血管缝合线连续缝合闭合损伤部位，抢救缝线示意图见图24.4。进行血管缝合时一定不要使用吸引器，因为用吸引器吸引时会降低气腹压力，并且促进出血。缝合时应对损伤部位持续性冲洗，并且及时将液体吸走，此有利于提供更好的术野，但是应注意不要吸走气体。

## 感　染

除血管损伤之外，感染是机器人辅助前列腺切除术的另一个常见并发症。常见的感染包括泌尿系感染、附睾炎和在手术切口处发生的皮肤感染。感染发生率为4.1%~10.6%[7-9]。

**预　防**　在围手术期，充分使用消毒剂和采取合理的无菌技术，例如使用外科口罩和正确的洗手方式，是预防感染的最佳方法。

所有患者在手术前均应进行尿液细菌培养，尤其是术后需要留置尿管或需要间断性导尿的患者。

**危险因素**　除了可能增加医院感染和皮肤感染风险的肥胖症外，在手术前长期使用造瘘管也是多重耐药性病原体感染尿路的危险因素。

超保质期的消毒剂或错误的无菌技术也是尿路感染的重要因素。

**诊断和鉴别**　监测血细胞计数、急性期反应物，如聚合酶链反应、尿液/血液细菌培养以及全身症状（主要是发热或泌尿系统症状），这些均有助于感染的诊断。

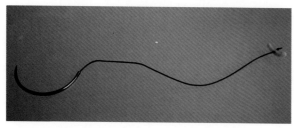

**图24.4**　远端带有Hem-o-lok结扎夹的不可吸收抢救缝线

**治疗与处理**　通过尿液或血液细菌培养鉴定病原体至关重要。此外，临床医生应该考虑到，患者在住院期间发生的感染（院内感染）或因留置永久性导管所引起的感染很可能是由多重耐药菌引起的。因此，建议早期根据临床经验使用广谱抗生素，直到确定病原体后再调整为特定抗生素。

**泌尿系统并发症**　泌尿系统并发症的最常见和罕见并发症包括尿失禁、尿潴留、前列腺包膜穿孔和手术切口漏尿。

泌尿系统的主要并发症是尿失禁。尿失禁的类型可能是压力性、急迫性或混合型。新发性尿失禁的发生率为2.3%[10]，需要抗胆碱能药物治疗的新发性尿失禁的发生率低于1%[9]。临床中泌尿外科医生应该考虑到，大多数患者可能在术后几天内出现暂时性尿失禁，但是容易被误认为真正的尿失禁。

另一个较常见的并发症是尿潴留（拔除导尿管后需要重新导尿）。据统计，截至2015年，机器人和腹腔镜手术后发生尿潴留的概率为2.7%[10]。常见类型为由膀胱内血凝块引起的继发性尿潴留。

较少见的并发症包括前列腺包膜穿孔导致的出血，以及由于膀胱切开和包膜切开后缝合不充分导致的持续尿漏。在某些情况下可能发生膀胱内压力增加和膀胱壁扩张，如残余尿量增多、解剖性梗阻（如尿道狭窄）或逼尿肌功能障碍（收缩功能减退或逼尿肌不收缩），这些均会引起继发性尿漏。

**预　防**　采集完整的临床病史非常重要，这样可以了解到除良性前列腺增生导致的泌尿道梗阻以外的其他病变，如过度活动的逼尿肌、收缩功能不足或不收缩的逼尿肌及尿道狭窄。因此，建议在术前进行膀胱镜检查和尿动力检查，这些可以为患者带来更好的预后，增加患者的满意度。

仔细游离腺瘤和包膜可以避免包膜损伤。考虑到腺瘤一般呈不同于包膜的珍珠色，建议以45°或更小的角度进行解剖分离（图

24.5）。

行连续缝合可确保将前列腺包膜与膀胱缝合成为一层或两层。为避免出现尿液渗漏，切口与进出针的距离应控制在 0.5~1cm。缝合结束后，向膀胱内注射生理盐水将有助于判断尿液是否渗漏。

在手术过程中恰当闭合血管可以避免继发于膀胱内血凝块的尿潴留。此外，只要不存在禁忌证（如慢性肾脏疾病和充血性心力衰竭），患者均应进行持续性膀胱冲洗，并且将每日液体的摄入量从 2L 增加至 3L，以确保充足的尿量。

危险因素　关于机器人辅助前列腺切除术导致的泌尿系统并发症的危险因素尚未见报道。可能增加风险的因素包括既往有内镜前列腺手术史或前列腺感染病史。这些因素可能会导致括约肌病变、前列腺包膜病变，出血和继发性血凝块可能导致缝线裂开。

营养不良和高龄所致的组织愈合能力减弱均可能引起尿液渗漏。

诊断和鉴别　尿失禁和膀胱收缩障碍可以通过相关症状和尿动力学检查得到诊断。通常能在术中立即观察到包膜的缺口。术中未发现的包膜缺口或因吻合口渗漏的尿液可以通过影像学检查进行诊断，如 X 射线断层摄影或通过膀胱镜进行的膀胱尿道造影。

治疗与处理　发生急迫性尿失禁时患者可以服用一系列抗胆碱能药物治疗。对于压力性尿失禁，可根据括约肌是否损伤决定治疗方案。如果未发生括约肌损伤，则可以用电刺激进行盆底治疗。在括约肌损伤的情况下，可以选择放置人工括约肌。

如果逼尿肌的收缩能力受损，第一步应评估残余尿量，并且评估膀胱内压升高和尿路感染对上尿路造成损伤的风险。这些将决定选择何种治疗方案，包括间歇性导尿、永久性留置尿管、膀胱造瘘术或其他疗法（如骶神经刺激）。改善膀胱收缩能力的药物（如倍他尼考）尚未显示出明确的疗效。

对于前列腺包膜的缺损，可以使用连续缝线直接缝合，优先选用可吸收亲水性缝线。对于尿漏，可首先通过留置导尿管治疗 1~2 周。在某些情况下，有必要进行输尿管插管，并且沿导尿管将其连接至引流袋，以最大限度地减少尿液与膀胱的接触。如果进行这些处理后尿漏仍然存在，即应考虑泌尿道瘘的可能性和手术的必要性。

肠损伤　机器人辅助单纯前列腺切除术后肠道损伤非常罕见，发生率不足 1%[9]。患者可能会出现肠梗阻，此时需要采用止吐治疗和肠道休息。更重要的是，术者应考虑到，大多数患者因气腹引起短暂性肠梗阻，并非病理性损

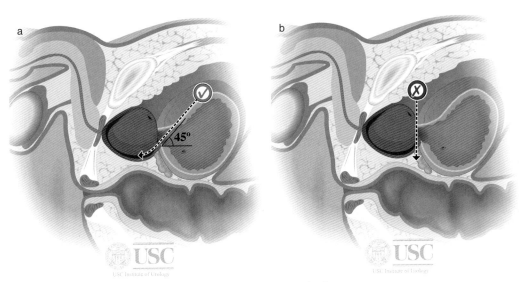

图 24.5　（a）正确的解剖平面 <45°。（b）不正确的解剖平面超过 45°

伤导致。发生肠道损伤的最常见原因是术中插入膀胱内的穿刺套管或气腹针（41.8%）。电刀继发的热损伤（25.6%）是外科手术中发生肠损伤的第二大常见原因。在手术过程中，通常不会发现与热损伤相关的肠损伤[31]。

预防 预防病理性肠梗阻的最佳方法是鼓励患者尽早活动，并且在出现肠鸣音后开始肠内营养。使用较低压力的气腹和最小限度地干扰肠道也有助于预防病理性肠梗阻。

无论使用气腹针还是开放小切口剖腹术（即 Hasson 技术）建立气腹，均应该进入腹腔时尽量避免导致肠道损伤，建立气腹时不要使用蛮力，并且不要穿刺得太快。通过开放技术建立气腹时引起的肠损伤比例较低。避免发生肠损伤的另一种重要方法是从上腹部正中朝向季肋区进入腹腔，此方法尤其适用于有手术史或怀疑肠粘连的患者。使用无齿抓钳在距离肠道 1cm 处处理肠道可以减少热传导，进而避免热损伤。

危险因素 一些专家认为，术前的组织粘连和腹腔感染可能会导致肠道损伤。液体和电解质的失衡也可能是发生肠梗阻的危险因素。

诊断和鉴别 症状是诊断肠梗阻和肠道损伤的主要依据。肠梗阻主要表现为一些主观症状，包括恶心、呕吐，在某些情况下还包括腹痛、腹胀或便秘。肠损伤的症状缺乏特异性，通常表现为系统性症状（如全身性疾病、发热等），有时也可能伴有腹痛。

超声检查可以提供足够的信息，不仅成本较低，而且可以避免射线辐射。但是，超声检查诊断肠损伤的特异性和敏感性较低，这也是建议采用盆腹部增强 CT 扫描诊断肠道损伤的原因。

治疗与处理 治疗肠梗阻的最有效方法是完全禁食。应避免使用阿片类等可能减缓肠道蠕动的药物，并且保持液体和电解质平衡。为促进肠蠕动，应鼓励患者多下床活动。一旦出现肠鸣音，应开始尝试进食，首先是流质饮食，然后是半流质饮食，最后是普食。

对于肠道损伤，应根据损伤的类型和程度进行治疗。对于肠道中的单一损伤，可以直接缝合。对于多发或广泛的组织损伤，首先应考虑切除感染的肠段，然后行端端或侧侧吻合。

## 心血管／血栓栓塞的意外

腹腔镜或机器人辅助前列腺切除术后发生心血管或血栓意外的情况极为罕见，其发生率低于 1%[9]，但是此类并发症引起的死亡率很高[32]。

预防 避免这些事件的最有效方法是，遵循美国胸科医师学会（American College of Chest Physicians，ACCP）发布的临床实践指南。所有患者在手术前应使用量表评估栓塞事件的风险，最常用的量表是 Caprini 评估表。该指南建议，在手术过程中应使用肢体加压装置，并且在术后即刻进行早期下床活动。在某些情况下，应根据患者的风险评估病情，必要时可在术前、术中或术后使用抗凝药物治疗。

危险因素 血栓栓塞事件的危险因素主要是促进血栓形成的经典三联征，即血液淤积、内皮损伤和血液高凝状态。具体的危险因素包括吸烟、肥胖和高血压等。在计算 Caprini 评分时，应考虑每个因素以评估术前、术中或术后的风险和采取预防措施的必要性。

诊断和鉴别 受影响的器官不同，诊断栓塞的方法也不同。受血栓栓塞影响的主要器官包括心脏、大脑、肺或外周动脉系统。心电图或超声心动图、CT 检查、肺部 CT 扫描、肺部血管造影术、D-二聚体检测及多普勒超声均可以用于诊断血管栓塞。

治疗与处理 具体的治疗步骤应该由多学科团队诊疗模式完成，包括重症监护病房医生、内科医生、心脏病专家和泌尿外科医生。根据具体的临床病例，美国胸科医师学会循证临床实践指南建议使用低分子肝素或普通肝素。在发生脑血管意外的具体案例中，应该确定是否有必要使用血管内治疗。同样，在发生心血管意外的情况下，多学科团队也应该明确风险因素，以及是否有必要进行血管内治疗或外科手术。

## 术后远期并发症

术后远期并发症是指手术后 30d 或更长时间发生的并发症，这些并发症的发生率低于术后早期的并发症。术后远期并发症包括尿道狭窄、膀胱颈挛缩、勃起功能障碍和逆行射精。

## 逆行射精

逆行射精可能在术后第 1 天就已形成，但是患者通常会在术后恢复性生活时注意到射精的变化，是最常见的术后并发症之一，发生率为 80%~90%[33]。这是由于内括约肌被切除或切断导致射精过程中膀胱颈部无法闭合，从而使精液逆向射入膀胱后通过尿液排出。

目前为止，已发表的关于机器人辅助单纯前列腺切除术的研究中尚无关于此并发症的报道。

预 防　目前，尚无预防逆行射精的方法。因此，外科医生在手术前向患者解释发生这种并发症的可能性是非常重要的，并且应强调这种情况不是病理性的，不会影响性生活或勃起功能。

危险因素　目前，尚无关于逆行射精的已知危险因素。

诊断和鉴别　大多数患者在手术后 1 个月即恢复性生活。因此，这种并发症最常见于术后晚期。

治疗与处理　迄今为止，还没有一种方法用于治疗机器人辅助前列腺切除术后引起的逆行射精。

## 勃起功能障碍

勃起功能障碍的定义是无法获得和维持使性生活满意的勃起功能。

发生勃起功能障碍（阳痿）时患者无法获得和保持足够的勃起能力以使性生活满意。在接受或不接受 5- 磷酸二酯酶抑制剂作用的情况下，在不足 1% 的男性患者中术后男性性健康调查表（Sexual Health Inventory for Men，SHIM）评分低于 21 分[9-10]。其他因素，如年龄、吸烟以及糖尿病、高血压、血脂异常等合并症也会影响评分。重要的是，在术后 12 个月的随访中，筋膜内前列腺切除技术与其他腹腔镜或机器人技术相比，患者的勃起质量无显著差异[7]。

预 防　由于热损伤可能是术后勃起功能障碍的原因之一，因此在切除腺瘤时应避免在神经血管束附近过度使用单极或双极电凝，这样可以最大限度地降低这种风险。另一种可以避免热损伤的方法是使用 Sotelo 前列腺解剖游离器械（前列腺刀）（图 24.6）。

危险因素　任何损害内皮和减少阴茎血窦供血的病理改变均会导致勃起功能障碍。这些因素包括高血压、糖尿病、血脂异常和吸烟。

诊断和鉴别　勃起功能障碍主要由患者进行自我评判。在术前评估中建立勃起功能的基线很重要，此有利于在术后进行合理比较。多种方法可以用于测量勃起功能障碍的严重程度。最常用的量表是 SHIM 调查表和国际勃起功能指数（International Index of Erectile Function，IIEF-5）。

治疗与处理　目前，勃起功能障碍的治疗基于口服 5- 磷酸二酯酶抑制剂。治疗失败的标准指持续使用两种不同的口服药物至少 3 个

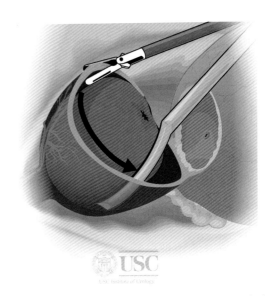

**图 24.6** 使用 Sotelo 前列腺游离器械（前列腺刀）解剖腺瘤

月。二线治疗方案指用一种、两种或三种药物
（前列腺素、罂粟碱和酚妥拉明）进行海绵体
内治疗。上述治疗方法失败后，最终可选择的
治疗方法是假体植入。

## 尿道狭窄和膀胱颈挛缩

尿道狭窄和膀胱颈挛缩是最不常见的并发
症之一。据统计，该并发症的发生率不到1%，
并且通常在术后6周出现[9]。其发生原因尚不
清楚，与腺瘤的大小无相关性，据推测，发生
尿道狭窄的原因是尿管对尿道的反复刺激，而
非受手术本身的影响。

**预 防** 术者可以通过使用冷剪刀切除而
非使用单极剪刀或者双极电凝，以最大限度地
减少炎症和愈合过程中发生纤维化。这样可以
减少手术操作对尿道和膀胱颈的破坏，从而预
防尿道狭窄和膀胱颈挛缩的发生。

**危险因素** 任何能摩擦尿道黏膜的器械
均是尿道狭窄的危险因素。任何促进组织纤维
化的操作，如前列腺穿刺活检或经尿道前列
腺切除术（transurethral resection of prostate，
TURP），均会导致尿道狭窄或膀胱颈挛缩的
发生。

**诊断和鉴别** 一旦患者术后再次出现下尿
路梗阻症状，即应怀疑发生尿道狭窄或膀胱颈
挛缩，接下来应行膀胱镜检查以评估尿道黏膜
和膀胱颈的情况。另一种可供参考的方法是行
膀胱尿道造影术。

**治疗与处理** 最初治疗尿道狭窄和膀胱颈
挛缩的方案是尿道扩张和尿道修复重建术。可
以采用内镜手术治疗复发性挛缩，使用冷刀切
开纤维化组织，目前尚无关于切开位置的统一
标准。如果首次内镜手术不成功，接下来可以
考虑进行再次重建手术，如尿道成形术或膀胱
颈成形术。难治性膀胱颈挛缩的重建手术在临
床中很少见。

（谢飞 曾佑苗 译，顾朝辉 校）

## 参考文献

[1] Gratzke C, Bachmann A, Descazeaud A, et al. EAU Guidelines on the Assessment of Non-neurogenic Male Lower Urinary Tract Symptoms including Benign Prostatic Obstruction. Eur Urol, 2015, 67(6):1099–1109.

[2] Asimakopoulos AD, Mugnier C, Hoepffner JL, et al. The surgical treatment of a large prostatic adenoma: the laparoscopic approach-a systematic review. J Endourol (Endourological Society), 2012, 26(8):960–967.

[3] Coelho RF, Chauhan S, Sivaraman A, et al. Modified technique of robotic-assisted simple prostatectomy: advantages of a vesico-urethral anastomosis. BJU Int, 2012, 109(3):426–433.

[4] Castillo O, Vidal-Mora I, Rodriguez-Carlin A, et al. Modified urethrovesical anastomosis during robot-assisted simple prostatectomy: technique and results. Prostate Int, 2016, 4(2):61–64.

[5] Stolzenburg JU, Schwalenberg T, Horn LC, et al. Anatomical land-marks of radical prostatecomy. Eur Urol, 2007, 51(3):629–639.

[6] Clavijo R, Carmona O, De Andrade R, et al. Robot-assisted intrafascial simple prostatectomy: novel technique. J Endourol (Endourological Society), 2013, 27(3):328–332.

[7] Martin Garzon OD, Azhar RA, Brunacci L, et al. One-year outcome comparison of laparoscopic, robotic, and robotic intrafascial simple prostatectomy for benign prostatic hyperplasia. J Endourol (Endourological Society), 2016, 30(3):312–318.

[8] Barbash GI, Glied SA. New technology and health care costs–the case of robot-assisted surgery. N Engl J Med, 2010, 363(8):701–704.

[9] Autorino R, Zargar H, Mariano MB, et al. Perioperative outcomes of robotic and laparoscopic simple prostatectomy: a European-American multi-institutional analysis. Eur Urol, 2015, 68(1):86–94.

[10] Lucca I, Shariat SF, Hofbauer SL, et al. Outcomes of minimally invasive simple prostatectomy for benign prostatic hyperplasia: a systematic review and meta-analysis. World J Urol, 2015, 33(4):563–570.

[11] Sutherland DE, Perez DS, Weeks DC. Robot-assisted simple prostatectomy for severe benign prostatic hyperplasia. J Endourol (Endourological Society), 2011, 25(4):641–644.

[12] Yuh B, Laungani R, Perlmutter A, et al. Robot-assisted Millin's retropubic prostatectomy: case series. Can J Urol, 2008, 15(3):4101–4105.

[13] Sotelo R, Clavijo R, Carmona O, et al. Robotic simple prostatectomy. J Urol, 2008, 179(2):513–515.

[14] John H, Bucher C, Engel N, et al. Preperitoneal robotic prostate adenomectomy. Urology, 2009, 73(4):811–815.

[15] Uffort EE, Jensen JC. Robotic-assisted laparoscopic simple prostatectomy: an alternative minimal invasive approach for prostate adenoma. J Robot Surg, 2010, 4(1):7–10.

[16] Matei DV, Brescia A, Mazzoleni F, et al. Robot-assisted simple prostatectomy (RASP): does it make sense? BJU Int, 2012, 110(11 Pt C):E972–979.

[17] Vora A, Mittal S, Hwang J, et al. Robot-assisted simple prostatectomy: multi-institutional outcomes for glands larger than 100 grams. J Endourol (Endourological Society), 2012, 26(5):499–502.

[18] Nething JB, Ricchiuti DJ, Irvine R, et al. Robotic simple prostatectomy: a consideration for large prostate adenomas. Archivio italiano di urologia, andrologia: organo ufficiale [di] Societa italiana di ecografia urologica e nefrologica/Associazione ricerche in urologia, 2014, 86(4):241–244.

[19] Banapour P, Patel N, Kane CJ, et al. Robotic-assisted simple prostatectomy: a systematic review and report of a single institution case series. Prostate Cancer Prostatic Dis, 2014, 17(1):1–5.

[20] Leslie S, Abreu AL, Chopra S, et al. Transvesical robotic simple prostatectomy: initial clinical experience. Eur Urol, 2014, 66(2):321–329.

[21] Elsamra SE, Gupta N, Ahmed H, et al. Robotic assisted laparoscopic simple suprapubic prostatectomy-The Smith Institute for Urology experience with an evolving technique. Asian J Urol, 2014, 1(1):55–59.

[22] Hoy NY, Van Zyl S, St Martin BA. Initial Canadian experience with robotic simple prostatectomy: case series and literature review. Can Urol Assoc J (Journal de l'Association des urologues du Canada), 2015, 9(9–10):E626–630.

[23] Pokorny M, Novara G, Geurts N, et al. Robot-assisted simple prostatectomy for treatment of lower urinary tract symptoms secondary to benign prostatic enlargement: surgical technique and outcomes in a high-volume robotic centre. Eur Urol, 2015, 68(3):451–457.

[24] Gratzke C, Schlenker B, Seitz M, et al. Complications and early postoperative outcome after open prostatectomy in patients with benign prostatic enlargement: results of a prospective multicenter study. J Urol, 2007, 177(4):1419–1422.

[25] Gill IS, Kavoussi LR, Clayman RV, et al. Complications of laparoscopic nephrectomy in 185 patients: a multi-institutional review. J Urol, 1995, 154(2 Pt 1):479–483.

[26] Nuzzo G, Giuliante F, Tebala GD, et al. Routine use of open technique in laparoscopic operations. J Am Coll Surg, 1997, 184(1):58–62.

[27] Jansen FW, Kolkman W, Bakkum EA, et al. Complications of laparoscopy: an inquiry about closed-versus open-entry technique. Am J Obstet Gynecol, 2004, 190(3):634–638.

[28] Dunne N, Booth MI, Dehn TC. Establishing pneumoperitoneum: Verres or Hasson? The debate continues. Ann R Coll Surg Engl, 2011, 93(1):22–24.

[29] Makai G, Isaacson K. Complications of gynecologic laparoscopy. Clin Obstet Gynecol, 2009, 52(3):401–411.

[30] Sergi F, Falavolti C, Bove AM, et al. Robotic-assisted simple prostatectomy with clamping of bilateral hypogastric arteries. J Robot Surg, 2013, 7(3):309–310.

[31] van der Voort M, Heijnsdijk EA, Gouma DJ. Bowel injury as a complication of laparoscopy. Br J Surg, 2004, 91(10):1253–1258.

[32] Guyatt GH, Akl EA, Crowther M, et al. Executive summary: Antithrombotic Therapy and Prevention of Thrombosis, 9th ed: American College of Chest Physicians Evidence-Based Clinical Practice Guidelines. Chest, 2012, 141(2 Suppl):7S–47S.

[33] Varkarakis I, Kyriakakis Z, Delis A, et al. Long-term results of open transvesical prostatectomy from a contemporary series of patients. Urology, 2004, 64(2):306–310.

# 第**25**章 根治性前列腺切除术

*Alexander Haese, René Sotelo*

## 概　论

外科手术永远不能完全避免并发症，外科医生必须从并发症中学习经验和教训。与开放手术相比，机器人手术的常规记录单可以比以前更详细地记录和分析并发症。机器人手术在不到十年的时间内迅速普及，许多外科医生的学习曲线时间较短，同时机器人手术与开放手术可能存在不同的并发症，因此机器人手术的并发症越来越明显，越来越频繁。

机器人手术比开放手术具有更加明显的风险，在复杂情况下可能会影响内窥镜视野之外的组织结构。由于机器人手术的并发症很少见，同时其住院时间通常比开放手术短[1-2]，因此外科医生必须更加密切地时刻关注手术操作时、术中或术后不良事件，以及导致或提示手术中、住院期间和手术恢复阶段的并发症症状。

常规匿名地自我报告并发症对患者的进一步治疗是有益的，因为大样本量的前瞻性国家项目如国家患者预后及死亡咨询委员会（National Confidential Enquiry into patient outcome and death，NCEPOD）研究项目已经

表明，可靠的手术预后报告系统能通过识别常见的风险事件、关注避免这些并发症的临床实践和策略改善患者的治疗结局。

机器人辅助腹腔镜根治性前列腺切除术是所有泌尿外科手术中最常见的术式[3]。许多泌尿科医生从机器人辅助腹腔镜根治性前列腺切除术开始积累机器人手术的经验。因此，该术式可能会作为男性和女性其他盆腔手术的模板，无论是良性疾病还是恶性疾病。在本章中，笔者将依据机器人辅助腹腔镜根治性前列腺切除术的操作过程，展示即刻或延迟并发症的风险因素、危险症状和易导致损伤的关键操作步骤，并且强调预防这些并发症的策略。

## 患者体位

在一些外科手术中，恰当的患者体位对于手术成功和低并发症发生率相当关键，如机器人辅助腹腔镜根治性前列腺切除术。采用经典的经腹腔入路时患者取大倾斜度的Trendelenburg位（头低脚高位，20°~35°）才能充分暴露盆腔解剖。只有在极少数情况下，术者才有可能在手术过程中重新调整手术台的位置，此时所使用的设备是配备手术工作台移动技术的最新一代机器人系统。患者处于正确体位可以预防许多可能与其他疾病混淆的并发症[4]。笔者建议，在开展机器人手术时体位的摆放应始终由同一团队完成。

**患者的固定**　术中术者最担心发生体位并发症的关键环节是患者滑动，这可能导致暂时性或永久性严重皮肤、肌肉或神经损伤，如切

A. Haese, MD
Martini Klinik Prostate Cancer Center,
University Clinic Eppendorf, Hamburg, Germany
e-mail: haese@uke.de

R. Sotelo, MD (✉)
USC Institute of Urology, University of Southern
California, Los Angeles, CA 90089, USA
e-mail: rene.sotelo@med.usc.edu

© Springer International Publishing AG 2018
R. Sotelo et al. (eds.), *Complications in Robotic Urologic Surgery*,
DOI 10.1007/978-3-319-62277-4_25

口撕裂、术后疝的形成，以及由于腹壁过度伸展而增加的术后疼痛。一些旨在防止身体滑动的工具，如肩带、肩托、束带、身体背带或头枕，有助于避免可能造成损伤的滑动。术中需要一张柔软的床垫，例如 Tempur❶或凝胶床垫，此有助于将患者安全地固定在手术台上，这些床垫的摩擦力会在一定程度上阻止患者的肢体移动[5]。也可以使用真空床垫，但是漏气时这些床垫非常坚硬，床垫与患者轮廓的不适当塑形可能导致压迫性损伤。真空床垫引起的另一个罕见但关键的问题是，由于气体泄漏，床垫可能会慢慢失去真空状态（由于患者的遮挡，通常不会被注意到），从而失去保持患者处于稳定体位的作用。

**面部和眼睛的保护** 在机器人手术中，因为患者的面部和眼睛距离机器人内窥镜镜头很近，而位于主控制台的外科医生没有手术床边视野与手术铺巾的距离感，所以患者的面部和眼睛可能存在直接损伤的风险。特别危险的是，当向下转动内窥镜30°时，相机转换器可能距离脸部只有几厘米远。面罩、金属护罩、金属挡板或泡沫垫可以用于保护面部。必须将眼睑用胶带闭上，并且戴上护目镜。不能将不使用的器械放在手术铺巾上，因为患者的面部或胸部在下面，可能会造成无法识别的挤压性损伤。

**肩部、手臂和胸部** 最重要的防止压伤的装置是垫肩和专门为大倾斜度的头低脚高位而设计的枕头。枕头应该柔软但坚固，并且有足够的接触面，以使患者的体重尽可能地均匀分布在肩部区域。在理想情况下，这些靠垫通过双肩可以起到固定效果，并且有一个凹槽可以发挥稳定患者头部的作用，此有利于避免头部受压而导致脱发。这些枕头还可避免颈部的持续旋转和侧弯，减少对侧臂丛的张力，并且为整个肩膀提供牢固且稳定的固定，不会使锁骨单独受到压迫，这些均有助于预防臂丛损伤。放置手臂时，可采用一种简单而安全的

方法，即在手术台中间水平放置一张大小约100cm×50cm 的衬垫，与患者手臂的位置相对应。在折叠手术床单时，条形的泡沫或凝胶床垫可用于保护手臂，使手臂紧紧固定在患者身上，而非紧紧地贴在患者身上。或者，也可以使用覆盖衬垫的扶手。在肘部水平，尺神经穿过尺骨鹰嘴，所以术中应注意预防尺神经损伤[6]，这种损伤后续可能表现为手掌区域第4根和第5根手指的敏感度破坏，进而发展为运动神经损伤，最终发展为爪手[7-9]。将手臂放在一侧可以防止上肢外展过度，避免发生臂丛神经损伤。应该将手处于解剖休息位，固定不当可能导致手向外侧下降，过度伸展可能导致桡神经损伤。

**下 肢** 无论放置何种腿部支撑装置（分腿架或马镫），避免臀部过度伸展至关重要，因为这有可能导致股神经牵拉损伤。必须避免挤压肌肉以免发生压伤，因为肌肉压伤可能导致横纹肌溶解、骨筋膜隔室综合征，最终需要行筋膜切开术。尤其是在长时间手术、肥胖患者和大倾斜度的 Trendelenburg 位及其他常见危险因素（如糖尿病、高血压或周围血管疾病）的情况下，患者发生横纹肌溶解的风险增加[10-12]，臀部、背部、小腿和肩部肌肉尤其危险[13]，应将这些区域的术后疼痛作为警告信号。如果总血清肌酐激酶水平高于 1 000U/L 或存在肌红蛋白尿，则可以确认诊断。相应的处理措施包括积极的液体复苏和纠正代谢性酸中毒[14]，如果发生骨筋膜隔室综合征，应尽早采用筋膜切开术。

## 机器人辅助前列腺切除术中的并发症：放置穿刺器建立手术入路

**置入穿刺器的并发症** 切开切口前应检查的项目包括二氧化碳的可用性、特定的注气设置、特定的电刀设置、双极电凝自动失活的功能、所有设备（吸引器、冲洗液、功能完好和具有白平衡调整功能的内窥镜），术前应确保已检查并可立即使用。在开展经验较少的早期手术阶段，应该准备一套备用的器械托盘用于

译者注：❶ Tempur，即泰普尔，一种特殊的温度感应泡沫胶材质，也叫记忆棉。

开放手术。通常将盆腔手术的第一个穿刺器（机器人内窥镜）放置在脐周区域。其他穿刺器的放置均在此内窥镜的直视下进行，因此机器人内窥镜穿刺器的安全放置至关重要。

气腹针穿刺法、可视穿刺器法和使用 Hasson 技术的小切口剖腹术入路法是最常见的入路方式[15-20]。建立手术入路过程中发生的损伤程度从轻度到危及生命不等[21-22]，其中大多数损伤涉及内脏、血管组织或联合伤。外科医生应熟悉所有建立手术入路的方法，以及优势、缺点和禁忌证，以便能够在需要时改变入路方法。

盲穿式置入气腹针可能会导致腹部组织结构发生损伤，通常为肠道或大血管[23-26]。外科医生应该检查气腹针，以确保加载弹簧的钝头闭孔器在穿过腹壁时缩回，同时也在进入腹腔后弹回至保护位置。应将腹壁使用两把尖锐布巾钳向上提起，从而在腹膜壁层和腹腔内组织结构之间形成距离，以增加气腹针尖端与内脏之间的安全距离。对于非常肥胖的患者，最好通过钳夹筋膜位置抬高整个腹壁，因为仅提起皮肤和皮下脂肪组织并不能将整个腹壁提起。外科医生应在以 45° 方向推进针头时将手支撑在患者身上（肥胖患者可取角度为 90°），以免不慎将针头推得太深。双弹响检查可提示针穿过腹直肌前鞘膜和腹直肌后鞘膜时的两个阻力点。通过第二个阻力点后，在注气前应将装有半管生理盐水的注射器放在气腹针上并向外抽出，从而识别是否发生血管或肠道损伤。随后，应将生理盐水滴入针头（点滴试验）以确认进入腹腔内。开启二氧化碳气腹时压力应小于 10mmHg，在充分观察到对称气腹膨胀之前，应一直保持二氧化碳为低流量水平，然后在外科医生手指的支撑下置入内窥镜穿刺器。此后应立即用内窥镜进行腹腔检查，以便能够及早识别可能的损伤情况。对于既往有腹部手术史的患者，应通过开放式小切口剖腹手术进入腹腔。

**血管损伤**　建立手术入路的穿刺过程中，血管损伤很少见，发生率为 0.03%~0.2%[27-29]。大多数血管损伤由气腹针或最初的穿刺器放置引起[21,30-31]。腹主动脉和髂总血管的损伤最常

见[32]。为将损伤风险降到最低，在建立操作通道阶段，患者应处于平卧位，因为患者取 Trendelenburg 位时旋转岬部可使主动脉分叉移向靠近脐部的位置，并且增加血管损伤的可能性[33]。如果发生血管损伤，应根据具体情况进行处理，先用结扎夹夹闭较小、未扩大的出血点，并在手术过程中进行持续监测，然后在 5mmHg 的 $CO_2$ 压力下重新进行检查。如果血肿扩大，则应放置其他辅助穿刺器，并且对接患者的床旁机械臂系统，然后打开血肿并暴露出血部位。如果可以修补，采用机器人辅助技术进行修补是首选方法，术中应当使用纱布加压、增加气腹（在静脉损伤中）并采用足够的修补器械进行修补（见下文）。如果无法通过腹腔镜或机器人对损伤进行修补，应压迫止血，并且立即剖腹进行开放手术，这样可以避免浪费时间进行尝试而最终对患者造成更大的伤害。

**肠道损伤**　在放置穿刺器过程中肠道损伤很少见，发生率为 0.07%~0.09%。如果发生内脏损伤[32,34-35]，应将带闭孔器的穿刺器及穿刺器干保留在损伤部位，另外置入一个穿刺器进行探查。根据手术经验和破损大小，可以用荷包缝合或双层缝合进行修补，或者可以通过一个小切口将肠道置于体外进行修补。发生严重或复杂的撕裂伤时术者可能需要行剖腹手术。

对于既往有腹部手术史的患者，不建议在手术部位行气腹针穿刺，应采用标准的治疗方式，通过小切口[17]、直视[18]或内窥镜引导在远离先前瘢痕部位进行穿刺。

**放置辅助穿刺器**　必须始终于直视下置入辅助穿刺器。在完全建立气腹后，用笔标记穿刺器部位是有用的，因为在充气的腹部中可以更好地确定穿刺器进入的最佳位置及各自的安全距离。内窥镜照射可能有助于显示皮下血管，即使是在腹直肌外侧缘处较大的腹壁下血管通常不可见的情况下。应避免切开过小的皮肤切口，如果切口太小，置入穿刺器时需要使用过大的力量，此可能会造成组织损伤。

如果患者存在腹部粘连和曾行开放手术或

腹腔镜手术，则可对穿刺器放置造成重大挑战。如果可见瘢痕，应避免将穿刺器穿过或朝向瘢痕方向放置。使用 Hasson 技术放置穿刺器后，应检查腹部是否有粘连。腹部的粘连程度是不可预测的，即使先前仅做过小手术，粘连的广泛程度也可能会令人惊讶，或者尽管曾进行较大的腹部手术，但是粘连程度反而很小。如果存在腹腔粘连，应将下一个穿刺器放置在距离粘连较远并且允许行手助式腹腔镜粘连松解术的位置。将腹腔粘连松解后，才可以安全放置穿刺器。

置入辅助穿刺器过程中发生的血管损伤　在放置辅助穿刺器的过程中，可能会损伤其他腹部血管，特别是腹壁下动脉和静脉。有研究结果显示，在此过程中腹壁血管损伤的发生率为35%，主动脉或髂动脉损伤的发生率为30%[16]。内窥镜光线透照和无影手术灯有助于识别和避开腹壁血管。在手术结束时，应在直视下取出穿刺器，并且检查穿刺器部位是否存在动脉出血。由于通过电凝不能达到充分止血的目的，此时应该采用"8"字缝合，以达到充分控制出血点的目的。

## 机器人辅助前列腺切除术并发症：术中并发症

器械直接接触造成的损伤　机器人手术的一个独特特点是，在手术过程中一些关键步骤并非由外科医生操作，而是由手术助手或洗手护士完成[36-37]，尤其是机器人或腹腔镜器械的置入和更换。尽管如此，保证手术安全仍然是主刀外科医生的责任。因此，手术助手、助理或洗手护士必须确保在无充分视野的情况下不进行任何操作。请勿在无直视的情况下置入任何一把机器人器械，因为这些器械没有记忆能力，并且可以插得比预期更远。在更换器械期间，如果手术助手通过手动重新定向机械臂，则操控台中器械位置的信息将消失，必须在直视下重新置入机械臂。在手术过程中肠袢可能会移动，在更换器械过程中肠道可能发生损伤。

静脉损伤　由于解剖生理学方面的有利特性，即使是较大静脉（如髂外静脉）损伤，通常也可以通过将气腹压力增加到20~25mmHg并进行适度的压迫和缝合得到有效控制。在盆腔淋巴结清扫术（pelvic lymph node dissection, PLND）中，控制髂外静脉分支的难度较大。术中应将吸引器的吸力降低至最低限度，因为这个动作可降低气腹压力，增加出血。

动脉损伤　发生大动脉损伤时，需要立即压迫止血或夹闭，例如使用机器人专用有创单孔组织抓钳（ProGrasp™）器械，然后使用另外两把机械臂器械来尽可能精确地识别损伤。此有利于手术助手通过两只手进行（适度）吸引，并且通过腹腔镜器械用卷起的纱布进行加压以压迫出血点或置入带针缝线。通过结扎夹初步控制出血后可进行最终缝合，术前应配备抢救缝线，其末端附带 Hem-o-lok 夹，然后应用缝线缝合后牵拉以使其保持一定的张力，通过加压血管损伤处可快速止血。抢救缝线由一根带有 CT1 针的薇乔缝合线组成，没有记忆功能（与单股缝线不同），便于缝合。

如果无法使用机器人机械臂的持针器缝合动脉，则可以通过压迫进行初步止血。如果需要中转手术方式，应采取后续的处理步骤（图25.1）。

肠道损伤　发生肠道损伤时患者不太容易出现急性并发症的症状，但是由于肠道损伤可能会出现在视野之外，因此可能会表现为延迟并发症。肠损伤可分为穿孔性和磨擦伤性，发生率为0.2%~0.6%，50% 由电凝导致，80% 需要行剖腹手术。有一点至关重要，术中有 69% 的损伤未被发现[38]。预防该并发症的基本原则是，当手术助手置入腹腔镜或机器人手术器械时，应高度警惕内窥镜视野之外的异常抵抗力。如果产生疑问，主刀外科医生必须告知手术助手医生是否需要在内窥镜直视帮助下才能将器械移入视野。为最大限度地增加器械移动时的安全范围，术中应将发现的小肠或大肠粘连向头侧充分松解，使其远离机器人和腹腔镜器械操作的范围，为增加安全性，

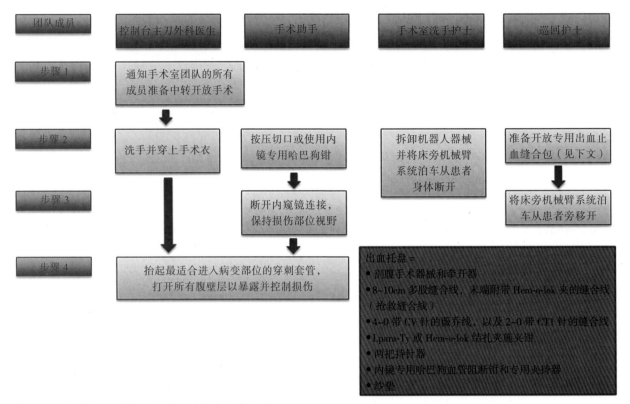

图 25.1 发生出血时紧急中转开放手术的流程图

需要付出额外的时间和耐心。如果腹部脏器发生损伤，可以通过机器人或腹腔镜进行一期修补，或者可以切开距离损伤部位最近的穿刺器部位，将肠道移出体外并进行修补后在腹腔内重新定位，然后缝合切口并置入穿刺器，继续进行手术。如果仅发生浆膜层损伤，则可以通过机器人进行一期修补。如存在疑问，应先将损伤部位进行缝合关闭，并且用长线标记，最终完成前列腺切除术。如果置入穿刺器时造成肠道损伤，应该在肠道损伤处及对侧进行检查，因为穿孔可能是贯通性的。在腹膜外入路手术中，穿刺器对腹膜反折造成的损伤可能导致无法识别的肠道损伤。因此，正确认识这些潜在的并发症很重要。出于外科医生的慎重考虑，建议必要时请普通外科或结直肠外科医生于术中会诊。

**在术中未被发现的内脏损伤的体征和处理措施** 如果在手术中未能识别肠损伤，无论是否进行粪便改道，患者均需要行开放手术。由于尚未进展为腹膜炎，患者一般在术后第 1 天未表现任何临床症状。如果术者难以进行解剖游离或发现明显的粘连并且怀疑可能造成损

伤，则应为患者办理住院以进一步监测病情。未识别的内脏损伤症状包括穿刺器部位的局部疼痛、弥漫性腹痛、腹胀、发热、腹泻、白细胞增多或减少、腹膜刺激征、伤口积液或引流液中淀粉酶水平升高。临床医生可进行临床和生化诊断，但是建议必要时尽量行腹部 CT 扫描。诊断肠道损伤的放射学征象包括腹腔积液、肠对比剂外溢和肠梗阻。腹腔内出现游离气体并非明确诊断的依据，因为即使在腹腔镜手术后数天内也可能存在一些游离气体。

**盆腔神经损伤** 最常见的神经损伤部位多为闭孔神经 [39-40]。腹腔镜前列腺根治术的发生率为 0.7%，机器人辅助腹腔镜根治性前列腺切除术为 0.4%。暴露视野时过度牵拉组织可引起神经损伤，但是更常见的原因是直接热损伤，或在淋巴结清扫过程中完全离断神经。由于闭孔神经的位置相对固定，防止其损伤的唯一方法是在淋巴结清扫过程中保持高度警觉，并且始终保持正确的可视化暴露视野。为暴露闭孔神经，应向内而非向前牵拉淋巴结组织。术者必须平行放置 Hem-o-lok 结扎夹，而不能

垂直于神经放置，并且只有在完全暴露神经后才能放置结扎夹。同样，必须谨慎使用电灼术，不能在怀疑出血的地方盲目抓取组织进行止血。控制出血很重要，因为有报道称，当扩大的血肿压迫神经引起闭孔性神经失用时，需要进行手术引流以改善临床症状[41]。

失用的闭孔神经功能在6周内可自行恢复。在闭孔神经被完全离断却未被识别时，患者的步态障碍将持续存在，继而发生内收肌萎缩。如果在手术过程中发现闭孔神经离断，应该尝试将离断神经的断端对齐并重新吻合[41-42]。

**直肠损伤** 采用不同手术入路时直肠损伤的发生率相似，开放手术为0.5%~1.5%[43-44]，腹腔镜手术为0.7%~2.4%[44-45]，机器人手术为0.2%~0.8%[44,46-47]。最重要的关键步骤是要识别术中发生的直肠损伤，并且使用足够的带血管蒂的组织作为补片进行无张力的一期修补[43,45,47-48]。当缺损太大或太复杂而不能行无张力缝合时，如果粪便污染范围很广或需要行挽救性前列腺切除术，则术者应进行粪便改道手术。

在术后早期，直肠损伤可能导致严重的并发症，包括脓毒性腹膜炎和死亡。非常小的损伤可能导致直肠尿道瘘的形成。在未被识别的男性直肠损伤患者中，直肠尿道瘘往往会持续存在，最终需要延迟行手术修补。直肠损伤的后遗症是盆腔脓肿（0.1%）和直肠尿瘘（0.03%~1%）[43,45,47-48]。

正如与开放手术一样，挽救性机器人辅助腹腔镜根治性前列腺切除术可增加直肠损伤的风险，因此在开展机器人技术的早期阶段应该避免开展此类手术。同样，高度警觉、避免电凝和积极地钝性解剖游离均可降低直肠损伤的风险[49-50]。锐性解剖也可导致直肠损伤，但是这些损伤的边缘通常光滑且血管丰富，并且与钝性解剖或无法识别的热损伤性坏死引起的较大撕裂相比，锐性解剖有利于后期安全缝合。术中可通过气泡试验完成诊断，气泡试验的步骤包括插入22Fr直肠导管、注入60mL空气，同时观察盆腔内充满生理盐水的情况。如果出现气泡，则代表气体可通过直肠进入盆腔。应将损伤处分为两层缝合，在非保留神经的手术中，可以将侧方组织缝合到中线作为额外的安全层。行直肠修补时应远离尿道吻合口，以减少形成瘘管的风险。

完成损伤修补后，应重复气泡试验。大面积冲洗手术区域可降低细菌污染程度。即使发生直肠损伤，通常也不应放置肛管。建议增加住院天数，并且使用含厌氧菌谱的抗生素对患者治疗3~7d，同时推荐延长引流管的放置时间。拔除引流管前患者必须接受膀胱尿道造影检查。

患者发生直肠损伤时早期症状表现为下腹疼痛、发热、白细胞计数异常和脓毒症。如果未及时发现，较大的直肠破损可能导致感染性腹膜炎，患者后期表现为反复或持续的尿路感染、直肠尿瘘、气尿或直肠排尿。此类瘘管可通过逆行尿路造影术、经尿道膀胱镜检查、结肠镜或直肠对比剂CT扫描得到确诊。

**输尿管损伤** 输尿管损伤的发生率小于1%[44,51-52]，70%以上的输尿管损伤在术后得以确诊。在泌尿外科腹腔镜手术中，输尿管损伤的发生率为0.8%，机器人辅助腹腔镜根治性前列腺切除术的发生率为0.1%~0.3%。

输尿管可能在几处典型位置发生损伤：

**三角区损伤** 在分离膀胱颈腹侧面之后，沿着前列腺和膀胱之间的平面继续向下解剖。如果这个平面很难被辨认，或者患者存在中叶增生，则有可能在游离膀胱颈时形成"纽扣孔"样损伤。此损伤通常发生在三角区，当三角区背侧发生较大的缺损时，输尿管开口也可能发生损伤。为避免发生这种情况，建议通过观察膀胱内输尿管开口反复检查膀胱，并且结合内部和外部解剖结构辨别逼尿肌的全层。如果出现此类损伤，则必须重新缝合，但是用4-0薇乔线缝合每一针前后，必须观察输尿管开口的位置及管口喷尿情况。未行膀胱造影术前不得拔除导尿管。在可预知的高难度病例中 [经尿道前列腺切除术（transurethral resection of prostate，TURP）后，此为挽救性手术 ]，开始发生损伤时通过膀胱镜检查插入输尿管支架管可能是慎重的做法，在某些情况下应予以考虑。

**输尿管远端**　在采用 Montsouris 技术❶时此处容易发生损伤[53-54]。在过于靠外侧解剖游离并寻找精囊腺和输精管时，输尿管可能会被误认为是输精管，进而造成输尿管被离断、出现热损伤或被结扎。如果使用 Montsouris 技术，在不完全确定组织为输精管的情况下切勿离断任何管状组织结构。输尿管和输精管的位置与走行方向不同，输精管在从外侧向内侧中线位置聚集。

**输尿管中段损伤**　此损伤发生在髂血管附近行扩大淋巴结清扫术时。同样，术中输尿管全程可视可以消除发生损伤的风险。使用第三机械臂将输尿管从模板式淋巴结清扫区域中游离可增加其安全距离。

**经尿道前列腺切除术后的特殊考虑**　在既往有 TURP 病史的患者中，输尿管开口可能会偏离其原有位置。在对此类病例行手术的过程中，通常将膀胱颈前方切口切开得更大些，此有利于更好地观察输尿管。在解剖膀胱颈口背面时，最重要的步骤是持续观察左右输尿管口并检查其喷尿情况。解剖时术者必须非常小心，以避免切口太靠近输尿管开口。在学习曲线的早期阶段，应避免为 TURP 术后患者行机器人辅助根治性前列腺切除术（robot-assisted radical prostatectomy，RARP）。静脉注射吲哚菁绿可能对部分病例有益。

**术中发现输尿管损伤时的处理措施**　根据临床经验，对于所有输尿管损伤，均可以通过机器人手术系统进行重建修补。对于电凝伤、非离断性输尿管损伤，应采用逆行输尿管支架管置入术。对于部分或全部离断的输尿管，可在置入支架管后用 5-0 单乔缝线进行修补。发生纵向损伤时应行横向缝合，以防止输尿管狭窄。三角区损伤的修补程度取决于损伤的大小。由于输尿管

开口的远端受到主要影响，置入支架管后可切开输尿管开口的顶部。如果输尿管或输尿管开口发生较严重损伤，推荐行输尿管再植术。

## 操作失误和器械故障

**电凝伤或热能损伤**　单极器械可能会产生电弧。绝缘故障是发生这类损伤的常见原因[55]。外科医生应避免过多的器械碰撞，以保持绝缘部分的完整性，并且确保尖端盖附件无缺损且位置正确。电弧可直接对血管造成损伤。肠道热性损伤可导致手术后数天肠道发生延迟性坏死和穿孔。

当单极器械接近外科助手医生的金属器械尖端时，如抓钳或吸引器，必须非常小心。电弧可能会从剪刀的尖端转移至器械的非绝缘部分，导致肠道或内脏损伤。作为一种安全机制，切除前列腺背面后术者应尽量减少或避免对组织进行电凝等，尤其是直肠壁。

**器械故障**　最常见的器械故障事件是控制器械腕和器械钳口的传动钢绳发生断裂。如果出现这种情况，术者可以很容易地取出器械。器械头部断裂或器械破损等可能引发危险，因为松动的部分零件可能会遗留在腹内[56-57]。

**缝针丢失**　手术中发生的一个非常严重的问题是缝针的暂时性遗失[58-59]。一次操作中最好只在原位使用一根针，除非使用双针缝合线。当置入或取出缝针时，必须使用持针器（因抓钳夹持力较小而不用），应直接夹持缝针而非缝线，手术助手医生应每次口头确认取针成功。

在发生暂时性缝针遗落的情况时，需要极为关注的一点是，不要急于移动任何机器人或腹腔镜器械[58]。在通常情况下，缝针会停留在原来丢失的位置，用机器人内窥镜小心、仔细、缓慢地寻找，一般都会成功。过早使用器械可使肠道移动，还有可能隐藏缝针，目前已有关于应用磁搜索设备的报道[60]。在检查过程中，应检查穿刺器的通道，如有疑问，应取出穿刺器并进行 X 线检查。最后，缝针可能会丢失在腹腔外的手术铺巾之间。

---

译者注：❶ Montsouris 技术即先经直肠膀胱陷凹分离精囊不保留耻骨后间隙的后入路技术。

## 手术结束时的注意事项

手术完成后，阴囊中应该没有气体，因为 $CO_2$ 会使阴囊膨胀，导致皮肤损伤、破裂。评估皮下气肿也很重要，因为这很容易与其他情况（如全身水肿）相混淆。术后应将气腹压力降至 5mmHg，并检查是否有被较高气腹压力掩盖的出血点。

## 术后并发症

根治性前列腺切除术后的并发症发生率为 1.9%~9.0%[44,61-62]。最常见的并发症多发生在术后早期，因此在术后 2~3h 内对患者进行彻底评估至关重要。评估项目包括苏醒速度、生命体征、皮肤颜色、引流液类型和引流量、腹部压痛。

*术后出血、输血和再手术* 正如在开放手术中一样，这些并发症是与早期并发症最相关的即刻并发症，此时患者的输血率较低（<1.5%）[44,61-62]。因为血肿扩大的空间很大，并且血肿不会刺激腹内器官，所以在发现血肿前经腹腔入路手术容易造成较大的失血量，这是与开放手术不同的独特之处。输血和手术的适应证均基于临床发现[63-64]。与等待 CT 扫描结果相比，立即再次手术更可取，特别是对于快速恶化的患者（心动过速、低血压、腹胀），因为等待 CT 扫描结果可能会推迟开展必要的手术措施。引流量不是出血的可靠征象，因为引流管中的血液凝结或堵塞可能掩盖出血的真相。在通常情况下，较大的血肿可能造成手术视野差，通过吸引器清除血肿的机会较小，当患者恢复 Trendelenburg 位时出血会继续恶化并导致患者出现生命体征不稳定，因此处理较大血肿时术者需要采用更快、更安全和更可靠的控制出血方案，所以在更多情况下建议进行开放式探查。

根据血红蛋白的下降程度可确定临床病情稳定的患者是否发生术后出血，静脉注射对比剂行增强 CT 扫描有助于评估手术的紧迫性。如果发现活动性出血，则必须再次进行手术干预。无活动性出血更常见，此时是否需要行手术干

预取决于血肿的大小和位置，随着时间的推移，前列腺窝内不扩大的较小血肿会逐渐消失。影响吻合口的血肿（以引流管引流的出血性引流液为证据）提示吻合口破裂、盆腔尿性囊肿，最终导致导尿管插管时间延长和狭窄风险增加。从长期获益程度的角度来看（尽管需要再次手术），通过腹腔镜清除血肿对患者更为有益。

*尿路吻合口漏* 大量漏尿的最常见症状是引流液量增加，引流液的类型由引流液中肌酐水平决定。当引流液中肌酐水平高于血清肌酐时，即可确认尿液的存在。如果需要确定漏液的来源（吻合口或输尿管损伤），膀胱造影术是最简单的评估方法，可显示吻合口部分或全部破裂。鉴别输尿管损伤时出现漏尿与吻合口尿漏的首选方法是增强 CT 扫描和泌尿系造影术结合三维重建：如果输尿管部分或完全离断，推测引流液内肌酐水平可能升高，并且引流量增加。尤其是采取经腹腔入路手术时，因尿性腹膜炎引起的腹痛和腹胀是常见症状。

逆行输尿管肾盂造影术可能在识别和治疗输尿管损伤方面具有优势。如果缺损较小，并且有可能通过导丝置入支架管，通常 4~6 周后术者可以解决微小损伤。如果逆行输尿管肾盂造影术结果显示出现较大的损伤，或者当导丝不可能通过时，结合经皮肾穿刺引流治疗是不可避免的。

因缝合或结扎夹造成的输尿管完全梗阻可导致肾积水和腰部疼痛。超声检查可以发现问题所在部位，而对比剂增强 CT 扫描可以确定梗阻的水平和程度。

*穿刺孔疝* 切口部位疝的发生率为 0.04%~0.477%[64-65]。该并发症通常发生在较大的穿刺器切口处，并且在多个切口的部位更为常见。为预防此并发症，建议缝合所有大于 10mm 的切口。已有文献报道，5mm 和 8mm 的通道部位处可发生穿刺孔疝，因为内侧腹壁和外部切口的大小不同，此由移动穿刺器时腹壁切口产生锥形效应所致。带钝头闭孔器的穿刺器可降低穿刺孔疝的发生率[35,66]。

发生穿刺孔疝时患者的临床症状表现为腹痛、肠梗阻（不完全）、恶心和呕吐。诊断方法为口服对比剂后行 CT 扫描。治疗方法包括腹腔镜探查、疝修补术，必要时还可以切除坏死肠道并行肠吻合术。

膀胱颈狭窄和挛缩　这类挛缩的发生率很低，仅为 0.7%~1.4%，发生时间的中位数为术后 5 个月 [67-69]，可能表现为急性尿潴留。患者主诉的初始症状通常为小便失禁或尿流改变，然后出现尿流分散。采用标准措施（黏膜对黏膜、无张力，保证初始水密性）缝合吻合口可减少狭窄的发生率。

淋巴囊肿　机器人辅助腹腔镜根治性前列腺切除术中淋巴囊肿的发生率高达 50%（尽管大多数是无症状的），是最常见的长期后遗症 [70]。在进行盆腔淋巴结清扫术后，此并发症更常见于出现盆腔压迫或疼痛、腹胀、血栓形成和（或）腿部水肿的患者中 [71]，超声检查可明确诊断。在经多普勒超声排除深静脉血栓后，超声检查或 CT 引导的经皮引流是首选治疗方法 [72-73]。超过 90% 的淋巴囊肿经引流后可自然吸收，只有那些持续存在的淋巴囊肿才需要行腹腔镜开窗治疗 [71]。

血栓栓塞　这类并发症包括深静脉血栓和由此导致的肺栓塞。已发表文献中曾报道散发病例，其发病率低于 1%[44]。然而，深静脉血栓的发生通常伴有易感因素，如血管损伤、高凝状态、静脉淤滞等。建议使用间歇性气压装置或低分子肝素 [73] 进行预防。

## 结　论

尽管机器人辅助腹腔镜根治性前列腺切除术的操作过程非常复杂，但是对于有经验的外科医生而言，该术式是一种非常安全的手术。手术并发症是难以避免的，但是开放的可信报告系统允许分享临床经验、知识和教训，以供其他外科医生学习。对于机器人辅助腹腔镜根治性前列腺切除术中常见的难点，可以通过总结自身经验、学习其他外科医生处理并发症的经验及公开的报道避免。临床医生可依据低怀疑标准对后遗症进行早期诊断，并且将潜在的影响降至最低。

（窦晨阳　译，顾朝辉　王保军　校）

## 参考文献

[1] Hohwu L, Borre M, Ehlers L, et al. A short-term cost-effectiveness study comparing robot-assisted laparoscopic and open retropubic radical prostatectomy. J Med Econ, 2011, 14(4):403–409.

[2] Hohwu L, Akre O, Pedersen KV, et al. Open retropubic prostatectomy versus robot-assisted laparoscopic prostatectomy: a comparison of length of sick leave. Scand J Urol Nephrol, 2009, 43(4):259–264.

[3] Trinh QD, Sammon J, Sun M, et al. Perioperative outcomes of robot-assisted radical prostatectomy compared with open radical prostatectomy: results from the nationwide inpatient sample. Eur Urol, 2012, 61(4):679–685.

[4] Chitlik A. Safe positioning for robotic-assisted laparoscopic prostatectomy. AORN J, 2011, 94(1):37–45. quiz 46–48.

[5] Klauschie J, Wechter ME, Jacob K, et al. Use of anti-skid material and patient-positioning to prevent patient shifting during robotic-assisted gynecologic procedures. J Minim Invasive Gynecol, 2010, 17(4):504–507.

[6] Perreault L, Drolet P, Farny J. Ulnar nerve palsy at the elbow after general anaesthesia. Can J Anaesth (Journal canadien d'anesthesie), 1992, 39(5 Pt 1):499–503.

[7] Sawyer RJ, Richmond MN, Hickey JD, et al. Peripheral nerve injuries associated with anaesthesia. Anaesthesia, 2000, 55(10):980–991.

[8] Zhang J, Moore AE, Stringer MD. Iatrogenic upper limb nerve injuries: a systematic review. ANZ J Surg, 2011, 81(4):227–236.

[9] American Society of Anesthesiologists Task Force on Prevention of Perioperative Peripheral Neuropathies. Practice advisory for the prevention of perioperative peripheral neuropathies: an updated report by the American Society of Anesthesiologists Task Force on prevention of perioperative peripheral neuropathies. Anesthesiology, 2011, 114(4):741–754.

[10] Bruce RG, Kim FH, McRoberts W. Rhabdomyolysis and acute renal failure following radical perineal prostatectomy. Urology, 1996, 47(3):427–430.

[11] Kikuno N, Urakami S, Shigeno K, et al. Traumatic rhabdomyolysis resulting from continuous compression in the exaggerated lithotomy position for radical perineal prostatectomy. Int J Urol (official journal of the Japanese Urological Association), 2002, 9(9):521–524.

[12] Romero FR, Pilati R, Kulysz D, et al. Combined risk factors leading to well-leg compartment syndrome after

laparoscopic radical prostatectomy. Actas Urol Esp, 2009, 33(8):920–924.

[13] Orihuela E, Nazemi T, Shu T. Acute renal failure due to rhabdomyolysis associated with radical perineal prostatectomy. Eur Urol, 2001, 39(5):606–609.

[14] Pridgeon S, Bishop CV, Adshead J. Lower limb compartment syndrome as a complication of robot-assisted radical prostatectomy: the UK experience. BJU Int, 2013, 112(4):485–488.

[15] Larobina M, Nottle P. Complete evidence regarding major vascular injuries during laparoscopic access. Surg Laparosc Endosc Percutan Tech, 2005, 15(3):119–123.

[16] Chandler JG, Corson SL, Way LW. Three spectra of laparoscopic entry access injuries. J Am Coll Surg, 2001, 192(4):478–490. discussion 490–491.

[17] Hasson HM. Open laparoscopy: a report of 150 cases. J Reprod Med, 1974, 12(6):234–238.

[18] String A, Berber E, Foroutani A, et al. Use of the optical access trocar for safe and rapid entry in various laparoscopic procedures. Surg Endosc, 2001, 15(6):570–573.

[19] Ahmad G, O'Flynn H, Duffy JM, et al. Laparoscopic entry techniques. Cochrane Database Syst Rev, 2012, 2:CD006583.

[20] Agresta F, De Simone P, Ciardo LF, et al. Direct trocar insertion vs Veress needle in nonobese patients undergoing laparoscopic procedures: a randomized prospective single-center study. Surg Endosc, 2004, 18(12):1778–1781.

[21] Catarci M, Carlini M, Gentileschi P, et al. Major and minor injuries during the creation of pneumoperitoneum. A multicenter study on 12,919 cases. Surg Endosc, 2001, 15(6):566–569.

[22] Guloglu R, Dilege S, Aksoy M, et al. Major retroperitoneal vascular injuries during laparoscopic cholecystectomy and appendectomy. J Laparoendosc Adv Surg Tech A, 2004, 14(2):73–76.

[23] Azevedo JL, Azevedo OC, Miyahira SA, et al. Injuries caused by Veress needle insertion for creation of pneumoperitoneum: a systematic literature review. Surg Endosc, 2009, 23(7):1428–1432.

[24] Vilos GA, Ternamian A, Dempster J, et al. Laparoscopic entry: a review of techniques, technologies, and complications. J Obstet Gynaecol Can JOGC (Journal d'obstetrique et gynecologie du Canada JOGC), 2007, 29(5):433–465.

[25] Vilos GA, Vilos AG, Abu-Rafea B, et al. Three simple steps during closed laparoscopic entry may minimize major injuries. Surg Endosc, 2009, 23(4):758–764.

[26] Teoh B, Sen R, Abbott J. An evaluation of four tests used to ascertain Veres needle placement at closed laparoscopy. J Minim Invasive Gynecol, 2005, 12(2):153–158.

[27] Bonjer HJ, Hazebroek EJ, Kazemier G, et al. Open versus closed establishment of pneumoperitoneum in laparoscopic surgery. Br J Surg, 1997, 84(5):599–602.

[28] Hashizume M, Sugimachi K. Needle and trocar injury during laparoscopic surgery in Japan. Surg Endosc, 1997, 11(12):1198–1201.

[29] Mac Cordick C, Lecuru F, Rizk E, et al. Morbidity in laparoscopic gynecological surgery: results of a prospective single-center study. Surg Endosc, 1999, 13(1):57–61.

[30] Champault G, Cazacu F, Taffinder N. Serious trocar accidents in laparoscopic surgery: a French survey of 103,852 operations. Surg Laparosc Endosc, 1996, 6(5):367–370.

[31] Schafer M, Lauper M, Krahenbuhl L. Trocar and Veress needle injuries during laparoscopy. Surg Endosc, 2001, 15(3):275–280.

[32] Bhoyrul S, Vierra MA, Nezhat CR, et al. Trocar injuries in laparoscopic surgery. J Am Coll Surg, 2001, 192(6):677–683.

[33] Ahmad G, Duffy JM, Watson AJ. Laparoscopic entry techniques and complications. Int J Gynaecol Obstet (the Official Organ of the International Federation of Gynaecology and Obstetrics), 2007, 99(1):52–55.

[34] van der Voort M, Heijnsdijk EA, Gouma DJ. Bowel injury as a complication of laparoscopy. Br J Surg, 2004, 91(10):1253–1258.

[35] Leibl BJ, Schmedt CG, Schwarz J, et al. Laparoscopic surgery complications associated with trocar tip design: review of literature and own results. J Laparoendosc Adv Surg Tech A, 1999, 9(2):135–140.

[36] Menon M, Tewari A, Peabody J, et al. Vattikuti Institute prostatectomy: technique. J Urol, 2003, 169(6):2289–2292.

[37] Menon M, Tewari A, Peabody JO, et al. Vattikuti institute prostatectomy, a technique of robotic radical prostatectomy for management of localized carcinoma of the prostate: experience of over 1100 cases. Urol Clin North Am, 2004, 31(4):701–717.

[38] Bishoff JT, Allaf ME, Kirkels W, et al. Laparoscopic bowel injury: incidence and clinical presentation. J Urol, 1999, 161(3):887–890.

[39] Nezhat FR, Chang-Jackson SC, Acholonu UC Jr, et al. Robotic-assisted laparoscopic transection and repair of an obturator nerve during pelvic lymph-adenectomy for endometrial cancer. Obstet Gynecol, 2012, 119(2 Pt 2):462–464.

[40] Rothmund R, Huebner M, Kraemer B, et al. Laparoscopic transection and immediate repair of obturator nerve during pelvic lymphadenectomy. J Minim Invasive Gynecol, 2011, 18(6):807–808.

[41] Song MJ, Lee CW, Yoon JH, et al. Transection of the obturator nerve by an electrosurgical instrument and its immediate repair during laparoscopic pelvic lymphadenectomy: a case report. Eur J Gynaecol Oncol, 2014, 35(2):167–169.

[42] Spaliviero M, Steinberg AP, Kaouk JH, et al. Laparoscopic injury and repair of obturator nerve during radical prostatectomy. Urology, 2004, 64(5):1030.

[43] Borland RN, Walsh PC. The management of rectal injury during radical retropubic prostatectomy. J Urol, 1992, 147(3 Pt 2):905–907.

[44] Tewari A, Sooriakumaran P, Bloch DA, et al. Positive surgical margin and perioperative complication rates of primary surgical treatments for prostate cancer: a systematic review and meta-analysis comparing retropubic, laparoscopic, and robotic prostatectomy. Eur Urol, 2012, 62(1):1–15.

[45] Masuda T, Kinoshita H, Nishida S, et al. Rectal injury

during laparoscopic radical prostatectomy: detection and management. Int J Urol (official journal of the Japanese Urological Association), 2010, 17(5):492–495.

[46] Kheterpal E, Bhandari A, Siddiqui S, et al. Management of rectal injury during robotic radical prostatectomy. Urology, 2011, 77(4):976–979.

[47] Wedmid A, Mendoza P, Sharma S, et al. Rectal injury during robot-assisted radical prostatectomy: incidence and management. J Urol, 2011, 186(5):1928–1933.

[48] Roberts WB, Tseng K, Walsh PC, et al. Critical appraisal of management of rectal injury during radical prostatectomy. Urology, 2010, 76(5):1088–1091.

[49] Yuh B, Ruel N, Muldrew S, et al. Complications and outcomes of salvage robot-assisted radical prostatectomy: a single-institution experience. BJU Int, 2014, 113(5):769–776.

[50] Chauhan S, Patel MB, Coelho R, et al. Preliminary analysis of the feasibility and safety of salvage robot-assisted radical prostatectomy after radiation failure: multi-institutional perioperative and short-term functional outcomes. J Endourol (Endourological Society), 2011, 25(6):1013–1019.

[51] Jhaveri JK, Penna FJ, Diaz-Insua M, et al. Ureteral injuries sustained during robot-assisted radical prostatectomy. J Endourol (Endourological Society), 2014, 28(3):318–324.

[52] Teber D, Gozen AS, Cresswell J, et al. Prevention and management of ureteral injuries occurring during laparoscopic radical prostatectomy: the Heilbronn experience and a review of the literature. World J Urol, 2009, 27(5):613–618.

[53] Guillonneau B, Rozet F, Cathelineau X, et al. Perioperative complications of laparoscopic radical prostatectomy: the Montsouris 3-year experience. J Urol, 2002, 167(1):51–56.

[54] Vallancien G, Cathelineau X, Baumert H, et al. Complications of transperitoneal laparoscopic surgery in urology: review of 1,311 procedures at a single center. J Urol, 2002, 168(1):23–26.

[55] Lorenzo EI, Jeong W, Park S, et al. Iliac vein injury due to a damaged Hot Shears tip cover during robot assisted radical prostatectomy. Yonsei Med J, 2011, 52(2):365–368.

[56] Park SY, Ahn JJ, Jeong W, et al. A unique instrumental malfunction during robotic prostatectomy. Yonsei Med J, 2010, 51(1):148–150.

[57] Park SY, Cho KS, Lee SW, et al. Intraoperative breakage of needle driver jaw during robotic-assisted laparoscopic radical prostatectomy. Urology, 2008, 71(1):168 e5–6.

[58] Barto W, Yazbek C, Bell S. Finding a lost needle in laparoscopic surgery. Surg Laparosc Endosc Percutan Tech, 2011, 21(4):e163–165.

[59] Smith BM, Brown RA, Lobe TE. The lost needle: a laparoscopic dilemma. J Laparoendosc Surg, 1993, 3(4):425–426.

[60] Small AC, Gainsburg DM, Mercado MA, et al. Laparoscopic needle-retrieval device for improving quality of care in minimally invasive surgery. J Am Coll Surg, 2013, 217(3):400–405.

[61] Hu JC, Nelson RA, Wilson TG, et al. Perioperative complications of laparoscopic and robotic assisted laparoscopic radical prostatectomy. J Urol, 2006, 175(2):541–546. discussion 546.

[62] Novara G, Ficarra V, Rosen RC, et al. Systematic review and meta-analysis of perioperative outcomes and complications after robot-assisted radical prostatectomy. Eur Urol, 2012, 62(3):431–452.

[63] Ahmed F, Rhee J, Sutherland D, et al. Surgical complications after robot-assisted laparoscopic radical prostatectomy: the initial 1000 cases stratified by the clavien classification system. J Endourol (Endourological Society), 2012, 26(2):135–139.

[64] Coelho RF, Palmer KJ, Rocco B, et al. Early complication rates in a single-surgeon series of 2500 robotic-assisted radical prostatectomies: report applying a standardized grading system. Eur Urol, 2010, 57(6):945–952.

[65] Filip V, Plesa C, Tarcoveanu E, et al. Incisional hernias after operative laparoscopy. Rev Med Chir Soc Med Nat Iasi, 2000, 104(4):83–86.

[66] Liu CD, McFadden DW. Laparoscopic port sites do not require fascial closure when nonbladed trocars are used. Am Surg, 2000, 66(9):853–854.

[67] Parihar JS, Ha YS, Kim IY. Bladder neck contracture-incidence and management following contemporary robot assisted radical prostatectomy technique. Prostate Int, 2014, 2(1):12–18.

[68] Breyer BN, Davis CB, Cowan JE, et al. Incidence of bladder neck contracture after robot-assisted laparoscopic and open radical prostatectomy. BJU Int, 2010, 106(11):1734–1738.

[69] Msezane LP, Reynolds WS, Gofrit ON, et al. Bladder neck contracture after robot-assisted laparoscopic radical prostatectomy: evaluation of incidence and risk factors and impact on urinary function. J Endourol (Endourological Society), 2008, 22(1):97–104.

[70] Orvieto MA, Coelho RF, Chauhan S, et al. Incidence of lymphoceles after robot-assisted pelvic lymph node dissection. BJU Int, 2011, 108(7):1185–1190.

[71] Raheem OA, Bazzi WM, Parsons JK, et al. Management of pelvic lymphoceles following robotassisted laparoscopic radical prostatectomy. Urol Ann, 2012, 4(2):111–114.

[72] Khoder WY, Trottmann M, Buchner A, et al. Risk factors for pelvic lymphoceles post-radical prostatectomy. Int J Urol (official journal of the Japanese Urological Association), 2011, 18(9):638–643.

[73] Keegan KA, Cookson MS. Complications of pelvic lymph node dissection for prostate cancer. Curr Urol Rep, 2011, 12(3):203–208.

# 第 *26* 章  膀胱切除术

*Daoud Dajani, Arjun Aron, Monish Aron*

## 引 言

根治性膀胱切除术联合尿流改道术是治疗肌层浸润性膀胱癌和高危非肌层浸润性膀胱癌的金标准。尽管临床医生在手术技术和术后管理方面已取得很大进步，但是根治性膀胱切除术仍然是泌尿外科领域中难度最大的手术之一。已报道的根治性膀胱切除术的并发症发生率高达 64%[1]，死亡率高达 2.5%[2]。

自推出以来，达芬奇手术系统（Intuitive Surgical，Sunnyvale，CA）很快被泌尿外科医生所采用，因为该系统可以帮助解决与盆腔手术相关的一些困难。自从 2003 年 Menon 等实施第一台机器人辅助根治性膀胱切除术（robot-assisted radical cystectomy，RARC）以来，其在手术技术和术后管理方面已取得长足的进步[3]。Novara 等发表了一篇系统综述，根据现有文献对机器人辅助根治性膀胱切除术的围手术期结果和并发症进行总结，结果表明尽管手术并发症仍然经常发生，但是机器人辅助根治性膀胱切除术仍然可以安全地进行，并且结果是可以接受的[4]。令人感兴趣的是，与开放手术相比，机器人辅助根治性膀胱切除术的出血量更少，输血率更低，术后并发症发生率也出现一定程度的降低。

许多与根治性膀胱切除术相关的并发症均与尿流改道有关，这些内容已超出本章的讨论范围。在本章中，笔者将重点讨论与膀胱切除术直接相关的并发症，并且阐述相关的危险因素和预防方法，以及当并发症发生时如何处理。

## 术中并发症

- **与患者体位相关的并发症：**

患者通常取截石位，呈大倾斜度的 Trendelenburg 位（头低脚高位），双臂固定。机器人辅助根治性膀胱切除术的持续时间可能存在很大差异，这取决于外科医生的经验、患者的体重指数（body mass index，BMI）、既往手术史和所选用尿流改道术的类型。已发表的一些文献显示，机器人辅助根治性膀胱切除术的手术时间可长达 7h[4]，并且已证明并发症的发生率与手术时间成正比。

- **神经损伤：**手术中下肢神经和上肢神经均有发生神经性麻痹的风险，包括腓神经、股神经、尺神经和臂丛神经的损伤[5-7]。因为大多数神经损伤与不恰当的体位对神经造成压迫直接相关，所以通常可在术后即刻因相关的神经功能缺损被诊断。幸运的是，大多数神经功能损伤可通过时间和保守治疗得以解决。

◎ **预防和管理要点：**

·确保所有受压点处均有适当的填充物。

·确保没有神经处于牵拉状态。较常见的损伤包括腓神经麻痹，通过确保腿部固定在适当位置以及膝盖后方垫有适当的填充物可以预防此并发症。

D. Dajani • A. Aron • M. Aron (✉)
USC Institute of Urology, 1441 Eastlake Avenue,
Suite 7416, Los Angeles, CA 90089, USA
e-mail: dajani.df@gmail.com; arjunaron@gmail.com;
monish.aron@med.usc.edu

© Springer International Publishing AG 2018
R. Sotelo et al. (eds.), *Complications in Robotic Urologic Surgery*,
DOI 10.1007/978-3-319-62277-4_26

·经过神经科或理疗科医生会诊后患者可以获得个体化的管理方法。

◆**关节和肌肉骨骼损伤**：

◎**关节和骨骼损伤**：此通常与手术体位直接相关。易感因素包括高龄、既往骨科手术、骨质疏松症及既往存在的肌肉骨骼异常。

◎**横纹肌溶解**：这是手术中潜在的严重并发症。如前所述，由于手术时间较长，该并发症可能是机器人辅助膀胱切除术患者发病率和死亡率较高的重要原因。成功治疗横纹肌溶解综合征的关键是及早发现。患者出现诸如棕色尿液、肾功能下降、大肌群疼痛等临床症状和体征时，尤其是手术中受压部位出现疼痛，应立即怀疑是否发生横纹肌溶解综合征。最敏感、最可靠的诊断方法是测定血清肌酸激酶（creatine kinase，CK）。血清 CK 很容易被检测，并且在肌肉损伤后 12h 内血清水平就会升高。血清肌红蛋白的半衰期小于 3h，并且在 6h 内从血浆中清除，因此通过测定肌红蛋白判断发生横纹肌溶解的可靠性较差。治疗和避免严重并发症的基本原则是尽早开始治疗，包括碱化尿液和水化疗法。据报道，横纹肌溶解综合征患者的死亡率高达 5%[8-13]。

◎**筋膜隔室综合征**：筋膜隔室综合征是另一种令人担忧的并发症。该特殊体征的表现是疼痛，与体检结果不成比例。患者可能会出现毛细血管充盈时间延长和外周脉搏减弱，但是患者发生急性骨筋膜隔室综合征时两者均可能缺失。早期识别和及时手术治疗是预防截肢、降低死亡率的关键。

◎**预防和管理要点**：

·确保患者关节有足够的空间处于功能位。外科医生应该充分了解患者以前的肌肉骨骼病史，并且将其纳入体位选择时的考虑范畴中，如既往行关节置换手术。

·在所有压力点处充分填充，并且确保所有肢体处于正常的人体工程学位置。

·小心放置静脉输液针和管路，远离压力点，并且检查静脉输液管是否渗漏。

·及早发现横纹肌溶解综合征和骨筋膜隔室综合征，并进行合理治疗和合理会诊。

·尽可能缩短手术时间。

·尽可能避免采取截石位（新的达芬奇 Xi 机器人允许在非截石位下进行机器人辅助膀胱切除术）。

◆**眼部并发症**：此并发症相对罕见，但是具有潜在的严重性。据报道，机器人辅助盆腔手术的眼部并发症包括眼压升高、缺血性视神经病变（ischaemic optic neuropathy，ION）、角膜擦伤和术后视力丧失（postoperative visual loss，POVL）[14]。

◎**预防和管理要点**：

·限制静脉输液、眼睑包扎、眼部敷料，仔细进行术前眼科评估。

●**术中并发症**：

◆**血管损伤**：血管损伤虽然罕见，但是可能发生在任何手术步骤，如进入腹膜腔、放置穿刺套管、手术解剖期间和取出标本等过程中。穿刺套管时最常见的血管损伤发生于右髂总动脉，因为右髂总动脉从脐下的主动脉右下方分支出[15]。放置穿刺套管和取出标本时可损伤腹壁下血管，在机器人手术过程中也可损伤腹腔内和腹膜后动静脉，主要包括闭孔血管、髂总血管、髂内血管和髂外血管。

◎**预防和管理要点**：

·最好在直视下放置穿刺套管，放置时可提高气腹压力，以增加腹壁与腹腔内组织结构之间的距离。

·在腹壁下血管发生损伤的情况下，最好用"8"字缝合或结扎夹夹闭的方法结扎血管，以避免发生出血和腹直肌鞘内血肿。对损伤血管进行有效止血时，这两种方法是优先选择。在对出血点进行最终缝扎前，可以通过机器人手术系统完成一个临时性的"8"字缝合。

·持续关注周围血管系统至关重要。手术助手应了解血管系统，最好在直视下更换器械和辅助设备。外科医生在使用单极剪刀时应小心处理血管，避免撕脱，并且时刻警惕器械与附近血管结构的接触。机器人单极剪刀的尖端盖附件不仅在插入器械之前应该由洗手护士检查，而且在使用过程中也应该由外科医生定期检查。

· 在腹腔内静脉发生损伤的情况下，处理措施取决于静脉的损伤部位和损伤程度。可以采取的措施包括将气腹提高到 20mmHg 以压迫止血，如果损伤较小，可使用各种止血剂，并且酌情使用血管缝合线。如果损伤很大，在最终修复之前，外科医生可以考虑用哈巴狗钳进行近端和远端夹闭。

· 在小动脉发生损伤和撕裂的情况下，缝合结扎或夹闭是合适的。在笔者所在的医院中，外科医生推荐使用 2-0 带 6 英寸（1 英寸 ≈ 2.54 厘米）长的微乔缝线，末端固定一枚 Hem-o-lok 结扎夹准备用于大血管损伤的修补（图 26.1）。如果手术视野暴露很差，通过使用这种抢救缝线可以减缓出血，然后再进行最终修复。

· 如果出血量过多，可毫不犹豫地中转为开放手术，此不应被视为手术失败，有时咨询血管外科医生可能是必要的。

◆ **神经损伤**：神经损伤相对较少。在机器人辅助膀胱切除术中，最易损伤的两根神经是生殖股神经的生殖支和闭孔神经，前者在淋巴结清扫过程中可能受到损伤，后者在游离膀胱颈或淋巴结清扫过程中可能受到损伤。生殖股神经损伤可导致大腿前上部感觉改变、男性阴

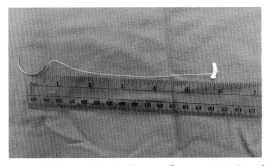

图 26.1　"抢救缝线"是一根 2-0 带 CT-1 针且长 6 英寸的微乔缝线，缝线末端固定一枚 Hem-o-lok 结扎夹。在出血部位很容易观察到 CT-1 针，而较小的针（如 RB-1 或 SH 针）则可能不易出针。缝线末端的 Hem-o-lok 结扎夹将用来压迫血管中的出血点，帮助减少出血量，从而实现最终的良好修复

囊前方皮肤感觉改变、女性阴阜皮肤感觉改变，不需要修复。闭孔神经损伤可导致同侧大腿内侧感觉丧失及下肢内收丧失。

○ **预防和管理要点**：

· 在神经附近进行任何结扎夹夹闭、切割吻合器吻合或电灼前，建议随时关注上述神经并明确其位置。

· 在闭孔神经损伤的情况下，可以使用 6-0 聚丙烯缝线进行端端吻合修复。如果不能进行一期吻合，则应考虑神经移植，如自体腓神经移植或异体神经移植，偶尔可能需要神经外科医生会诊 [16-17]。

◆ **肠道损伤**：据报道，微创盆腔手术的肠道损伤发生率为 0.02%~0.14%[18]。在机器人辅助膀胱切除术中，肠损伤可能发生在气腹针和放置穿刺器、松解粘连、术中解剖，甚至取出标本和缝合切口过程中。当术中发现这些损伤时，可进行一期修复。最严重的后果一般发生在术中未发现损伤时，例如发生在外科医生视野之外的损伤可能在术中很难被发现。发生这些损伤的最常见原因是助手器械的盲目通过，此可能导致严重的术后并发症，包括急腹症和脓毒症，两者的发病率和死亡率均很高。

最常见的肠段损伤部位是直肠，尤其是男性患者，发病率为 0.2%~0.4%。在既往接受过放射治疗或激素治疗、既往感染、晚期癌症和既往接受盆腔手术史的患者中，直肠损伤更为常见。在外科医生的学习曲线早期，直肠损伤的风险很高，因为手术经验在预防直肠损伤方面起着关键作用。

在笔者所在的医院，当担心可能发生直肠损伤和面对直肠解剖游离的所有困难时，手术团队中会有一名助手在术中进行直肠指诊，并且在盆腔灌入灌洗液后通过肛管充气，以检查是否有气泡，并且确保没有发生小损伤。这项操作也可在直肠损伤得到良好修复后施行，以检查直肠损伤被修补后的水密性。如果患者出现大面积损伤或接受放射治疗后发生直肠损伤导致大便外溢，可能有必要改行结肠造口术。

◎ 预防和管理要点：

· 检查所有器械的完整性和完全的绝缘性，这对于避免电能量器械在无意中损伤肠道至关重要。

· 助手置入器械时应小心，并且应在直视下进行，操作所有器械时动作均应谨慎而有序。

· 所有的小损伤应在识别后立即得到修复。

· 对于有严重溢出物的较大损伤，可能需要进行部分肠道切除，有时还需要做粪便改道造口。

· 如果术后怀疑遗漏肠道损伤，应通过口服和直肠灌注对比剂进行腹部和盆腔CT扫描，必要时可请结直肠外科医生会诊。

● 术后并发症：

◆ 淋巴漏和症状性淋巴囊肿形成：这是盆腔手术中众所周知的并发症，尤其是在淋巴结清扫手术中。据报道，该并发症的发生率为2%~9%[19]。这种并发症通常延迟出现，由于淋巴囊肿对盆腔血管的直接压迫而表现为下肢肿胀，可能伴有疼痛或不伴有疼痛。淋巴囊肿偶尔可能会继发感染，患者可能会出现局部疼痛和发热的体征。通过CT扫描淋巴囊肿可以很容易得到诊断。

◎ 预防和管理要点：

· 使用外科结扎夹在减少淋巴漏和淋巴囊肿形成方面起着非常重要的作用。患者的营养优化也很重要。

· 无症状或症状轻的淋巴囊肿患者可以继续观察并等待治疗，因为大多数患者会自发缓解。

· 有症状的淋巴囊肿患者最初采用的治疗方法通常是在超声或CT引导下放置经皮引流管。对于难治性病例，可以通过机器人进行腹腔内开窗术。

◆ 血栓栓塞：在接受重大泌尿外科手术的患者中，症状性深静脉血栓栓塞的发病率为1%~5%，其中肺栓塞是大多数患者术后死亡的原因[20]。据报道，在根治性膀胱切除术患者中，症状性深静脉血栓栓塞的发生率高达3.7%[21]，其危险因素包括高龄、癌症、吸烟、其他合并症、扩大盆腔淋巴结清扫术、中心静脉置管、长时

间不活动以及辅助和新辅助化疗的使用。

外科医生应该意识到深静脉血栓形成的症状和体征，如小腿肿胀和压痛。

◎ 预防和管理要点：

· 早期下床活动是预防深静脉血栓形成的基石，应该鼓励患者术后尽早活动。

· 应在围手术期使用气体加压装置，并且持续到患者可以活动为止。

· 建议接受盆腔大手术的患者进行预防性抗凝治疗[21]。

· 全身抗凝6个月，或在有抗凝剂使用禁忌证的情况下放置下腔静脉滤器[22]。

◆ 术后肠梗阻：此并发症可定义为肠功能恢复延迟超过4d[23]。虽然很少出现严重并发症，但是术后肠梗阻可能会导致患者出现严重不适、疼痛、腹胀、呕吐，并且增加住院时间[24]。术后执行加速康复外科方案已经使术后肠梗阻的发生率降低，并且术后住院天数减少[25-26]。该方案包括减少肠道准备、采用标准化的营养计划和止痛药方案、避免使用阿片类药物，以及不使用鼻胃管或早期拔除鼻胃管联合使用甲氧氯普胺[27]。有研究结果显示，联合使用爱维莫潘（Alvimopan）可以安全地加速肠功能恢复，减少患者的住院时间[28]。

◎ 预防和管理要点：

· 执行加速康复外科方案、取消肠道准备、提倡早期下床活动、减少使用麻醉剂、使用爱维莫潘，以及密切监测水电解质平衡变化，这些均是降低术后肠梗阻发生率的关键。

· 如果术后肠梗阻的时间延长，需要进行口服对比剂检查，以排除部分或完全性肠梗阻。

· 对于伴有恶心和呕吐的长时间肠梗阻，可以考虑使用鼻胃管。

· 如果不能及时解决术后肠梗阻，应该对腹腔内情况进行评估，如尿漏、淋巴囊肿或脓肿，并且采取适当的处理措施，包括放置经皮引流管、采用合理的外科干预治疗方案和使用抗生素。

（周乃春　译，顾朝辉　校）

## 参考文献

[1] Shabsigh A, Korets R, Vora KC, et al. Defining early morbidity of radical cystectomy for patients with bladder cancer using a standardized reporting methodology. Eur Urol, 2009, 55:164–176.

[2] Stein JP, Lieskovsky G, Cote R, et al. Radical cystectomy in the treatment of invasive bladder cancer: long-term results in 1,054 patients. J Clin Oncol, 2001, 19:666–675.

[3] Menon M, Hemal AK, Tewari A, et al. Nerve-sparing robot-assisted radical cystoprostatectomy and urinary diversion. BJU Int, 2003, 92:232–236.

[4] Novara G, Catto JW, Wilson T, et al. Systematic review and cumulative analysis of perioperative outcomes and complications after robot-assisted radical cystectomy. Eur Urol, 2015, 67:376–401.

[5] Winfree CJ, Kline DG. Intraoperative positioning nerve injuries. Surg Neurol, 2005, 63:5–18.

[6] Kretschmer T, Heinen CW, Antoniadis G, et al. Iatrogenic nerve injuries. Neurosurg Clin N Am, 2009, 20:73–90.

[7] Chang SS, Cookson MS, Baumgartner RG, et al. Analysis of early complications after radical cystectomy: results of a collaborative care pathway. J Urol, 2002, 167:2012–2016.

[8] Murphy DG, Challacombe BJ, Elhage O, et al. Robotic-assisted laparoscopic radical cystectomy with extracorporeal urinary diversion: initial experience. Eur Urol, 2008, 54:570–580.

[9] Wang GJ, Barocas DA, Raman JD, et al. Robotic versus open radical cystectomy: prospective comparison of perioperative outcomes and pathological measures of early oncological efficacy. BJU Int, 2008, 101:89–93.

[10] Pruthi RS, Wallen EM. Robotic assisted laparoscopic radical cystoprostatectomy: operative and pathological outcomes. J Urol, 2007, 178:814–818.

[11] Keim JL, Theodorescu D. Robot-assisted radical Cystectomy in the management of bladder cancer. Sci World J, 2006, 6:2560–2565.

[12] Guru KA, Kim HL, Piacente PM, et al. Robot-assisted radical cystectomy and pelvic lymph node dissection: initial experience at Roswell Park Cancer Institute. Urology, 2007, 69:469–474.

[13] Bosch X, Poch E, Grau JM. Rhabdomyolysis and acute kidney injury. N Engl J Med, 2009, 36:62–72.

[14] Gkegkes ID, Karydis A, Tyritzis SI, et al. Ocular complications in robotic surgery. Int J Med Rob Comput Assisted Surg, 2014, 11:269–274. doi:10.1002/rcs.1632.

[15] Krishnakumar S, Tambe P. Entry complications in laparoscopic surgery. J Gynecol Endosc Surg, 2009, 1:4–11.

[16] Göçmen A, Şanlıkan F. Immediate repair of an incompletely transected obturator nerve during robotic-assisted pelvic lymphadenectomy. J Minim Invasive Gynecol, 2015, 22:302–304.

[17] Harma M, Sel G, Açıkgöz B, et al. Successful obturator nerve repairing: Intraoperative sural nerve graft harvesting in endometrium cancer patient. Int J Surg Case Rep, 2014, 5:345–346.

[18] Hemal AK, Kumar R, Seth A, et al. Complications of laparoscopic radical cystectomy during the initial experience. Int J Urol, 2004, 11:483–488.

[19] Naselli A, Andreatta R, Introini C, et al. Predictors of symptomatic lymphocele after lymph node excision and radical prostatectomy. Urology, 2010, 75:630–635.

[20] Geerts WH, Pineo GF, Heit JA, et al. Prevention of venous thromboembolism: the Seventh ACCP Conference on Antithrombotic and Thrombolytic Therapy. Chest, 2004, 126(suppl):338S–400S.

[21] White RH, Zhou H, Romano PS. Incidence of symptomatic venous thromboembolism after different elective or urgent surgical procedures. Thromb Haemost, 2003, 90:446–455.

[22] Goldhaber SZ. Prevention of recurrent idiopathic venous thromboembolism. Circulation, 2004, 14:20–24.

[23] Maffezzini M, Campodonico F, Canepa G, et al. Current perioperative management of radical cystectomy with intestinal urinary reconstruction for muscle-invasive bladder cancer and reduction of the incidence of postoperative ileus. Surg Oncol, 2008, 17:41–48.

[24] Chang SS, Baumgartner RG, Wells N, et al. Causes of increased hospital stay after radical cystectomy in a clinical pathway setting. J Urol, 2002, 167:208–211.

[25] Arumainayagam N, McGrath J, Jefferson KP, et al. Introduction of an enhanced recovery protocol for radical cystectomy. BJU Int, 2008, 101:698–701.

[26] Koupparis A, Dunn J, Gillatt D, et al. Improvement of an enhanced recovery protocol for radical cystecomy. Br J Med Surg Urol, 2010, 3:237–240.

[27] Varadhan KK, Lobo DN, Ljungqvist O. Enhanced recovery after surgery: the future of improving surgical care. Crit Care Clin, 2010, 26:527–547.

[28] Lee CT, Chang SS, Kamat AM, et al. Alvimopan accelerates gastrointestinal recovery after radical cystectomy: a multicenter randomized placebo-controlled trial. Eur Urol, 2014, 66:265–272.

# 第27章　原位新膀胱重建术

*Christian Andreas Bach, Anthony Koupparis*

## 总　则

根治性膀胱切除术是治疗局限性肌层浸润性膀胱癌和高危非肌层浸润性膀胱癌的金标准。在二十多年前[1]，临床中首次开展了机器人辅助根治性膀胱切除术（robot-assisted radical cystectomy，RARC），并且由大型癌症中心在临床中推广[2]。

在膀胱切除术后，患者通常需要接受重建尿路。一般来说，尿流改道术包括回肠流出道术[3]、皮肤可控式膀胱术[4]和原位新膀胱重建术[5]。每一种尿流改道方式均有其优缺点，所有的尿流改道术均可以在体内完成。

在许多医学中心，根治性膀胱切除术和尿流改道术仍然以"杂交"的方式进行，在这个过程中膀胱切除部分以机器人辅助方式完成，而重建术则在体外完成[6]。这种杂交方式为外科医生早期学习复杂手术提供了一种过渡方法。虽然重建术在体外完成，但是仍然展现了许多微创手术的优点，作者认为，最终的目标应该是完成一台完整的机器人手术。超过必需的输尿管长度和游离范围，并采用这种方法处理肠道，可能导致术后

肠梗阻和输尿管狭窄的发生概率与开放手术一致（Koupparis等未发表的结果）。体内重建的其他优势在于，缩短手术时间，术后肠梗阻发生率较少，吻合口暴露更好。既往的研究已经证明，体内重建与体外重建具有相似的肿瘤学结局[7]。

通过机器人辅助手术完成的最常见的尿流改道术是回肠流出道术，仍然有约10%的患者选择原位新膀胱术[8]。患者的选择和合并症仍然是影响这项研究的重要因素。保持患者的身体形象以及保持正常的排尿能力非常重要。然而，使用原位新膀胱术后患者的生活质量是否优于回肠流出道术，这仍然是一个值得商榷的问题[9-11]。可以肯定的是，对于符合适应证的患者而言，机器人辅助原位新膀胱术是非常成功的手术[9,12]。

要注意的是，根治性膀胱切除术与尿流改道术较复杂，需要由高水平的外科医生完成。外科医生的水平可能与手术时间延长有关。在此期间，患者处于Trendelenburg位（头低脚高位）。笔者建议由两位外科医生参与手术，此可减少手术时间，并将手术风险降到最低，尤其是在早期开展此手术过程中。最新的一项研究发现，重建手术部分的中位手术时间为180min（144~300min）[13]。在另外一项研究中有学者则提出了改良术式，其中位手术时间为124min（97~327min）[14]。目前，笔者的中位手术时间为182min，建议即使是进行教学和培训手术，回肠流出道术的总手术时间不应该超过4h，原位新膀胱术的手术时间不应超过5h[7]。

在一般情况下，在大型医学中心中患者接受根治性膀胱切除术后并发症的高发生率和死亡率得以控制（无论何种手术入路和尿流改道

C.A. Bach (✉)
Department of Urology, University Hospital Aachen,
Aachen, Germany
e-mail: chbach@ukaachen.de

A. Koupparis
Bristol Urological Institute, North Bristol NHS Trust,
Southmead Hospital, Bristol, UK
e-mail: anthony.koupparis@nbt.nhs.u

© Springer International Publishing AG 2018
R. Sotelo et al. (eds.), *Complications in Robotic Urologic Surgery*,
DOI 10.1007/978-3-319-62277-4_27

方式），并且医学中心越大，患者的结局相对越好[15-16]。根治性膀胱切除术后发生并发症被认为是手术后的恢复过程与预期偏离，一般可以分为早期、中期或晚期并发症。早期并发症与手术直接相关，通常在术后 30d 内出现，最常见的并发症是胃肠道并发症、漏尿和感染，其他早期并发症包括盆腔积液、血栓栓塞和切口相关并发症。

本章重点从患者的选择、术前准备、手术技术要点和术后护理方面进行总结，以期将机器人辅助原位新膀胱重建术后的并发症降至最低。

# 预 防

## 患者的选择和术前准备

患者的选择涉及两项关键因素：第一，患者的知情同意；第二，患者合并症的评估。一例接受原位新膀胱术的患者需要接受持续终身的特殊护理和照顾，并且只有愿意接受此手术和有自理能力的患者才可以选择原位新膀胱术。有关人员应该针对患者的长期功能结局进行真诚的讨论，这是非常重要的，讨论人员应包括既往选择原位新膀胱术的患者、专科护士、致力于尿失禁和加强康复的工作人员。开展这项手术时患者应具有间歇性自我导尿的能力，这是一项重要的技能，有利于患者处理尿失禁、尿中肠黏液问题，并且减少感染和代谢相关并发症，也是患者咨询的最核心问题。

大多数接受根治性膀胱切除术的患者的年龄较大，并且合并较多的基础疾病，这在一定程度上解释了这种手术后患者并发症发生率较高的原因[17]。与生物年龄、心理状态和身体素质相比，按时间顺序计算的时序年龄显得不是那么重要[18]。在笔者所在的医疗中心，医生会在术前对患者进行特殊评估，重点内容包括术前麻醉评估、快速康复及造口或新膀胱术后护理。外科医生应在术前常规检查接受根治性膀胱切除术患者的心肺功能，一些专家建议

将心肺无氧阈训练（cardiopulmonary exercise anaerobic threshold，CPEX-AT）<8mL/（kg·min）列为禁忌证。笔者建议，医学专家应多加关注任何 AT<11mL/（kg·min）的患者。

良好的呼吸功能、肝肾功能是维持新陈代谢和酸碱平衡所必需的。肝损伤是原位重建的禁忌证，因为这类患者可能无法代谢从尿液中重吸收的氨，从而导致肝性脑病[19]。可控性尿流改道可导致具有很强吸收能力的肠黏膜长时间接触尿液，同时肾功能受损患者不能排泄吸收的氢离子，这些常导致高氯代谢酸中毒，临床症状表现为脱水、乏力、恶心、呕吐和癫痫[20]。因此，估算肾小球滤过率（estimated glomerular filtration rate，eGFR）低于 50mL/（min·1.73m²）的患者不建议行可控性尿流改道[21]。

既往手术病史可能增加手术难度。然而，根据笔者的经验，这只是机器人手术的一个相对禁忌证。克罗恩病和溃疡性结肠炎、既往盆腔手术史和放射治疗史为进一步手术的禁忌证。对有肠道切除手术史、尿道狭窄和根治性前列腺切除手术史的患者行手术时不应由经验不足的外科医生实施，但仍然是原位新膀胱术的潜在候选病例。

术前准备对手术结局有益，主要措施包括以下几方面的内容。首先，术前营养不良常与合并症、潜在疾病（如恶性肿瘤等）相关[22]。患者在接受膀胱切除术时，术前营养不良是并发症发生、住院时间和费用增加的一个独立风险因素[23]。笔者常规使用英国肠外肠内营养学会提出的营养不良通用筛查工具（malnutrition universal screening tool，MUST）进行筛查，由一名营养师在术前进行评估和确定高危患者。

其次，常规机械性肠道准备（mechanical bowel preparation，MBP）受到挑战已经有三十余年，其不仅可引起电解质代谢失衡、脱水、腹痛或腹胀、疲劳，而且有可能会对手术结局产生不利影响。在过去十年内所发表的文章中，多项随机对照试验和 meta 分析结果提示，不进行 MBP[24]是安全的。因此，在笔者所在的医学中心已经弃用 MBP。

最后，患者从术前夜间开始禁食来避免肺吸入尚无证据可依。事实上，这种做法可增加新陈代谢的压力、高血糖症和胰岛素抵抗的风险，在此手术过程中人体很容易出现上述情况[24]。笔者通常于手术前2h摄入碳水化合物饮料。除了可以改善新陈代谢的效果，此还有利于加速恢复肠功能和缩短住院时间，最终改善患者围手术期的健康状态[25]。

## 患者体位

患者采取合理的体位对任何手术都是必需的，特别是对于机器人辅助手术而言，因为此时需要大倾斜度的 Trendelenburg 位。各种并发症的发生均与患者体位有关，这些并发症包括筋膜隔室综合征、围手术期深静脉血栓、因受压所致的神经损伤、因牵拉造成的损伤、皮肤损伤。预测这些并发症的一项重要因素是手术时间。

摆放患者体位的方法有多种，床垫或凝胶垫常被用来支撑患者的身体，液压截石靴或分腿工作台常用于腿部支撑。采用这两种方法时，注意压力点是至关重要的。另外，笔者经常使用分级弹力袜和气压泵降低血栓栓塞的风险。

将患者的手臂包裹并放置于身体侧方，注意观察麻醉连接通道并监测患者的生命体征，防止直接压向皮肤，应使用鼻胃管以确保胃肠减压并预防酸性胃内容物反流（此可导致误吸和角膜损害）。笔者经常用眼罩和眼霜来保护眼睛。

机器人辅助手术中体位相关并发症的最重要预测因素是手术的持续时间。应当注意的是，以上所提到的所有要点很重要。手术团队中每位成员均应注意手术时间，并且应特别关注患者的安全。特别是在学习曲线的早期，笔者建议手术团队对手术时间和手术步骤的进展有预先商定的限制（图27.1）。如果难以实现这些目标，应做出一个积极和安全的决定，要么短期对患者进行分级，要么转为开放手术。

## 肠道准备和尿道吻合术

几种原位新膀胱技术已被描述，我们将在后续章节中进行更详细的讨论。所有技术要求选用一段50~65cm长的回肠，通过 Endo GIA 断开，笔者则使用一钉仓长60mm的腹腔镜组织切割吻合器（3.5mm厚，Echelon Flex 60，Ethicon Inc., Cincinnati, OH）。处理肠道时笔者使

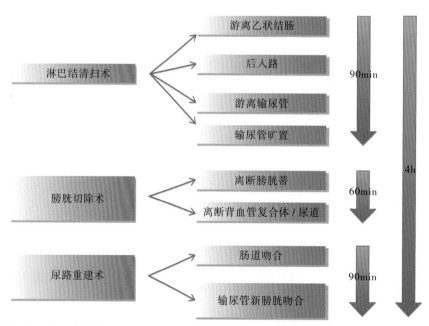

图27.1 布里斯托尔泌尿研究所（Bristol Urological Institute）关于机器人辅助根治性膀胱切除术和体内回肠流出道术的模块化培训方案，包括主控制台时间（接受原位新膀胱术训练时需要额外增加60min）

用非创伤性心包抓钳（Intuitive Surgical Inc.,
Sunnyvale，CA，USA），因为该抓钳比无创伤
性肠钳更灵活，处理肠道更加适合。使用心包抓
钳的额外好处是，允许更加精确地处理和缝合组
织；与肠钳相比，使用心包抓钳时抓伤组织的风
险略微增加。

图 27.2 所示的穿刺器布局不仅优化了操
作空间，而且实现了高效的肠道处理。将左侧
15mm 辅助通道的机器人穿刺套管移除，此可
允许肠道切割吻合器进入腹腔。根据笔者的经
验，没有必要像一些作者所建议的那样通过光
线透射选择性地识别小肠血管，或使用吲哚菁
绿[26]。据报道，回肠吻合术中 1% 的病例可发
生肠瘘，大多数外科医生使用 Endo GIA 切割
吻合器进行端端吻合术[13]。笔者虽然通常不用
缝线来加强浆膜层缝合，但是更喜欢加固所谓
的裤式缝合处，因为吻合后的"裤裆处"是最
薄弱的地方，容易出现撕裂。避免无意中损伤
肠道血管供应的关键步骤是应用切割吻合器时
使其与肠系膜动脉弓保持平行（图 27.3）。笔
者不使用留置缝线，而是使用 2-0 聚肌动蛋白
910 薇乔缝线（Ethicon Inc., Somerville，NJ，
USA）标记回肠流出道术的远端，以帮助指导
术中肠道近心端和远心端的定位，并且防止不
正确的肠段重新吻合。与开放手术一样，术中
需要保留足够长的回肠末端，以避免随后因腹

泻和维生素 B$_{12}$ 缺乏引起吸收不良。

当重建原位新膀胱时，笔者采用 Annerstedt
等所描述的技术，通常在手术早期检查小肠的蠕
动性，此法有利于手术室工作人员能够为最终的
重建选择做准备，首选方法是在开始尿道肠道吻
合术前对回肠起始处和最远端进行切割吻合器
吻合。完成这一步骤后，首先要尽可能地精细操
作以减少对尿道肠道吻合口的牵引。剩余的重建
新膀胱术步骤是在新膀胱尿道吻合术后进行的，
这样做的目的是基本上将肠道固定在适当位置，
从而有效地完成后续步骤。

所选择的肠段应具有足够长的肠系膜，能
够容易地到达尿道，实现无张力吻合。与开放手
术一样，可以切开肠系膜浆膜以增加肠系膜长
度。然而，如果采用这种方法，应仔细、慎重地
考虑进行原位重建，因为最终的目的是必须达到
真正的无张力吻合。保证术后控尿则需要采用根
治性前列腺切除术中所广泛描述的步骤。这些步
骤包括仔细的尖部解剖、保留膜部尿道长度和保
留神经血管束。笔者使用 3-0 双 RB-1 针聚己酮
线（Ethicon Inc., Somerville，NJ，USA）进行缝合，
以连续缝合方式进行吻合（尽管一些外科医生更
喜欢 3-0 有倒刺自缝线）。此外，在第四机械
臂上使用肠抓钳或卡迪尔钳（Cardiere forceps）
可以保持回肠新膀胱稳定在盆腔深处，同时在两
侧主要机械臂上使用持针器来完成吻合。这一步
与根治性前列腺切除术中进行吻合前采用 Rocco
缝合具有相似的效果。

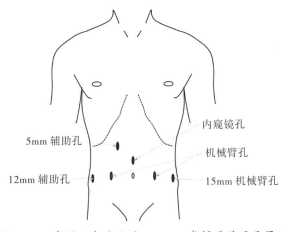

图 27.2 穿刺孔布局位置，15mm 穿刺通道用于置入
腹腔镜切割吻合器。在膀胱切除术中，通过标准机器
人套管的通道置入一把心包抓钳

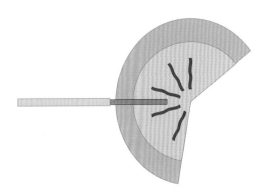

图 27.3 通过左侧 15mm 直径的穿刺通道置入腹腔
镜切割吻合器（Endo GIA），用于离断回肠以重建新
膀胱

## 输尿管吻合术

输尿管 – 肠吻合口狭窄的发生率为 2.4%[4]~5.4%[13]（3% 来自笔者的数据），因此其发生率相当低，与开放手术相当。有研究结果显示，多达 4.3% 的病例由于输尿管 – 回肠吻合术不充分导致尿漏[27]。虽然抗反流输尿管再植术在保护肾功能和预防尿路感染方面似乎没有明显益处，但是抗反流技术仍然成为开放手术和机器人手术的标准[8]。作为一种减少反流的机制，笔者建议常规使用与肠道蠕动同向性传入的输尿管再植术（如 Studer[28] 首次描述）。许多外科医生更喜欢 Wallace 法吻合技术，而非 Bricker 法吻合技术[13]。因为根据研究报道，Wallace 吻合技术具有较低的狭窄率，但是此结论仍然存在争议[29]。当然，使用 Wallace 技术时逆行进入肾脏更容易，但是潜在的狭窄经常梗阻两侧肾脏是其缺点。实际上，吻合的类型应该根据外科医生的偏好和经验来选择。开展输尿管再植术时应遵循开放手术的原则，即输尿管吻合口处应无张力，并且应避免扭结。笔者建议，在输尿管吻合术中应小心夹持输尿管组织，并且避免剥离输尿管周围的外膜组织，以保持良好的血液供应。

行膀胱切除术后，笔者将左侧输尿管转位到乙状结肠下方，尽管存在一个很大的窗口。通过这一有时令人望而生畏的关键步骤可以完成充分的盆腔淋巴结清扫术，并且清楚地暴露腹膜后和盆腔的血液供应，允许输尿管安全通过，从而避免了大血管和肠系膜下动脉发生损伤。患者自身的解剖结构将经常引导外科医生通过比最初游离输尿管层面时更深的直肠后解剖窗口。将输尿管用紫色结扎夹夹闭（Weck Hem-o-lok，Teleflex，Limerick，PA），其上系有 2-0 聚肌动蛋白 910 薇乔线（Ethicon Inc.，Somerville，NJ，USA）以帮助处理输尿管。为了保证输尿管的安全，并且在后期正确识别输尿管，通常将输尿管固定在腹壁右下象限。这一重要步骤可防止在游离肠道期间输尿管意外

卡在吻合钉仓线内。应将输尿管尽可能缩短，以去除多余的组织并确保血液供应，这一目的很容易通过体内方法实现。

已有文献证明，在输尿管吻合口留置支架管可以防止尿漏、上尿路扩张和相关并发症[30]。笔者将两根 7.0F 单 J 支架管（Bander Ureteral Diversion Stent Set，Cook Medical，Spencer，IN）用可快速分解的 3-0 聚肌动蛋白 910 薇乔快吸收缝线（Ethicon Inc.，Somerville，NJ，USA）固定在回肠新膀胱上，以防止意外取出。将单 J 支架管穿过新膀胱壁和腹壁，而在其他步骤中将单 J 管系在引流管上以便在移除引流管时方便拔除[26]。

## 重建新膀胱术

根治性膀胱切除术后发生的大多数并发症与手术的重建部分有关[31]。最近的一篇综述显示，该并发症的发生率为 17.2%，31.4% 为 Clavien Ⅰ，1% 为 Clavien Ⅱ，62.9% 为 Clavien Ⅲ，Clavien Ⅳ 和 Ⅴ 为 0[13]。这似乎与一项大型开放手术队列病例研究的比率相当[31]。国际机器人膀胱切除术联盟（International Robotic Cystectomy Consortium）开展的另一项研究并未区分回肠新膀胱术和回肠流出道术，结果显示机器人辅助根治性膀胱切除术中体内尿流改道患者的主要并发症发生率为 20%，体外尿流改道组患者的并发症发生率为 32%[6]。笔者自己得出的研究数据表明，机器人辅助手术的总并发症发生率从 48% 降低到 31%，3 级或 4 级并发症的发生率为 5%[7]。

2003 年，第 1 例机器人辅助根治性膀胱切除术联合体内原位回肠新膀胱术被报道——Hautmann 新膀胱[5]。此后提出了几种不同的技术，最常用的技术是一种改良的 Studer 储尿囊新膀胱[13]，其他技术包括无交叉折叠的 U 形储尿囊[32]、Y 形储尿囊[33] 和金字塔形新膀胱[34]，笔者首选 Annerstedt M 等提出的方法。术后尿动力学评估检查结果已证明，该技术可提供一种安

全的低压储尿囊系统，并且未延长手术时间。

新膀胱中形成结石的情况很少，在 1.4%~2.8% 的病例中曾有相关描述[13,27]。新膀胱内形成结石与感染、残余尿液和与尿液接触的异物有关。为了预防后期结石形成（如在吻合钉上），几乎所有的外科医生均使用可吸收缝线进行连续缝合[13]。为了防止滑脱和保证水密性，笔者建议使用带倒刺的缝线（V-lock 2-0，Covidien Inc.，New Haven，CT）[35]。然而，值得注意的是，没有明确的证据证明，吻合钉可以作为结石形成的核并且在核周围可能形成结石[36]。目前已经提出部分切割吻合器式新膀胱，其几乎不存在结石形成问题，并且具有缩短手术时间的优点[37]。此外，使用切割吻合器闭合回肠近端是常规做法，这不会成为结石形成的危险因素。在缝合新膀胱中最具挑战性的步骤是靠近尿道 - 新膀胱吻合口时吻合肠壁的后壁和前壁，这需要在新膀胱这个特别脆弱的组织周围小心地进行浆膜下缝合。另一种有用的方法是间断缝合新膀胱壁的边缘，此有助于在缝合过程中不可避免地移动新膀胱。

缝合新膀胱后，必须进行渗漏测试，剩余的开口可以用额外的间断缝线进行缝合。笔者通常在盆腔放置一根 Robinson 引流管，位置靠近吻合口处。

## 术后护理

术后应根据笔者的术后加速康复方案对这些患者进行护理。笔者的方案侧重于术前咨询、营养支持、标准的止痛和麻醉方案及早期活动，并且在过去几年中持续发展。加速康复外科可以改善患者对大手术的生理和心理反应，然而使用机器人辅助手术限制最原始的外科切口损伤已经成为关键原则之一[7]。

笔者所在病房的工作人员和 ERAS 团队应确保每 4~6h 用 50mL 生理盐水冲洗新膀胱，以防止肠黏液积聚和堵塞导管。应告知患者必须摄入大量的液体，并且定期排空引流的尿袋。

一旦引流量降至每天 150mL 以下，则排出液中的肌酐水平等于血清内水平。术后第 8 天取出外置输尿管支架管，嘱患者 3 周后返回并进行膀胱造影，随后取出导尿管。

笔者的加速康复外科计划还包括一项标准的麻醉协议，包括使用低剂量的布比卡因脊髓麻醉剂，此可减少围手术期中阿片类药物的使用，从而避免这些药物的许多缺点。除了早期活动和使用口香糖外，这种方法还可降低术后肠梗阻的发生率。

加速康复外科计划的另一个重要方面是术前患者咨询。笔者所负责的患者下午参加了强化康复和术前评估检查，正是在这些咨询过程中患者获得了自己的术后日记，从而确定了重要的手术后大事记和患者的每日预期目标（图 27.4）。这项简单措施不仅提高了患者的满意度，缩短了恢复时间，并且使患者能够管理好自己的康复事项。

尿路感染是原位膀胱重建患者的常见并发症，其中一个促成因素当然是肠道细菌的定植率较高，反流到肾脏、肠黏液和残余尿液的积聚也是其中的促成因素，这些患者中大多数的尿液细菌培养结果呈阳性。虽然白细胞增多症经常发生，但是大多数患者并无症状，因此建议只对有症状的患者进行治疗。

## 随 访

行根治性膀胱切除术后，患者需要接受周密的随访，因为手术后任何时候都可能发生并发症。主要的并发症包括肾功能恶化、感染、结石、酸碱失衡和功能恶化，伴有尿失禁和肿瘤复发。

除了评估酸碱平衡和全血计数之外，笔者建议定期检查患者的肾功能和肝功能，可通过监测残余尿量和间歇导尿量评估临床尿失禁。有学者推荐监测尿失禁的时间不应早于术后 12 个月，因为新膀胱达到成熟和最大容量前需要一定的时间。几项队列病例研究所纳入的患者已经实现了男性 80%~90% 和女性 70% 的昼夜尿控率[27]。

笔者建议根据疾病分期选择合适的方法来监测疾病复发。T2 患者可采用基于超声的复查方案；T3 及以上或任何淋巴结受侵犯的患者可于术后 6 个月和 12 个月时采用横断面影像学成像检查；患有高级别表浅性膀胱肿瘤的患者应该每年接受排泄性横断面成像以进行上尿路评估。

## 结 论

机器人辅助原位新膀胱术是可行且安全的手术。关于机器人辅助根治性膀胱切除术具体并发症的数据很少，但是其发生率似乎与已公布的开放手术方式相似。遵循合理的手术原则、优化微创方法和正确的患者选择是手术成功的关键。

（王智宇 译，张雪培 顾朝辉 校）

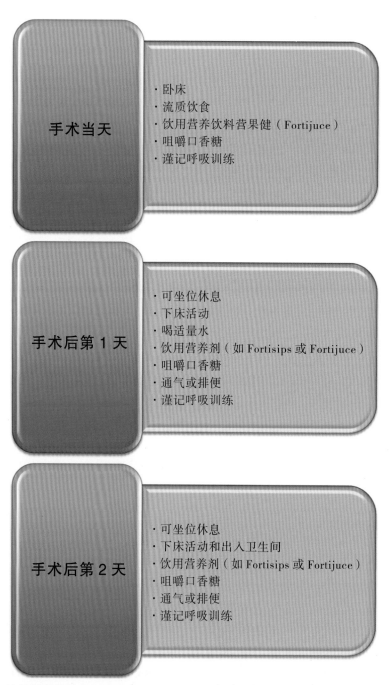

图 27.4 布里斯托尔泌尿研究所（Bristol Urological Institute）关于机器人辅助膀胱切除术患者的日记

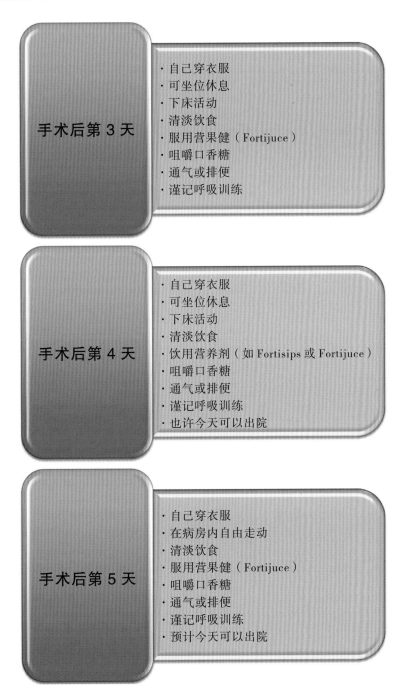

续图 27.4 布里斯托尔泌尿研究所（Bristol Urological Institute）关于机器人辅助膀胱切除术患者的日记

# 参考文献

[1] Menon M, Hemal AK, Tewari A, et al. Nerve-sparing robot-assisted radical cystoprostatectomy and urinary diversion. BJU Int, 2003, 92:232–236.

[2] National Institute for Clinical Excellence. Improving outcomes in urological cancers. www.nice.org.uk. Guidance on cancer, 2002.

[3] Balaji KC, Yohannes P, McBride CL, et al. Feasibility of robot-assisted totally intracorporeal laparoscopic ileal conduit urinary diversion: initial results of a single institutional pilot study. Urology, 2004, 63:51–55.

[4] Goh AC, Aghazadeh MA, Krasnow RE, et al. Robotic intracorporeal continent cutaneous urinary diversion: primary description. J Endourol, 2015, 29:1217–1220.

[5] Beecken W-D, Wolfram M, Engl T, et al. Robotic-assisted laparoscopic radical cystectomy and intra-abdominal formation of an orthotopic ileal neobladder. Eur Urol, 2003, 44:337–339.

[6] Ahmed K, Khan SA, Hayn MH, et al. Analysis of intracorporeal compared with extracorporeal urinary diversion after robot-assisted radical cystectomy: results from the international robotic cystectomy consortium. Eur Urol, 2014, 65:340–347.

[7] Koupparis A, Villeda-Sandoval C, Weale N, et al. Robot-assisted radical cystectomy with intracorporeal urinary diversion: impact on an established enhanced

recovery protocol. BJU Int, 2015, 116:924–931.

[8] Tan WS, Lamb BW, Kelly JD. Evolution of the neobladder: a critical review of open and intracorporeal neobladder reconstruction techniques. Scand J Urol, 2016, 50:95–103.

[9] Ali AS, Hayes MC, Birch B, et al. Health related quality of life (HRQoL) after cystectomy: comparison between orthotopic neobladder and ileal conduit diversion. Eur J Surg Oncol, 2015, 41:295–299.

[10] Lee RK, Abol-Enein H, Artibani W, et al. Urinary diversion after radical cystectomy for bladder cancer: options, patient selection, and outcomes. BJU Int, 2014, 113:11–23.

[11] Cody JD, Nabi G, Dublin N, et al. Urinary diversion and bladder reconstruction/replacement using intestinal segments for intractable incontinence or following cystectomy. Cochrane Database Syst Rev, 2012, 73:CD003306.

[12] Cerruto MA, D'Elia C, Siracusano S, et al. Systematic review and meta-analysis of non RCT's on health related quality of life after radical cystectomy using validated questionnaires: better results with orthotopic neobladder versus ileal conduit. Eur J Surg Oncol, 2016, 42:343–360.

[13] Fahmy O, Asri K, Schwentner C, et al. Current status of robotic assisted radical cystectomy with intracorporeal ileal neobladder for bladder cancer. J Surg Oncol, 2015, 112:427–429.

[14] Chopra S, de Castro Abreu AL, Berger AK, et al. Evolution of robot-assisted orthotopic ileal neobladder formation: a step-by-step update to the University of Southern California (USC) technique. BJU Int, 2017, 119:185–191.

[15] Finks JF, Osborne NH, Birkmeyer JD. Trends in hospital volume and operative mortality for high-risk surgery. N Engl J Med, 2011, 364:2128–2137.

[16] Leow JJ, Reese S, Trinh QD, et al. Impact of surgeon volume on the morbidity and costs of radical cystectomy in the USA: a contemporary population-based analysis. BJU Int, 2015, 115:713–721.

[17] Shabsigh A, Korets R, Vora KC, et al. Defining early morbidity of radical cystectomy for patients with bladder cancer using a standardized reporting methodology. Eur Urol, 2009, 55:164–174.

[18] Sogni F, Brausi M, Frea B, et al. Morbidity and quality of life in elderly patients receiving ileal conduit or orthotopic neobladder after radical cystectomy for invasive bladder cancer. Urology, 2008, 71:919–923.

[19] McDermott WV. Metabolism and toxicity of ammonia. N Engl J Med, 1957, 257:1076–1081.

[20] Mills RD, Studer UE. Metabolic consequences of continent urinary diversion. J Urol, 1999, 161:1057–1066.

[21] Studer UE, Hautmann RE, Hohenfellner M, et al. Indications for continent diversion after cystectomy and factors affecting long-term results. Urol Oncol, 1998, 4:172–182.

[22] Von Meyenfeldt MF, Meijerink WJ, Rouflart MM, et al. Perioperative nutritional support: a randomised clinical trial. Clin Nutr, 1992, 11:180–186.

[23] Mohler JL, Flanigan RC. The effect of nutritional status and support on morbidity and mortality of bladder cancer patients treated by radical cystectomy. J Urol, 1987, 137:404–407.

[24] Melnyk M, Casey RG, Black P, et al. Enhanced recovery after surgery (ERAS) protocols: time to change practice? Can Urol Assoc J, 2011, 5:342–348.

[25] Noblett SE, Watson DS, Huong H, et al. Pre-operative oral carbohydrate loading in colorectal surgery: a randomized controlled trial. Color Dis, 2006, 8:563–569.

[26] Goh AC, Gill IS, Lee DJ, et al. Robotic intracorporeal orthotopic ileal neobladder: replicating open surgical principles. Eur Urol, 2012, 62:891–901.

[27] Tyritzis SI, Hosseini A, Collins J, et al. Oncologic, functional, and complications outcomes of robot-assisted radical cystectomy with totally intracorporeal neobladder diversion. Eur Urol, 2013, 64:734–741.

[28] Studer UE, Spiegel T, Casanova GA, et al. Ileal bladder substitute: antireflux nipple or afferent tubular segment? Eur Urol, 1991, 20:315–326.

[29] Davis NF, Burke JP, McDermott T, et al. Bricker versus Wallace anastomosis: a meta-analysis of ureteroenteric stricture rates after ileal conduit urinary diversion. Can Urol Assoc J, 2015, 9:E284–290.

[30] Mattei A, Birkhaeuser FD, Baermann C, et al. To stent or not to stent perioperatively the ureteroileal anastomosis of ileal orthotopic bladder substitutes and ileal conduits? Results of a prospective randomized trial. J Urol, 2008, 179:582–586.

[31] Hautmann RE, de Petriconi RC, Volkmer BG. Lessons learned from 1,000 neobladders: the 90-day complication rate. J Urol, 2010, 184:990–994. quiz 1235.

[32] Pruthi RS, Nix J, McRackan D, et al. Robotic-assisted laparoscopic intracorporeal urinary diversion. Eur Urol, 2010, 57:1013–1021.

[33] Sim A, Todenhöfer T, Mischinger J, et al. Y pouch neobladder-a simplified method of intracorporeal neobladder after robotic cystectomy. J Endourol, 2015, 29:387–389.

[34] Tan WS, Sridhar A, Goldstraw M, et al. Robot-assisted intracorporeal pyramid neobladder. BJU Int, 2015, 116:771–779.

[35] Shah HN, Nayyar R, Rajamahanty S, et al. Prospective evaluation of unidirectional barbed suture for various indications in surgeon-controlled robotic reconstructive urologic surgery: Wake Forest University experience. Int Urol Nephrol, 2012, 44:775–785.

[36] Ferriero M, Guaglianone S, Papalia R, et al. Risk assessment of stone formation in stapled orthotopic ileal neobladder. J Urol, 2015, 193:891–896.

[37] Simone G, Papalia R, Misuraca L, et al. Robotic Intracorporeal Padua Ileal Bladder: surgical technique, perioperative, oncologic and functional outcomes. Eur Urol, 2016, doi:10.1016/j.eururo.2016.10.018.

# 第28章 根治性膀胱切除术和尿流改道术

*Ahmed A. Hussein, Zishan Hashmi, Richard Sarle, Khurshid A. Guru*

## 引 言

根治性膀胱切除术联合盆腔淋巴结清扫术（pelvic lymph node dissection，PLND）是治疗肌层浸润性和难治性非肌层浸润性膀胱癌的标准术式。外科医生对微创手术的兴趣日益浓厚，旨在降低围手术期并发症的发生率，尤其是机器人辅助根治性膀胱切除术（robot-assisted radical cystectomy，RARC）。目前已证明，RARC手术在肿瘤学和功能学结果方面与开放手术相当，但是在失血、输血、住院日和术后恢复方面具有优越性[1]。

然而，无论手术方式如何，根治性膀胱切除术仍然是一类具有严重并发症风险的复杂手术[2-3]。除腹膜后手术外，根治性膀胱切除术仍然是一类复杂且要求同时完成泌尿系统和胃肠系统操作的手术。此外，膀胱癌常见于老年患者，鉴于吸烟是导致膀胱癌的主要因素，患者通常合并其他疾病，从而增加了额外的麻醉和手术风险，特别是心脏和肺部疾病[4]。所有上述因素均可与根治性膀胱切除术围手术期中出现的高并发症发生率相关。

手术并发症大致可分为两大类：一类是任何大型手术均可能发生的一般并发症，如血栓栓塞、心脏和肺部并发症；另一类是手术的特殊并发症（与根治性膀胱切除术、PLND手术和尿流改道术相关），也许后一类并发症中大多数与尿流改道相关[5]。这种并发症因尿流改道术的类型（回肠流出道术与可控尿流改道术）和尿流改道技术（体内重建法与体外重建法）而异。保守治疗、内镜治疗和经皮穿刺治疗对这些并发症均有一定的治疗效果，但是许多患者在康复期或多年后均需要再次接受手术治疗[5-6]。

虽然使用标准化并发症分类方法报道的RARC手术后并发症主要集中在术后30d或90d内，但是仍然缺乏关于并发症管理及其结果的数据，尤其是那些需要手术治疗的并发症。在本章中，笔者将总结可能需要再次手术且与根治性膀胱切除术和尿流改道术相关的术后并发症、发生原因、预防措施和治疗方式（包括手术管理）。

## 输尿管肠道吻合相关并发症

输尿管肠道吻合并发症是导致尿流改道术后肾功能不全的主要原因，包括梗阻、反流和尿漏。梗阻可能是由于恶性肿瘤（局部复发或盆腔

A.A. Hussein, MD
Department of Urology, Roswell Park Cancer Institute, Elm & Carlton Street, Buffalo, NY 14263, USA

Department of Urology, Cairo University, Giza, Egypt
e-mail: Ahmed.Aly@roswellpark.org

Z. Hashmi, MD • K.A. Guru, MD (✉)
Department of Urology, Roswell Park Cancer Institute, Elm & Carlton Street, Buffalo, NY 14263, USA
e-mail: ZishanHashmi@roswellpark.org;
Khurshid.Guru@roswellpark.org

R. Sarle, MD
Michigan Institute of Urology, 18100 Oakwood # 315, Dearborn, MI 48124, USA
e-mail: RichardSarle@yahoo.com

© Springer International Publishing AG 2018
R. Sotelo et al. (eds.), *Complications in Robotic Urologic Surgery*, DOI 10.1007/978-3-319-62277-4_28

淋巴结肿大）、术后早期水肿或血肿、在 RARC 手术和体外尿流改道术中制作新膀胱时输尿管意外扭曲所致 [7]。狭窄可能是由术前放射治疗引起的局部缺血，或解剖游离过程中损伤输尿管血管，吻合过程中出现的技术错误所致 [8]。输尿管 – 肠道吻合的技术类型（Bricker 技术与 Wallace 技术）是否会影响狭窄率，这一点仍然存在争议 [6,9-10]，抗反流（隧道化）技术与较高狭窄率有关 [11]。有相关研究报道，输尿管 – 肠道并发症的发生率存在很大差异，这可能由报道的不确定性（对患者或肾内科而言）、所使用影像学检查的频率和类型不同、手术技术和随访时间存在差异而造成 [12-13]。RARC 手术后中位随访时间为 5 个月时，12% 的患者发生狭窄。RARC 手术后 1 年、3 年和 5 年，患者的累积发病率分别为 12%、16% 和 19% [6]。在开放性根治性膀胱切除术联合新膀胱术后，11% 的患者发生狭窄，术后 5 年、10 年和 15 年时于肾内科中随访患者的狭窄率分别为 8%、11% 和 14%。

通常，患者无症状，诊断前有较长的潜伏期（5~18 个月）[14]。因此，随访至关重要，特别是在术后两年内，此有助于早期发现和及时处理并发症 [14-16]。延迟处理尿路梗阻可能损害肾功能，并且对长期预后产生不利影响 [14]。任何提示梗阻、感染或肾功能损害的证据均应得到进一步检查。

根据笔者的经验，以下几项技术要点可以预防此类并发症：①避免输尿管的过度解剖和骨骼化，进而保证输尿管远端有良好的血管分布；②将输尿管置于腹膜后位置；③将输尿管剪为宽铲形，并且将铲形输尿管与回肠流出道或新膀胱中行肠切开后的宽口进行吻合，笔者建议将肠黏膜切除并呈"纽扣孔"样以达到此目的；④选择合适长度的输尿管并避免输尿管过短，吻合口处于张力状态或输尿管过长均可能阻碍引流。

早期处理输尿管 – 肠道吻合口并发症时通常采用内镜或经皮穿刺技术，这些技术可以在不为患者带来严重风险的情况下缓解早期的梗阻

症状，但是缺乏长期、持久的通畅效果 [17]。当保守治疗失败时，开放修补术是治疗的金标准，成功率高达 92% [17]。尽管该技术的成功率较高，但是与其相关的并发症发生率和手术技术的复杂性可能会使该手术具有挑战性。笔者最近报道了机器人辅助输尿管 – 肠吻合口狭窄修补术的初步经验，其初步结果令人鼓舞，并且可以与开放手术相媲美 [6]。其他小样本量的研究也报道了类似结果，并且随着机器人平台舒适度的提高，该技术可以获得令人满意的结果 [18-19]。

## 麻痹性肠梗阻和肠梗阻

根治性膀胱切除术后高达 11% 的患者会发生麻痹性肠梗阻和肠梗阻 [6,20-21]。术前肠道准备类型、术前长期禁食、疼痛控制、长期鼻胃插管、摄入过量液体和术后经口饮食延迟均是造成麻痹性肠梗阻的危险因素 [22]。肠梗阻可能出现在术后几天或数年，原因可能包括手术中过度的肠道操作、由于尿漏或感染引起的腹膜后积液、电解质失衡（如低血钾）、回肠 – 回肠吻合口狭窄和腹膜内粘连。多数患者采用保守治疗（静滴引流法，即静脉内胃肠外营养支持和鼻胃管引流）后有效。另外，一些较少见的原因也可能引起肠梗阻，如肠疝和腹膜癌种植扩散（<5%）[6,23]。

术中采用轻柔的肠道操作、电解质替代治疗、合理的吻合技术和快速康复外科原则（避免术前长时间禁食、术前几小时口服碳水化合物、早期拔除鼻胃管、术后早期开始经口饮食、早期活动和咀嚼口香糖），可以有效减少肠道相关并发症的发生 [24]。一些药物也可能有效缓解此并发症，如爱维莫潘（Alvimopan）[24]。

在开放手术和机器人手术中，行保守治疗失败后干预率低于 3% [5-6,25]。干预内容通常涉及松解粘连及评估肠道完整性。如果担心部分肠道失活，则可能需要行肠道切除和改道或一期吻合术。最近笔者报道了自己在机器人辅助下治疗肠道相关并发症方面的经验，发现其与开放探查术的结果相当 [6]。

## 尿 瘘

RARC 手术和开放性根治性膀胱切除术后的尿瘘发生率低于 4%[5,25]。尿瘘可能发生于肠道和重建的泌尿道之间，或者从上述两者之一到皮肤甚至其他器官，其症状随尿瘘的类型和大小而变化。患者可能出现完全性尿失禁（新膀胱–阴道瘘）、气尿和粪尿（新膀胱–肠瘘）、复发性尿路感染。

改良手术可以降低尿瘘的发生率，包括保留女性生殖器官（在肿瘤学分期允许的情况下），谨慎缝合阴道残端并包埋黏膜，在直肠前壁前用腹膜覆盖阴道残端，在闭合的阴道残端与尿道新膀胱肠吻合口之间植入带蒂大网膜瓣，或将其置于新膀胱前面[26]。

笔者报道了自己在 RARC 手术后通过机器人辅助修补不同类型尿瘘的初步经验。虽然手术时间显著延长，但是并无患者需要再次接受手术[6]。最近的一项研究报道了类似的结果，10 例患者在接受妇科手术后成功采用机器人辅助手术修补医源性膀胱阴道瘘（vesicovaginal fistulas，VVF）[27]。

## 结 石

结石形成的病因可能是尿液滞留，这可能由尿液排空不畅和肠黏液积聚造成。结石也可能因尿液与切割吻合器残钉接触，或者由产尿素酶细菌引起的反复尿路感染而形成[3,28]。同时，患者水化不足导致尿液高渗过饱和也是造成结石形成的危险因素[3]。

患者接受充分的水化预防和及时排空尿液是预防结石形成的主要手段，可以通过定时排尿完成（按"时钟"排尿），例如对下腹部施加压力（Crede 方法）、间歇性自我导尿或留置导尿管（特别是在夜间）。另一个关键措施是避免使用过长的肠道制作储尿囊，因为随着时间的推移储尿囊会膨胀，患者可能发生残余尿量增加、尿液重吸收、代谢相关并发症、肾功能不全和充盈性尿失禁[3]。用薇乔线缝合不仅可能减少结石的形成，并且能减少同等体积

储尿囊重建的费用[29]。是否需要将无症状菌尿症治疗至尿液无菌仍然存在争议，因为多达40% 的新膀胱患者存在持续性无症状菌尿[3]。

处理结石时需要根据结石的大小和成分决定采用何种措施。在大多数情况下，可以通过内镜手术进行安全的碎石和取石。对于较大和较硬的结石，可以采用开放性手术或机器人辅助手术取石[6]。

## 造口相关并发症和造口旁疝

造口相关并发症包括造口皮肤黏膜分离、造口狭窄且仅需要行扩张治疗、造口失败且需要修复。这些并发症可能是由于流出道（肠道）的肠系膜血供不足、肠道的肠系膜基底部狭窄或操作中不经意扭曲肠道，甚至炎症性肠病或者放射治疗史等造成肠功能受损导致，也可能由于皮肤水平造口变窄发生[3]。

确保肠道有足够的血液供应和宽的肠系膜供应回肠流出道可以避免上述情况的发生。在患者有既往盆腔放射治疗史和可能存在肠道功能障碍的情况下，利用横结肠造口不失为一种更好的替代方案[3]。可使用网状补片加强造口周围的薄弱筋膜[30]，但是这可能导致复发性造口处狭窄，此时需要将造口重新移位到另一侧[3]。

造口旁疝是回肠流出道尿流改道术后的常见并发症，通常不表现为任何临床症状，并且作为癌症监测的一部分可以根据常规影像学检查进行诊断。部分医生建议在重建回肠流出道时预防性使用网状补片[31]。在行 RARC 手术和开放性根治性膀胱切除术后发生造口旁疝的患者中，需要干预处理者不足 1%[6]。大多数造口旁疝可以通过保守治疗得到安全处理。造口旁疝的修补手术包括疝囊和内容物的解剖分离与粘连松解。应该仔细探查疝囊内容物并判断其活力，如果担心存在任何失活，则应考虑切除网膜和（或）部分肠段，然后在回肠流出道周围固定一张网片并缝合到前腹壁。最近，已有文献证明机器人辅助粘连松解术和网状补片疝成形术是可行且长期有效的[6]。

## 新膀胱相关尿潴留和破裂

新膀胱缺少神经支配，虽然患者往往无排尿感，但是存在腹胀的感觉，因此通常需要依靠闹钟来指导排尿和规律排空新膀胱。残余尿较多的患者需要进行间歇性自我导尿，通过膀胱冲洗清洗任何积聚的黏液也是必不可少的[3]。否则，新膀胱的过度充盈会导致尿液溢出（充盈性尿失禁，易出现在夜间）、尿液成分重吸收引起的代谢相关并发症发生率增加（如高血钾、酸中毒等）、结石形成（比较罕见）、轻微损伤的新膀胱破裂[5]。实施新膀胱修补和（或）尿流改道术时通常需要行腹部探查术。

由于局部肿瘤复发后可侵犯盆底和新膀胱颈，发生新膀胱尿道吻合口狭窄和尿道狭窄，所以约2%的患者会出现新膀胱梗阻[5]。因恶性肿瘤所致梗阻可通过全身化学治疗进行治疗，并且改用其他类型的尿流改道术[5]。对于新膀胱尿道吻合口狭窄，可通过内镜成功治疗。

## 淋巴囊肿

越来越多的证据强调了PLND手术的重要性。尽管对清扫范围和清扫参照的标准存在争议，但是在增加扩大PLND手术使用率的同时，患者并发症的额外发病率最低[32-35]。淋巴囊肿可能与PLND手术中淋巴管不充分夹闭有关，并且挽救性根治性膀胱切除术也会导致其发生率增加[36]。淋巴囊肿可能不表现为任何症状，仅需要观察即可。较大的淋巴囊肿则会压迫输尿管，引起肾盂积水，因此通常需要经皮穿刺引流[3]。充分阻断淋巴管（双极电凝、结扎或结扎夹夹闭）有助于预防此类并发症的发生[3]。

（罗洋　译，顾朝辉　校）

## 参考文献

[1] Wilson TG, Guru K, Rosen RC, et al. Best practices in robot-assisted radical cystectomy and urinary reconstruction: recommendations of the Pasadena Consensus Panel. Eur Urol, 2015, 67(3):363–375.

[2] Shabsigh A, Korets R, Vora KC, et al. Defining early morbidity of radical cystectomy for patients with bladder cancer using a standardized reporting methodology. Eur Urol, 2009, 55(1):164–174.

[3] Lawrentschuk N, Colombo R, Hakenberg OW, et al. Prevention and management of complications following radical cystectomy for bladder cancer. Eur Urol, 2010, 57(6):983–1001.

[4] Eisenberg MS, Boorjian SA, Cheville JC, et al. The SPARC score: a multifactorial outcome prediction model for patients undergoing radical cystectomy for bladder cancer. J Urol, 2013, 190(6):2005–2010.

[5] Hautmann RE, de Petriconi RC, Volkmer BG. 25 years of experience with 1,000 neobladders: long-term complications. J Urol, 2011, 185(6):2207–2212.

[6] Hussein AA, Hashmi Z, Dibaj S, et al. Reoperations following robot-assisted radical cystectomy: a decade of experience. J Urol, 2016, 195(5):1368–1376.

[7] Yuh BE, Nazmy M, Ruel NH, et al. Standardized analysis of frequency and severity of complications after robot-assisted radical cystectomy. Eur Urol, 2012, 62(5):806–813.

[8] El-Nahas AR, Shokeir AA. Endourological treatment of nonmalignant upper urinary tract complications after urinary diversion. Urology, 2010, 76(6):1302–1308.

[9] Kouba E, Sands M, Lentz A, et al. A comparison of the Bricker versus Wallace ureteroileal anastomosis in patients undergoing urinary diversion for bladder cancer. J Urol, 2007, 178(3 Pt 1):945–948. discussion 948–949.

[10] Pagano S, Ruggeri P, Rovellini P, et al. The anterior ileal conduit: results of 100 consecutive cases. J Urol, 2005, 174(3):959–962. discussion 962.

[11] Shaaban AA, Abdel-Latif M, Mosbah A, et al. A randomized study comparing an antireflux system with a direct ureteric anastomosis in patients with orthotopic ileal neobladders. BJU Int, 2006, 97(5):1057–1062.

[12] Large MC, Cohn JA, Kiriluk KJ, et al. The impact of running versus interrupted anastomosis on ureterointestinal stricture rate after radical cystectomy. J Urol, 2013, 190(3):923–927.

[13] Anderson CB, Morgan TM, Kappa S, et al. Ureteroenteric anastomotic strictures after radical cystectomy-does operative approach matter? J Urol, 2013, 189(2):541–547.

[14] Tal R, Bachar GN, Baniel J, et al. External-internal nephro-uretero-ileal stents in patients with an ileal conduit: long-term results. Urology, 2004, 63(3):438–441.

[15] Shimko MS, Umbreit EC, Chow GK, et al. Long-term outcomes of robotic-assisted laparoscopic sacrocolpopexy with a minimum of three years follow-up. J Robot Surgm, 2011, 5(3):175–180.

[16] Clark PE, Spiess PE, Agarwal N, et al. NCCN guidelines insights: bladder cancer, version 2.2016. J Natl Compr Cancer Netw, 2016, 14(10):1213–1224.

[17] Laven BA, O'Connor RC, Gerber GS, et al. Long-term results of endoureterotomy and open surgical revision for the management of ureteroenteric strictures after

urinary diversion. J Urol, 2003, 170(4Pt 1):1226–1230.

[18] Tobis S, Houman J, Mastrodonato K, et al. Robotic repair of post-cystectomy ureteroileal anastomotic strictures: techniques for success. Laparoendosc Adv Surg Tech A, 2013, 23(6):526–529.

[19] Dangle PP, Abaza R. Robot-assisted repair of ureteroileal anastomosis strictures: initial cases and literature review. J Endourol, 2012, 26(4):372–376.

[20] Deane K, Fitch M, Carman M. An innovative art therapy program for cancer patients. Can Oncol Nurs J (Revue canadienne de soins infirmiers en oncologie), 2000, 10(4):147–151.

[21] Abol-Enein H, Ghoneim MA. Functional results of orthotopic ileal neobladder with serous-lined extramural ureteral reimplantation: experience with 450 patients. J Urol, 2001, 165(5):1427–1432.

[22] Maffezzini M, Campodonico F, Canepa G, et al. Current perioperative management of radical cystectomy with intestinal urinary reconstruction for muscle-invasive bladder cancer and reduction of the incidence of postoperative ileus. Surg Oncol, 2008, 17(1):41–48.

[23] Hussein AA, Saar M, May PR, et al. Early oncologic failure after robot-assisted radical cystectomy: results from the international robotic cystectomy consortium. J Urol, 2016, 197:1427–1436.

[24] Collins JW, Patel H, Adding C, et al. Enhanced recovery after robot-assisted radical cystectomy: EAU robotic urology section scientific working group consensus view. Eur Urol, 2016, 70(4):649–660.

[25] Kauffman EC, Ng CK, Lee MM, et al. Critical analysis of complications after robotic-assisted radical cystectomy with identification of preoperative and operative risk factors. BJU Int, 2010, 105(4):520–527.

[26] Ali-El-Dein B, Gomha M, Ghoneim MA. Critical evaluation of the problem of chronic urinary retention after orthotopic bladder substitution in women. J Urol, 2002, 168(2):587–592.

[27] Gellhaus PT, Bhandari A, Monn MF, et al. Robotic management of genitourinary injuries from obstetric and gynaecological operations: a multi-institutional report of outcomes. BJU Int, 2015, 115(3):430–436.

[28] Dhar NB, Hernandez AV, Reinhardt K, et al. Prevalence of nephrolithiasis in patients with ileal bladder substitutes. Urology, 2008, 71(1):128–130.

[29] Montie JE, Pontes JE, Parulkar BG, et al. W-stapled ileal neo-bladder formed entirely with absorbable staples. J Urol, 1994, 151(5):1188–1192.

[30] Guzman-Valdivia G, Guerrero TS, Laurrabaquio HV. Parastomal hernia-repair using mesh and an open technique. World J Surg, 2008, 32(3):465–470.

[31] Donahue TF, Cha EK, Bochner BH. Rationale and early experience with prophylactic placement of mesh to prevent parastomal hernia formation after ileal conduit urinary diversion and cystectomy for bladder cancer. Curr Urol Rep, 2016, 17(2):9.

[32] Hussein AA, Hinata N, Dibaj S, et al. Development, validation and clinical application of pelvic lymphadenectomy assessment and completion evaluation: intraoperative assessment of lymph node dissection after robot-assisted radical cystectomy for bladder cancer. BJU Int, 2016, 116:879–884.

[33] Dhar NB, Klein EA, Reuther AM, et al. Outcome after radical cystectomy with limited or extended pelvic lymph node dissection. J Urol, 2008, 179(3):873–878. Discussion 878.

[34] Liedberg F, Mansson W. Lymph node metastasis in bladder cancer. Eur Urol, 2006, 49(1):13–21.

[35] Buscarini M, Josephson DY, Stein JP. Lymphadenectomy in bladder cancer: a review. Urol Int, 2007, 79(3):191–199.

[36] Mastroeni F, Aragona M, Caldarera E, et al. Deep venous thrombosis in patients undergoing salvage radical cystectomy. Arch Esp Urol, 2001, 54(8):839–841.

Óscar Sánchez-Resendis, José María Mojarra-Estrada,
Juan Arriaga, Eduardo Rivas-Larrauri, Lionel Leroy-López

## 引　言

自 2005 年开始，美国食品药品监督管理局（Food and Drug Administration，FDA）批准达芬奇机器人应用于妇科手术。达芬奇机器人（Intuitive Surgical，Inc.，Sunnyvale，CA，USA）是为克服多种腹腔镜重建手术的陡峭学习曲线而开发的。机器人手术系统因具有机械臂器械的三维视觉、立体定位及更精准的操控动作等优势，使得外科医生可以在安全、舒适的环境中实施复杂的微创手术。目前，机器人手术已被用于治疗尿失禁和盆腔器官脱垂，并

Ó. Sánchez-Resendis, MD, PhD(FACOG) (✉)
UNIDIM, S.A. de C.V., Department of Gynecology
Endoscopy, la Paz 104, Colonia Alameda, 38050
Celaya, Guanajuato, Mexico
e-mail: magua@prodigy.net.mx

J.M. Mojarra-Estrada, MD
Hospital CIMA Hermosillo, Infertility Unit,
83282 Hermosillo, Sonora, Mexico
e-mail: jmojarra@prodigy.net.mx

J. Arriaga, MD, MHA
Hospital CIMA Hermosillo, UMANO Department
of Urology, 83270 Hermosillo, Sonora, Mexico
e-mail: doctorarriaga@gmail.com

E. Rivas-Larrauri, MD
Institute for Social Security and Services for State
Employees (ISSSTE), Department of Gynecology
and Obstetrics, 38050 Celaya, Guanajuato, Mexico
e-mail: drlalorivas@hotmail.com

L. Leroy-López, MD
"Hospital 20 de Noviembre ISSSTE",
Department of Gynecology and Obstetrics,
Mexico City, Mexico, 03229
e-mail: lionel_leroy@hotmail.com

© Springer International Publishing AG 2018
R. Sotelo et al. (eds.), *Complications in Robotic Urologic Surgery*,
DOI 10.1007/978-3-319-62277-4_29

且在世界范围内均取得良好的效果[1]。2015 年，Ulubay 报道在使用传统腹腔镜和机器人辅助腹腔镜行 Burch 阴道壁尿道悬吊术（Burch 手术）治疗尿失禁并随访 6 个月后，患者能达到相近的效果[2]。在机器人手术不断发展的同时，外科医生也应该警惕其可能的手术并发症。Wechter 等报道称，所有妇科手术并发症的总发生率为 1.6%~3.5%，其中肠损伤为 0.7%~2.8%，尿路损伤为 1.2%~3.5%，中转开放手术为 0~26.3%[3]。

已报道的其他并发症包括新发逼尿肌不稳定、急性尿潴留、手术失败且需要再次手术，以及增加直肠阴道脱垂的发生率。尽管机器人的使用越来越普遍，但是临床中术者对预防并发症方面的经验仍然有限。对不同技术的详细总结已超出本章的讨论范围，因此笔者将重点总结应用机器人手术治疗压力性尿失禁和盆腔器官脱垂时发生的主要并发症。

## 一般并发症

预防并发症的措施始于对患者适应证的筛选。外科医生应意识到，多种因素均可极大程度地影响患者是否适合行泌尿生殖系统机器人手术，例如高龄、激素水平、肥胖和相关疾病等，进而降低发生并发症的风险[1]。

关于患者的手术体位，已经证实在治疗妇科良性疾病时采用极限性 Trendelenburg 位（头低脚高位）是不必要的。因此，应用该体位所致的通气和麻醉学并发症发生率将显著降低[4]。延长手术时间除了可以显著增加手术费用外，还可能会因患者长时间处于截石位而造

成神经损伤[5]，其中最常受影响的神经束是下肢的胫后神经和上肢的臂丛神经[1]。如果手术由有经验的外科医生完成，手术时间将会显著缩短，手术并发症发生率将会显著减少[6]。

机器人辅助腹腔镜手术具有一些自身特殊的风险因素，例如外科医生的位置远离手术区域、机器人的固定刚性机械臂所致的触觉敏感性下降、带电设备脱离术者视野所致的潜在电热损伤[3]。

2015 年，Chen 发表的研究结果显示，泌尿生殖系统良性疾病的机器人手术并发症发生率为 5%，妇科肿瘤的机器人手术并发症发生率为 8.6%，主要的并发症包括肠道、输尿管和膀胱损伤[7]。当然，外科医生必须考虑到，妇科肿瘤手术本身发生并发症的风险比 Burch 阴道壁尿道悬吊术（Burch 手术）和骶骨阴道固定术等良性疾病手术更高[8]。

## 尿失禁手术

### Burch 阴道壁尿道悬吊术

耻骨后膀胱尿道悬吊术又称 Burch 悬吊术，被认为是治疗压力性尿失禁的金标准。该术式与当前无张力尿道吊带手术具有同等地位[9]。机械臂器械的灵活关节运动使解剖游离和缝合更容易，因此通过机器人辅助完成此手术拥有明显的优势[10]。该手术中最常见的并发症是泌尿系统损伤，其发生率高达 4%，与开放手术相当，但是当同时进行子宫切除术或输卵管切除术时，后者的泌尿系统损伤发生率可能更高[11]。

#### 泌尿系统损伤

##### 膀胱损伤

膀胱损伤可以发生在刚开始进行组织解剖游离时（可损伤膀胱穹隆顶部），或者发生在缝合时（可损伤膀胱颈），如果在术中发现损伤，可以立即进行修复。因意外导致的膀胱损伤如果与腹腔相通，则会引起尿漏和化学性腹膜炎；如果与 Retzius 间隙（耻骨后间隙）相通，则会导致盆腔的尿性囊肿和脓肿，这些均可能是引发全身性炎症反应和败血症的原因。

#### 如何预防？

排空的膀胱不容易在术中受到损伤，因为排空后的膀胱在手术区域中占据的空间较小，从而可以避免误伤。为达到上述目的，必须确保导尿管引流通畅、未受挤压，并且引流管未出现扭曲、打结。对于膀胱颈损伤，可以通过在助手持举宫器的帮助下将阴道的侧壁与膀胱颈和尿道分开来避免。手术助手还可以牵拉导尿管以便更好地区分组织结构。

#### 诊　断

膀胱损伤可引起肉眼血尿，此可在尿液收集袋中清楚显示，但是诊断时必须排除尿路损伤。在所有主流的泌尿系妇科手术中膀胱镜检查是强制性检查，此检查可以确认可疑或是否有膀胱损伤。膀胱镜检查还可以显示膀胱缝线缝扎或三角区向一侧移位伴输尿管口出血，这可以为外科医生提示患者是否存在同侧输尿管损伤的可能。通过导尿管注入诸如亚甲蓝类的染料可以帮助外科医生辨别手术野内的膀胱损伤。在后期进行诊断时，对于那些最初不在考虑范围内的损伤，需要进行膀胱造影和盆腔断层扫描加以辨别。

#### 治　疗

对于单一、线性、较短的损伤，可以在术中通过两层缝合进行完美修复，术后为确保尿管通畅，需要引流 7~10d。对于广泛、多发、不规则损伤，除缝合伤口外，还应留置膀胱造瘘管以降低膀胱压力，并且放置膀胱外引流管以避免积液，同时评估二者的引流情况。患者发生肠道和血管损伤时，术者需要相关专科医生的协助处理，并且患者有中转为开放手术的可能。

#### 输尿管损伤

这种情况可能由采用缝合线缝合时误缝扎输尿管所致，常发生在壁内段，也可能是在分离组织过程中对输尿管完全或不完全切割所致。输尿管损伤更常见于右侧。这类损伤的危险因素包括既往有盆腔手术史或放射治疗史。

### 如何预防?

术者需要熟练掌握相关的外科知识。输尿管可能与生殖静脉混淆,为区分输尿管与生殖静脉,外科医生必须首先分清输尿管和生殖静脉的解剖路径。此外,可以将机器人摄像头悬停以观察输尿管的蠕动,因此不需要分离两者也可以进行区分。解剖、游离此组织结构时必须非常小心,因为如果发生生殖静脉损伤,则可能导致撕裂和严重出血。

高危患者术前留置输尿管导管可减少损伤的发生率,并且有助于术中快速诊断和治疗。在腹腔镜手术过程中,当外科医生站在患者左侧进行手术时,缝合右侧组织结构时倾向于从外侧向内侧进针,这可增加缝合膀胱和输尿管壁内段的风险。然而此风险不会发生在缝合左侧组织结构时,因为此时外科医生的缝合是由内侧向外侧,因此始终建议从内侧向外侧缝合。在开放手术中,外科医生可以依靠助手对举宫器的触感寻找正确的进针位置,但是在机器人手术中区分机械臂器械张力的能力往往取决于外科医生的经验。

### 诊 断

怀疑术野中存在早期损伤时,有时尿液收集袋中可出现血尿。发生输尿管意外损伤时,通常在损伤发生后几天内就会出现发热和患侧胁腹部疼痛。如果尿液漏入腹腔,则可能继续发展为肠梗阻和腹膜炎。在术后远期,患者可能会出现输尿管阴道(或皮肤)瘘。一旦怀疑发生输尿管损伤时,应进行术中膀胱镜检查和逆行肾盂造影。在远期随访病例中,还需要进行增强盆腹腔断层影像学扫描。

### 治 疗

治疗方案取决于诊断时间和输尿管的损伤程度。当损伤产生时,在手术过程中即刻修补是达到成功修复的最佳方案。对于简单损伤,可以通过术中缝合破口并放置双J支架管进行解决;对于晚期和复杂损伤,可能需要一种或多种外科手术操作,包括外科手术清创和缝合、膀胱输尿管再植术、使用管状膀胱瓣或其他任何必要的保肾措施。

### 血管损伤

血管并发症是最致命的,可发生于进入Retzius间隙后损伤闭孔神经血管束时。血管损伤常由于缝合时缝针误伤所致。一旦发生这种情况,必须立即冲洗该区域,以便分辨出受损血管并将其夹闭。夹闭时建议使用10mm止血夹,而不建议进行电凝,因为这可能造成更多损伤,甚至损伤闭孔神经。如果血管缩回,止血将变得非常困难,并且需要血管外科医生的协助[12]。

### 闭孔神经损伤

解剖Retzius间隙时,关键点是熟练掌握解剖结构以迅速定位闭孔神经血管束,从而避免发生损伤。闭孔神经损伤可以在手术中观察到,可能是部分的,也可能是完全性的,术者应在术中进行神经修复。这种损伤可能是暂时性的,此时需要进行药物治疗和物理治疗,但是也可能产生不可逆的后果,从而影响患者的生活质量。

### 尿潴留

此并发症在尿失禁及相关合并症长期并存的老年患者中更常见。紧急的处理措施是放置Foley导尿管以排空尿液。但是,如果该并发症反复发生,则可能需要放置膀胱造瘘管,同时患者后期也可重新经尿道排尿。

### 手术失败

如果手术失败,则应该重新评估患者的整体情况,利用相关临床研究和尿流动力学检查来确定尿失禁，并且与患者一起决定是否需要再次行 Burch 悬吊术或由主刀外科医生决定是否行吊带或者网片植入手术。

## 阴道穹隆脱垂手术

### 骶骨阴道固定术

自 1962 年 Lane 开展骶骨阴道固定术以来，该术式已证明可以成功处理阴道穹隆脱垂，脱垂治疗旨在恢复患者的解剖结构和功能，该术式适合于保守措施失败时使用[13-14]。骶骨阴道固定术所具有的挑战性操作技术的难度使其成为更适合采用机器人操作的泌尿妇科手术。

必须考虑到，当阴道前壁被修复后，为谨防出现被脱垂掩盖的尿失禁，通常需要同时考虑行 Burch 手术。因此，为了同时进行这些手术，提前规划手术时间和手术细节就显得十分重要，否则将显著增加治疗费用和手术风险[1,13,15-19]。

患者接受机器人辅助腹腔镜骶骨阴道固定术后，取得良好的手术效果且恢复较快[19]。有 Ⅲ 级研究❶表明，机器人辅助手术与开放性骶骨阴道固定术具有相似的手术效果。开放手术、腹腔镜手术和机器人手术具有相同的治疗效果和安全性。机器人手术的一些优势已被报道，如更少的出血量和更佳的视野暴露，这些优势在解剖骶前间隙时更明显。此外，机器人更利于手术操作，如体内打结。至于手术时间，Ayay 等研究显示，机器人辅助骶骨阴道固定术的平均手术时间为 170min，并且患者未发生任何并发症。术者的手术时间在很大程度上取决于手术团队的实际训练时长[20-21]。

### 血管损伤

解剖骶前间隙时，患者可能会因髂血管或骶岬区内侧骶血管损伤出现出血。尽管此并发

---

译者注：❶ Ⅲ级研究是设有对照组但未按照随机方法分组的研究。

症不经常发生（4.4%），但是发生时确实会非常棘手。应对这种情况的常规处理措施包括增加气腹压力，并尽可能地清理手术视野内的血凝块，此有助于评估损伤程度并确定治疗方案。

### 网片相关并发症

进行骶骨阴道固定术时，合理选择网状补片类型以减少侵蚀风险非常重要。2014 年，Parkes 建议最好采用聚丙烯网片。如果使用 Y 型预成型网片，则可以减少手术时间。为避免 L5~S1 椎间盘处发生炎症反应，必须对其进行组织辨别并避开这些组织，缝合时必须将缝线放置在 S1 和 S2 的下方，并且行纵向打结以更好地进行固定。同样重要的是，用腹膜覆盖网孔可以降低术后侵蚀的风险[1]。

#### 如何预防

Parkes 等提出以下措施用于保证机器人辅助骶骨阴道固定术的安全性[1]：

（1）Y 型预制聚丙烯网片是疗效最好的网片，并且可减少手术时间。

（2）网片固定于阴道的位置不应太低，网片必须固定在骶骨 S1~S2 水平，并且采用水平缝合方式。

（3）外科医生的手术经验对手术操作时实际的时间长度具有重要影响。

#### 治疗措施

发生膀胱或肠道损伤时，外科医生必须决定是否先修复损伤再放置固定网片，还是在明知患者会继续脱垂的情况下仅修复损伤而不放置网片。必须考虑的是，在修复膀胱或肠道损伤后放置网片可能增加感染的风险，并且对邻近器官造成损害和（或）形成瘘管[1,22]。目前，尚无关于此类情况如何处理的文献报道或经验，因此外科医生需要根据经验谨慎地作出决定。

### 其他并发症

对于其他并发症的治疗，如尿路损伤（3.1%）、

肠道损伤（5.9%）、L5~S1 椎间盘炎症（罕见但棘手的并发症，可能发展为骨髓炎）、已报道的因 Trendelenburg 位所致的胫后神经损伤等[1]，应遵循前文中建议并以手术团队的经验为基础。

## 总　结

如果手术时具备以下条件，例如术前对患者进行合理且充分的准备、详细了解病例资料、采用正确和得当的外科技术、借鉴外科医生及其团队的经验，则能够降低并发症的发生率，并且采用合理的处理方案。机器人手术外科医生中初学者的正规训练和手术技术的不断发展使得 Netzath 的预言成为现实，"毫无疑问，大切口的时代即将结束……实现'大切口最终成为历史记忆'这一迫切的愿望不必等待太长时间"[23]。

（黄超　曾佑苗　译，顾朝辉　校）

# 参考文献

[1] Parkes IL, Shveiky D. Sacrocolpopexy for treatment of vaginal apical prolapse: evidence-based surgery. J Minim Invasive Gynecol, 2014, 21:546–557.

[2] Ulubay M, Dede M, Ozturk M, et al. Hysterectomy with concomitant Burch colposuspension: preliminary study obstetrics abstracts. J Minim Invasive Gynecol, 2015, 22:S1–S253.

[3] Wechter ME, Mohd J, Magrina JF, et al. Complications in robotic-assisted gynecologic surgery according to case type: a 6-year retrospective cohort study using Clavien-Dindo classification. J Minim Invasive Gynecol, 2014, 21:844–850.

[4] Ghomi A, Kramer C, Askari R, et al. Trendelenburg position in gynecologic robotic-assisted surgery. J Minim Invasive Gynecol, 2012, 19:485–489.

[5] Pan K, Zhang Y, Wang Y, et al. A systematic review and meta-analysis of convencional laparoscopic sacrocolpopexy versus robot-assisted laparoscopic sacrocolpopexy. Int J Gynecol Obstet, 2016, 132:284–291.

[6] Sass B, Lotze P. Knowing the relevant anatomy related to the abdominal sacrocolpopexy abstracts. J Minim Invasive Gynecol, 2014, 21:S25–48.

[7] Chen H, Chen C, Liu M. Comparison of perioperative complications between of robotics and laparoscopy approaches in the management of gynecologic malignances abstracts. J Minim Invasive Gynecol, 2015, 22:S238–239.

[8] Yim GW, Kim SW, Nam EJ, et al. Perioperative complications of robot-assisted laparoscopic surgery using three robotic arms at a single institution. Yonsei Med J, 2015, 56:474–481.

[9] Giarenis I, Mastoroudes H, Cardozo L, et al. What do we do when a midurethral tape fails? Rediscovery of open colposuspension as a salvage continence operation. Int Urogynecol J, 2012, 23:1117–1122.

[10] Long J, Magrina J. Robotic Burch coloposuspension and paravaginal defect repair procedures. J Minim Invasive Gynecol, 2007, 14:S146.

[11] Speights S, Moore RD, Miklos JR. Frequency of lower urinary tract injury at laparoscopic burch and paravaginal repair. Review of 171 cases. J Am Assoc Gynecol Laparosc, 2000, 7:515–518.

[12] Stevenson K, Cholhan H, Hartmann D, et al. Lower urinary tract injury during Burch procedure. Am J Obstet Gynecol, 1999, 1999(181):35–38.

[13] Olsen A, Smith V, Bergstrom J, et al. Epidemiology of surgically managed pelvic organ prolapse and urinary incontinence. Obstet Gynecol, 1997, 89:501–506.

[14] Borstad E, Abdelnoor M, Staff A, et al. Surgical strategies for women with pelvic organ prolapse and urinary stress incontinence. Int Urogynecol J, 2010, 21:179–186.

[15] Wei J, Nygaard I, Richter H, et al. A midurethral sling to reduce incontinence after vaginal prolapse repair. N Engl J Med, 2012, 366:2358–2367.

[16] Abdel-Fattah M, Familusi A, Bhattacharya S, et al. Epidemiology of primary and repeat surgical treatment for pelvic organ prolapse and/or stress urinary incontinence. UK BMJ, 2011, Open1(2):e000206.

[17] Niladri S, Timothy H. Urogynecological risk assessment in postmenopausal women. Expert Rev of Obstet Gynecol, 2013, 8:625–637.

[18] Costantini E, Lazzeri M, Bini V, et al. Pelvic organ prolapse repair with and without concomitant burch colposuspension in incontinent women: a randomised controlled trial with at least 5-year follow up. Obstet Gynecol Int, 2012, 2012:967923.

[19] Serati M, Bogani G, Sorice P, et al. Robot-assisted Sacrocolpopexy for pelvic organ prolapse: a systematic review and meta-analysis of comparative studies. Eur Urol, 2014, 66:303–318.

[20] Sinha R, Sanjay M, Rupa B, et al. Robotic surgery in gynecology. J Minim Access Surg, 2015,1:50–59.

[21] Siddiqui N, Geller E, Visco A. Syntomatic and anatomic 1-year outcomes after robotic and abdominal sacrocolpopexy. Am J Obstet Gynecol, 2012, 206:e1–5.

[22] Liu C, Paek W. Laparoscopic retropubic colposuspension (Burch procedure). J Am Assoc Gynecol Laparosc, 1993, 1:31–35.

[23] Nezhat CR. When will video-assisted and robotic-assisted endoscopy replace almost all open surgeries? J Minim Invasive Gynecol, 2015, 19:238–243.

# 第**30**章 尿瘘修补术

*Luciano Adolfo Nuñez Bragayrac, David Michael Hatcher,*
*René Javier Sotelo Noguera*

## 引 言

瘘管的定义为两类上皮表面或皮肤之间出现异常通道。尿瘘指某部分泌尿道与另一个体腔之间连通，包括膀胱阴道瘘、尿道阴道瘘、输尿管阴道瘘、直肠瘘（直肠尿道瘘和直肠膀胱瘘）和膀胱子宫瘘。尿瘘通常由后天获得，可由不相关的药物治疗或手术治疗导致，病因包括因无意中损伤膀胱、直肠、子宫或输尿管引起的远期并发症，此外还必须排除恶性病因。据估计，目前全世界有 200 万~300 万的女性存在未经治疗的瘘管。每年有 3 万~13 万例新发病例，其中超过 95% 的患者位于发展中国家[1]。在发展中国家，大多数瘘管患者存在产科病因，多源于长时间的难产[2]。在发达国家中，瘘管通常由非产科原因引起，并且很少见，在男性中可能由前列腺手术引起。Hilton 报道了自己在英国时积累 25 年的个人经验，结果显示尿瘘中膀胱阴道瘘占 73.6%，尿道阴道瘘占 10.9%，输尿管阴道瘘占 6%。大多数是经手术治疗后引起的并发症[1]。

一旦确诊为尿瘘，则应进行修补，主要措施包括充足的营养、清除感染源、尿液引流通畅、无张力缝合和植入健康组织。尽管尿瘘可通过保守方法进行治疗，但是通常需要经外科手术进行彻底治疗。

## 膀胱阴道瘘

膀胱阴道瘘（vesicovaginal fistulas，VVF）在尿瘘中最常见，为膀胱和阴道之间的异常开口，可能导致尿失禁，并且给患者带来负面情绪和心理困扰（图 30.1）。在发达国家中，无论经阴道还是经腹子宫切除术对膀胱的损伤，均可能导致膀胱阴道瘘[3]。Hilton 报道称，37.9% 的膀胱阴道瘘发生在经腹子宫切除术后，9.7% 发生在放射治疗后，10.3% 由其他原因引起[1]。对于因恶性肿瘤行放射治疗后发生尿瘘者，应重点考虑瘘管是否为原发恶性肿瘤复发，此时必须对瘘管进行活检。在发展中国家，患者发生尿瘘的最主要原因是长时间分娩导致阴道前壁和膀胱底部的压力增加，进而引起该部位组织缺血[3]。

VVF 发生在妇科或产科手术后 1~6 周，初次修补后前 3 个月内患者可能出现复发性瘘管。Cromwell 发现，第一次手术的成功率为 88.1%，再次手术的成功率为 81.9%，二次手术后再手术的成功率为 68.9%。与第一次修补后相比，第二次修补后需要再次手术的相对风险为 1.52（95%CI 0.95~2.41，*P*=0.086）[2]。临床中这类患者表现为尿失禁，尤其是取站立位时。

L.A. Nuñez Bragayrac, MD (✉)
Roswell Park Cancer Institute,
Elm & Carlton Streets, Buffalo, NY 14203, USA
e-mail: Luciano.NunezBragayrac@RoswellPark.org

D.M. Hatcher, MD
Keck Medicine of USC, USC Institute of Urology,
1441 Eastlake Avenue, Suite 7416, Los Angeles,
CA 90089, USA
e-mail: davidmhatcher@gmail.com

R.J. Sotelo Noguera, MD
USC Institute of Urology, University of Southern
California, Los Angeles, CA, USA
e-mail: rene.sotelo@med.usc.edu

© Springer International Publishing AG 2018
R. Sotelo et al. (eds.), *Complications in Robotic Urologic Surgery*,
DOI 10.1007/978-3-319-62277-4_30

233

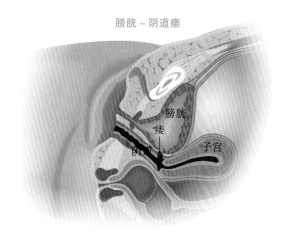

膀胱 – 阴道瘘

**图 30.1** 膀胱阴道瘘

如果怀疑患者发生 VVF，则必须使用阴道内窥镜进行盆腔检查，并且采用膀胱镜检查评估瘘管的特征及其与膀胱和输尿管口的关系。诊断 VVF 时可通过将亚甲基蓝注入膀胱确认，此时亚甲基蓝将出现在阴道中。必须进行 CT 尿路造影以排除伴随的瘘管[3-4]。一般情况下，将修补手术推迟 3~6 个月可以减少组织炎症和水肿，并且增加手术成功的可能性。相反，有些学者则主张仅需要等待足够长时间以确保适度的组织活性，建议在最初手术后 2~4 周进行修补[5]。

在传统上，修补 VVF 时采用的手术路径是经阴道或经腹腔入路。相对而言，许多泌尿外科医生并不熟悉阴道残端点的解剖，这使得经阴道入路手术更具有挑战性。因此，多数泌尿外科医生更喜欢采用经腹入路[6]。手术入路的选择取决于多项因素，包括瘘管的大小、数量、位置，以及患者的修补手术史和伴随的病理情况。经腹入路适用于瘘口较大（直径 >3cm）、开口位于三角区上方、邻近输尿管口的患者，尤其适用于有复杂瘘管或经阴道修补失败后复发性瘘管患者[7]。据报道，治疗非常小的瘘管时，电灼疗法具有良好的疗效[8-9]。

如今，微创技术在重建外科手术中的应用很普遍。1994 年，Nezhat 等首次报道了腹膜外腹腔镜 VVF 修补术[10]。自此，已报道的腹腔镜 VVF 修补术的成功率为 86%~100%[7]。然而，因学习曲线较长，腹腔镜入路手术仍然存在技术方面的困难[4-5,9-10]。

利用机器人平台的技术优势，机器人辅助 VVF 修补术在遵循瘘管重建的基本手术原理的基础上表现出较好的治疗结局[7,11]。2005 年，Melamud 等最早报道了机器人辅助腹腔镜 VVF 修补术[11]。后来，Sundaram 等报道 5 例患者接受该手术[12]。Hemal 等也报道了修补复发 VVF（开口位于三角区上方）的技术[13]。所有作者均得出结论，即使是复发的瘘管（位于三角区上方），使用机器人手术也可以成功修补。机器人手术通常模拟开放式经腹腔入路手术进行膀胱切开术并填充移植物[7,12-16]。Sotelo[17] 和 Bragayrac 等[18] 描述一种经膀胱途径到达瘘管的手术方法，无须额外的阴道切口或对膀胱阴道间隙进行广泛解剖，这可能会减少尿瘘的复发和刺激性排尿症状。手术的关键步骤是通过膀胱切开术定位瘘管，探查到瘘管后再解剖膀胱阴道间隙，然后将两者的结构分开。

## 经腹腔经膀胱入路机器人手术

步骤 1：患者体位。

常规麻醉后，患者取低截石位。

步骤 2：行膀胱镜检查，向输尿管和瘘管中插入输尿管导管。

进行膀胱镜检查后，向双侧输尿管中置入 5F 输尿管导管，这有助于识别输尿管口和输尿管的走向。将不同颜色的输尿管导管通过膀胱插入输尿管，然后通过瘘管置入阴道，并且在阴道口取回。对于较大的瘘管，可以使用 Foley 导尿管代替输尿管导管（图 30.2）。

步骤 3：放置穿刺套管。

可以通过 Hasson 技术在脐部做美容切口建立气腹，然后进行手术。在 10~12mm 的套管中向下插入 30° 内窥镜可以提供更好的视野或角度，当然也可以使用 0° 内窥镜。将两把 8mm 机器人穿刺套管对称地放置在左右腹直肌旁线上，可以省略第 4 个机器人穿刺套管以最大限度地减少瘢痕。如果有必要，可以在左侧髂嵴头侧放置第 4 个穿刺套管。在内窥镜和

8mm 套管之间的右侧区域，将 5mm 辅助套管放置在髂嵴头侧，术中可以应用操控手柄进行体内牵引和暴露。

步骤 4：制作网膜瓣，行膀胱切开术，解剖瘘管。

通过阴道口将海绵牵开器插入阴道，随后撑开阴道。一旦建立经腹腔入路，第一步即应松解粘连，接下来基于胃网膜右动脉建立一张大网膜瓣，随后进行膀胱后壁解剖。沿瘘管方向纵行切开膀胱，形成一个小的膀胱切口（图30.3a）。可以将膀胱镜插入阴道，用内窥镜

光源定位瘘管。但是只要打开膀胱，由于瘘管内已插入导管，通常很容易观察到瘘管。将膀胱切口向深部延伸，直至暴露导管和阴道海绵牵开器的后部。可将膀胱壁侧向牵开以辅助暴露视野。通过 Keith 针或 Carter-Thomason 装置将缝线放置在膀胱切口的两侧，并且将缝线两端锚定在前腹壁外，此有助于暴露瘘管（图30.3b）。完全暴露阴道与膀胱之间的瘘管后，撤回海绵牵开器，将 Foley 导尿管置于阴道中。向球囊充盈 70mL 液体以防止气腹漏气。继续解剖直到瘘管与阴道完全分离，用剪刀小心切除瘘管的纤维组织边缘（图30.3c），进一步解剖直至形成皮瓣，以便充分且无张力地缝合阴道和膀胱。

步骤 5：缝合阴道和膀胱，进行组织填塞。

用 2-0 带 CT-1 针的单乔缝合线或倒刺线水平横向缝合阴道瘘口，然后将缝合线放置在阴道闭合处远端的前壁，该缝线可用于固定已经准备好且用于填塞的大网膜组织瓣，或者可用阑尾网膜（图 30.3d）。然后，用 2-0 带 CT-1 针的单乔缝合线或倒刺线从远端顶点开始垂直缝合膀胱，用可吸收缝线缝合膀胱浆膜的第二层（图 30.3e）。

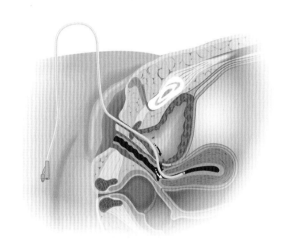

图 30.2　Foley 导尿管可以替代输尿管导管用于标记瘘管

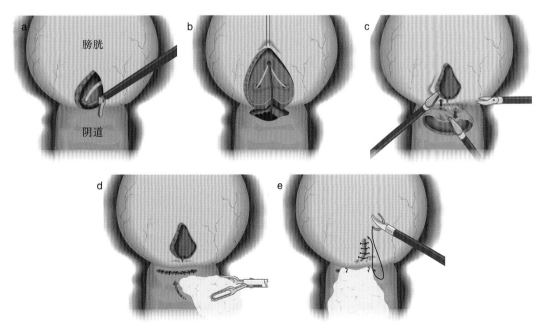

图 30.3　（a）沿瘘管方向纵行切开膀胱，形成一个小的膀胱切口。（b）暴露瘘管。（c）用剪刀小心切除瘘管的纤维组织边缘。（d）将网膜瓣填塞并植入。（e）纵行缝合膀胱

步骤 6：留置导尿管。

取出输尿管导管，然后在尿道置入 20F 导尿管以维持膀胱引流，接着用充满亚甲蓝的蓝色溶液灌注膀胱以确认水密性。不必在耻骨上使用膀胱造瘘管，而应在盆腔中放置引流管。

## 术后管理

### 即刻护理

- 通过静脉额外使用 2 次或 3 次剂量合理的抗生素。
- 预防导尿管堵塞。
- 仅在必要时冲洗膀胱。

### 门诊护理

- 根据引流情况，术后 2~3d 拔除盆腔引流管。
- 术后 10d 拔除尿管。
- 选择口服抗生素 10d。
- 禁止性生活 2 个月。
- 嘱咐患者不要使用卫生棉条。

值得注意的是，该手术通常在子宫切除术后进行。临床中很少见存在子宫的 VVF 病例，通常发生在剖宫产后。对于不存在子宫或存在子宫的 VVF 病例，修补的原则是相同的，重要的是应首先打开膀胱，而非试图在膀胱和子宫之间寻找平面，因为术中存在不经意切开宫颈管的风险。同样至关重要的是，应尽可能充分游离阴道和膀胱以实现无张力缝合，此时通常需要纵向而非横向缝合阴道。

## 输尿管阴道瘘

在盆腔手术中，输尿管损伤的发生率为 2%~11%，由妇科手术造成的医源性损伤最常见于输尿管远端[19-20]，可能导致输尿管瘘的形成。输尿管损伤的非手术原因并不常见，包括放射线、创伤、腹膜后纤维化和感染。由产科原因引起输尿管阴道瘘的发生率不等，发达国家为 5%，发展中国家为 68%~80%。在妇科手术中因医源性损伤导致此并发症的发病率为 0.5%~2.5%[1,19-22]，损伤机制包括输尿管撕裂、撕脱、部分或完全结扎和缺血。

患者最常见的临床表现是术后 1~4 周持续性尿失禁，类似于 VVF。区分这些并发症很重要，因为多达 12% 的患者可能伴有瘘管[20]。输尿管完全阻塞表现为尿失禁，如果输尿管只是部分阻塞，则尿液沿瘘管流出，同时也有部分流向膀胱（图 30.4a，b），此时可以通过置入输尿管支架管进行保守治疗，通过体格检查、膀胱镜检查、CT 扫描和逆行肾盂造影 / 排泄性尿路造影进行评估和诊断。在输尿管通畅的情况下，置入输尿管支架管的初始治疗成功率为 55%[22-23]。对于损伤长度较短者，在某些病例研究中仅行支架管置入治疗的成功率高达 71%[24]。如果输尿管支架管置入失败或渗漏持续存在，则需要进行外科手术治疗。使用腰大肌悬吊术固定、膀胱瓣、回肠流出道术甚至自体肾移植等方式进行输尿管再植术均为可靠的选择[25]。Yohannes 等报道了首例接受机器人辅助输尿管再植术治疗结石术后输尿管狭窄的患者[26]。目前，几乎没有专门针对机器人辅助输尿管阴道瘘修补的研究。

### 输尿管再植术

步骤 1：患者的体位和穿刺套管的放置。

患者取截石位。在中线的脐部上方 5cm 处放置一个 12mm 内窥镜穿刺套管，将两把 8mm 机械臂穿刺套管放置在锁骨中线脐水平上方 3cm 处，在右髂嵴上方几厘米处放置一个 5mm 辅助穿刺套管。将达芬奇机器人床旁机械臂系统置于患者的双腿之间，并且对接机器人床旁机械臂系统。

步骤 2：分离输尿管。

沿着 Toldt 线游离左 / 右半结肠，直至暴露腰肌。从近端向远端方向分离输尿管，注意

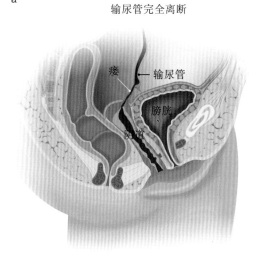
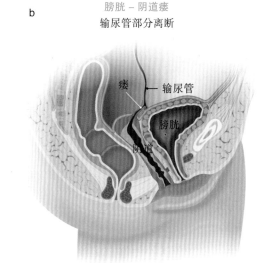

**图 30.4** （a）输尿管完全梗阻表现为尿失禁。（b）输尿管部分梗阻，尿液沿瘘管流出，也有部分流入膀胱

保留其血供。继续向远端进行分离，直至找到输尿管病变区域，在该瘘管段近端横断输尿管。

步骤 3：游离膀胱。

在膀胱内注入 200mL 生理盐水。结扎和切断脐外侧韧带，并且从侧面游离膀胱，用双极电凝离断脐尿管。切开腹膜，松解膀胱顶部，直到其可以无张力地到达腰大肌。

步骤 4：悬吊腰大肌（可选，用于输尿管不能无张力再植于膀胱时）。

暴露腰大肌，为膀胱悬吊创造足够的空间，识别并保留生殖股神经。用 2-0 薇乔线将逼尿肌无张力地固定在腰肌上两针以实现腰大肌悬吊，这两根缝线相距 2cm。然后剪开膀胱顶部，放置两根牵引缝线并牵引膀胱顶部以维持其开放状态，用缝线固定在腹壁外。

步骤 5：准备黏膜下隧道。

从腰大肌上固定的膀胱顶部高度开始，轻轻用机器人剪刀剪开膀胱逼尿肌，即可形成黏膜下膀胱隧道。由于腰大肌处的缝合线已经被打结，此处膀胱黏膜被展平，此有利于准备隧道。切除片状黏膜，然后进行贯通操作，将在输尿管末端固定的一根 2-0 薇乔缝线潜行通过黏膜下隧道。

步骤 6：输尿管膀胱吻合。

在 5 点钟和 7 点钟位置用两根缝合线将输尿管固定在逼尿肌深处。使用 4-0 带 3/8 弧针的单乔线进行抗反流输尿管膀胱吻合。在 3、6、9 和 12 点钟位置间断缝合 4 针。缝合完成后，放置 7F 双 J 输尿管支架管。将膀胱以"T"形方式闭合，以防止尿液从膀胱顶部漏出。用 4-0 单乔缝合线缝合和关闭黏膜，用 2-0 薇乔缝线关闭逼尿肌，然后放置一根 21F 导尿管和一根引流管。

## 术后管理

### 即刻护理

- 通过静脉注射额外使用 2~3 次剂量的抗生素。
- 预防导尿管堵塞。

### 门诊处理

- 根据引流情况，术后 2~3d 拔除盆腔引流管。
- 术后 10d 拔除导尿管。
- 术后 30d 拔除双 J 管。
- 选择口服抗生素 10d。

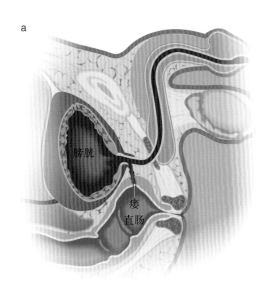
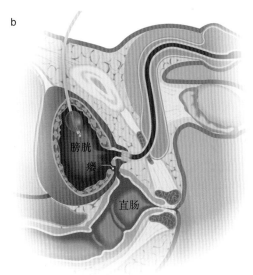

**图 30.5** （a）直肠尿道瘘，瘘管在膀胱颈的远端。（b）直肠膀胱瘘，瘘管位于膀胱颈近端

## 泌尿道肠瘘

泌尿道肠瘘（rectourinary fistulas，RUF）包括直肠尿道瘘、直肠膀胱瘘和结肠膀胱瘘。这些并发症很少见，并且在某些情况下发生于男性患者。直肠尿道瘘通常发生于良性或恶性前列腺疾病治疗后。用于治疗前列腺癌的根治性前列腺切除术是当前系列并发症中最常见的病因，其RUF发生率高达1%。既往有直肠手术史、盆腔放射治疗史或经尿道前列腺切除术（transurethral resection of prostate，TURP）病史患者的患病风险增加[27-28]。据报道，接受近距离放射治疗后0.3%~3%的患者发生直肠尿道瘘[29]，外照射放射治疗后其发生率为0~0.6%[30]。高能聚焦超声术后直肠尿道瘘的发生率为2.2%，最常见于挽救性或反复的高能聚焦超声治疗后[31]。

直肠膀胱瘘和结肠膀胱瘘均较少见，病因包括肠道憩室病、结肠癌、根治性前列腺切除术或消融手术、炎症性肠病和直肠周围脓肿[31-35]。

膀胱颈是根治性前列腺切除术后准确命名RUF的重要解剖学标志。当瘘管位于膀胱颈远侧端时，则为直肠尿道瘘（图30.5a）。更常见的是，当瘘管位于膀胱颈近端时，则为直肠膀胱瘘（图30.5b）。前者可采用会阴入路手术治疗，后者可采用经腹入路手术。

患者的体征和症状取决于瘘管的类型，并且可能包括尿路感染、气尿、粪尿和直肠漏尿。检查项目包括体格检查、膀胱镜检查、结肠镜检查、钡剂灌肠和CT扫描。

对于没有脓毒症或粪尿症状的患者，可以尝试通过尿流改道的方法进行保守治疗，其成功率为25%[36]。对于任何先前修补失败、有盆腔感染征象或组织放射治疗史的患者，均应进行粪便改道造口术[25,33,36]。

手术方法由临床指征决定。成功进行RUF修补的几个关键原则包括积极清除瘘管、确保尿道和直肠修补位置不能相邻且在二者间填塞健康组织[33,35-36]。经会阴或腹部入路手术均具有极高的成功率和较高的患者满意度[32]。Sotelo等[37]在一项小样本量病例研究中首次采用机器人平台，在无复发情况下患者的手术时间和住院时间均缩短。

### 经腹腔经膀胱入路机器人手术

步骤1：患者的体位。

患者取大倾斜角度头低脚高位的低截石位。下肢处应用连贯压力弹力袜。

步骤2：通过膀胱镜检查输尿管开口和瘘管，并且插入输尿管导管。

行膀胱镜检查，向双侧输尿管置入输尿管导管，此有助于在瘘管切除和缝合过程中对输尿管进行识别和保护。然后，将不同颜色的输尿管导管穿过瘘管进入直肠，并且从肛门中拉出，以方便识别瘘管。

步骤 3：放置套管。

与机器人辅助根治性前列腺切除术（robot-assisted radical prostatectomy，RARP）相似，可采用 5 孔穿刺套管的经腹腔入路手术。如果需要进行肠造口，可以根据需要将穿刺套管向右或向左移动，以避免破坏腹壁结肠造口处皮肤。建立气腹并放置穿刺套管后，仔细进行粘连松解，然后游离一片基于胃右网膜动脉的网膜瓣。

步骤 4：切开膀胱并切除瘘管。

沿中线垂直切开膀胱，并且将其向远侧延伸至瘘管。将该切口在标记瘘管的导管方向上继续切开，直到暴露导管后侧，并且在任意侧边放置缝线的情况下将该切口向侧面牵开。用剪刀切除纤维组织和坏死组织。一旦膀胱与直肠之间实现连通，可用单极剪刀进行膀胱与直肠之间的精细解剖。

步骤 5：关闭直肠瘘口。

用 2-0 单乔线或倒刺线对直肠进行单层间断缝合以关闭瘘口，将第一个缝合结打在直肠的外表面。

步骤 6：组织填塞。

如果长度足够，可以将网膜瓣下移并作为组织瓣填塞物以加强组织修补。行直肠缝合术时可将初始缝线用于固定组织瓣。在机器人手术中，手术开始时即可通过腹腔镜准备网膜瓣。

步骤 7：缝合膀胱。

随后使用 2-0 单乔线或倒刺线对膀胱进行全层连续缝合。将该缝合线由下往上方向延伸进行缝合。完成缝合前，需要经耻骨上放置膀胱造瘘管。

步骤 8：膀胱造瘘和结肠造口。

在机器人内窥镜引导下放置腹膜外耻骨上膀胱造瘘管，随后完成膀胱缝合。将膀胱充满盐水以确认水密性闭合。另外，可放置导尿管和 Blake 引流管。如果有必要，可以进行结肠造口术，术中无须重新更换患者体位。

## 机器人直肠尿道瘘修补术（膀胱颈远端瘘管）

直肠尿道瘘管是前列腺部尿道与直肠之间的通道，可能发生于尿道扩张时偶然穿破前列腺尿道部、TURP 手术、前列腺局部治疗和结直肠外科手术后。修补的一般原则包括前列腺切除术、直肠瘘口闭合和尿道膀胱吻合术。

步骤 1：放置穿刺套管和摆放患者体位。

患者取大倾斜角度头低脚高的低截石位。可以选择经腹途径或者经腹膜外途径，并采用标准机器人辅助前列腺切除术中所设定的穿刺套管布局。

步骤 2：前列腺切除术。

用单极电剪横断膀胱颈前部和后部，保留输精管壶腹和精囊。纵向切开前列腺包膜的前部，以便解剖和识别瘘管。一旦确认瘘管位置，将包膜的后方切开至瘘管开口，完成前列腺切除术。

步骤 3：闭合直肠瘘口。

将直肠用 2-0 单乔线进行全层间断缝合。如果采用经腹膜入路手术，则制备网膜瓣并将其放置于直肠和膀胱之间。如果采用腹膜外入路手术，则将保留的神经血管束和前列腺周围筋膜向中线方向牵拉，并且用 3-0 薇乔线进行间断缝合以作为第二层修补。

步骤 4：膀胱尿道吻合术。

将膀胱向近端牵拉，并且以标准的吻合方式进行膀胱尿道吻合术。

对于某些更复杂的瘘管（如患者接受高能聚焦超声、冷冻疗法或质子束辐射后发生的瘘管），由于组织损伤，可能无法进行满意的膀胱尿道吻合术。在这种情况下，应将膀胱和直肠分开并缝合关闭后填塞网膜瓣，然后放置一根耻骨上膀胱造瘘管（图 30.6）。除此之外，还可以行阑尾膀胱造口术或膀胱切除术并联合回肠流出道术。

另一种复杂的情况是，行直肠外科手术后当在直肠内激发端对端吻合器时，膀胱后壁被意外切割闭合。在这种情况下，首先采用膀胱前入路手术，并且行前列腺切除术，然后以逆行方式分离膀胱后壁，使膀胱与直肠分离。必须注意避免损伤输尿管或输尿管口，并且放置输尿管双J管，游离直肠以达到无张力和足够的管径闭合。最后，完成大网膜填塞、膀胱后壁吻合术和膀胱尿道吻合术。

## 术后管理

- 重要的是，应保持导尿管和耻骨上膀胱造瘘管的通畅，以防止血凝块堵塞管腔并引起尿潴留。
- 仅在怀疑有堵塞时才冲洗导尿管。
- 预防性使用抗生素。
- 术后第3天拔除导尿管和手术引流管。
- 术后1个月拔除耻骨上膀胱造瘘管。首先应常规通过膀胱造影检查确定瘘管已充分愈合，而检查时机取决于修补瘘管的技术和发生瘘管的病因。
- 在术后4个月时，借助腹腔镜可以恢复肠道的连续性。

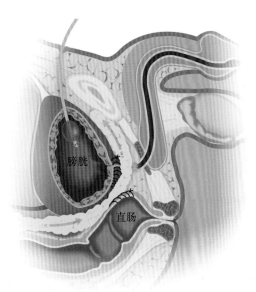

图30.6 复杂的瘘管，在分离膀胱和直肠并缝合和关闭后填塞网膜瓣，并且放置耻骨上膀胱造瘘管

## 膀胱子宫瘘

膀胱子宫瘘是最不常见的泌尿道瘘，仅占所有泌尿生殖道瘘的1%~4%（图30.7）[38-39]。最常见的病因是剖宫产术，可同时损伤膀胱和子宫。其他病因包括长时间的难产、产科器械损伤、放射治疗和子宫内膜异位症[38,40]。与其他尿瘘不同，膀胱子宫瘘可以伴或不伴持续性尿漏，其经典表现称为Youssef综合征，包括尿失禁、月经尿、周期性血尿和闭经。该综合征可分为三型：Ⅰ型，月经尿；Ⅱ型，从膀胱和阴道中同时流出月经血；Ⅲ型，正常的月经[38]。

该并发症可通过膀胱镜检查、宫腔造影和（或）膀胱造影检查得到诊断。MRI检查也可能有助于诊断[38,40-42]。保守治疗时需要导尿4周，并且可用药物诱导闭经以协助瘘管愈合[38,40]。最佳的手术方法取决于患者的生殖需求。对于无生育要求的患者，建议行子宫切除术后进行膀胱修补。对于希望保留生育能力的患者，可以考虑保留子宫的方法。最常见的手术方法是经腹O'Connor技术[40]，Hemal等首次报道了采用机器人修补这种罕见瘘管的病例[39]。

### 机器人辅助修补术

步骤1：在两侧输尿管中均插入5F输尿管导管，并且通过瘘管放置一根输尿管导管。

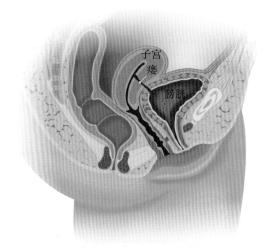

子宫-膀胱瘘

图30.7 膀胱子宫瘘，临床表现为尿失禁、月经尿、周期性血尿和闭经

步骤2：经脐放置12mm的穿刺套管，将两根8mm机器人穿刺套管置于每侧髂前上棘上方5cm和内侧1cm处。在内窥镜穿刺通道和右侧穿刺通道之间的脐水平上方2cm处放置10mm辅助通道。

步骤3：进行粘连松解，暴露子宫和膀胱。在脐部水平的右侧腹直肌旁侧放置一个额外的10mm通道，用以牵拉子宫。

步骤4：对膀胱和子宫之间的腹膜进行电灼解剖，暴露瘘管。

步骤5：将导管拉入腹腔，解剖和分离瘘管，直到暴露健康组织。

步骤6：用3-0单乔缝线以间断方式沿相反方向关闭两侧瘘管开口。

步骤7：解除患者与机械臂手术平台的连接，将患者恢复到仰卧位，游离大网膜至膀胱上方。将网膜瓣植入并固定在膀胱和子宫之间。

步骤8：放置耻骨上膀胱造瘘管和尿管以引流膀胱。分别在术后第5天和第14天将上述引流管拔除。

## 总　结

在泌尿外科中，尿瘘虽然并不常见，但是可严重危害患者健康。手术修补是治疗的根本，首次尝试修补时患者的手术成功率最高。因此，必须将这些患者转诊至在重建和微创手术方面具有丰富经验的医生或医学中心处。机器人辅助腹腔镜手术在治疗尿瘘方面已取得出色的效果。

（黄超　杜凯旋　译，顾朝辉　黄海　校）

## 参考文献

[1] Hilton P. Urogenital fistula in the UK: a personalcase series managed over 25 years. BJU Int, 2012, 110(1): 102–110.

[2] Cromwell D, Hilton P. Retrospective cohort study onpatterns of care and outcomes of surgical treatmentfor lower urinary-genital tract fistula among EnglishNational Health Service hospitals between 2000 and2009. BJU Int, 2013, 111(4 Pt B):E257–262.

[3] Hadley HR. Vesicovaginal fistula. Curr Urol Rep, 2002, 3(5):401–407.

[4] Dorairajan LN, Hemal AK. Lower urinary tract fistula:the minimally invasive approach. Curr Opin Urol, 2009, 19(6):556–562.

[5] Tenggardjaja CF, Goldman HB. Advances in minimallyinvasive repair of vesicovaginal fistulas. CurrUrol Rep, 2013, 14(3):253–261.

[6] Zumrutbas AE, Ozlulerden Y, Alkis O, et al. Optic-guided vaginal repair of vesicovaginalfistula. Journal Endourol (Endourological Society), 2014, 28(3):275–279.

[7] Sotelo R, Moros V, Clavijo R, et al. Robotic repair of vesicovaginal fistula (VVF). BJU Int, 2012, 109(9):1416–1434.

[8] Hong HM, Lee JW, Han DY, et al. Vesicovaginal fistula repair using a transurethral pointed electrode. Int Neurourol J, 2010, 14(1):65–68.

[9] Shah SJ. Role of day care vesicovaginal fistula fulgurationin small vesicovaginal fistula. J Endourol (Endourological Society), 2010, 24(10):1659–1660.

[10] Nezhat CH, Nezhat F, Nezhat C, et al. Laparoscopic repair of a vesicovaginal fistula: a casereport. Obstet Gynecol, 1994, 83(5 Pt 2):899–901.

[11] Melamud O, Eichel L, Turbow B, et al. Laparoscopic vesicovaginal fistula repair with robotic reconstruction. Urology, 2005, 65(1):163–166.

[12] Sundaram BM, Kalidasan G, Hemal AK. Robotic repair of vesicovaginal fistula: case series of five patients. Urology, 2006, 67(5):970–973.

[13] Hemal AK, Kolla SB, Wadhwa P. Robotic reconstruction for recurrent supratrigonal vesicovaginal fistulas. J Urol, 2008, 180(3):981–985.

[14] Schimpf MO, Morgenstern JH, Tulikangas PK, et al. Vesicovaginal fistula repair without intentional cystotomy using the laparoscopic robotic approach: a case report. JSLS: J Soc Laparoendosc Surg (Society of Laparoendoscopic Surgeons), 2007, 11(3):378–380.

[15] Kurz M, Horstmann M, John H. Robot-assisted laparoscopic repair of high vesicovaginal fistulae with peritoneal flap inlay. Eur Urol, 2012, 61(1):229–230.

[16] Rogers AE, Thiel DD, Brisson TE, et al. Robotic assisted laparoscopic repair of vesico-vaginal fistula: the extravesical approach. Can J Urol, 2012, 19(5): 6474–6476.

[17] Sotelo R, Mariano MB, Garcia-Segui A, et al. Laparoscopic repair of vesicovaginal fistula. J Urol, 2005, 173(5):1615–1618.

[18] Bragayrac LA, Azhar RA, Fernandez G, et al. Robotic repair of vesicovaginal fistulae with the transperitoneal-transvaginal approach: a case series. Int Braz J Urol (Official Journal of the Brazilian Society of Urology), 2014, 40(6):810–815.

[19] Kim JH, Moore C, Jones JS, et al. Management of ureteral injuries associated with vaginal surgery for pelvic organprolapse. Int Urogynecol J Pelvic Floor Dysfunct, 2006, 17(5):531–535.

[20] Goodwin WE, Scardino PT. Vesicovaginal and ureterovaginal fistulas: a summary of 25 years of experience. J Urol, 1980, 123(3):370–374.

[21] De Ridder D. Vesicovaginal fistula: a major health care problem. Curr Opin Urol, 2009, 19(4):358–361.

[22] Al-Otaibi KM. Ureterovaginal fistulas: the role of endoscopy and a percutaneous approach. Urol Ann, 2012, 4(2):102–105.

[23] Kumar A, Goyal NK, Das SK, et al. Our experience with genitourinary fistulae. Urol Int, 2009, 82(4):404–410.

[24] Shaw J, Tunitsky-Bitton E, Barber MD, et al. Uretero-vaginal fistula: a case series. Int Urogynecol J, 2014, 25(5):615–621.

[25] Gellhaus PT, Bhandari A, Monn MF, et al. Robotic management of genitourinary injuries from obstetric and gynaecological operations: a multi-institutional report of outcomes. BJU Int, 2015, 115(3):430–436.

[26] Yohannes P, Chiou RK, Pelinkovic D. Rapid communication: pure robot-assisted laparoscopic ureteral reimplantation for ureteral stricture disease:case report. J Endourol (Endourological Society), 2003, 17(10):891–893.

[27] Benoit RM, Naslund MJ, Cohen JK. Complications after radical retropubic prostatectomy in the medicare population. Urology, 2000, 56(1):116–120.

[28] Wedmid A, Mendoza P, Sharma S, et al. Rectal injury during robot-assisted radical prostatectomy: incidence and management. J Urol, 2011, 186(5):1928–1933.

[29] Theodorescu D, Gillenwater JY, Koutrouvelis PG. Prostatourethral-rectal fistula after prostate brachytherapy. Cancer, 2000, 89(10):2085–2091.

[30] Pisansky TM, Kozelsky TF, Myers RP, et al. Radiotherapy for isolated serum prostate specific antigen elevation after prostatectomy for prostate cancer. J Urol, 2000, 163(3):845–850.

[31] Netsch C, Bach T, Gross E, et al. Rectourethral fistula after high-intensity focused ultrasound therapy for prostate cancer and its surgical management. Urology, 2011, 77(4):999–1004.

[32] Pfalzgraf D, Isbarn H, Reiss P, et al. Outcomes after recto-anastomosis fistula repair in patients who underwent radical prostatectomy for prostate cancer. BJU Int, 2014, 113(4):568–573.

[33] Hanna JM, Peterson AC, Mantyh C. Rectourethral fistulas in the cancer survivor. Curr Opin Urol, 2014, 24(4):382–388.

[34] Buckley JC. Complications after radical prostatectomy: anastomotic stricture and rectourethral fistula. Curr Opin Urol, 2011, 21(6):461–464.

[35] Venn S, Mundy T. Bladder reconstruction: urothelial augmentation, trauma, fistula. Curr Opin Urol, 2002, 12(3):201–203.

[36] Samplaski MK, Wood HM, Lane BR, et al. Functional and quality-of-life outcomes in patients undergoing transperineal repair with gracilis muscle interposition for complex rectourethral fistula. Urology, 2011, 77(3):736–741.

[37] Sotelo R, de Andrade R, Carmona O, et al. Robotic repair of rectovesical fistula resulting from open radical prostatectomy. Urology, 2008, 72(6):1344–1346.

[38] Jozwik M, Jozwik M. Clinical classification of vesicouterine fistula. Int J Gynaecol Obstet (the officialorgan of the International Federation of Gynaecologyand Obstetrics), 2000, 70(3):353–357.

[39] Hemal AK, Sharma N, Mukherjee S. Robotic repairof complex vesicouterine fistula with and withouthysterectomy. Urol Int, 2009, 82(4):411–415.

[40] Perveen K, Gupta R, Al-Badr A, et al. Robot-assisted laparoscopic repair of rare post-cesarean section vesicocervical and vesicouterine fistula: a case series of a novel technique. Urology, 2012, 80(2):477–482.

[41] Ramalingam M, Senthil K, Pai M, et al. Laparoscopic repair of vesicouterine fistula-acase report. Int Urogynecol J Pelvic Floor Dysfunct, 2008, 19(5):731–733.

[42] Chibber PJ, Shah HN, Jain P. Laparoscopic O'Conor'srepair for vesico-vaginal and vesico-uterine fistulae. BJU Int, 2005, 96(1):183–186.

# 第31章 盆腔淋巴结清扫术

*Gerald Heulitt, James Porter*

## 引 言

盆腔淋巴结清扫术（pelvic lymph node dissection，PLND）为前列腺癌、膀胱癌和阴茎癌患者提供了重要的分期和潜在的治疗获益。关于盆腔淋巴结清扫术的确切界限，学界一直存在争议，最近的文献支持更大范围的淋巴结清扫术。随着盆腔淋巴结清扫范围的扩大，邻近组织结构损伤的风险也随之增加。由于盆腔淋巴结与盆腔血管、神经和泌尿系统结构的密切联系，此可能导致并发症的发生。幸运的是，与盆腔淋巴结清扫术相关的并发症是罕见的，据报道，其发生率为0~5%[1]。本章将讨论机器人辅助腹腔镜盆腔淋巴结清扫术的潜在并发症，并且着重总结诊断、处理和预防并发症的方法。

## 淋巴囊肿

淋巴囊肿的形成由在淋巴结清扫术中分离和结扎淋巴管不完全所致，此可导致淋巴液漏出。在大多数情况下，淋巴液由腹膜腔重新吸收。然而，在封闭腔隙（如腹膜外间隙）中，淋巴液可积聚并形成淋巴囊肿。虽然经腹腔入路手术具有保护作用，但是并不能消除淋巴囊

肿形成的风险，关于经腹腔途径行机器人辅助前列腺切除术后淋巴囊肿形成的报道有许多。一般认为，经腹腔途径手术后淋巴囊肿的形成由膀胱对解剖区域形成隔离所致。虽然许多淋巴囊肿呈亚临床表现，对患者无影响，但是有些可能受到感染，需要及时引流。淋巴管囊肿的其他表现包括下肢水肿、尿频或尿急和深静脉血栓形成。

有报道称，淋巴囊肿的发生率为0~30.9%[1-2]，有症状的淋巴囊肿形成是盆腔淋巴结清扫术的最常见并发症（表31.1）。在传统意义上，淋巴瘀滞通过永久性手术夹可得到控制，然而双极电凝和超声刀已在体外得到评估，具有可接受的淋巴控制效果[3]。Grande等报道了一项随机、前瞻性研究，比较了机器人辅助前列腺切除术中进行盆腔淋巴结清扫时采用钛夹与双极电凝封闭淋巴管的效果。双极组和钛夹组分别纳入110例患者，研究结果显示，钛夹组的淋巴囊肿发病率为47%，双极组的发病率为48%，这是术后10d时进行超声检查后得出的结果。在钛夹组中，具有临床意义的淋巴囊肿的发生率为5%，双极组为4%。研究者据此得出结论，在控制淋巴囊肿形成的两种方法中，淋巴囊肿形成的发生率并无显著差异[4]。

大多数淋巴囊肿是亚临床型，因此其诊断应基于临床怀疑和症状。当患者出现一侧盆腔疼痛、刺激性尿路症状或单侧腿部肿胀时，应及时进行放射学评估。CT扫描或超声检查可用于评估患者的淋巴囊肿形成。亚临床淋巴囊肿的真实发生率很难得到统计，因为亚临床淋巴囊肿患者通常无症状。Keskin等报道了521

G. Heulitt • J. Porter (✉)
Swedish Urology Group, Swedish Medical Center,
Department of Urology, 1101 Madison, Suite 1400,
Seattle, WA 98104, USA
e-mail: geraldheulitt@me.com;
porter@swedishurology.com

© Springer International Publishing AG 2018
R. Sotelo et al. (eds.), *Complications in Robotic Urologic Surgery*,
DOI 10.1007/978-3-319-62277-4_31

表 31.1 机器人或腹腔镜盆腔淋巴结清扫术后淋巴囊肿的发生率[1-2]

| 参考文献 | 发生率 |
| --- | --- |
| Yee 等 | 0 |
| Katz 等 | 0 |
| Modi 等 | 0.13% |
| Kumar 等 | 0.13% |
| Liss 等 | 0.4% |
| Yip 等 | 0.4% |
| Babaian 等 | 0.5% |
| Ghazi 等 | 0.6% |
| Lallas 等 | 0.6% |
| Cooperberg 等 | 1.1% |
| Ploussard 等 | 1.1% |
| Hashimoto 等 | 1.5% |
| Sejima 等 | 2% |
| Stololzenburg 等 | 2% |
| Zorn 等 | 2% |
| Sagalovich 等 | 2.4% |
| Galfano 等 | 1%~3% |
| Polcari 等 | 3% |
| Silberstein 等 | 3% |
| Waggenhoffer 等 | 3% |
| Yuh 等 | 3% |
| Davis 等 | 4% |
| DiPierro 等 | 4% |
| Feicke 等 | 4% |
| Koo 等 | 4% |
| Orvieto 等 | 7.9% |
| Froehner 等 | 30.9% |

例接受机器人辅助根治性前列腺切除术的患者，在术后 1 个月和 3 个月通过腹部和盆腔超声检查进行前瞻性影像学研究。作者发现，患者的总淋巴囊肿发生率为 9%，其中 2.5% 出现症状。有趣的是，76% 的淋巴囊肿在术后 1 个月被发现，在 3 个月的随访研究中自行缓解。如果患者在 3 个月的超声检查中仍有淋巴囊肿，64% 的患者会出现与之相关的症状[5]。

淋巴囊肿形成的危险因素包括存在淋巴结转移、淋巴结转移的数量[6]、前列腺内肿瘤的体积、包膜外侵犯[7]。目前已明确证明，盆腔淋巴结清扫的范围与淋巴囊肿的形成有关。Davis 总结了自己对中高危前列腺癌患者采用机器人局限和扩大盆腔淋巴结清扫术进行治疗的经验。作者注意到，在扩大盆腔淋巴结清扫的情况下，淋巴囊肿的发生率较高，同时如果小心、仔细夹闭尽可能多的开放淋巴管，淋巴囊肿就会减少。作者还注意到，与经腹腔途径（0/47）相比[8]，经腹膜外途径行盆腔淋巴结清扫术时有症状的淋巴囊肿发生率较高（3/16，19%）。此导致接受盆腔淋巴结清扫术联合腹膜外前列腺切除术的患者需要在腹腔上进行开窗术，以使淋巴液逸入腹腔并被重新吸收[9]。

大多数在经腹腔途径行盆腔淋巴结清扫术后发生淋巴囊肿的患者是无症状的，未发生并发症。如果发现无症状的淋巴囊肿，可进行连续影像学观察，以证实已吸收。部分淋巴囊肿可能因压迫膀胱而表现出临床症状，导致膀胱相关症状，如尿急和尿频。这些症状在前列腺切除术后常见，因此可作为一项怀疑指数来提示进行淋巴囊肿的放射学检查。如果淋巴囊肿发生感染，则临床上本来无症状的淋巴囊肿可能变得明显。Davis 注意到在盆腔淋巴结清扫术超过 6 个月后发生感染性淋巴囊肿的病例，并且推测无症状的淋巴囊肿可能在盆腔淋巴结清扫术后持续存在，随后成为另一处感染的来源[8]。在 Keskin 的队列研究中，盆腔淋巴结清扫术后平均 11.2 个月患者可出现有症状的淋巴囊肿，淋巴囊肿在手术后 22 个月时的临床表现更显著[5]。因此，外科医生不仅在术后早期需要对这一并发症保持怀疑，并且在长期随访中也需要保持怀疑。

淋巴囊肿导致的继发性并发症包括下肢水肿、感染、深静脉血栓形成或需要治疗的肠梗阻。治疗的指征包括可导致患者出现不适（如盆腔压力或尿频）的有症状淋巴囊肿。淋巴囊肿的初始治疗方法包括放置经皮引流管，直到引流管中引流量最小，这可能需要几天到几周的时间。建议将淋巴囊肿液送检后进行细菌培养以评估感染，并且检测引流液中肌酐水平以排除尿漏。如果淋巴囊肿复发，后续治疗时可选择重复经皮穿刺引流并注入硬化剂。目前已有多种硬化剂可供使用（可单独使用或联合使用），包括四环素、多西环素、聚维酮碘和酒精，均可取得成功。淋巴囊肿的初始大小是硬化疗法失败的一个危险因素，更大的淋巴囊肿可导致更严重的失败[10]。对于较大的淋巴囊肿，可以采用腹腔镜、机器人或开放入路进行淋巴囊肿造袋开窗术。

## 血管损伤

在盆腔淋巴结清扫术中，血管损伤是罕见的，并且多以病例报告的形式在文献中报道。Hemal 描述了一例在腹腔镜盆腔淋巴结清扫和根治性膀胱切除术中进行髂外静脉游离时发生持续损伤的病例。通过腹腔镜缝合成功修补髂外静脉损伤后，Hemal 发现增加气腹压力和保持患者在大倾斜度 Trendelenburg 位（头低脚高位）是暴露损伤位置的关键操作[11]。Safi 等报道一例在腹腔镜盆腔淋巴结清扫术和前列腺切除术中发生髂外动脉完全离断的病例。髂外动脉有时迂曲，位于髂外静脉下方，可被误认为淋巴结。在用腹腔镜抓钳获得近端和远端阻断后，Safi 等用腹腔镜双针滑线将动脉重新进行端端缝合。完成腹腔镜前列腺切除术后，术后影像学资料提示动脉通畅[12]。Castillo 报道了另一病例，并且详细描述了腹腔镜盆腔淋巴结清扫和膀胱切除术中发生的髂外动脉热损伤。该损伤由解剖过程中使用的一把电原理手术刀设备所产生的热量导致。通过 10mm 腹腔镜穿刺器置入用于开放手术的哈巴狗血管阻断钳，以获得近端和远端阻断。用吸引器清理损伤处，并且在腹腔镜下使用 5-0 单乔缝线进行成功缝合[13]。

盆腔内的髂血管和闭孔淋巴管周围环绕着主要的血管结构，包括髂外动静脉、髂内静脉、髂内动脉和闭孔血管。在解剖分离、使用结扎夹和意外电灼造成的热损伤时盆腔血管存在损伤的风险。当解剖盆腔血管结构时，应重点保证充分暴露视野，并且确保手术助手熟悉解剖区域，以便发生出血时可以进行充分吸引。血管损伤的另一个潜在原因是机械臂器械不受控制或手术助手盲目进入人体。在置入锐性器械时应特别小心，如机器人机械臂的单极剪，可通过拉回机器人内窥镜观察相关器械经过机械臂套管时的情况来避免意外损伤。当单极器械周围的绝缘性失效导致无意中电流传导到血管时，也可能发生血管损伤[14]，此可以通过确保器械上的绝缘性完好无损并避免将单极器械的尖端盖附件触碰到血管预防。最后，当在盆腔血管周围同时使用单极和双极器械时，必须非常小心，应避免在机器人解剖分离过程中踩错脚踏激发板。这是因为采用不使用能量的器械暴露视野时，如果不小心踩错脚踏板，可能会导致严重的血管损伤。最好的预防方法是在使用任何形式的电灼之前有意识地犹豫一下，并且进行心理检查，以确保正确地激发踏板。

在描述通过腹腔镜修补血管损伤的病例研究中，所有研究的共同特点是阐述了腹腔镜外科医生进行修补的丰富经验。通过腹腔镜缝合时术者需要掌握复杂的技巧，并且缝合时应该仅由经验丰富的腹腔镜外科医生尝试。与单纯腹腔镜手术比较，机器人手术在缝合方面更有优势，其使得损伤和修补盆腔血管组织时不需要中转为开放手术。然而，主刀外科医生必须始终牢记，当发生严重血管损伤且不能通过机器人进行修补时，必须毫不犹豫地中转为开放手术以便合理地操作和修补。如果对损伤范围或处理方法存在任何疑问，可咨询血管外科医生。

机器人机械臂器械的操作和修补血管损伤的原则包括立即在出血部位施加压力、增加气腹至 20mmHg 以减少静脉出血，并且阻断出血血管的近端和远端[15]。通过机器人修补损伤时，可以通过腹腔镜下使用哈巴狗钳实现。术者应对损伤进行检查，尤其是热损伤，在尝试修补前应进行边缘清创，然后用聚丙烯或聚四氟乙烯缝线修补损伤，最后根据合理的顺序移除哈巴狗钳，并且通过降低气腹压评估出血点。必须修补的血管包括髂总动脉和髂外动脉，如果无法修补，可行单侧髂内动脉结扎。然而，一些患者在结扎后可能会出现臀肌跛行。如果更小的血管（包括闭孔血管）发生出血，不能用其他方法控制时可以结扎。对于任何接受盆腔淋巴结清扫的患者，进行重大血管损伤修补时应常规进行术前手术咨询和知情同意讨论。

## 神经系统损伤

神经损伤包括三种类型，即神经失用、轴索断裂和神经断裂。神经失用是由压迫或牵拉导致的损伤，可阻碍神经信号传导，但是并不会导致轴突变性，并且需要数周时间才可恢复。轴索断裂可导致损伤部位神经元远端变性，但是神经支持结构保持完整，此通常由长时间的压迫或过度牵引引起，其功能恢复时间超过6个月至1年。神经断裂多来自神经的完全离断，一般不期望可以恢复[16]。

闭孔神经损伤是盆腔淋巴结清扫术中最常见的神经损伤，但是仍少见，可发生于0.1%的盆腔淋巴结清扫术中[17]。闭孔神经起源于腰丛的L2~L4段，离开腰肌后穿过闭孔窝的骨盆，其平行于盆腔侧壁，位于闭孔动静脉之上。闭孔神经通过闭孔后与闭孔血管一起离开骨盆，支配大腿内收肌并接收来自大腿内侧的感觉输入。闭孔神经损伤可导致髋关节内收无力，大腿内侧感觉减弱或疼痛，此可能引起不同的步态障碍。避免损伤的关键措施包括充分熟悉闭孔神经通过骨盆的解剖学路径，以及在分离淋巴结之前识别闭孔神经的近端和远端。神经近端的损伤风险最高，占病例的77.8%[17]。出血可能暂时影响闭孔神经的暴露，当在闭孔窝应

用结扎夹或热量器械时必须小心。在电灼或离断动脉时，如果误以为是闭孔动脉，闭孔神经可能受到损伤。如果发生闭孔神经离断，可应用6-0到8-0聚丙烯不可吸收缝线对神经外膜进行端-端间断无张力缝合修补[18]。如果一段神经因被切除或因热损伤行切缘清创后不可进行无张力吻合，则应请神经外科医生会诊是否可行神经移植。腓肠神经最常用于移植手术，因为切除腓肠神经只会导致感觉缺失[19]。如果已知或怀疑闭孔神经发生损伤，建议咨询相关的物理治疗方法并及时干预。

生殖器股神经起始于L1~L2，该神经具有的重要临床意义是通过骨盆外侧的髂外血管。在近处，该神经在髂血管和腰肌之间走行，可能被淋巴结组织所掩盖。生殖器股神经兼有运动和感觉功能，其远端分为生殖支和股支，生殖支接受来自阴囊腹侧皮肤或阴囊隆起的感觉输入，并且提供提睾肌的神经支配；股支接受来自大腿前上方的感觉传入。在盆腔淋巴结清扫术中，最常见的神经是髂外动脉外侧的生殖股神经，许多外科医生以髂外动脉作为清扫的外侧边界，以避免对该神经造成损伤。同样重要的是，术前应明确该神经的解剖位置，并且尽早识别此神经以避免损伤。生殖股神经损伤可导致阴囊前方麻木或疼痛，并且使受伤侧的提睾反射消失。采用抗癫痫药物可以成功治疗生殖股神经痛，如加巴喷丁或普瑞巴林[20]。

## 输尿管损伤

据报道，在盆腔淋巴结清扫术中输尿管损伤的发生率小于1%[1,21]。输尿管穿过髂总动脉后进入盆腔，在进入膀胱前沿着下外侧盆腔走行。在淋巴结清扫术中预防输尿管损伤的关键是早期识别输尿管。向内侧牵拉膀胱后，输尿管将走行于脐内侧韧带与髂内动脉交界处附近。应将脐内侧韧带保留在浅表位置，此可以避免输尿管发生意外损伤。如果术中发现输尿管损伤，建议行输尿管输尿管吻合术或输尿管

再植术，并且放置输尿管支架管，此有利于进行抗反流或非抗反流吻合术[22]。漏诊输尿管损伤时患者48~72h后可表现为发热、腹痛、肉眼或显微镜下血尿、腹膜炎和（或）白细胞增多。通过CT尿路造影或膀胱镜逆行肾盂造影检查可以确定损伤的位置和范围，从而指导进一步的治疗[23]。

## 小肠梗阻

已有研究报道了在机器人辅助盆腔淋巴清扫术后因内疝引起小肠梗阻的病例。有2份独立的病例报告确认，在机器人辅助前列腺切除术中行扩大盆腔淋巴结清扫术后3~12个月，患者出现髂总动脉或髂外动脉后方小肠疝[24-25]。一些外科医生在所谓的"Marseille三角"中将髂淋巴结从头侧向髂外动脉靠近，在腰肌和髂血管之间游离出一个间隙。小肠通过蠕动进入该间隙后被卡住，从而导致梗阻。预防措施包括腹膜外手术或用胶原或纤维素补片填塞任何潜在的疝囊颈，但是此方法的疗效尚未被相关研究证实。

有文献报道，小肠梗阻的其中一个病因是Hem-o-lok结扎夹，其可能在手术后松开，也可能在放置失败后并未被从腹腔中取出。Hem-o-lok结扎夹的钩端钩系住小肠的肠系膜，而另一端嵌套于腹壁，此可导致小肠梗阻[26]。正如此文献中所报道的病例，重要的预防措施是识别和去除任何不当放置的Hem-o-lok夹。

（张少朋　译，顾朝辉　校）

## 参考文献

[1] Ploussard G, Briganti A, de la Taille A, et al. Pelvic lymph node dissection during robot-assisted radical prostatectomy: efficacy, limitations, and complications-a systematic review of the literature. Eur Urol, 2014, 65(1):7–16.

[2] Pucheril D, Campbell L, Bauer RM, et al. A Clinician's guide to avoiding and managing common complications during and after robot-assisted laparoscopic radical prostatectomy. Eur Urol Focus, 2016, 2(1):30–48.

[3] Box GN, Lee HJ, Abraham JB, et al. Comparative study of in vivo lymphatic sealing capability of the porcine thoracic duct using laparoscopic dissection devices. J Urol, 2009, 181(1):387–391.

[4] Grande P, Di Pierro GB, Mordasini L, et al. Prospective randomized trial comparing titanium clips to bipolar coagulation in sealing lymphatic vessels during pelvic lymph node dissection at the time of robotassisted radical prostatectomy. Eur Urol, 2017, 71:155–158.

[5] Keskin MS, Argun OB, Obek C, et al. The incidence and sequel of lymphocele formation after robot-assisted extended pelvic lymph node dissection. BJU Int, 2016, 118:127–131.

[6] Naselli A, Andreatta R, Introini C, et al. Predictors of symptomatic lymphocele after lymph node excision and radical prostatectomy. Urology, 2010, 75(3):630–635.

[7] Orvieto MA, Coelho RF, Chauhan S, et al. Incidence of lymphoceles after robot-assisted pelvic lymph node dissection. BJU Int, 2011, 108(7):1185–1190.

[8] Davis JW, Shah JB, Achim M. Robotic-assisted extended pelvic lymph node dissection at the time of radical prostatectomy: a video based illustration of technique, results, and unmet patient selection need. BJU Int, 2011, 108:993–998.

[9] Stolzenburg JU, Wasserscheid J, Rabenalt R, et al. Reduction in incidence of lymphocele following extraperitoneal radical prostatectomy and pelvic lymph node dissection by bilateral peritoneal fenestration. World J Urol, 2008, 26:581–586.

[10] Mahrer A, Ramchandani P, Trerotola SO, et al. Sclerotherapy in the management of postoperative lymphocele. J Vasc Interv Radiol, 2010, 21(7):1050–1053.

[11] Hemal A, Goel A. External iliac vein injury and its repair during laparoscopic radical cystectomy. JSLS, 2004, 8:81–83.

[12] Safi K, Teber D, Moazen M, et al. Laparoscopic repair of external iliac artery transection during laparoscopic radical prostatectomy. J Endocrinol, 2006, 20:237–239.

[13] Castillo OA, Peacock L, Vitagliano G, et al. Laparoscopic repair of an iliac artery injury during radical cystoprostatectomy. Surg Laparosc Endosc Percutan Tech, 2008, 18(3):315–318.

[14] Mues A, Box G, Abaza R. Robotic instrument insulation failure: initial report of a potential source of patient injury. Urologia, 2011, 77:104–108.

[15] Sotelo R, Nunez Bragayrac LA, Machuca V, et al. Avoiding and managing vascular injury during robotic-assisted radical prostatectomy. Ther Adv Urol, 2015, 7(1):41–48.

[16] Taneja S. Chapter 40, complications of lymphadenectomy. In: Complications of urologic surgery-prevention and management. 4th ed. Philadelphia: Saunders Elsevier, 2010:464–465.

[17] Gozen AS, Aktoz T, Akin Y, et al. Is it possible to draw a risk map for obturator nerve injury during pelvic lymph node dissection? The Heilbronn experience and a review of the literature. J Laparoendosc Adv Surg Tech A, 2015, 25(10):826–832.

[18] Spaliviero M, Steinberg AP, Kaouk JH, et al.

Laparoscopic injury and repair of obturator nerve during radical prostatectomy. Urology, 2004, 64(5):1030–1032.

[19] Dias AR, Silva E, Silva A, et al. Correction of iatrogenic injury of the obturator nerve during pelvic laparoscopic lymphadenectomy by the use of sural nerve grafts. Gynecol Oncol Rep, 2014, 10:16–18.

[20] Sakai T, Murata H, Hara T. A case of scrotal pain associated with genitofemoral nerve injury following cystectomy. J Clin Anesth, 2016, 32:150–152.

[21] Williams SK, Rabbani F. Complications of lymphadenectomy in urologic surgery. Urol Clin North Am, 2011, 38(4):507–518–vii.

[22] Dinlenc CZ, Gerber E, Wagner JR. Ureteral reimplantation during robot assisted laparoscopic radical prostatectomy. J Urol, 2004, 172(3):905.

[23] Abboudi H, Ahmed K, Royle J, et al. Ureteric injury: a challenging condition to diagnose and manage. Nat Rev Urol, 2013, 10(2):108–115.

[24] Pridjian A, Myrick S, Zeltser I. Strangulated internal hernia behind the common iliac artery following pelvic lymph node dissection. Urology, 2015, 86(5):e23–24.

[25] Viktorin-Baier P, Randazzo M, Medugno C, et al. Internal hernia underneath an elongated external iliac artery: a complication after extended pelvic lymphadenectomy and robotic-assisted laparoscopic prostatectomy. Urol Case Rep, 2016, 8:9–11.

[26] Ghani KR, Hurwitz M, Menon M. Hem-o-lok clip causing small bowel obstruction after robot-assisted radical prostatectomy. Int J Urol, 2012, 19(10):962–963.

# 第32章 腹股沟淋巴结清扫术

**Marcos Tobias-Machado, Marcio Covas Moschovas**

## 背 景

### 开放性腹股沟淋巴结清扫术相关并发症

自从对阴茎癌患者首次开展腹股沟淋巴结清扫术（inguinal lymph node dissection，ILND）以来，为获得更好的治疗效果，降低发病率，并且最大限度地减少该手术的并发症，目前已发表文献中已报道了许多潜在并发症，同时比较了该手术中不同手术方式的并发症发生情况。具有丰富的淋巴结清扫术经验是预防并发症的一项重要因素[1]。

已发表的大样本量开放性腹股沟淋巴结清扫术研究的结果表明，其相关并发症的发生率超过50%（表32.1）。

Ravi等在一项研究中纳入234例阴茎癌患者，共进行231次腹股沟淋巴结清扫术和174次髂腹股沟淋巴结清扫术，对术后并发症分析后结果显示伤口感染者占18%，伤口坏死者占61%，血肿者占5%，淋巴水肿者占27%。术前腹股沟放射治疗可明显增加手术并发症[2]。

Ornellas等对1972—1987年收集的112例患者共进行200次淋巴结清扫术，对其并发症进行分析后结果显示，皮瓣坏死者占5%，伤

口感染者占15%，淋巴水肿者占16%，淋巴囊肿者占9%[1]。

10年后，Ayyappan等在一项研究报告中纳入78例接受腹股沟淋巴结清扫术的患者，其中发生皮瓣坏死者占36%，伤口感染者占70%，淋巴囊肿者占87%，淋巴水肿者占57%[3]。

Bevan-Thomas等报道了53例患者（行106次淋巴结清扫术），其中58%的患者发生严重或轻微的并发症[4]。

3年后，Nelson等回顾性分析40例行腹股沟淋巴结清扫术的患者，其中4例（10%）出现淋巴水肿，3例出现轻微伤口感染（7.5%），3例出现淋巴囊肿并自行消退（7.5%）。晚期并发症包括淋巴水肿2例（5%），皮瓣坏死1例（2.5%），淋巴囊肿1例（2.5%，需经皮引流）[5]。

Bouchot等报告了1989—2000年共88例患者行176次淋巴结清扫术的数据，74例患者出现并发症，其中皮瓣坏死者占12%，伤口感染者占7%，淋巴囊肿者占19%，淋巴水肿者占22%。该研究结果显示，淋巴结清扫术的并发症发病率仍然很高，特别是存在双侧或多个腹股沟淋巴结的患者[6]。

Pandey等对128例因阴茎癌行腹股沟淋巴结清扫术患者的数据进行分析，结果显示患者的术后5年生存率为51.5%，主要并发症包括皮肤坏死（20%）、伤口感染（17%）、血肿（16%）、淋巴水肿（19%）[7]。

Pompeo等对1984—1997年50例患者接受腹股沟淋巴结清扫术后发生并发症的数据进行分析，结果显示皮肤坏死者占6%，伤口感染者

M. Tobias-Machado (✉) • M.C. Moschovas
Section of Urologic Oncology, Department of
Urology, ABC Medical School, São Paulo, Brazil
e-mail: tobias-machado@uol.com.br;
marcio.doc@hotmail.com

© Springer International Publishing AG 2018
R. Sotelo et al. (eds.), *Complications in Robotic Urologic Surgery*,
DOI 10.1007/978-3-319-62277-4_32

表 32.1 开放性腹股沟淋巴结清扫术的研究

| 作者 | 例数 | 皮肤坏死(%) | 皮肤感染(%) | 血肿(%) | 淋巴囊肿(%) | 淋巴水肿(%) |
|---|---|---|---|---|---|---|
| Ravi(1962—1990 年) | 112 | 62 | 17 | 7 | — | 27 |
| Ornellas 等(1972—1987 年) | 200 | 45 | 15 | 6 | — | 23 |
| Ayyappan 等 | 78 | 36 | 70 | — | 87 | 57 |
| Lopes 等(1953—1985 年) | 145 | 15 | 22 | 60 | — | 30 |
| Bevan-Thomas 等(2003 年) | 53 | 8 | 10 | 10 | — | 23 |
| Bouchot 等(1989—2000 年) | 88 | 12 | 7 | 19 | — | 22 |
| Koon 等(1994—2003 年) | 129 | 15 | 27 | 9 | 12 | 31 |
| Pandey 等(1987—1998 年) | 128 | 20 | 17 | 16 | — | 19 |
| Pompeo(1984—1997 年) | 50 | 6 | 12 | 6 | — | 18 |
| Spiess 等(2008 年) | 43 | 11 | 9 | — | 2 | 17 |

占 12%，血肿者占 6%，淋巴水肿者占 18%[8]。

Koifman 等对 170 例阴茎癌患者进行 340 次双侧腹股沟淋巴结清扫术，共 35 例患者发生并发症(10.3%)，其中淋巴水肿者 14 例(4.1%)，血肿者 4 例(1.2%)，阴囊水肿者 3 例(0.9%)，皮肤边缘坏死者 3 例(0.9%)，淋巴囊肿者 3 例(0.9%)，伤口感染者 2 例(0.6%)，皮瓣坏死者 2 例(0.6%)，伤口脓肿者 2 例(0.6%)，深静脉血栓形成者 2 例(0.6%)[9]。

其他作者所报道的并发症包括血肿或淋巴囊肿(0~26%)、淋巴渗漏(9%~10%)、切口感染或皮肤坏死(0~15%)[10-13]。

## 腹腔镜和机器人辅助腹股沟淋巴结清扫术的并发症发生率

开展内镜腹股沟淋巴结清扫术(video endoscopic inguinal lymphadenectomy，VEIL)的设想是为了达到与传统开放手术相同的在清扫范围内彻底切除腹股沟淋巴结的目的，同时降低手术并发症的发生率，并且达到相似的肿瘤学结局。

2009 年，Tobias-Machado 等对 20 例患者行 30 次 VEIL 手术的病例资料进行了分析，结果显示皮肤并发症占 5%，淋巴管并发症占 10%，总并发症发病率为 15%[14]。3 年后，

Sudhir 等报道了 2007—2011 年 22 例患者完成 39 次 VEIL 手术的病例资料，其中 1 例患者发生皮下气肿，1 例发生皮瓣坏死，4 例发生淋巴囊肿。在此期间，所有患者均未出现局部复发[14]。

Sotelo 等在一项研究中纳入 8 例临床分期为 T2N(0~3)M0 的阴茎癌患者，这些患者均接受腹股沟淋巴结清扫术，平均手术时间为 91min(范围 50~150min)。3 例患者(23%)发生淋巴囊肿，未出现伤口相关并发症[15]。

Master 等在一项初步研究中纳入 16 例患者(12 个月内共进行 25 次手术)，结果显示平均手术时间为 147min，其中 1 例患者出现血肿，2 例患者出现切口感染[16]。

2006—2010 年，Romanelli 等对 20 例阴茎癌患者进行 33 次 VEIL 手术，结果显示平均手术时间为 119min，平均清扫淋巴结数量为 8 个，总并发症发生率为 33.2%，未出现皮肤坏死的病例。在 20 个月的随访中，患者的淋巴结并发症发生率为 27.2%，生存率为 80%[17]。

1992 年，Clavien 等根据 1960—1990 年发表的一系列有关胆囊切除术的综述提出一种手术并发症的分类法。该分类法适用于大多数与理想病程不符的手术方法，在应用 12 年后已再次对该分类系统进行改良。2004 年，Clavien 等前瞻性收集了 1977—1988 年接受手术的 6 336 例患者的临床资料，并且根据并发

症的治疗结果提出了发病率的量表[18]。

鉴于已积累的更多经验，Maters 等发表首篇关于使用 Clavien 分级行内镜下腹股沟淋巴结清扫术后发生早期和远期并发症的报道，其中 11 例患者（27%）发生轻微并发症，6 例（14.6%）发生重大并发症[19]。

Carlos 等[20] 和 Johnson 等[10] 报道了文献中未描述的 2 例 VEIL 病例，其中 1 例发生皮瓣坏死，1 例发生局部多处肿瘤种植复发[10]。肌皮坏死（myocutaneous necrosis）和局部多处种植复发呈孤立性发生病例，在全世界的 350 多例手术中仅发生 1 例，这意味着文献中所报道的比例不足 0.3%。

然而，非常遗憾的是，目前还没有一项前瞻性的大型研究对比开放性与内镜下腹股沟结清扫术的并发症情况。

如果笔者将 VEIL 的手术结局与同期开放手术方案进行比较，则可以观察到，整体的手术并发症发生率至少可降低一半（23% vs. 53%）。

一项关于 VEIL 的系统综述显示，355 例手术中淋巴并发症占 14.4%，皮肤并发症占 6.9%（表 32.2）。在开放手术队列研究所纳入的 1 033 例腹股沟淋巴结清扫术中，超过 100 例患者合并相关并发症，其中皮肤并发症占 30%，淋巴结并发症占 23%（表 32.1）。

机器人辅助 VEIL 手术是于 2009 年开展的一种新手术方法[21]，目前已经成为标准化方案[22]。与 VEIL 手术相比，机器人辅助腹股沟淋巴结清扫术的初步经验显示了相似的手术结局，其优点包括更好的外科医生人体工程学、在有限的操作空间中使用机械臂器械腕、改善淋巴管定位的潜力，其缺点是成本较高。

### 减少并发症的预防措施

最重要的手术步骤是首先切开比腹壁浅筋膜深层（即 Scarpa 筋膜）更深的初始切口，使气体在整个层面内膨胀，从而保护皮肤的血管供应。

避免并发症的关键点是正确放置和固定穿刺器。穿刺器的位置缺乏对称性或操作时穿刺套管间过度靠近可能会极大地阻碍进一步手

表 32.2　与内镜腹股沟淋巴结清扫术相关的并发症

| 作者 | 年份 | 国家 | 数量 | 四肢（%） | 皮肤（%） | 总体（%） | 淋巴管（%） |
|---|---|---|---|---|---|---|---|
| Tobias-Machado 等 | 2013 | 巴西 | 40 | 57 | 5.2 | 22.8 | 18 |
| Romanelli 等 | 2013 | 巴西 / 乌拉圭 | 20 | 33 | 6 | 27 | 33.3 |
| Canter 等 | 2012 | 美国 | 10 | 19 | 10.5 | 10.5 | 36.8 |
| Zhou 等 | 2012 | 中国 | 7 | 11 | 0 | 9 | 27.3 |
| Schwentner 等 | 2012 | 德国 | — | 28 | — | 3.5 | 7.1 |
| Master 等 | 2012 | 美国 | 29 | 41 | 12.2 | 29.2 | 41.4 |
| Sudhir 等 | 2012 | 印度 | 22 | 39 | 5.1 | 10.2 | 18 |
| Huber 等 | 2012 | 瑞典 | 1 | 2 | — | — | — |
| Xu 等 | 2011 | 中国 | 17 | 34 | 5.8 | 2.9 | 8.8 |
| Delman 等 | 2011 | 美国 | 32 | 45 | 15.5 | 2.5 | 18 |
| Dogra 等 | 2011 | 印度 | 2 | 4 | — | — | — |
| Josephson 等 | 2009 | 美国 | 1 | 2 | — | — | — |
| Thyavihaly 等 | 2009 | 印度 | 16 | 16 | 6 | 19 | 25 |
| Sotelo 等 | 2007 | 委内瑞拉 | 8 | 14 | 0 | 23 | 23 |
| 合计 | | | 213 | 355 | 6.9 | 14.4 | 23.3 |

术。为获得较好的视野和避免漏气，采用连续缝合初始切口非常重要。缝合时将皮下操作腔内的穿刺通道切口宽度保持在1cm以下也有益于后续手术步骤。为加速皮下分离，可以在15mmHg压力下进行初始注气，将内窥镜压向人体远端，然后由气体所造成的分离就会向上推进直至腹股沟韧带上方。在建立皮下操作空腔期间，皮肤内窥镜光线透射照明将有助于确定解剖界限，也有利于检查皮肤层的厚度。

为避免发生血管损伤，必须仔细解剖股三角底部。解剖分离前在深层平面中应正确识别三角形的边界以及在卵圆窝处大隐静脉回流分支的位置，此将非常有助于定位股静脉的位置。在某些情况下，尤其是在老年患者中，股静脉可能会塌陷，因此在游离淋巴结时可能会无意中损伤股静脉。

行大隐静脉结扎术时最好采用聚合物结扎夹，因为这些结扎夹的安全性高。在通过最初的切口取出手术标本后，将指示引入切口，该切口起到腹腔镜提升装置（用于无气体的手术时）的功能，并通过同一个穿刺通道由内窥镜在不充气的情况下检查皮下操作腔内，以寻找是否存在未控制的出血点。

在术中发生血管损伤时，最初的处理方法取决于出血量和外科医生通过内窥镜控制出血的能力。当发生小血管出血时，可以用结扎夹、双极电凝或超声刀止血，也可以用止血剂临时止血。发生股血管损伤时，最初可通过外部加压控制，并且由外科医生的惯用手通过组装好的纱布进行临时止血。考虑到操作空间狭小，并且可能存在解剖学上难以观察到的少量出血，术中应由经验丰富的腹腔镜外科医生在内窥镜下进行缝合。

当内镜下无法控制出血时，可在股血管上方切开皮肤后行开放手术，然后行血管缝合、结扎和修补。

笔者在开放手术中观察到，淋巴管并发症的发生频率与手术中的结扎次数成正比。当在解剖过程中识别淋巴管时，笔者应至少在近心端使用一个结扎夹以减少术后淋巴漏的发生。如果发生淋巴囊肿，则最好采用引流管行术后外部引流。笔者术前不常规使用肝素或其衍生物，此有助于减少淋巴的引流量。此外，与传统开放手术相反，笔者鼓励患者早日下床活动。饮食措施（如限制过多的液体摄入和开始低脂饮食）可能有助于加速任何淋巴管瘘的闭合。如果该治疗策略失败，并且当乳糜排出量高于500mL/d时，则不建议在1周内经口饮食，通常应用肠外营养剂和奥曲肽。行腹股沟淋巴结清扫术后，术中很少需要再次结扎淋巴管。

大隐静脉可能对淋巴管引流非常重要。最近有研究已表明，在不影响腹股沟淋巴结清扫的情况下，于腔镜下保护大隐静脉是可行的[10]。

使用能量器械靠近表皮进行解剖可能会损害皮肤层的活力。为避免皮肤坏死，当浅层淋巴结附着在皮肤上时，如有必要，可用无热能的剪刀进行切开，最后离断血管。治疗任何皮肤损伤时均应遵循与传统手术后发生皮肤损伤相同的治疗原则。

## 结　论

最近有研究结果已经证实，VEIL手术是开放性淋巴结清扫术的可行替代方案。

在不久的将来，我们需要探索新的前沿性手术方案来改善预后，包括研发术中更容易识别淋巴结的人工新材料、减少淋巴并发症的替代技术、机器人平台方案和单孔手术。

基于现有的数据可证实，VEIL手术的接受度越来越高，有可能成为腹股沟淋巴结清扫术中治疗小体积病灶的首选微创手术。机器人技术可以改善外科医生的人体工程学，简化手术过程，但是仍然需要更丰富的经验和更大样本量的肿瘤学随访研究来证实现有数据的可靠性。

（樊瑞新　译，顾朝辉　校）

# 参考文献

[1] Ornellas AA, Seixas AL, de Moraes JR. Analyses of 200 lymphadenectomies in patients with penile carcinoma. J Urol, 1991, 146:330–332.

[2] Ravi R. Morbidity following groin dissection for penile carcinoma. Br J Urol, 1993, 72(6):941–945.

[3] EAU. Lymphadenectomy for squamous cell carcinoma of the penis. Part 2: The role and technique of lymph node dissection. BJU Int, 2001, 88:473–483.

[4] Bevan-Thomas R, Slaton JW, Pettaway CA. Contemporary morbidity from lymphadenectomy for penile squamous cell carcinoma: the M.D. Anderson cancer center experience. J Urol, 2002, 167(4):1638–1642.

[5] Nelson BA, Cookson MS, Smith JA Jr, et al. Complications of inguinal and pelvic lymphadenectomy for squamous cell carcinoma of the penis: a contemporary series. J Urol, 2004, 172(2):494–497.

[6] Bouchot O, Rigaud J, Maillet F, et al. Morbidity of inguinal lymphadenectomy for invasive penile carcinoma. Eur Urol, 2004, 45(6):761–765. discussion 765–766.

[7] Pandey D, Mahajan V, Kannan RR. Prognostic factors in node-positive carcinoma of the penis. J Surg Oncol, 2006, 93(2):133–138.

[8] Pompeo AC, Mesquita JL, Junior WA. Staged inguinal lymphadenectomy (SIL) for carcinoma of the penis (CP). A 13 years prospective study of 50 patients. J Urol, 1995, 153:246A. Abstract 72.

[9] Koifman L, Hampl D, Koifman N, et al. Radical open inguinal lymphadenectomy for penile carcinoma: surgical technique, early complications and late outcomes. J Urol, 2013, 190(6):2086–2092.

[10] Johnson DE, Lo RK. Complications of groin dissection in penile cancer. Experience with 101 lymphadenectomies. Urology, 1984, 24:312–314.

[11] Parra RO. Accurate staging of carcinoma of the penis in men with nonpal-pable inguinal lymph nodes by modified inguinal lymphadenectomy. J Urol, 1996, 155:560–563.

[12] d'Ancona CA, de Lucena RG, Querne FA, et al. Long-term followup of penile carcinoma treated with penectomy and bilateral modified inguinal lymphadenectomy. J Urol, 2004, 172:498–501.

[13] Coblentz TR, Theodorescu D. Morbidity of modified prophylactic inguinal lymphadenectomy for squamous cell carcinoma of the penis. J Urol, 2002, 168:1386–1389.

[14] Tobias-Machado M, Tavares A, Silva MN, et al. Can video endoscopic inguinal lymphadenectomy achieve a lower morbidity than open lymph node dissection in penile cancer patients? J Endourol, 2008, 22:1687–1691.

[15] Sotelo R, Sánchez-Salas R, Carmona O, et al. Endoscopic lymphadenectomy for penile carcinoma. J Endourol, 2007, 21(4):364–367. discussion 367.

[16] Master V, Ogan K, Kooby D, et al. LEG endoscopic groin lymphadenectomy (LEG procedure): step-by-step approach to a straightforward technique. Eur Urol, 2009, 56(5):821–828. doi:10.1016/j.eururo.2009.07.003. Epub 2009 Jul 15

[17] Romanelli P, Nishimoto R, Suarez R, et al. Machado: video endoscopic inguinal lymphadenectomy: surgical and oncological results. Actas Urol Esp, 2013, 37(5):305–310.

[18] Clavien P, Sanabria J, Strasberg S. Proposed classification of complication of surgery with examples of utility in cholecystectomy. Surgery, 1992, 111:518–526.

[19] Master VA, Jafri SM, Moses KA, et al. Minimally invasive inguinal lymphadenectomy via endoscopic groin dissection: comprehensive assessment of immediate and long-term complications. J Urol, 2012, 188(4):1176–1180.

[20] Carlos AS, Romanelli P, Nishimoto R, et al. Expanded criteria for video endoscopic inguinal lymphadenectomy (VEIL) in penile cancer: palpable lymph nodes. Int Braz J Urol, 2013, 39(6):893.

[21] Josephson DY, Jacobsohn KM, Link BA, et al. Robotic-assisted endoscopic inguinal lymphadenectomy. Urology, 2009, 73(1):167–170.

[22] Angemeier KW, Sotelo R, Sharp DS//Campebell-Walsh urology. 11th ed. Elsevier, Chapter 39, Part IV; 2016:890–906.

# 儿童机器人泌尿外科
# 手术并发症

# 第33章 儿童机器人泌尿外科手术并发症

*Rodolfo A. Elizondo, Gene O. Huang, Chester J. Koh*

## 一般思考

目前已证明，微创腹腔镜手术治疗儿童泌尿系统疾病是安全、有效的，其临床结局可与开放手术相媲美。医疗器械在技术方面取得的进步，包括更精细的手术器械和高分辨率的内窥镜，促进了微创手术在儿童疾病中的应用。传统腹腔镜的主要缺点在于缝合技术的难度以及器械灵活性和活动范围的限制，这些导致了手术学习曲线的相对陡峭。自 2000 年获得美国食品药品监督管理局（Food and Drug Administration，FDA）批准以来，达芬奇机器人手术系统（Intuitive Surgical，Sunnyvale，California）在成人和儿童人群中的使用频率急剧增加。近些年来，该手术系统得到不断改进，其不仅提高了可视化效果（三维高清），提供了机械臂器械和缝针的精细控制（EndoWrist® 器械腕）以及精准的机械臂运动，而且最大限度地扩大了操作区域以利于避免机械臂器械的碰撞。随着时间的推移，所有这些功能均得到升级和改善，在提高手术可操控性的同时也缩短了学习曲线，并且减少了并发症的发生[1-3]。

同时，也有研究已证明，腹腔镜手术治疗儿童泌尿系统疾病是安全、有效的。然而，由于腹腔镜手术对技术要求很高，所以腹腔镜手术的适用范围仍然局限于经验丰富的大型医学中心。达芬奇机器人系统具有的优点包括动作放大、更高的光学放大率、立体视觉、更高的器械腕灵活性和震颤过滤等，因此正用于越来越多的复杂重建手术中。特别是在儿童泌尿外科中，由于儿童的腹腔较小，所以手术操作受到空间限制，但是机器人外科技术在该领域中已有自身的突破。目前，临床中已将机器人平台用于完成以前采用腹腔镜的儿童手术中。通过对该领域的文献资料进行分析，本章对机器人辅助腹腔镜手术在儿童泌尿外科中的作用进行全面综述。越来越多的证据支持机器人技术在儿童泌尿外科手术中具有可行性和安全性的观点。机器人技术为进行泌尿外科重建手术提供了额外的优势，如肾盂成形术、输尿管再植术和肠膀胱成形术。机器人手术的一个主要限制是，购买机器人手术系统的初始成本经费和维护成本昂贵，并且这项技术的成本效益有待验证[3]。

机器人手术使外科医生能够执行精细的手术操作，这些操作超过人类手腕的自然运动范围，并且可结合高清的三维可视视野和优越的放大倍数。虽然长期以来开放手术一直是治疗儿童疾病的标准，但是机器人手术通过弥补传统腹腔镜和开放手术之间的差距，在儿童泌尿外科医生中获得越来越多的认可。虽然治疗肾盂输尿管连接部梗阻的肾盂成形术仍然是儿童泌尿外科中最常采用机器人平台的手术，但是

R.A. Elizondo • G.O. Huang
C.J. Koh, MD, FACS, FAAP (✉)
Division of Pediatric Urology, Department of Surgery, Texas Children's Hospital, and Scott Department of Urology, Baylor College of Medicine, 6701 Fannin St, Wallace Tower, Suite 620, Houston 77030, TX, USA
e-mail: adrian.elizondos@hotmail.com; geneohuang@gmail.com; ckoh@bcm.edu

© Springer International Publishing AG 2018
R. Sotelo et al. (eds.), *Complications in Robotic Urologic Surgery*, DOI 10.1007/978-3-319-62277-4_33

机器人手术的应用已经扩展到几乎所有儿童泌尿外科医生通常开展的上、下尿路手术中。持续的创新已经改进了手术方法和器械设备，并且继续加快患者的康复体验，同时改善了患儿的生活质量[3]。

儿童泌尿外科机器人手术已经广泛应用于从简单切除到复杂重建等各种各样的手术中。考虑为儿童患者进行机器人手术时，除适用于成人机器人手术的技术原则外，外科医生还必须考虑到儿童体内狭小操作空间的问题。预防并发症时临床医生需要制订以团队为基础的治疗策略，手术团队成员包括外科医生、麻醉医生和手术室团队成员。在本章中，笔者将重点介绍与儿童泌尿外科机器人手术相关的并发症、处理方法和潜在的预防措施（表33.1）。

## 预防（术前）

### 患者体位

预防儿童机器人手术并发症的第一步是患者取恰当的体位，并且保证足够的填充物。尽管所采用的体位会因不同的外科医生和手术类型变化，但是以下几种预防神经损伤的通用措施仍然可以采用。患儿取仰卧位并保持上肢外展小于90°可降低臂丛神经损伤的风险。此外，确保前臂朝上或侧立可防止尺神经受压[4]。患儿应避免长时间处于Trendelenburg位（头低脚高位），因为这可能使患儿面临位置迁移和心肺变化的风险。当患儿被固定在手术台上后，与麻醉医生的沟通对于确保呼吸不受影响至关重要。在对接机器人床旁机械臂手术平台前对模拟练习手术床的定位可以确保患者处于合适、安全的体位，因为一旦机器人对接完成，患者的位置不能再移动。在摆放截石位时，必须注意限制腓骨对腓神经的压力。在摆放侧卧位时，可以将腋窝卷垫放在靠近腋窝处的胸壁与手术床之间，以预防臂丛神经受压。

尽管有关儿童机器人手术中发生周围神经损伤的数据有限，但是关于成人手术的经验表明，上肢尺神经和臂丛神经损伤是最常见的损伤[4]。一项有关880例儿童泌尿外科手术的多中心回顾分析研究显示，由于体位原因，一例患儿出现膝关节麻木，而另一例患儿出现面部肿胀[5]。这些并发症是自限性的，与大多数和定位相关的损伤相似，可以自行缓解。然而，如果患儿长期持续存在感觉或运动缺陷，可能需要被转诊至儿童神经科专家处进行下一步的评估。

## 术　中

### 经腹腔入路

经腹腔入路的两种经典技术包括Veress气腹针（闭合式）和Hasson技术（开放式）。闭合式技术是指将一根Veress气腹针（钝头，弹簧加载，内芯针周围有一个锋利的外鞘针）在盲视下插入腹腔。当进入腹腔并突破腹膜后，将钝头内芯针向前伸出，以保护腹部脏器和血管免受尖锐针头的损伤。对于非肥胖患者，通常以45°的角度进针；对于肥胖患者，则应调整为90°以避免内脏和血管损伤。一旦成功放置穿刺针，建议在进气前回抽和（或）注入液体，以确认放置位置正确[6-7]。

开放式Hasson技术适用于所有患者，尤其适用于肥胖、存在腹部手术史（可能存在腹腔粘连）或Veress气腹针穿刺失败的患者。在切开最初的皮肤切口后，筋膜层面的一对预留缝线可以帮助打开筋膜，并且允许穿刺套管在直视下进入腹腔，不需要像闭合技术那样确认腹腔内放置位置是否正确[6]。一旦成功放置穿刺套管，可以使用预留缝合线将穿刺通道固定到位。

在预防手术入路并发症方面，因为儿童腹部的前后径相对较窄，所以临床中常采用开放技术。其他建议包括通过鼻胃管行胃肠减压和通过Foley导尿管行膀胱引流，以避免损伤膨胀的腹内器官。随后术者应始终在直视下放置

表33.1 儿童泌尿外科机器人手术并发症及其处理措施

| 机器人手术 | 出现时间 | 症状和体征 | 评估 | 处理 | 随访 |
|---|---|---|---|---|---|
| **输尿管再植术** | | | | | |
| 尿潴留 | 立即 | 下腹痛，排尿困难 | 腹部检查，可能需要行膀胱超声扫描 | 直接插管或留置导尿管导尿 | 如果留置导尿管，2~14d后拔除 |
| 输尿管梗阻 | 立即至7d | 尿量减少，肾积水加重 | 超声检查 | 逆行置入输尿管支架管，如果不能，顺行置入输尿管支架管 | 1个月内取出支架管，之后行超声检查随访 |
| 输尿管损伤/尿漏 | 4~7d | 下腹痛、恶心、呕吐、发热 | 超声检查，可能需要行CT尿路造影 | 行逆行肾盂造影并放置输尿管支架管，留置导尿管 | 5天内拔除留置的导尿管，1个月内取出输尿管支架管，之后行超声检查随访 |
| **肾盂成形术** | | | | | |
| 吻合口漏 | 4~7d | 下腹痛、恶心、呕吐、发热 | 超声检查 | 如果有支架管，留置导尿管和应用抗胆碱能药物；如果没有，行逆行肾盂造影并放置输尿管支架管，留置导尿管 | 1周内拔除留置的导尿管，1个月内取出输尿管支架管，如果行肾造口术，术前顺行肾造口造影，术后行超声检查随访 |
| 支架移位 | 可不同 | 腹痛、恶心、呕吐，泌尿系症状 | 肾、输尿管及膀胱平片检查 | 膀胱镜检查，如果可行则行输尿管镜检查和支架置入术 | 1个月内取出输尿管支架管，后续行超声检查随访 |
| **复杂重建术（阑尾膀胱造口术和/或膀胱扩大成形术、膀胱颈重建术）** | | | | | |
| 造口失禁 | 可不同 | 造口处漏尿 | 尿动力学，可能需要行视频尿动力学检查 | 根据病变严重程度和病因，可行抗胆碱能治疗，内镜下注射膨大剂或手术修复尿路 | 术后临床随访 |
| 造口狭窄 | 可不同 | 插管困难 | 通过内镜评估尿路 | 扩张和手术修复 | 术后临床随访 |
| 假性通道 | 可不同 | 插管困难，插管时伴有血尿 | 通过内镜评估尿路 | 留置导尿管的保守处理与手术修复尿路 | 如果留置导尿管，1~4周内拔出；如果手术修复，在1个月内拔除导尿管，术后临床随访 |
| 小肠梗阻 | 可不同 | 腹胀、恶心、呕吐 | 急腹症系列，可能需要行CT扫描（口服和静脉造影） | 胃肠减压、肠外营养的保守处理与手术探查 | 术后临床随访 |
| 膀胱结石 | 12个月以上 | 血尿，尿液腥臭 | 膀胱超声检查，可行肾、输尿管及膀胱平片检查 | 内镜与经皮碎石术，开放性膀胱取石术 | 确保充分引流，可能需要膀胱冲洗，术后临床随访 |
| **肾切除术或肾部分切除术** | | | | | |
| 尿漏 | 4~7d | 腹痛、恶心、呕吐、发热 | 超声检查 | 行逆行肾盂造影并放置输尿管支架管，可能需要留置导尿管和应用抗胆碱能药物 | 如果留置导尿管，1周内取出；如果置入输尿管支架管，1个月内取出，行超声检查 |

穿刺器，并且应使用钝头穿刺器，尤其是对于可能放置在视野之外（内窥镜后面）附近的穿刺器。曾接受腹部手术、脑室腹腔分流术和（或）膀胱重建手术的患者应采用脐上方入路，此可能更有助于安全进入手术视野。

经腹腔入路引起的损伤通常会被立即识别，可能涉及血管、肠道或神经。行 Veress 技术时损伤的发生率高达 5.4%。Passerotti 等指出，外科医生的腹腔镜手术经验是避免并发症的最佳预测因素[8-10]。以下我们将讨论如何治疗手术入路并发症。

## 血管损伤

血管损伤是微创手术中最常见的并发症。一项大型的多中心研究显示，在 880 例儿童泌尿外科机器人手术中，血管损伤并发症的发生率为 0.4%[5]。血管损伤可发生在建立气腹、放置穿刺器、插入器械、电灼周围组织结构、过度牵拉和暴露组织、缝针时操作失误中。常见的预防措施包括在直视下小心放置穿刺器和器械，小心解剖和分离周围的组织与血管，以及避免发生过度牵拉。应始终提供一套备用的开放式血管器械包，以备需要时将机器人手术快速转为开放手术。对于任何血管损伤，应立即识别和处理，以避免发生严重失血和血流动力学状态恶化。如果出血来源是静脉，直接加压或电灼通常有助于控制出血[9-10]。如果出血来源为主要血管损伤，应将穿刺套管留在原位，并且保证将手术快速转换为开放探查。当小血管发生出血时，如果无法通过腹腔镜手术控制出血，也建议将机器人手术中转为开放手术[5,11-12]。如果怀疑进气时二氧化碳进入血管，应将患者置于左侧卧位，将气体栓子移动至右心房。对于这种潜在的灾难性并发症的治疗，通常可以通过中心静脉导管抽吸和食道超声检查完成[6]。

## 肠道损伤

肠道损伤可发生在建立腹腔入路、放置穿刺套管、插入器械和术中电灼时。这些损伤的程度不同，可以从单纯的浆膜撕裂到全层肠道的破裂或穿孔不等。通常，小心处理腹腔内的器械和针头有助于防止这些损伤。此外，正确放置尖端盖附件可以防止邻近组织发生意外电灼损伤。有腹部手术史和（或）脑室 – 腹腔分流术史患者的腹腔可能存在粘连，所以肠道损伤的风险更高。

对于浆膜撕裂，修补时应呈叠瓦状将浆膜肌层进行缝合。如果观察到肠道全层穿孔，则需要用一层或两层可吸收编织缝线进行修补。如果肠段出现多处撕裂，可能需要进行肠切除和一期吻合术或肠改道术。如果在手术时未立即发现肠损伤，患者可能在几天后出现腹膜炎症状和体征（即腹痛、肠梗阻、白细胞增多、发热伴心动过速、低血压），在某些情况下可能发展为败血症和休克。在术后早期，及时发现这些损伤至关重要，通常需要立即进行手术治疗。剖腹手术时需要行肠道修补或改道术，并且排出碎屑、分泌物和脓液，同时用大量抗生素和生理盐水冲洗腹腔。为防止腹腔内再积液，可放置腹腔内引流管[5-6,12]。对于这类病例，通常建议请普通外科医生会诊和处理。

## 缝 针

应不惜一切代价避免在机器人手术过程中丢失缝针，因为它们可能会导致潜在的伤害以及在寻找丢失缝针的过程中延长手术时间。在手术中，严格且准确地清点缝针是防止缝针移出视野的关键。此外，每次仅使用一根缝针以及手术助手口头报告针的引入和拔出情况对保持准确计数至关重要。如果缝针在手术中暂时丢失，建议避免移动器械或肠道，因为移动过程中可能改变缝针的原始位置，并且增加查找难度。如果最初的肉眼检查未成功定位缝针，则应卸掉内窥镜并行术中 X 线检查以帮助定位缝针。一旦发现丢失的缝针，应检查肠道和周围结构，以评估损伤并判断是否需要修补[12]。

# 术后并发症

## 输尿管再植术

### 尿潴留

据报道，机器人辅助膀胱外输尿管再植术后尿潴留的发生率为0.5%~1.5%，低于既往开放手术的发生率[13-15]。双侧严重反流和严重术前排泄功能不良综合征（dysfunctional elimination syndrome，DES）患者在术后发生尿潴留的风险更高[15-17]。一旦术后拔出导尿管，应确保患者在出院前可以自行排尿，这是非常重要的。如果患者不能排尿，则可以行间歇性清洁导尿或留置导尿管。建议对患者行保守治疗，因为尿潴留通常可以在2~14d内得以解决，之后的排尿试验通常会导致自发性排尿[14,16,18-21]。

### 输尿管梗阻

在机器人辅助输尿管再植术过程中，可以通过多种技术实现逼尿肌切开术（肌瓣闭合），例如自上而下或自下而上、间断缝合或连续缝合，也可以通过上下缝合（或下上缝合）的方法完成缝合[22]。此外，一些学者建议在输尿管末端缝合和固定输尿管，并向前牵拉和（或）定位缝线，此可以防止再植术期间输尿管过度成角和发生潜在的梗阻，尽管前移牵拉缝线也可能增加梗阻的风险[16-17]。曾有研究报道，在接受机器人辅助腹腔镜输尿管再植的患者中，输尿管梗阻的发生率可高达4%~5%，但是这可能是一项技术问题，因为此结果似乎仅限于几个医学中心[14,16,18-22]。输尿管梗阻可能是由于手术中对输尿管的粗暴处理、解剖过程中的电灼损伤以及术后严重的膀胱水肿所致。这些患者通常在术后第1周出现腹胀和腹痛、尿量减少、肾积水加重和膀胱残余尿量增加。如果发生输尿管梗阻，则可能需要放置输尿管支架管，并且在将来可能需要进行手术修补以修复梗阻段。超声检查有助于监测肾积水和输尿管积水的情况。

## 输尿管损伤/尿性囊肿

在输尿管再植术后，尿性囊肿通常因输尿管损伤导致尿液漏入腹腔而形成。虽然在逼尿肌切开术中膀胱黏膜出现损伤后也会发生这种情况，但是不太常见。在某些医学中心，机器人辅助腹腔镜输尿管再植术后尿漏的发生率为1.7%~5%[14,16,18-21]。为避免这种类型的损伤，在输尿管远端解剖过程中包括"非接触"技术在内的精细处理是很有必要的。靠近输尿管行单极电灼会导致意外的输尿管损伤和尿漏[21]，除在游离过程中不使用电钩的电灼功能外，使用脐带作为输尿管周围的吊带有助于减少输尿管损伤的发生率[17]。出现尿漏的患者可能会在术后第4~7天出现下腹部疼痛、腹胀、厌食、恶心和呕吐等症状。超声检查结果通常显示存在积液。腹腔和盆腔CT检查或排泄性尿路造影可以用来确诊输尿管尿漏。患者被诊断为尿漏后，通常需要使用导尿管引流1周，放置双侧输尿管支架管1个月。术者将输尿管支架管取出后1个月，行超声检查可证实渗漏的缓解情况[14,16,18-21]。

## 肾盂成形术

### 吻合口尿漏

肾盂输尿管吻合口尿漏是机器人辅助肾盂成形术中最常见的并发症，其发生率为2.9%~10%[5,23]。术后留置输尿管支架管2~6周有助于预防此类并发症。各种缝合技术和缝合材料均有很好的治疗效果。避免尿漏的最重要措施是将缝线均匀地放在同一角度，以实现严密的缝合。此外，使用机器人器械小心处理缝线可避免缝线意外断裂而需要重新缝合。与输尿管再植术中发生的输尿管损伤类似，机器人辅助肾盂成形术后最晚第4~7天可以出现吻合口尿漏，通常需要放置输尿管支架管或肾盂造瘘管进行引流。漏口的闭合通常发生在4~6周后，此后可以拔除输尿管支架管或肾盂造瘘管[5,24-29]。

### 输尿管支架管移位

可以顺行或逆行放置输尿管支架管，也可以在机器人辅助肾盂成形术之前或期间放置。手术后输尿管支架管移位（远端或近端）的发生率为 0.7%~2%，通常需要通过再次手术取出移位的支架管 [24-25,27]。据报道，机器人辅助肾盂成形术中不使用输尿管支架管可以避免此类并发症，但是这些病例通常需要采用皮瓣重建，而非采用离断式肾盂成形术 [23,30]。通过可视化操作或在膀胱内使用亚甲基蓝染料可以确认输尿管支架管远端置入膀胱内。术后腹部 X 线检查有助于确定正确的支架管位置。如果支架管已经从近端移出膀胱，经输尿管注入膀胱的尿液引流不充分，则可能发生尿漏，可以通过输尿管镜或经皮肾镜取出移位的支架管。

### 复杂泌尿生殖道重建手术（阑尾膀胱造口术、回肠膀胱扩大术和膀胱颈重建术）

#### 造口失禁

接受 Mitrofanoff 阑尾膀胱造口术的患者必须有充分长的逼尿肌隧道以达到良好的排尿控制。尿失禁的定义是无法保持内裤干燥超过 4h 以上。据报道，阑尾膀胱造口术后尿失禁的发生率为 7%~10%[5,31-33]。如果逼尿肌隧道的长度小于 3.5cm 且阑尾长度小于 6cm，则尿失禁的风险可能更高。如果阑尾不够长（<6cm），则选择 Monti 导管插入式通道对这些患者可能更好。造口失禁最早可在手术第 1 年内发生，需要长期随访（>1 年），因为这类患者的造口并发症可能发生在第 1 年之后 [31,33]。尿失禁最初可以通过对膀胱予以抗胆碱能药物以及在膀胱通道吻合术中注射右旋糖酐 / 透明质酸进行治疗。如果这些治疗方法均无效，则需要通过开放手术或机器人手术对通道进行外科修复。

#### 造口狭窄

造口狭窄是机器人辅助 Mitrofanoff 阑尾膀胱造口术中最常见的长期并发症，二次手术修复率可高达 10%~23%[5,32-33]。大多数造口狭窄发生在皮肤水平，继发于造口与皮肤间的成角或缝合。造口旁疝也被认为是导致造口狭窄的原因之一 [31,34]，通常在进行间歇性清洁导尿时出现插管困难即可诊断。二次手术修复（通常在皮肤水平）是必要的，此可以实现造口通畅并防止尿潴留。如果存在造口旁疝，手术探查并修补是首选的治疗方法 [5,31-33]。

#### 假性通道

家属和患者均应该接受培训，以照顾带可插入导尿管阑尾输出道的患者。据报道，儿童中可插入导尿管阑尾输出道的假性通道发生率高达 18%[35]。如果怀疑是假性通道，需要评估并小心放置可留置导尿管。如果成功插入导尿管并且有效，可将其留置在原位 3~8 周，以促进该通道愈合 [5,31-33]。如果存在广泛损伤，可在膀胱镜下以导丝辅助放置导尿管或采用尿流改道（Foley 导尿管或耻骨上导管）。如果导尿管插入困难持续存在，可能需要行手术探查并修复。加强护理人员正确开展清洁间歇导尿技术的培训有助于避免这类患者发生假性通道。

#### 小肠梗阻

小肠梗阻可继发于术后腹腔粘连。机器人辅助复杂重建手术后小肠梗阻的发生率为 6%~7%[32,36-37]。由于存在脑室腹腔分流管和多次腹部手术史，脊柱裂患者发生粘连和小肠梗阻的风险可能增加。此外，通过膀胱前间隙的解剖和分离重建脐部造口可形成一个导管插入式通道，此时会形成一窗口使肠道疝入并导致肠梗阻。从膀胱到腹前壁的缝合可能有助于预防这种肠疝。无论何种病因，术后发生恶心、呕吐、腹胀等症状均提示可能存在小肠梗阻。肠道扩张、气液平和硬币堆积征的腹部 X 线表现可以证实小肠梗阻的诊断，禁食、补液等保守治疗通常可改善患者的症状。因广泛粘连或疝引起急性小肠梗阻的病例需要通过急诊外科手术解除粘连、处理肠道，并且关闭潜在的疝孔 [32]。

### 膀胱结石

无论是否行回肠膀胱成形术，接受机器人辅助复杂重建术后患者经常发生结石。由于尿潴留的存在，机器人辅助回肠成形术后结石形成的发生率高达20%[31-32,34]。通过间歇性清洁导尿进行充分的膀胱引流对预防尿路结石非常必要。阑尾膀胱造口术的位置可能影响尿路引流方式，并且导致结石风险增加，尤其是接受回肠膀胱成形术患者。然而，这种情况也可能发生在行间歇性导尿而膀胱排空不全的患者中。膀胱结石患者常伴有耻骨上疼痛、血尿或尿路感染症状，可以通过膀胱镜碎石术（或存在大结石时行开放手术）取出结石[5,31-33]。

### 膀胱颈重建术

据报道，术者通过机器人辅助改良的Leadbetter-Mitchell修复术、膀胱颈悬吊术和阑尾膀胱造口改道术可以重建功能不全的膀胱出口[38]。4例患者因腹腔内广泛粘连或阑尾长度不足而需要转为开放手术。术后并发症包括膀胱输尿管反流4例和膀胱结石2例。

## 肾切除术或半肾切除术

当前的队列研究结果显示，腹腔镜和机器人辅助上尿路手术的并发症具有相似的发生率和类型[39]。在19例因部分肾无功能而行机器人辅助半肾切除术的患者中，1例患者（5%）的肾脏非病变部分遭受意外损伤，需要进行完整的肾切除术。曾有报道显示，行开放手术和腹腔镜手术时损伤正常肾部分的风险为4%~5%[39]。另一项由16例接受机器人辅助半肾切除术患者组成的队列研究结果显示，在术后行超声检查随访中，2例患者（13%）术后发生自限性尿性囊肿，4例患者（25%）在切除边缘时可见无症状囊肿[40]。有研究结果显示，在22例后腹腔镜肾部分切除术患者中，3例（13%）出现尿漏，2例需要置入Foley导尿管，另1例通过输尿管支架管置入Foley管后得以成功[41]。一项关于儿童泌尿外科机器人手术的多中心回顾研究纳入60例半肾切除术患者和52例肾切除术患者[5]。在半肾切除术组中，Clavien Ⅰ级并发症7例，Clavien Ⅱ级并发症10例，Clavien Ⅲ级并发症2例；在肾切除术组中，Clavien Ⅰ级并发症5例，Clavien Ⅱ级并发症6例。虽然并未获得所有并发症的完整细节，但是在1例接受过肾脏手术的右侧半肾切除术的患者中发现了值得注意的术后气胸事件。由于患者的气胸量小，可采用保守处理，所以不需要进行胸腔引流术。

## 结　论

机器人辅助腹腔镜手术可用于儿童泌尿外科中大部分重建手术，但是外科医生应注意潜在的术前、术中和术后并发症。尽管所有新手术方式和技术均存在学习曲线，但是建议处于使用机器人手术早期阶段的外科医生从简单直接的手术开始，然后逐步过渡到更复杂的重建病例，此有助于预防术中和术后并发症。本章总结了在儿童泌尿外科中行最常用机器人辅助腹腔镜手术时术前、术中和术后可能发生的最常见并发症。

（蔡嘉斌　赵科元　译，童强松　顾朝辉　校）

## 参考文献

[1] Van Batavia JP, Casale P. Robotic surgery in pediatric urology. Curr Urol Rep, 2014, 15:402.

[2] Song SH, Kim KS. Current status of robot-assisted laparoscopic surgery in pediatric urology. Korean J Urol, 2014, 55:499–504.

[3] Arlen AM, Kirsch AJ. Recent developments in the use of robotic technology in pediatric urology. Expert Rev Med Devices, 2016, 13:171–178.

[4] American Society of Anesthesiologists Task Force on Prevention of Perioperative Peripheral Neuropathies. Practice advisory for the prevention of perioperative peripheral neuropathies: an updated report by the American Society of Anesthesiologists Task Force on prevention of perioperative peripheral neuropathies. Anesthesiology, 2011, 114:741–754.

[5] Dangle PP, Akhavan A, Odeleye M, et al. Ninety-day perioperative complications of pediatric robotic urological surgery: a multi-institutional study. J Pediatr

Urol, 2016, 12:102.e1–6.

[6] Chai TC, Birder LA. Physiology and pharmacology of the bladder and the urethra. Dallas: Elsevier Health Science, 2016.

[7] Azevedo JLMC, Azevedo OC, Miyahira SA, et al. Injuries caused by Veress needle insertion for creation of pneumoperitoneum: a systematic literature review. Surg Endosc, 2009, 23:1428–1432.

[8] Passerotti CC, Nguyen HT, Retik AB, et al. Patterns and predictors of laparoscopic complications in pediatric urology: the role of ongoing surgical volume and access techniques. J Urol, 2008, 180:681–685.

[9] Mishra V. Comparative study between harmonic scalpel and LigaSure vessel sealing system in open and laparoscopic surgery. World J Laparosc Surg, 2013, 6:1321–1324.

[10] Obonna GC, Mishra R. Differences between thunderbeat, ligasure and harmonic scalpel energy system in minimally invasive surgery. World J Laparosc Surg, 2014, 7:41–44.

[11] Bansal D, Defoor WR, Reddy PP, et al. Complications of robotic surgery in pediatric urology: a single institution experience. Urology, 2013, 82:917–920.

[12] Kaplan JR, Lee Z, Eun DD, et al. Complications of minimally invasive surgery and their management. Curr Urol Rep, 2016, 17:47.

[13] Casale P, Patel RP, Kolon TF. Nerve sparing robotic extravesical ureteral reimplantation. J Urol, 2008, 179:1987–1989. discussion 1990.

[14] Kasturi S, Sehgal SS, Christman MS, et al. Prospective long-term analysis of nerve-sparing extravesical robotic-assisted laparoscopic ureteral reimplantation. Urology, 2012, 79:680–683.

[15] Dangle PP, Razmaria AA, Towle VL, et al. Is pelvic plexus nerve documentation feasible during robotic assisted laparoscopic ureteral reimplantation with extravesical approach? J Pediatr Urol, 2013, 9:442–447.

[16] Dangle PP, Shah A, Gundeti MS. Robot-assisted laparoscopic ureteric reimplantation: extravesical technique. BJU Int, 2014, 114:630–632.

[17] Gundeti MS, Boysen WR, Shah A. Robot-assisted laparoscopic Extravesical ureteral Reimplantation: technique modifications contribute to optimized outcomes. Eur Urol, 2016, 70(5):818–823.

[18] Akhavan A, Avery D, Lendvay TS. Robot-assisted extravesical ureteral reimplantation: outcomes and conclusions from 78 ureters. J Pediatr Urol, 2014, 10:864–868.

[19] Grimsby GM, Dwyer ME, Jacobs MA, et al. Multi-institutional review of outcomes of robot-assisted laparoscopic extravesical ureteral reimplantation. J Urol, 2015, 193:1791–1795.

[20] Schomburg JL, Haberman K, Willihnganz-Lawson KH, et al. Robot-assisted laparoscopic ureteral reimplantation: a single surgeon comparison to open surgery. J Pediatr Urol, 2014, 10:875–879.

[21] Marchini GS, Hong YK, Minnillo BJ, et al. Robotic assisted laparoscopic ureteral reimplantation in children: case matched comparative study with open surgical approach. J Urol, 2011, 185:1870–1875.

[22] Silay MS, Baek M, Koh CJ. Robot-assisted laparoscopic extravesical ureteral reimplantation in children: top-down suturing technique without stent placement. J Endourol Endourol Soc, 2015, 29:864–866.

[23] Hopf HL, Bahler CD, Sundaram CP. Long-term outcomes of robot-assisted laparoscopic pyeloplasty for ureteropelvic junction obstruction. Urology, 2016, 90:106–111.

[24] Bansal D, Cost NG, DeFoor WR, et al. Infant robotic pyeloplasty: comparison with an open cohort. J Pediatr Urol, 2014, 10:380–385.

[25] Casale P. Robotic pyeloplasty in the pediatric population. Curr Urol Rep, 2009, 10:55–59.

[26] Casella DP, Fox JA, Schneck FX, et al. Cost analysis of pediatric robot-assisted and laparoscopic pyeloplasty. J Urol, 2013, 189:1083–1086.

[27] Minnillo BJ, Cruz JAS, Sayao RH, et al. Long-term experience and outcomes of robotic assisted laparoscopic pyeloplasty in children and young adults. J Urol, 2011, 185:1455–1460.

[28] Singh P, Dogra PN, Kumar R, et al. Outcomes of robot-assisted laparoscopic pyeloplasty in children: a single center experience. J Endourol Endourol Soc, 2012, 26:249–253.

[29] Tasian GE, Casale P. The robotic-assisted laparoscopic pyeloplasty: gateway to advanced reconstruction. Urol Clin North Am, 2015, 42:89–97.

[30] Silva MV, Levy AC, Finkelstein JB, et al. Is peri-operative urethral catheter drainage enough? The case for stentless pediatric robotic pyeloplasty. J Pediatr Urol, 2015, 11:175.e1–5.

[31] Famakinwa OJ, Rosen AM, Gundeti MS. Robot-assisted laparoscopic Mitrofanoff appendicovesicostomy technique and outcomes of extravesical and intravesical approaches. Eur Urol, 2013, 64:831–836.

[32] Grimsby GM, Jacobs MA, Gargollo PC. Comparison of complications of robot-assisted laparoscopic and open Appendicovesicostomy in children. J Urol, 2015, 194:772–776.

[33] Gundeti MS, Acharya SS, Zagaja GP, et al. Paediatric robotic-assisted laparoscopic augmentation ileocystoplasty and Mitrofanoff appendicovesicostomy (RALIMA): feasibility of and initial experience with the University of Chicago technique. BJU Int, 2011, 107:962–969.

[34] Murthy P, Cohn JA, Selig RB, et al. Robot-assisted laparoscopic augmentation ileocystoplasty and Mitrofanoff Appendicovesicostomy in children: updated interim results. Eur Urol, 2015, 68:1069–1075.

[35] Wille MA, Zagaja GP, Shalhav AL, et al. Continence outcomes in patients undergoing robotic assisted laparoscopic mitrofanoff appendicovesicostomy. J Urol, 2011, 185:1438–1443.

[36] Razmaria AA, Marchetti PE, Prasad SM, et al. Does robot-assisted laparoscopic ileocystoplasty (RALI) reduce peritoneal adhesions compared with open surgery? BJU Int, 2014, 113:468–475.

[37] Schlomer BJ, Copp HL. Cumulative incidence of outcomes and urologic procedures after augmentation

cystoplasty. J Pediatr Urol, 2014, 10:1043–1050.

[38] Gargollo PC. Robotic-assisted bladder neck repair: feasibility and outcomes. Urol Clin North Am, 2015, 42:111–120.

[39] Herz D, Smith J, McLeod D, et al. Robot-assisted laparoscopic management of duplex renal anomaly: comparison of surgical outcomes to traditional pure laparoscopic and open surgery. J Pediatr Urol, 2016, 12:44.e1–7.

[40] Malik RD, Pariser JJ, Gundeti MS. Outcomes in pediatric robot-assisted laparoscopic heminephrectomy compared with contemporary open and laparoscopic series. J Endourol Endourol Soc, 2015, 29:1346–1352.

[41] Wallis MC, Khoury AE, Lorenzo AJ, et al. Outcome analysis of retroperitoneal laparoscopic heminephrectomy in children. J Urol, 2006, 175:2277–2280. Discussion 2280–2282.

# 第 6 篇

# 单孔机器人手术并发症

# 第**34**章　单孔机器人手术并发症

*Ryan J. Nelson, Robert J. Stein*

## 引　言

2005年，Hirano等报道完成了第一例单孔腹腔镜手术（laparoendoscopic single-site surgery，LESS），此手术中通过单一切口采用常规腹腔镜器械完成腹膜后肾上腺切除术[1]。直到2008年，Rané等报道第一例单孔腹腔镜肾脏切除术后，学者才对这种单孔腹腔镜术式产生兴趣[2]。自此以后，单孔器械的发展取得了长足的进步。2009年，Kaouk等报道完成了第一例单孔机器人腹腔镜手术[3]，当时采用达芬奇手术机器人S系统平台（Intuitive Surgical，Sunnyvale，CA，USA）通过单一切口置入标准多通道器械（图34.1）。但是由于机械臂碰撞和三角区操作困难，此手术布局并非最佳配置。尽管如此，该术式确实为SP1098型单孔机器人平台原型机的开发铺平了道路。该平台采用3个能够通过单个25mm穿刺套管的双关节型器械，这些创新将使泌尿外科医生通过单一切口完成一些最复杂的外科手术成为可能。

机器人辅助单孔腹腔镜手术（robot-assisted

R.J. Nelson, DO • R.J. Stein, MD (✉)
Glickman Urological and Kidney Institute, Cleveland Clinic, Cleveland, OH, USA
e-mail: yan.nelson762@gmail.com; STEINR@ccf.org

© Springer International Publishing AG 2018
R. Sotelo et al. (eds.), *Complications in Robotic Urologic Surgery*, DOI 10.1007/978-3-319-62277-4_34

译者注：本章原著中参考文献 [12] 及以后的参考文献序号未按出现顺序排列。为避免混乱，译文中未进行统一修订，读者仍可根据正文中参考文献序号查阅文后相对应的文献。

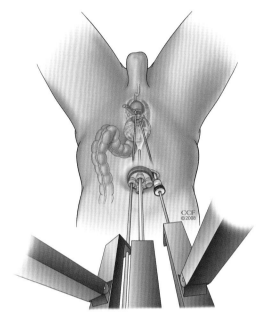

图 34.1　第一次改良后单孔机器人手术的通道放置方式示意图（经允许引自 Cleveland Clinic Center for Medical Art & Photography© 2008—2017）

laparoendoscopic single-site surgery，R-LESS）仍然在持续发展中。作为一种外科技术，该术式在一定程度上仍然处于发展的初步阶段，已有少数研究比较了其与传统腹腔镜手术的总体并发症发生率。有研究结果显示，接受R-LESS手术后患者并发症的发生率为0~18.8%[4-5]。一些研究已经重点将这些不同并发症进行归类，即术中、术后早期和术后晚期。Clavien-Dindo标准化分级系统通常用于报道术后并发症。早期并发症的定义为术后90d内发生的并发症，晚期并发症则指在术后90d以后发生的并发症。本章将概述和回顾性分析关于R-LESS手术的研究报道和相关并发症（表34.1）。

表 34.1　不同单孔手术及其并发症的研究

| 作者 | 病例数（N） | 术式 | 并发症 | 并发症类型 |
| --- | --- | --- | --- | --- |
| Kaouk（2008 年）[4] | 3 | 根治性前列腺切除术、肾盂成形术、根治性肾切除术 | 无 | N/A |
| Stein（2010 年）[12] | 4 | 肾盂成形术（2例）、根治性肾切除术（1例）、肾部分切除术 | 贫血（1例） | 术后 Clavien 2 级 |
| White（2010 年）[13] | 20 | 根治性前列腺切除术 | 增加单个操作孔（2例）、肠梗阻（1例）、肺栓塞（1例）、贫血（1例） | 术中转变术式、术后 Clavien 1~2 级 |
| White（2010 年）[14] | 47 | 根治性肾切除术、肾部分切除术、肾输尿管切除术、根治性膀胱前列腺切除术、单纯前列腺切除术、输尿管再植术、肾盂成形术、骶尾部固定术 | 中转为标准机器人手术（3例）、增加单操作孔（3例） | 术中转变术式 |
| Han（2011 年）[15] | 14 | 肾盂成形术（14例） | 中转为迷你小开放切口手术（2例） | 术中转变术式 |
| Won Lee（2011 年）[16] | 68 | 肾部分切除术（51例）、肾输尿管切除术（12例）、根治性肾切除术（2例）、肾上腺切除术（2例）、单纯肾切除术（1例） | 出血或需要输血（9例）、转院（3例）、肾静脉损伤（1例）、输尿管损伤（1例）、肠浆膜损伤（1例） | 术中输血并缝合损伤的组织器官 |
| White（2011 年）[8] | 10 | 根治性肾切除术（10例） | 皮肤切口感染（1例） | 术后 Clavien 级（1例） |
| White（2012 年）[7] | 50 | 肾脏手术（24例）、盆腔手术（26例） | 中转为传统腹腔镜手术（4例）、增加单个操作孔（6例）、直肠损伤（1例）、术后并发症（8例） | 术中（11例）、术后 Clavien 1~4 级 |
| Olweny（2012 年）[17] | 10 | 肾盂成形术（10例） | 漏尿（1例） | 术后 Clavien 3a 级 |
| Cestari（2012 年）[18] | 9 | 肾盂成形术（9例） | 发热（1例） | 术后 Clavien 2 级 |
| Fareed（2012 年）[19] | 9 | 耻骨上经膀胱前列腺剜除术（9例） | 术中出血（2例）、血凝块填塞、深静脉血栓（1例）、尿路感染（1例） | 术中（2例）、术后 Clavien 2~4 级 |
| Mathieu（2014 年）[20] | 6 | 肾盂成形术（6例） | 无 | N/A |
| Komnios（2014 年）[21] | 78 | 肾部分切除术（78例） | 出血/贫血（7例）、中转为根治性开放手术（2例）、漏尿（2例）、腹膜后出血（1例） | 术中出血、术后 Clavien 1~3b 级 |
| Young Shin（2014 年）[5] | 79 | 肾部分切除术（79例） | 因肾静脉损伤导致中转为开放手术（1例）、肾静脉损伤（1例）、输尿管损伤（1例）、出血导致输血（9例）、发热（1例）、肺炎（1例）、血凝块填塞（1例）、血栓栓塞（1例）、漏尿（1例）、肾积水（1例） | 术中（3例）、术后 Clavien 2~3（15例） |
| Kaouk（2014 年）[9] | 19 | 根治性前列腺切除术（11例）、根治性肾切除术（2例）、肾部分切除术（4例）、单纯肾切除术（2例） | 吻合口瘘（1例）、尿路感染（2例）、脐部瘢痕疝肿（1例）、膀胱颈挛缩（1例）、出血（1例）、贫血（1例）、肾周脓肿（1例） | 术后 Clavien 1~3b 级 |

N/A：不适用

## 术中并发症

在 R-LESS 手术中，由于缺乏可用于尝试通过单一穿刺套管对手术器械进行操作的三角布局空间，机械臂及其术中移动操作存在非常大的阻碍和困难。当在手术过程中尝试牵引、解剖或移动器械时，在缺少操作三角空间的限制下手术成为损伤的主要原因，因为在手术解剖过程中可能难以连续观察每个器械的前端。为了尽量将损伤的风险最小化，应避免盲目向前推进和移动器械。

### 肠道损伤

肠道损伤可分为与建立气腹有关的损伤、器械造成的机械性损伤、热损伤和与放置穿刺器 / 套管有关的损伤。与传统腹腔镜手术一样，大多数损伤通常发生于 R-LESS 手术中使用气腹针建立气腹并向腹腔内注入气体时。气腹针穿刺会增加有广泛腹部手术史患者发生肠道损伤的风险，因此建议气腹针的穿刺位置与切口瘢痕的距离至少应为三根手指的宽度。早期识别肠道损伤至关重要，通常可以通过观察连接 $CO_2$ 后突然增加的充气压力来识别。如果发现肠道损伤，术者应立即排气，并且根据损伤情况邀请普外科医生进行术中会诊。目前为止，已发表文献仅记录 R-LESS 泌尿外科手术中肠浆膜和直肠两种损伤[6-7]。这两种损伤均可通过缝合浆膜层进行处理，而不需要增加额外的穿刺通道或采用其他处理方案。

### 热损伤

热损伤可分为直接热传导、电容耦合以及传统腹腔镜术中由于器械绝缘故障导致的热损伤。尽管达芬奇单极电剪器械具有尖端盖附件，但是热损伤仍然可能发生。在任何行 R-LESS 手术的病例中，当腹腔镜器械穿过腹腔或盆腔时，外科医生应提高警惕，并且注意器械杆是否与任何重要的解剖结构接触。

### 血管损伤

如果患者术中发生出血，通常需要建立额外的操作通道或中转为开放手术。首先，放置腋前线穿刺套管以便手术助手协助进行手术视野的暴露或组织解剖。如果失败，外科医生的下一个选择是中转为开放手术。如果尝试进行 R-LESS 肾部分切除术，中转为开放手术后可进行根治性肾切除术。Shin 等报道，患者中转为根治性手术的比例为 1.3%[5]，此由肾静脉损伤所致。首先应尝试通过机器人哈巴狗钳夹闭肾动脉，然后在可能的情况下进行体内缝合以实现术中止血[5]。

### 输尿管损伤

输尿管损伤主要由使用机器人单极剪刀在输尿管附近进行解剖时产生的热能辐射所致，有时可能由锋利的机器人剪刀引起的直接损伤所致。术中识别输尿管损伤非常重要，一旦识别，可通过切除一些烧焦或缺血组织、缝合修补和放置输尿管支架管进行处理[5]。在这种情况下，甚至可以直接将 R-LESS 手术用于输尿管再植术（图 34.2）。发生输尿管损伤时需要

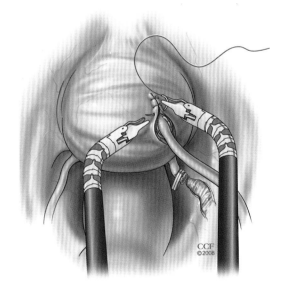

图 34.2　采用新型单孔精准机器人平台 SP1098 进行输尿管再植术。在不需要取出外科标本时单孔手术的优势明显（经允许引自 Cleveland Clinic Center for Medical Art & Photography© 2008—2017）

延长 Foley 导尿管的留置时间，直至输尿管达到一定程度的愈合。

## 术后并发症

### 穿刺通道感染

尽管已采用完全无菌技术，并且在 R-LESS 手术过程中极少与患者皮肤发生直接接触，但是 White 等对 10 例患者进行病例队列研究时仍发生 1 例穿刺通道感染事件[8]。最近 Kaouk 等发表的一项研究也报道了脐部切口的感染情况[9]。与大多数传统腹腔镜手术一样，这些感染在临床早期随访时可得以确诊，临床表现为通道切口周围硬结伴红白斑，可以通过合理口服抗生素进行治疗。如果在检查切口时触及波动感，应拆除皮肤缝线后引流任何液体并进行细菌培养，然后进行伤口冲洗以利于二期愈合。

### 肠梗阻

在任何腹腔镜手术中，患者术后发生肠梗阻并不少见，R-LESS 手术也不例外。通过器械对肠道进行操作、增加腹腔内 $CO_2$ 注入、全身麻醉药和术后麻醉用药均是肠梗阻的潜在诱因。对于行 R-LESS 手术的患者，应实现早期下床活动，并且降低麻醉阈值。如果患者出现肠梗阻，应给予肠道休息，必要时可放置鼻胃管进行胃肠减压。

### 急性失血性贫血

需要输血治疗的急性失血性贫血最常见于 R-LESS 肾部分切除术患者。不完全的肾重建术、肾部分切除缺损修补过程中未能钳夹肾节段分支血管或患者下床活动后缝线撕裂肾包膜均是术后出血的危险因素。如果患者出血严重，可能需要行介入性栓塞[5]。许多关于 R-LESS 手术的研究均报道了输血的病例。输血可以用于稳定患者的病情，并且通常是唯一的治疗方法。

### 深静脉血栓和肺栓塞

在既往的研究报告中，大部分 R-LESS 手术患者为肿瘤患者，并且在某些情况下手术时间会延长（超过 5h）[10]，这是导致血管淤滞和血栓形成的两大主要诱因，最终可以导致血管栓塞。在 R-LESS 肾部分切除术和预防性给予抗凝剂的过程中需要保持两者的精确平衡，同时应该对每例患者进行个体化评估。建议开展 R-LESS 手术的外科医生熟悉美国泌尿外科学会（American Urological Association，AUA）关于深静脉血栓的指南[11]。如果患者出现类似的并发症，早期识别血栓栓塞并进行有效处理至关重要，同时多学科团队诊疗模式对护理结局通常有益。

### 尿路梗阻/尿漏

此并发症通常由泌尿外科医生在 R-LESS 手术后最初几天内通过熟练的临床技巧和评估患者症状进行诊断。腹部疼痛加重伴有腰痛，引流量增加，甚至可能从穿刺通道渗尿，这些均是尿漏的临床表现。通过静脉注射对比剂 CT 增强扫描识别术后对比剂外渗至腹腔手术区可以明确诊断。这种渗漏可能由肾部分切除术时肾盏缺损或肾盂和输尿管损伤引起外渗所致。在对已有文献进行回顾时未见膀胱损伤的报道。在表 34.1 中，发生尿性囊肿时应采用经皮穿刺引流术，发生输尿管损伤时则可延长输尿管支架管的留置时间。

## 结　论

尽管文献中报道的接受 R-LESS 手术的病例数少于 200 例，但是这一正处于发展过程中的手术技术仍然属于泌尿外科的前沿技术。随着 SP1098 专用单孔机器人平台新时代的到来，R-LESS 手术可能成为腹腔镜手术的新标准。随着 R-LESS 手术在更多先进医学中心的开展，后续开展更深入的研究时将会发现其他未被列出的并发症。减少术后疼痛和改善美容学效果的优势必须与可能增加的总体风险和风险严重程度进行权衡。

（杨诚　译，刘存东　顾朝辉　校）

## 参考文献

[1] Hirano D, Minei S, Yamaguchi K, et al. Retroperitoneoscopic adrenalectomy for adrenal tumors via a single large port. J Endourol, 2005, 19:788–792. Available at: http://www.liebertonline. com/doi/abs/10.1089/end.2005.19.788. Accessed 6 Mar 2017.

[2] Rané A, Rao P, Rao P. Single-port-access nephrectomy and other laparoscopic urologic procedures using a novel laparoscopic port (R-port). Urology, 2008, 72:260–263–264. Available at: http://linkinghub.elsevier.com/retrieve/pii/S009042950800383X. Accessed 6 Mar 2017.

[3] Kaouk JH, Goel RK, Haber G-P, et al. Robotic single-port transumbilical surgery in humans: initial report. BJU Int, 2009, 103(3):366–369.

[4] Kaouk JH, Goel RK, Haber GP, et al. Robotic single-port transumbilical surgery in humans: initial report. BJU Int, 2008, 103:366–369.

[5] Young Shin T, Kiat Lim S, Komninos C, et al. Laparoendoscopic single-site (LESS) robot-assisted partial nephrectomy (RAPN) reduces postoperative wound pain without a rise in complication rates. BJU Int, 2014, 114:555–562.

[6] Lee JW, Raymond F, Arkoncel P, et al. Urologic robotassisted laparoendoscopic single-site surgery using a homemade single-port device: a single-center experience of 68 cases. J Endourol, 2011, 25(9):1481–1485.

[7] White MA, Autorino R, Spana G, et al. Robotic Laparoendoscopic single site urological surgery: analysis of 50 consecutive cases. JURO, 2012, 187:1696–1701.

[8] White MA, Autorino R, Spana G, et al. Robotic laparoendoscopic single-site radical nephrectomy: surgical technique and comparative outcomes. Eur Urol, 2011, 59:815–822.

[9] Kaouk JH, Haber G-P, Autorino R, et al. Platinum priority—Endo-urology a novel robotic system for single-port urologic surgery: first clinical investigation. Eur Urol, 2014, 66:1033–1043. Available at: http://dx.doi. org/10.1016/j.eururo.2014.06.039. Accessed 18 Aug 2016.

[10] Autorino R, Kaouk JH, Stolzenburg J-U, et al. Current status and future directions of robotic single-site surgery: a systematic review. Eur Urol, 2013, 63:266–280.

[11] Forrest JB, Quentin Clemens CJ, Finamore P, et al. Best practice statement for the prevention of deep vein thrombosis in patients undergoing urologic surgery. Available at: https://www.auanet.org/common/pdf/education/clinical-guidance/Deep-Vein-Thrombosis.pdf. Accessed 7 Mar 2017.

[12] Stein RJ, White WM, Goel RK, et al. Robotic laparoendoscopic single-site surgery using GelPort as the access platform. Eur Urol, 2010, 57(1):132-136.

[13] White MA, Haber GP, Autorino R, et al. Robotic laparoendoscopic single-site radical prostatectomy: technique and early outcomes. Eur Urol, 2010, 58:544–550.

[14] White MA, Haber GP, Kaouk JH. Robotic single-site surgery. BJU Int, 2010, 106:923–927.

[15] Han WK, Kim DS, Jeon HG, et al. Robot-assisted laparoendoscopic single-site surgery: partial nephrectomy for renal malignancy. Urology, 2011, 77:612–616.

[16] Won Lee J, Arkoncel FR, Rha KH, et al. Urologic robot-assisted laparoendoscopic single-site surgery using a homemade single-port device: a single-center experience of 68 cases. J Endourol, 2011, 25:1481–1485.

[17] Olweny EO, Park SK, Tan YK, et al. Perioperative comparison of robotic assisted laparoendoscopic single-site (LESS) pyeloplasty versus conventional LESS pyeloplasty. Eur Urol, 2012, 61:410–414.

[18] Cestari A, Buffi NM, Lista G, et al. Feasibility and preliminary clinical outcomes of robotic laparoendoscopic single-site (R-LESS) pyeloplasty using a new single-port platform. Eur Urol, 2012, 62:175–179.

[19] Fareed K, Zaytoun OM, Autorino R, et al. Robotic single port suprapubic transvesical enucleation of the prostate (R-STEP): initial experience. BJU Int, 2012, 110:732–737. Available at: http://doi.wiley.com/10.1111/j.1464-410X.2012.10954.x. Accessed 6 Mar 2017.

[20] Mathieu R, Verhoest G, Vincendeau S, et al. Robotic-assisted laparoendoscopic single-site radical nephrectomy: first experience with the novel da Vinci single-site platform. World J Urol, 2014, 32:273–276.

[21] Komninos C, Shin TY, Tuliao P, et al. R-LESS partial nephrectomy trifecta outcome is inferior to multiport robotic partial nephrectomy: comparative analysis. Eur Urol, 2014, 66:512–517.

# 第 7 篇

# 手术并发症
# 动物模型的模拟训练

# 第35章 手术并发症动物模型的模拟训练

*Oscar D. Martín, Jian Chen, Nathan Cheng, Andrew J. Hung*

## 引 言

自开展第一例机器人辅助外科手术以来，该术式已在临床中迅速普及，目前已成为一项重要的外科技术。2011 年，在美国约 4/5 的根治性前列腺切除术由手术机器人完成，并且其手术量在 2012 年增加 25%[1]。近年来，世界各地也出现了类似的趋势。

最初，机器人手术显示了与目前现有手术方法类似的效果。随着时间的推移，机器人手术的优越性已经越来越明显，甚至已经成为一些手术的金标准，如上尿路手术、肾部分切除术和根治性肾切除术、肾盂成形术和根治性前列腺切除术[2-3]。

如果增加机器人手术量，则需要为机器人外科医生提供扎实的培训方法，无论是外科住院医生还是愿意开展机器人手术的外科医生，他们以前均未接受相应培训。开展机器人手术

O.D. Martín, MD
Clínica Cooperativa de Colombia, Universidad Cooperativa de Colombia, Villavicencio, Meta, Colombia
e-mail: oscardario.martingarzon@gmail.com

J. Chen, MD • A.J. Hung, MD (⊠)
USC Norris Comprehensive Cancer Center, 1441 Eastlake Ave, Los Angeles, CA 90033, USA
e-mail: jian.chen@med.usc.edu;
andrew.hung@med.usc.edu

N. Cheng, MD
Keck School of Medicine of USC, 1975 Zonal Avenue, Los Angeles, CA 90089-9034, USA
e-mail: chengn@usc.edu

© Springer International Publishing AG 2018
R. Sotelo et al. (eds.), *Complications in Robotic Urologic Surgery*, DOI 10.1007/978-3-319-62277-4_35

培训的一个重要目的是避免发生手术并发症。手术并发症与外科医生的经验、新技能的获得及相关的学习曲线有关。所有这些均提示临床中需要建立一个全面的机器人手术培训系统，以改善最初的学习曲线，随后将技能转化为手术技术，最终减少并发症和改善手术结局。

## 培训阶段

传统的外科培训方式是"看一次、做一次、教学一次"的教学模式，这意味着初学者是在经验丰富的外科医生指导下通过直接对患者进行手术的过程中接受培训的。这种培训方法存在伦理方面的争议，其有效性也各不相同[4]。然而，基于模拟培训可以使外科医生在获得手术相关技能后再对患者进行直接操作，从而提高患者的安全性和手术效果[5-6]。

在理想情况下，机器人手术初学者应该经历从临床前培训到临床培训的过程。临床前培训阶段包括授课、模拟练习，以及组织和动物模型或人尸体模型。近年来，虚拟现实（virtual reality，VR）得到了广泛的应用。临床培训阶段包括观摩、作为手术助手、接受专家指导。目前，医学界存在一些对机器人手术训练影响较大的建议[7-8]。

### 临床前培训阶段

#### 理论学习

避免发生并发症的最有效方法是外科医生可以预知术中可能面临的并发症。首先，对于

外科医生而言，熟悉机器人控制台、机器人器械、工作机制以及如何处理手术中常见的机械问题是至关重要的。此外，外科医生应该熟悉与机器人手术相关的常见并发症，如挤压性损伤和热擦伤。在掌握机器人的基本知识后，外科医生可以继续开始后续学习[1,7-8]。

### 虚拟模拟训练

认识机器人手术系统基本功能的最好方法是进行虚拟模拟训练。这些练习均存在不同的难度，从最简单（如进入体腔）到更具体和复杂的任务（如缝合或止血）。完成每次练习后，示教者将根据完成时间、错误数量和任务完成的成功程度进行评估。一种常用的评估方法是腹腔镜手术基本技能（Fundamentals of Laparoscopic Surgery，FLS）。FLS随后被美国泌尿外科学会（American Urology Association，AUA）采用，并且被修改为基础腹腔镜和机器人泌尿外科手术（Basic Laparoscopic and Robotic Urological Surgery，BLUS）的标准，用于评估泌尿外科手术[7]。南加利福尼亚大学（University of South California，USC）的研究团队在一个小样本量的队列研究中对BLUS的实用性和效度进行了研究，结果表明虚拟现实的表现与现场操作机器人的表现（跨通道效度）之间具有很好的相关性[9]。

### 模拟组织实验室训练

下一步需要接受的训练是模拟组织实验室训练。遗憾的是，目前对这类培训模式的研究尚不多，仅针对不同专业的具体过程提出了一些建议性的理论模式。Marecik等比较住院医生使用机器人器械和手工进行肠吻合术的效果，结果表明在使用机器人进行三次练习后完

成的质量和完成时间均明显提高[10]。Hung等用内置聚苯乙烯泡沫球的猪肾制作了肾肿瘤部分切除的模型。外科医生中初学者、中级医生和专家的反馈结果表明，该模型的外观及内部结构与人体肾肿瘤高度相似[11]。Sotelo等[12]和Cacciamani等[13]报道用鸡建立膀胱输尿管吻合术和膀胱尿道吻合术的模型，泌尿外科医生和泌尿外科住院医生均认为这两个模型与人类泌尿系统组织非常相似，可用于手术培训。

### 动物模型或人体训练

传统上，通常将动物模型或人体上的练习用于微创外科训练[14]。目前为止，已报道的关于机器人平台在动物或人体上使用的研究较少。一项研究报道显示，研究者可通过向肾静脉注入明胶、欧车前亲水胶（Metamucil）和亚甲蓝（blue methylene）或克罗莫潘（Kromopan）水状胶体模拟猪肾静脉肿瘤血栓[15]。

### 虚拟现实

虚拟现实可以演练和模拟各种手术技能，在现有的训练方法中占据重要地位，通过不同阶段的验证可表明其对机器人手术训练具有积极的影响。通常使用的三个模拟器包括模拟dV-训练器（dV-Trainer，Mimic Technologies，Inc.，Seattle，WA，USA）、机器人手术模拟器（robotic surgical simulator，RoSS）和达芬奇技巧模拟器（da Vinci Skills Simulator，dVSS，Intuitive Surgical，Sunnyvale，CA，USA）（表35.1）。

#### 模拟 dV- 训练器

模拟dV-训练器是第一个开发的模拟器，也是具有验证研究最多的模拟器，其原型于2007年推出。模拟dV-训练器是一款独立的便

表35.1 机器人模拟器验证研究的概况

| 模拟器 | 表面效度 | 内容效度 | 结构效度 | 学习展示 | 与其他模式的相关性 | 花费 | 参考文献 |
| --- | --- | --- | --- | --- | --- | --- | --- |
| 模拟 dV- 训练器（2007） | 是 | 是 | 是 | 是 | 是 | 100.000 美元 | [16-24] |
| 机器人手术模拟器（2009） | 是 | 是 | 是 | 是 | 是 | 100.000 美元 | [30-33] |
| 达芬奇技巧模拟器（2011） | 是 | 是 | 是 | 是 | 是 | 85.000 美元 | [9,34-39] |

携式桌面设备，带有移动脚踏板。使用该设备可以完成从基础到高级共 65 种独立练习。操作者的手和手腕运动由三根传动钢绳跟踪，这与 RoSS 模拟器和真正的达芬奇机器人控制台不同。模拟 dV- 训练器自带的评估系统使学员能够通过显示个人指标和整个任务的分数与错误评估学员的表现。目前已经证明该系统在机器人手术训练中的适用性，并且已经显示虚拟现实的模拟性能和真实达芬奇机器人控制台上操控性能之间的相似性，共 9 项研究证实了这一点 [16-24]（表 35.1）。在提高基本技能方面，通过模拟 dV- 训练器进行训练所获得的效果与通过动物模型或人体训练相似。建议每天进行模拟 dV- 训练器的培训（连续 4d，每天 1h），此可使培训者的手术技术得到明显提高 [25]。

该模拟器也已被证明有助于在特定手术中获得高级技能 [26]。此外，Lendvay 等证实，术前在模拟 dV- 训练器上练习 3~5min 可以缩短手术时间，并且提高操控效率 [27]。

### 机器人手术模拟器

RoSS 模拟器是一套便携式的独立系统，自 2009 年以来一直被使用。该系统提供了 52 种独立练习，可分为五类，即模块定位、运动技能、基本手术技能、中级外科技能和外科培训。RoSS 模拟器拥有自己的硬件，与目前的达芬奇手术系统的不同之处主要在于手动控制。RoSS 模拟器的移动范围较小，因此对离合器的需求更大。

目前已证实，RoSS 模拟器是提高机器人外科手术技能的有效培训工具 [28]。Stegemann 等建议外科医生进行 RoSS 模拟器练习，以便获得更好的手术技能。此外，该研究结果显示，在标准化训练项目中应用 RoSS 模拟器可以显著提高机器人手术的基本技能 [29]。该课程被正式命名为机器人手术基本技能（Fundamental Skills of Robotic Surgery，FSRS），由来自四个模块的 16 个 RoSS 任务组成：基本控制台方向、精神运动技能培训、基本手术技能和中级手术技能 [28]。

RoSS 模拟器具有测量许多操作指标的能力 [30-33]（表 35.1）。Chowriappa 等开发了一个评估系统，即机器人技能评估（Robotic Skills Assessment，RSA）分数，以描述真实世界的表现指标 [33]。该评分系统为用户提供了一个有效、标准化的虚拟现实仿真评估工具。一个机器人手术专家小组通过定义任务、分配权重和将绩效指标集成到分层评分系统中制订评分。Chowriappa 等更重视手术的安全性和关键错误，而不是任务的完成时间，之后 RoSS 评分系统的评估均基于 RSA 系统。RoSS 系统被用来比较初学者和专家型外科医生的分数以确认结构效度，可能适用于所有机器人虚拟现实模拟器。

### 达芬奇技巧模拟器

dVSS 模拟器是唯一直接连接到达芬奇手术系统控制台的模拟器，于 2011 年首次推出，包含 40 项技能练习。两者在硬件方面完全一样，但是模拟器不能独立操作，需要达芬奇手术系统中控制台的辅助。这种模拟器的缺点是，如果达芬奇手术系统已用于临床工作，则不能再使用 dVSS 模拟器进行训练。

dVSS 模拟器是一种有用的培训工具，已被广泛研究，包括表面、内容、结构以及预测效度的研究 [9,34-39]（表 35.1）。Culligan 等预测的有效性研究结果显示，接受 dVSS 模拟器培训后外科医生在机器人子宫切除术中表现更好 [40]。Hung 等证明，dVSS 模拟器的基线技能可以预测达芬奇手术时操作离体组织的基线水平和最终得分 [41]。

有几个研究团队建立并验证了他们的培训计划，三项研究均显示了基于熟练程度的培训课程 [40,42-43]。Bric 等建立一个专家型外科医生达到熟练水平的标准：连续三次达到或超过这个水平的分数可视为技术熟练 [42]。Culligan 等也采用了此专家型外科医生达到熟练水平的标准，但是并未评论是否需要连续尝试 [40]。

Zhang 等使用了 91% 的综合分数作为熟练程度的标准 [43]。

两个研究小组的成员介绍了他们的培训计划，该计划基于在最大尝试次数内完成。Gomez 等 [44] 和 Vaccaro 等 [45] 分别通过在最多 6 次或 10 次尝试中达到 80% 的总分数评估手术培训过程。

南加利福尼亚大学（University of Southern California, USC）的学术团队进行了两项研究。其中之一是在离体组织实验室环境中对 dVSS 模拟器进行有效性预测的并行化研究，结果显示接受训练后模拟器的性能较基线显著改善 [41]。另一项研究是评价模拟器训练与住院医师和专科医生的临床技能表现之间的相关性研究 [29]。

## 临床训练

完成临床前培训阶段后，外科医生则可以开始进入临床阶段，包括与真实世界的患者进行直接接触。

### 观摩和助手

临床阶段不应从立即进行外科手术开始。相反，无论是否有指导者的监督，均建议通过实时观摩手术或视频学习和详细说明手术过程。通常，小的细节可能会对手术实施和结果造成很大的差异（例如，在重建膀胱尿道吻合术中缝合时针的角度很重要）。因此，正确识别手术过程中每个步骤的形式，并且从操作或观摩过程中发生的错误来吸取经验和教训是非常重要的。

观摩手术后，下一个阶段就是成为外科助手 [46]。协助手术是观摩手术与独立完成手术之间必要的过渡桥梁，建议学员作为外科医生控制台的首席助理在机器人外科手术中开始接受临床培训。据推测，这将有助于受过培训的外科医生理解机器人的功能和局限性，以及各种手术中使用的不同策略和技术 [46]。

### 在带教老师指导下练习手术

接受培训的外科医生应该具备博学的手术知识，但是并未掌握触觉机器人手术的技

能。在专家指导下操作是训练的最后一步，即接受培训的外科医生坐在手术控制台旁，同时在带教专家的监督下进行实际操作和练习，但是在必要时或在一定难度的外科手术过程中则由已接受训练的外科医生执行外科手术的步骤 [46]。机器人外科手术的其中一个挑战是，许多机器人手术系统只有一个外科医生控制台，因此初学者操作时带教专家无法直接操作和控制 [46]。针对这一问题，相应的解决方案是使用一个额外的"辅导控制台"，允许带教专家和初学者同时操作。记录手术过程也很重要，此有利于初学者在辅导阶段检查和改进自己的手术技术。

另一种用于练习手术的模型是远程教育。远程教育有利于熟练的外科医生实时、远程观察机器人手术，并且根据需要为初学者的表现提供口头建议。在更高级的模型中，带教专家可以在显示器上指示特定区域，甚至控制内窥镜和器械。目前尚在研究中的达芬奇手术系统具备这些特点，这些研究可以促成这一模式的实现 [47]。目前这项功能正面临着许多挑战，包括连接的延迟和带宽，以及不明确的医疗法律规定。

## 模型的优缺点

以下每种培训模式均有助于外科技能的发展。

虚拟训练是一种更经济的模型之一，具有易于使用的优点，并且允许适当引入机器人程序。

人体模拟组织结构实验室模型也是一种低成本、易于获取的模型。该模型允许发展外科手术中特定步骤的特定技能，但是并未使用更新的技术。

动物或人体模型是训练的最佳模型，其有利于从低等到高等复杂技能的发展，并且方便在模拟手术中实时处理并发症。该模型的最大缺点是很难启动，有时根据使用国家的法律甚至会被禁止。

虚拟现实模型是一种昂贵的方法（40 000~

100 000 美元），但是也被视为一种具有最佳成本效益比的模型，因为它允许在无机器人控制台的情况下练习低等至中等复杂的技能。虚拟现实模型可以模拟外科医生控制台的界面，有利于外科医生更方便地练习手术。目前，尚无研究表明哪一种类型机器人控制台的训练方法是最好的选择。

## 泌尿外科医师培训的建议和模式

专家型外科医生是通过实践和培训已经获得外科专业知识和熟练外科技巧的人。外科医生达到这种学术地位的途径各种各样，正如一些研究所示，第一个途径（同时也非常具有争议）是通过大量时间的培训获得专家地位[48]，包括 Korets 等所开展的研究[17]。通过对三组具体手术操作进行对比分析（第一组为不完全训练组，第二组为完全训练组，第三组为未训练对照组），结果显示训练组和对照组的手术操作能力均较好。

虽然目前尚未规定提高技能所需的培训持续时间和培训间隔，但是已有学者通过研究试图确定这些参数，如 Kang 等[25]的研究。该研究比较了三种训练方案，即连续 4d 且每天1h、连续 4 周且每周 1h、1d 中连续 4h。连续 4d 且每天训练 1h 组的表现及分数明显提高。

另一个技能培训的重要模式是基于问题的学习模式（problem-based learning，PBL），这是一种"以学生为主体、以问题为中心"的教学方法。该模式的主要目标是：①灵活的知识；②解决问题的技能；③自我指导学习的技能；④有效的合作技能；⑤内在的动机。根据该模型的指导，复杂问题所对应的正确答案并非唯一[49]。

鉴于机器人手术训练现有的许多模型，南加利福尼亚大学提出了一套基于两个阶段的模型：①临床前培训；②临床培训[1]（图 35.1）。Volpe 等开发了一款相似模型，并且用于验证和实现机器人辅助根治性前列腺切除术（robot-assisted radical prostatectomy，RARP）[50]。他们展示了为期 12 周的课程，其中包括基于模拟的结构化培训（1 周），电子学习或虚拟现实培训，合成模块、动物和尸体平台，以及监督下 RARP 模块化培训，这是一种可行、有效和影响外科教育的课程。RARP 训练可以提高学员自己的机器人手术基本技能，以及学员们在 RARP 临床阶段进行临床前培训的能力。最近，Lovegrove 等开发并验证了医疗保健故障模式和影响分析（Healthcare Failure Mode and Effect Analysis，HFMEA）方法，这是一种安全的评估工具，用于测量开展 RARP 手术外科医生的手术技能。HFMEA 法负责监督改进和衡量进展，将来可以用于指导导师如何使接受

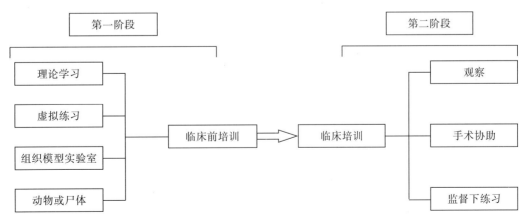

图 35.1 机器人手术的训练阶段。第一阶段，也称为临床前培训，包括机器人理论学习、虚拟练习、组织模型实验室练习以及动物或尸体模型练习。第二阶段，即临床培训，从手术观察、手术协助和在带教老师指导下开始手术技术训练

培训的外科医生安全开展手术。

目前为止，很少有针对机器人手术培训的综合项目得到验证。迄今为止，所有付出的努力使我们更接近于实现创建一个单一模型的目标。该模型既有效，又得到了标准化，因此有利于获得特定的技能，促使不同外科手术的正确完成，并且尽量避免发生并发症。

（赵科元　周利杰　译，顾朝辉　刘会范　校）

## 参考文献

[1] Sun AJ, Aron M, Hung AJ. Novel training methods for robotic surgery. Indian J Urol, 2014, 30(3):333–338.

[2] Clayman RV, Kavoussi LR, Figenshau RS, et al. Laparoscopic nephroureterectomy: initial clinical case report. J Laparoendosc Surg, 1991, 1(6):343–349.

[3] Koch MO. Robotic versus open prostatectomy: end of the controversy. J Urol, 2016, 196(1):9–10.

[4] Gurusamy KS, Aggarwal R, Palanivelu L, et al. Virtual reality training for surgical trainees in laparoscopic surgery. Cochrane Database Syst Rev, 2009, 1:CD006575.

[5] Gaba DM. The future vision of simulation in health care. Qual Saf Health Care, 2004, 13(Suppl 1):i2–10.

[6] Sturm LP, Windsor JA, Cosman PH, et al. A systematic review of skills transfer after surgical simulation training. Ann Surg, 2008, 248(2):166–179.

[7] Kowalewski TM, Sweet R, Lendvay TS, et al. Validation of the AUA BLUS tasks. J Urol, 2016, 195(4P1):998–1005.

[8] Ahmed K, Khan R, Mottrie A, et al. Development of a standardised training curriculum for robotic surgery: a consensus statement from an international multidisciplinary group of experts. BJU Int, 2015, 116(1):93–101.

[9] Hung AJ, Jayaratna IS, Teruya K, et al. Comparative assessment of three standardized robotic surgery training methods. BJU Int, 2013, 112(6):864–871.

[10] Marecik SJ, Prasad LM, Park JJ, et al. Evaluation of midlevel and upper-level residents performing their first robotic-sutured intestinal anastomosis. Am J Surg, 2008, 195(3):333–337. discussion 337-338.

[11] Hung AJ, Ng CK, Patil MB, et al. Validation of a novel robotic-assisted partial nephrectomy surgical training model. BJU Int, 2012, 110(6):870–874.

[12] Sotelo RJ, Astigueta JC, Carmona OJ, et al. Chicken gizzard: a new training model for laparoscopic urethrovesical anastomosis. Actas Urol Esp, 2009, 33(10):1083–1087.

[13] Cacciamani G, De Marco V, Siracusano S, et al. A new training model for robot-assisted urethrovesical anastomosis and posterior muscle-fascial reconstruction: the Verona training technique. J Robot Surg, 2016, 11(2):123–128.

[14] Schreuder HW, Wolswijk R, Zweemer RP, et al. Training and learning robotic surgery, time for a more structured approach: a systematic review. BJOG, 2012, 119(2):137–149.

[15] Eun D, Bhandari A, Boris R, et al. A novel technique for creating solid renal pseudotumors and renal vein-inferior vena caval pseudothrombus in a porcine and cadaveric model. J Urol, 2008, 180(4):1510–1514.

[16] Kenney PA, Wszolek MF, Gould JJ, et al. Face, content, and construct validity of dV-trainer, a novel virtual reality simulator for robotic surgery. Urology, 2009, 73(6):1288–1292.

[17] Korets R, Mues AC, Graversen JA, et al. Validating the use of the mimic dV-trainer for robotic surgery skill acquisition among urology residents. Urology, 2011, 78(6):1326–1330.

[18] Lee JY, Mucksavage P, Kerbl DC, et al. Validation study of a virtual reality robotic simulator–role as an assessment tool? J Urol, 2012, 187(3):998–1002.

[19] Lendvay TS, Casale P, Sweet R, et al. VR robotic surgery: randomized blinded study of the dV-trainer robotic simulator. Stud Health Technol Inform, 2008, 132:242–244.

[20] Liss MA, Abdelshehid C, Quach S, et al. Validation, correlation, and comparison of the da Vinci trainer(TM) and the daVinci surgical skills simulator(TM) using the mimic(TM) software for urologic robotic surgical education. J Endourol/Endourol Soc, 2012, 26(12):1629–1634.

[21] Perrenot C, Perez M, Tran N, et al. The virtual reality simulator dV-trainer(R) is a valid assessment tool for robotic surgical skills. Surg Endosc, 2012, 26(9):2587–2593.

[22] Schreuder HW, Persson JE, Wolswijk RG, et al. Validation of a novel virtual reality simulator for robotic surgery. Sci World J, 2014, 2014:507076.

[23] Lerner MA, Ayalew M, Peine WJ, et al. Does training on a virtual reality robotic simulator improve performance on the da Vinci surgical system? J Endourol Soc, 2010, 24(3):467–472.

[24] Sethi AS, Peine WJ, Mohammadi Y, et al. Validation of a novel virtual reality robotic simulator. Journal of endourology/Endourological Society, 2009, 23(3):503–508.

[25] Kang SG, Ryu BJ, Yang KS, et al. An effective repetitive training schedule to achieve skill proficiency using a novel robotic virtual reality simulator. J Surg Educ, 2015, 72(3):369–376.

[26] Kang SG, Cho S, Kang SH, et al. The tube 3 module designed for practicing vesicourethral anastomosis in a virtual reality robotic simulator: determination of face, content, and construct validity. Urology, 2014, 84(2):345–350.

[27] Lendvay TS, Brand TC, White L, et al. Virtual reality robotic surgery warm-up improves task performance in a dry laboratory environment: a prospective randomized controlled study. J Am Coll Surg, 2013, 216(6):1181–1192.

[28] Bric JD, Lumbard DC, Frelich MJ, et al. Current state of virtual reality simulation in robotic surgery training: a review. Surg Endosc, 2016, 30(6):2169–2178.

[29] Stegemann AP, Ahmed K, Syed JR, et al. Fundamental

skills of robotic surgery: a multi-institutional randomized controlled trial for validation of a simulation-based curriculum. Urology, 2013, 81(4):767–774.

[30] Raza SJ, Froghi S, Chowriappa A, et al. Construct validation of the key components of Fundamental skills of robotic surgery (FSRS) curriculum–a multi-institution prospective study. J Surg Educ, 2014, 71(3):316–324.

[31] Seixas-Mikelus SA, Kesavadas T, Srimathveeravalli G, et al. Face validation of a novel robotic surgical simulator. Urology, 2010, 76(2):357–360.

[32] Seixas-Mikelus SA, Stegemann AP, Kesavadas T, et al. Content validation of a novel robotic surgical simulator. BJU Int, 2011, 107(7):1130–1135.

[33] Chowriappa AJ, Shi Y, Raza SJ, et al. Development and validation of a composite scoring system for robot-assisted surgical training–the robotic skills assessment score. J Surg Res, 2013, 185(2):561–569.

[34] Alzahrani T, Haddad R, Alkhayal A, et al. Validation of the da Vinci surgical skill simulator across three surgical disciplines: a pilot study. Can Urol Assoc J (J de l'Assoc des urologues du Can), 2013, 7(7–8):E520–529.

[35] Connolly M, Seligman J, Kastenmeier A, et al. Validation of a virtual reality-based robotic surgical skills curriculum. Surg Endosc, 2014, 28(5):1691–1694.

[36] Finnegan KT, Meraney AM, Staff I, et al. Da Vinci skills simulator construct validation study: correlation of prior robotic experience with overall score and time score simulator performance. Urology, 2012, 80(2):330–335.

[37] Hung AJ, Zehnder P, Patil MB, et al. Face, content and construct validity of a novel robotic surgery simulator. J Urol, 2011, 186(3):1019–1024.

[38] Kelly DC, Margules AC, Kundavaram CR, et al. Face, content, and construct validation of the da Vinci skills simulator. Urology, 2012, 79(5):1068–1072.

[39] Lyons C, Goldfarb D, Jones SL, et al. Which skills really matter? Proving face, content, and construct validity for a commercial robotic simulator. Surg Endosc, 2013, 27(6):2020–2030.

[40] Culligan P, Gurshumov E, Lewis C, et al. Predictive validity of a training protocol using a robotic surgery simulator. Female Pelvic Med Reconstr Surg, 2014, 20(1):48–51.

[41] Hung AJ, Patil MB, Zehnder P, et al. Concurrent and predictive validation of a novel robotic surgery simulator: a prospective, randomized study. J Urol, 2012, 187(2):630–637.

[42] Bric J, Connolly M, Kastenmeier A, et al. Proficiency training on a virtual reality robotic surgical skills curriculum. Surg Endosc, 2014, 28(12):3343–3348.

[43] Zhang N, Sumer BD. Transoral robotic surgery: simulation-based standardized training. JAMA Otolaryngol Head Neck Surg, 2013, 139(11):1111–1117.

[44] Gomez PP, Willis RE, Van Sickle KR. Development of a virtual reality robotic surgical curriculum using the da Vinci Si surgical system. Surg Endosc, 2015, 29(8):2171–2179.

[45] Vaccaro CM, Crisp CC, Fellner AN, et al. Robotic virtual reality simulation plus standard robotic orientation versus standard robotic orientation alone: a randomized controlled trial. Female Pelvic Med Reconstr Surg, 2013, 19(5):266–270.

[46] Guzzo TJ, Gonzalgo ML. Robotic surgical training of the urologic oncologist. Urol Oncol, 2009, 27(2):214–217.

[47] Challacombe B, Wheatstone S. Telementoring and telerobotics in urological surgery. Curr Urol Rep, 2010, 11(1):22–28.

[48] Ericsson KA. Expertise. Curr Biol: CB, 2014, 24(11):R508–510.

[49] Hmelo-Silver CE. Problem-based learning: what and how do students learn? Educ Psychol Rev, 2004, 16(3):235–266.

[50] Volpe A, Ahmed K, Dasgupta P, et al. Pilot validation study of the European Association of Urology robotic training curriculum. Eur Urol, 2015, 68(2):292–299.